管氏针灸学术流派第五代传人医学文集

管氏针灸桃李摘英

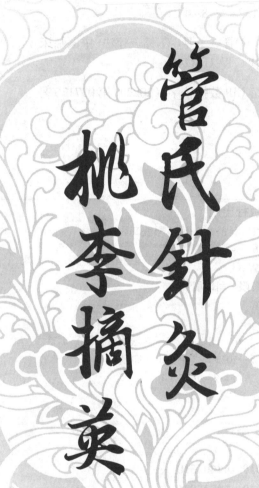

主 编　管遵惠　丁丽玲　王艳梅　黄培冬

副主编　姜云武　管傲然　管薇薇　王雪松　郭翠萍

全国百佳图书出版单位

中国中医药出版社

·北 京·

图书在版编目（CIP）数据

管氏针灸桃李摘英 / 管遵惠等主编 . —北京：
中国中医药出版社，2022. 7
ISBN 978 - 7 - 5132 - 7478 - 4

Ⅰ. ①管…　Ⅱ. ①管…　Ⅲ. ①针灸疗法-中医临床-
经验-中国-现代　Ⅳ. ①R246

中国版本图书馆 CIP 数据核字（2022）第 037170 号

中国中医药出版社出版

北京经济技术开发区科创十三街 31 号院二区 8 号楼
邮政编码　100176
传真　010 - 64405721
三河市同力彩印有限公司印刷
各地新华书店经销

开本 710 ×1000　1/16　印张 25.25　字数 399 千字
2022 年 7 月第 1 版　2022 年 7 月第 1 次印刷
书号　ISBN 978 - 7 - 5132 - 7478 - 4

定价　108. 00 元
网址　www. cptcm. com

服 务 热 线　010 - 64405510
购 书 热 线　010 - 89535836
维 权 打 假　010 - 64405753

微信服务号　zgzyycbs
微商城网址　https：//kdt. im/LIdUGr
官 方 微 博　http：//e. weibo. com/cptcm
天猫旗舰店网址　https：//zgzyycbs. tmall. com

如有印装质量问题请与本社出版部联系（010 - 64405510）

《管氏针灸桃李摘英》编委会

主　编

管遵惠　丁丽玲　王艳梅　黄培冬

副主编

姜云武　管傲然　管薇薇　王雪松　郭翠萍

编　委（按姓氏笔画排序）

丁丽玲	王苏娜	王祖红	王艳梅	王雪松	左　政
冯嘉蕾	刘　芳	刘海静	汤晓云	孙　冉	李　莉
李　群	杨　志	陈思翠	陈顺荣	陈晓梅	易　荣
罗　旭	姜云武	徐　杰	郭翠萍	黄开云	黄培冬
管钟洁	管傲然	管薇薇	谭保华		

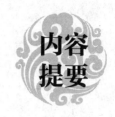

内容提要

　　本书选撷管氏针灸第五代主要传承人继承弘扬管氏针灸学术流派学术理论和临床经验的学术成果,践行"传承精华,守正创新"思想,彰显管氏针灸独特的家传技艺、精湛的针法技巧、丰富的临床经验、新颖的学术观点。本书分为著作篇、传承篇。著作编选撷第五代主要传承人的五部学术著作节选,传承篇为第五代传承人的主要学术文选,以期通过第五代主要传承传人的学术成果,反映管氏针灸学术流派一脉相承的学术思想和"理""法""意"的传承理念。

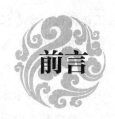

前言

　　中华民族五千年文明史，孕育了灿烂的优秀传统文化，中医学是中华民族优秀传统文化的瑰宝，针灸学是其中璀璨的明珠。毛泽东主席1958年批示："中国医药学是一个伟大的宝库，应当努力发掘，加以提高。"习近平总书记在祝贺中国中医科学院成立60周年的贺信中强调，中医药学是中国古代科学的瑰宝，也是打开中华文明宝库的钥匙。党和国家十分重视中医药的传承发展。2012年11月，国家中医药管理局公布了第一批全国中医学术流派传承工作室建设单位名单，昆明市中医医院承建的"管氏特殊针法学术流派传承工作室"是国家中医药管理局公布的首批64家全国中医学术流派之一，也是中国十大针灸学术流派之一。国家中医药管理局2019年发文确定全国51家中医学术流派传承工作室，开展第二轮建设，管氏特殊针法学术流派传承工作室名列其中。

　　中医学术流派是中医学在长期历史发展过程中形成的具有独特学术思想或学术主张及独特临床诊疗技艺，有清晰的学术传承脉络和一定历史影响与公认度的学术派别。中医学术流派传承工作室的建设，充分体现出中医药发展以继承为基础，以探索建立中医流派学术传承、临床运用、推广转化为目的的新模式。中医学术流派传承工作室建设的目标是培育一批特色优势明显、学术影响较大、临床疗效显著、传承梯队完备、辐射功能较强、资源横向整合的中医学术流派传承群体，以丰富和发展中医药的理论和实践，促进中医药传承型人才培养，繁荣中医药学术，更好地满足广大人民群众对中医药服务的需求。

　　国家中医药管理局《中医学术流派传承工作室建设项目实施方案》建设任务要求，深入挖掘整理流派历代传人传记及代表性著作、流派典籍、医话医论、方志记载、历史实物等文史资料，梳理清晰的流派传承脉络；比较历代传承人学术观点、学术论著，探索流派思想学说的历史发展演化规律，挖掘对当代中医药学术发展具有开创性和指导意义的学术观点，进一步完善流派学术思想。

管氏针灸学术流派五代相传，第一代管家岱（1844—1912年），山东省高密县人，师承山东昌邑黄氏中医世家，擅长针灸，为管氏针灸开山鼻祖。学术传承人主要有管庆鑫、管庆森、管庆淼等。第二代代表性传承人管庆鑫（1864—1039年），字同山，齐鲁名医，撰写了家传师承教材《管氏针灸金匮》，制定了管氏针灸门生弟子"家训"，奠定了管氏针灸学术流派的理论基础。学术传承人主要有管正斋、管谨譓、管耕汶、王之升等。第三代代表性传承人管正斋（1901—1980年），教授，著名针灸学家，对经络辨证、针刺手法、舌针、耳针、过梁针、子午流注、灵龟八法等均有创新和发展，确立了管氏针灸学术流派。学术传承人主要有管遵惠、管遵信、管遵宽、管遵和等。第四代代表性传承人管遵信（1938—2020年）、管遵惠（1943—），主任医师，第二、第三批全国老中医药专家学术经验继承工作指导老师，继承和发展了管氏针灸学术流派的理论，完善了管氏针灸学术流派的学术思想，提炼和践行了管氏针灸的传承理念，形成了学术特点鲜明的管氏特殊针法学术流派。第五代主要传承人有管傲然、管薇薇、姜云武、汤晓云、管钟洁、徐杰、丁丽玲、郭翠萍等。由管氏针灸第五代学术传承人为主组建的168名的学术团队，是管氏特殊针法学术流派的中流砥柱，他们在针灸事业上各自闯出一片天地，为管氏针灸的继承和发展作出了突出的贡献。

按照《中医学术流派传承工作室建设项目实施方案》建设任务要求，我们选撷了管氏针灸第五代主要传承人管傲然、管薇薇、丁丽玲、郭翠萍、陈顺荣编撰的5部学术著作节选和姜云武、汤晓云、易荣、黄培冬、王艳梅等主要传承人的医学论文，通过整理第五代主要传承传人的学术成果，反映管氏针灸学术流派一脉相承的"继承传统针灸，遵循经络辨证，传承经典理论，创新特殊针法"的学术思想。管氏针灸第五代传承人医学文集《管氏针灸桃李摘英》，基本反映了管氏针灸学术流派"理""法"

"意"的传承理念。

我们希望通过整理管氏针灸第五代传人的医学文集，践行"传承精华，守正创新"思想，发挥中医学术流派特色优势，提高中医针灸临床疗效，促进中医事业发展。由于编者学识谫陋，缺点错误在所难免，恳望广大读者、专家批评指正！

管氏特殊针法学术流派传承工作室

管遂恳

2022 年 4 月

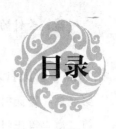

目录

著作篇

传承篇

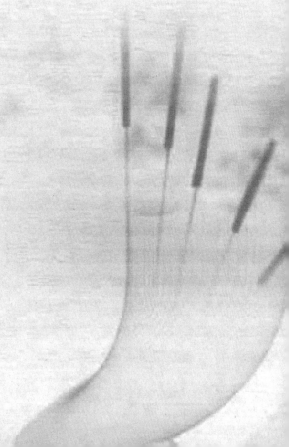

GUANSHI
ZHENJIU

著作篇

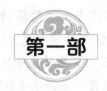

第一部

管遵惠学术经验撷菁

作者简介

　　陈顺荣，男，1970年4月生。禄劝彝族苗族自治县中医院副主任医师。全国名老中医管遵惠学术继承人，管氏针灸学术流派第五代主要传承人。

　　管傲然，男，1972年8月生。昆明医科大学医学硕士，昆明市延安医院主任医师。全国名老中医管遵惠学术继承人，管氏针灸学术流派第五代主要传承人。

　　管薇薇，女，1974年10月生。美国佛罗里达大学康复医学及物理治疗博士，美国针灸学硕士。全国名老中医管遵惠学术继承人，管氏针灸学术流派第五代主要传承人。

第一篇　管氏针灸学术流派渊源

　　2012年11月28日，国家中医药管理局公布了第一批全国中医学术流派传承工作室建设单位名单，昆明市中医医院承建的"管氏特殊针法学术流派传承工作室"是全国首批64家中医学术流派之一。

　　国家中医药管理局2019年发布《国家中医药管理局关于开展全国中医学术流派传承工作室第二轮建设项目的通知》（国中医药人教函〔2019〕62号）："根据64个全国中医学术流派传承工作室的验收成绩（含发展潜力），择优确定51个流派传承工作室开展第二轮建设。"管氏特殊针法学术流派传承工作室是全国第二轮建设的51个中医学术流派之一。

　　中医学术流派是中医学在长期历史发展过程中形成的具有独特学术思想或学术主张及独特临床诊疗技艺，有清晰的学术传承脉络和一定历史影响与公认度的学术派别。国家中医药管理局在通知（国中医药人教函〔2012〕228号）中指出：建设中医学术流派传承工作室的目的是，充分体现中医药发展以继承为基础，探索建立中医流派学术传承、临床运用、推广转化的新模式。目标是培育一批特色优势明显、学术影响较大、临床疗效显著、传承梯队完备、辐射功能较强、资源横向整合的中医学术流派传承群体，以丰富和发展中医药的理论和实践，促进中医药传承型人才培养，繁荣中医药学术，更好地满足广大人民群众对中医药服务的需求。

国家中医药管理局《中医学术流派传承工作室建设项目实施方案》关于建设任务要求指出：加强学术整理，推动流派传承。通过历代文献的挖掘整理，梳理流派传承脉络，完善流派学术思想，提炼流派诊疗技术，推动流派学术传承。特别指出：要"深入挖掘整理流派历代传人传记及代表性著作、流派典籍、医话医论、方志记载、历史实物等文史资料，梳理清晰的流派传承脉络""比较历代传人学术观点、学术论著，探索流派思想学说的历史发展演化规律，挖掘对当代中医药学术发展具有开创性和指导意义的学术观点，进一步完善流派学术思想"。

一、管氏针灸五代传人

第一代：（曾祖父）管家岱（1844—1912年），生于清·宣宗道光二十四年，山东高密人，中医师。其擅长针灸医学，为管氏针灸开山鼻祖。

第二代：（先祖父）管庆鑫（1864—1939年），生于清·穆宗同治三年，齐鲁名医。其擅长针灸、中医内科、妇儿科，主要在高密、济南等地行医，为管氏针灸学术流派奠基人。

第三代：（先家父）管正斋（1901—1980年），著名针灸学家，教授，主任医师。其为管氏针灸学术流派主要奠基人、管氏针灸学术流派第三代代表性传承人，继承发展了管氏针灸学术特色。

第四代：管遵惠，云南省名中医，全国名老中医药专家传承工作室建设项目专家，管氏特殊针法学术流派传承工作室项目负责人，昆明市中医医院主任医师、教授。其为管氏针灸学术流派第四代代表性传承人。

管遵信（三家兄），云南省名中医，全国名老中医药专家传承工作室建设项目专家，云南省中医中药研究院主任医师、教授。其为管氏针灸学术流派第四代代表性传承人。

管遵宽（二家兄），著名针灸医师，曾任云南省中西医结合医院针灸科主任、院长等职，现居住美国纽约市。其为管氏针灸学术流派第四代主要传承人。

第五代：管傲然（管遵惠之子），昆明医科大学医学硕士。其现任昆明市延安医院主任医师，为管氏针灸学术流派第五代主要传承人。

管薇薇（管遵惠之女），美国佛罗里达大学康复医学与物理治疗博士，美国针灸学硕士。其现任美国佛罗里达大学教学医院——桑德斯医院骨科和体育医疗中心住院医师，美国佛州管氏针灸康复诊所负责人，为管氏针灸学术流派第五代主要传承人。

管钟洁（管遵信之女），硕士，北京正安美仑中医诊所主治医师，为管氏针灸学术流派第五代主要传承人。

管钟明（管遵宽之子），针灸推拿医师，现在美国纽约市工作。其为管氏针灸学术流派第五代主要传承人。

二、管氏特殊针法学术流派学术团队

管氏针灸第五代学术传承人主要有管傲然（主任医师，医学硕士）、管薇薇（针灸学硕士，美国康复医学博士）、丁丽玲（主任医师）、郭翠萍（主任医师）、姜云武（教授）、刘海静（博士）、左政（博士）、黄培冬（博士）、王苏娜（博士）、王艳梅（副主任医师）、车艳华（医学博士，副主任医师）等，组建了有168名学术传承人的学术团队。其中，正高职称16人，副高职称38人，主治医师36人，住院医师78人；博士5人，硕士34人。学术团队初步构建了一支理论功底扎实、诊疗技艺熟练的复合型流派传承人才梯队。管氏针灸，薪火相传，后继有人，有待继续传承发展，弘扬光大。

第二篇　管氏针灸学术流派理论精髓

第一章　管氏特殊针法学术流派学术思想

一、继承传统针灸

管正斋先生针灸临床强调辨证论治，规范配穴处方，重视传统针刺手

法。管正斋先生撰写了针灸配穴方法论、针灸配穴成方等论文，确定了针灸施治法则、针灸处方原则，总结了针灸取穴规律，制定了16种针灸配穴法，成为管氏针灸学术流派针灸临床配穴处方准绳。

二、遵循经络辨证

管正斋先生擅长经络辨证，其论文《经络辨证针灸法述要》在国内和日本连载发表。其学术传承人继承和发展经络辨证理论，出版了学术专著《管氏针灸经络辨证针灸法》，作为管氏针灸学术流派针灸临床圭臬。

三、传承经典理论

管正斋先生学习钻研《内经》《难经》《易经》等经典著作，并在理论阐发和针灸临床中传承发展。管正斋先生在《内经》针刺手法的基础上，继承和发展家传针灸手法，形成独具特色的管氏针刺手法，主要包括管氏下针十法、管氏乾坤午阴针法、管氏基础补泻手法、管氏复式补泻手法、管氏特殊补泻手法等。管氏用谙练的《易经》理论，对灵龟八法作了精辟的阐发，制作了《灵龟八法六十甲子逐日对时开穴表》，使初学者执简驭繁，易于应用；绘制了五环子午流注环周图，填充了徐氏子午流注纳甲法中的闭穴，使子午流注针法更臻完善。

四、创新特殊针法

在经络辨证的前提下，管正斋先生针灸临床讲求因人、因病、因证、因时、因地制宜，采用特殊针法。管氏针灸学术流派特色技术主要有管氏舌针、管氏耳针、管氏过梁针、管氏热针疗法、管氏蜂针经穴疗法、管氏灵龟八法、管氏子午流注针法等。

第二章　管氏特殊针法学术流派传承理念

管氏特殊针法学术流派传承理念概括为"理""法""意"。

理：认真学习、全面继承、深入研究中医针灸经典著作，掌握和熟悉中医基础理论，通晓医理，是传承、发展中医之"根"。

法：在继承前人中医治疗方术的基础上，发展和创新中医针灸的治疗方法，不断提高临床疗效，是传承、发展中医之"魂"。

意：医者意也。"善于用意，即为良医"。意会、感悟，是传承发展中医，弘扬管氏针灸之"神"。

第三章　管遵惠教授学术经验撷要

第一节　管氏舌针学术概论

舌针，是用毫针刺激舌体上的特定穴位，以治疗相应病证的方法。

舌针疗法是管正斋先生根据《内经》舌与脏腑经络关系的理论，结合祖传针法和其数十年的临床经验，创立的一种特殊针法。

一、舌针渊源

舌针治病，源远流长。早在两千多年前，《黄帝内经》就有舌针治病的记载。如《灵枢·终始》："重舌，刺舌柱以铍针也。"《素问·刺疟》："十二疟者，其发各不同时，察其病形，以知其何脉之病也。先其发时，如食顷而刺之，一刺则衰，二刺则知，三刺则已。不已，刺舌下两脉出血；不已，刺郄中盛经出血；又刺项以下夹脊者必已。"《内经》还指出运用舌针的注意事项，如《素问·刺禁论》："刺舌下中脉太过，血出不止，为喑。"《黄帝内经》奠定了舌针理论与实践的基础。

晋·皇甫谧于259年左右撰写的《针灸甲乙经》，将《灵枢》《素问》《明堂孔穴针灸治要》三书分类合编而成，是我国较早的针灸学专著。书中《针灸甲乙经·卷五·针灸禁忌》《针灸甲乙经·卷十二·手足阳明脉动发口齿病第六》等篇，归纳了上述三书中有关舌针的内容，如《针灸甲乙经·卷十二·寒气客于厌发喑不能言第二》："暴喑气哽，刺扶突与舌本出血。"

唐·孙思邈编著的《备急千金要方》中记述了刺舌下大脉出血治疗舌卒肿的方法。《备急千金要方》记载了"舌下穴"的部位与主治："舌下穴，夹舌两边针，治黄疸等病。"

宋代《太平圣惠方》记载了用大针点烙舌下两脉和两颊黏膜上曲张静脉以治黄病的治疗方法。

明·杨继洲《针灸大成》则对舌穴的临床应用有所发展。如《针灸大成·卷七·经外奇穴》载："聚泉：一穴，在舌上，当舌中，吐出舌，中直有缝陷中是穴。哮喘咳嗽及久嗽不愈，若灸，则不过七壮。灸法用生姜切片如钱厚，搭于舌上穴中，然后灸之。如热嗽，用雄黄末少许，和于艾炷中灸之。如冷嗽，用款冬花为末，和于艾炷中灸之。灸毕，以茶清连生姜细嚼咽下，又治舌苔。舌强亦可治，用小针出血。

左金津右玉液：二穴，在舌下两旁，紫脉上是穴，卷舌取之。治重舌肿痛，喉闭，用白汤煮三棱针，出血。

海泉：一穴，在舌下中央脉上是穴。治消渴，用三棱针出血。"

《针灸大成·卷八·咽喉门》："双蛾：玉液、金津、少商。"《针灸大成·卷八·鼻口门》："消渴：水沟、承浆、金津、玉液、曲池、劳宫、太冲、行间、商丘、然谷、隐白。"

在明代，对舌穴的认识进一步深化，舌穴针灸的临床应用有所发展、深入和扩大。

清代《厘正按摩要术》绘有舌部应五脏图，心、肺、脾、肾、肝五脏及胃、上焦、中焦、下焦等，在舌面上均有相应的部位。这些内容当时仅用于舌的望诊，而非舌穴的定位，但为管氏舌穴体系的创立予以有益的启发。

二、舌针疗法的创立

舌针疗法是管正斋先生根据《内经》舌与脏腑经络关系的理论，结合祖传针法和其数十年的临床经验创立的一种特殊针法。中国中医科学院原副院长、世界针灸学会联合会终身名誉主席、著名针灸专家王雪苔教授在《实用舌针学》的序言中说"最先提出舌针疗法的是著名中医专家管正斋先生"。云南省医学信息研究所 2003 年 1 月 23 日《查新咨询报告书》结论："舌针疗法是著名中医专家管正斋先生创立。管氏舌针的理论及临床运用是我省率先整理研究的。"云南省科学技术情报研究院 2011 年 1 月 26日《科技查新报告》结论："通过文献佐证，明确了现代舌针疗法是已故著名中医管正斋先生创立（即国内首创）。"

管正斋（1901—1980 年），字谨谔，号杏轩。山东高密人。主任医师，教授，云南省名中医，著名针灸学家。

管正斋先生出身于中医世家，北京大学毕业，留学日本。回国后，20

世纪 30 年代参与创办"中国针灸学研究社",为研究社创建人之一。20 世纪 50 年代后,其先后担任云南中医进修学校、云南省西医学习中医研究班、云南省中医研究班教师;受聘于云南中医学院,担任《内经》《针灸学》教学。

主要著作:《杏轩针灸经》《子午流注环周图诠释》《针灸配穴成方》等。

学术贡献:对经络辨证、针刺手法、舌针、耳针、过梁针、子午流注、灵龟八法等均有创新和发展,创建了学术特点鲜明的管氏针灸学术流派。

1936 年,管正斋先生在"中国针灸学研究社"创办的《针灸杂志》上,首次发表《舌针刺法》的学术论文,创立舌针疗法。

1958 年,管正斋先生在上海《新中医药》杂志上发表《舌针的临床应用》,介绍了舌针的学术经验。

1961 年,在云南中医学院举办的西医学习中医研究班的针灸讲义上介绍了"管氏舌针疗法",奠定了现代舌针疗法的理论基础。

孙介光等编著的《实用舌针学》在"舌针疗法的问世"一节中写道:"舌针穴位系统化,成为关联全身的微小针刺系统,也是始于 20 世纪下半叶。也正是从此开始,古代零散的刺血治病才发展成为独特的舌针疗法。最先提出舌针疗法的是已故著名中医管正斋先生(1901—1980 年)。管先生幼承家学,擅长传统针灸法,早年曾参与承淡安先生主持的中国针灸学研究社的创建,著有《子午流注环周图诠释》《针灸配穴成方》等。管先生虽然最早提出舌针疗法,然为之推行于世的,则是其子嗣管遵信、管遵惠二位医师。"

三、管氏舌针学术体系的形成

著名中医管正斋先生最先提出舌针疗法,奠定了舌针疗法的理论基础,创立了舌针疗法。管正斋先生的学术继承人、嫡系传人管遵惠教授,继承和发展了舌针理论,通过针灸临床实践与推广,形成了比较完整的管氏舌针学术体系。

管氏舌针疗法学术体系得到了社会的认可,获得了医学界的较高评价。管遵惠教授主持的科研项目"舌针疗法的整理及临床研究"于 2012 年 5 月获云南省 2011 年度卫生科技成果奖二等奖;"舌针治疗法的整理及临床研究"获昆明市盘龙区2010～2011年度科学技术奖三等奖;"舌针疗法的整理及临床研究"于2016年12月获中国针灸学会科学技术奖三等奖。

第二节　管氏舌针的基本内容

一、管氏舌针基础穴

（一）舌穴分布的理论根据

管氏舌针根据《易经》理论确定管氏舌穴的分布和舌穴数。

《周易》是我国古代具有哲学思想的重要经典著作;《周易》的哲学思想对中医学的形成和发展产生了积极而深远的影响。管氏舌穴的分布、舌穴数的选定,都是依据《易经》的理论而确定的。

《易经·系辞上传》曰:"一阴一阳谓之道,继之者善也,成之者性也。"《易经·系辞上传》经文说:一阴一阳的交互作用,就是天的法则,继承天的法则,就是善良,使天的法则具象化,则是天赋的人性。

《易经·系辞上传》云:"是故,易有大极,是生两仪,两仪生四象,四象生八卦,八卦定吉凶,吉凶生大业。"大意是:"大极"也称"太极",是阴阳未分、天地混沌的时期,宇宙万物由此创始,称作"太极",是大到极点的意思。由"太极"阴阳分离,形成天地,称作"两仪";仪是仪容的意思。由"两仪"产生"四象";"两仪"的符号(—;--)组合而成的老阳、老阴、少阳、少阴,称作"四象"。由"四象"产生象征天、地、水、火、风、雷、山、泽的"八卦",涵盖宇宙万象,由此断定吉凶,趋吉避凶。

《灵枢·九宫八风》对九宫八卦的方位做了阐述,八卦的位置是按照其五行的属性,排列在四面八方:坎卦属水,位居北方;离卦属火,位居南方;震卦属木,位居东方;巽卦亦属木,位居东南方;兑卦属金,位居西方;乾卦亦属金,位居西北方;坤、艮二卦,同属于土,位居西南与东北方。

舌为心之苗,又为脾之外候。舌与全身脏腑经脉都有着直接和间接的联系。舌与机体是一个整体,舌包含着《易经》全息论原胚。"太极生两仪",舌分为舌面(阳)、舌下(阴)两部分。"两仪生四象",阴阳化生为老阳、老阴、少阳、少阴"四象"。《易经》易理主要包含象、数、易、占。按易理老阳数是9,老阴数是6,少阳数是7,少阴数是8;少阴、少阳为初生，为阳，故分布舌面；舌下为阴，按"阴阳互根"和"阴升阳降"的理论，老阳分布舌下。少阳数是7，少阴数是8，少阳与少阴之和是15，故舌面穴位数是15个：五脏六腑（肝、心、脾、肺、肾、胆、胃、小肠、大肠、膀胱、三焦）加聚泉、阴穴、上肢、下肢，共15个穴位。按老阳数是9，故舌下穴位数是9个：额穴、目穴、耳穴、鼻穴、咽喉穴、海泉、金津玉液、舌柱、中矩。

舌穴的分布，与脏腑相联系；五脏六腑的舌穴分布，蕴含着五行相生相克的关系，并与八卦方位相对应。

舌穴的分布与排列，依据《易经》"阴阳之道"的哲理，蕴含了阴阳互根、阴阳消长转化的原理，体现了"阴升阳降"的中医理论。

（二）管氏基础舌穴的名称及主治

现将管氏24个基础舌穴的穴名、部位、主治分述如下：

1. 舌面穴位（15个）

心穴：舌尖部，主治心经相应疾病。

肺穴：心穴两旁3分，主治肺经相应疾病。

胃穴：舌面中央，心穴后1寸，主治胃经相应疾病。

脾穴：胃穴旁开4分，主治脾经相应疾病。

胆穴：胃穴旁开8分，主治胆经相应疾病。

肝穴：胆穴后5分，主治肝经相应疾病。

小肠穴：胃穴后3分，主治小肠经相应疾病。

膀胱穴：小肠穴后3分，主治膀胱经相应疾病。

肾穴：膀胱穴旁开4分，主治肾经相应疾病。

大肠穴：膀胱穴后2分，主治大肠经相应疾病。

阴穴：大肠穴后2分，舌根部，主治前后阴疾病。

聚泉：舌面中央，胃穴前2分，主治消渴舌强等。

上肢穴：肺穴与胆穴之间，舌边缘，主治上肢病痛。

下肢穴：阴穴旁开1寸，近舌边缘，主治下肢病痛。

三焦穴：从聚泉穴引一横线，舌尖部分统称上焦穴；通过小肠穴引第二条横线，一、二横线之间为中焦穴；通过大肠穴引第三条横线，小肠穴与大肠穴之间的横线内为下焦穴。三焦穴分别各主治上、中、下焦相应疾病。见图1-1-1。

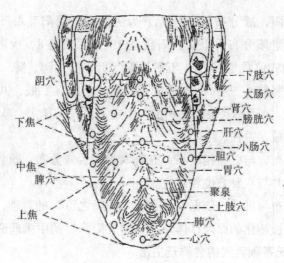

图 1-1-1　舌面穴位示意图

2. 舌下穴位（9 个）

额穴：将舌向上卷起，舌尖抵上门齿、舌尖正下 3 分。主治头痛、眩晕。

目穴：额穴斜下 3 分。主治目赤肿痛。

鼻穴：舌边缘与舌下静脉之间，目穴下 2 分。主治鼻渊、鼻塞。

耳穴：鼻穴斜下 2 分。主治耳鸣、耳聋。

咽喉穴：耳穴正下 2 分。主治咽喉肿痛。

海泉：将舌卷起，舌下中央系带上。主治消渴、呃逆。

金津玉液：舌尖向上反卷，上下门齿夹住舌，使舌固定，舌系带两侧静脉上，左名金津，右名玉液。主治口疮、舌炎、喉痹、呕吐、漏经。

舌柱：舌上举，在舌下之筋如柱上。主治重舌、舌肿。

中矩：舌上举，舌底与齿龈交界处。主治舌燥、中风舌强不语。

见图 1-1-2。

二、管氏舌针刺法

舌针前，一般给予患者 3% 过氧化氢或氯己定漱口液漱口，以清洁口腔。

针舌面穴位，患者自然伸舌于口外。针舌底穴位，患者将舌卷起，舌尖抵住上门齿，将舌固定，或舌尖向上反卷，用上下门齿夹住舌，使舌固

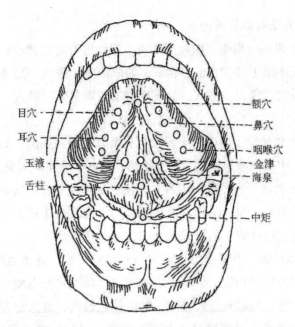

目穴
耳穴
玉液
舌柱

额穴
鼻穴
咽喉穴
金津
海泉
中矩

图 1-1-2 舌下穴位示意图

定。亦可由医者左手垫纱布敷料，固定舌体于口外，进行针刺。

针刺补法：选用 30 号 25mm（1 寸）或 40mm（1.5 寸）针灸毫针，在选定的穴位上，拇指向前小弧度捻转 3 ~ 9 次，稍停，为一度补法。一般行三度或九度手法，不留针，在捻转时，进针 1.67 ~ 3.33mm（0.5 ~ 1分），勿令太深，一般不会出血。

针刺泻法：选用 28 号 20mm 或 40mm 针灸毫针，在选定的穴位上，进针 3.5 ~ 7mm（1 ~ 2 分），拇指向后大弧度捻转 6 次，稍停，为一度泻法，一般行六度或八度手法，不留针。由于进针稍深，捻转弧度较大，个别穴位可能会出血。

舌穴刺血法：一般采用 26 号 25mm 毫针，在选定的穴位上，快速浅刺放血，须严格掌握：针不宜过粗，刺不宜过深，血不宜放多。放血后，可用 1/5000 呋喃西林液漱口。

舌针要严格掌握针刺的深度及手法技巧。手法的要领是：补法好似"蜻蜓点水"，泻法有如"蚊喙着体"。

三、管氏舌针配穴法

舌针配穴的基本原则是"经脉所过，主治所及，体舌相应，循经定穴"。主要配穴法有以下4种。

1. 单独运用法 根据脏腑经络学说,按疾病与舌穴相应的原理,辨证取穴。本法可运用于局部或全身病证,如取心穴、脾穴、金津玉液,治口舌糜烂;取心穴、肾穴、额穴,治不寐健忘;取肝穴、肾穴、阴穴,治月经不调等。

2. 内外配穴法 主要应用于舌穴与头面邻近腧穴相配。如胆穴配风池治疗偏头痛;中矩配廉泉治中风舌强不语;肺穴、聚泉配天突治哮喘等。

3. 上下配穴法 主要应用于舌穴与任、督脉及下肢经穴相配。如膀胱穴配中极治尿急、尿痛;阴穴、肾穴配命门、关元治遗精、阳痿;胃穴配足三里治胃痛、呕吐等。

4. 左右配穴法 主要应用于舌穴与四肢穴相配。具体运用时又分为:①同侧的舌穴与经穴相配。例如,右侧肺穴、咽喉穴配右侧少商,治右侧咽喉肿痛。②舌穴与对侧经穴相配,如右侧上肢穴、脾穴配左侧曲池、合谷,治左上肢瘫痪、手臂肿痛;左侧下肢穴、肾穴配右侧阳陵泉、悬钟,治右下肢痿痹、膝腿肿痛等。

以上配穴法可单独使用,亦可根据病情需要配合运用,例如中风后遗症,出现口眼㖞斜、舌强言謇、半身不遂、脉弦、舌青,可选取舌穴肾穴、肝穴、心穴、中矩,配取百会、曲池、劳宫、足三里、照海、太冲等穴。

四、舌针的适应证及禁忌证

(一) 舌针的适应证

1. 舌体及肢体运动功能障碍的有关病证 如舌麻、舌体㖞斜、木舌、重舌、口中异味感,以及肢体瘫痪、麻木、疼痛等;亦适宜于各种脏腑经络病证。

2. 神经精神科疾病 血管神经性头痛、面神经麻痹、面肌痉挛、舌咽神经痛、癔症等。

3. 内科疾病 哮喘、糖尿病、呃逆、功能性呕吐等。

4. 心脑血管疾病 脑血管意外的恢复期及后遗症、假性延髓性麻痹等。

5. 儿科疾病 小儿脑性瘫痪、智能发育迟缓、脑膜炎后遗症等。

6. 外科及皮肤科疾病　脑损伤后遗症、颈椎病、腰背软组织挫伤、带状疱疹、荨麻疹等。

7. 妇科疾病　闭经、更年期综合征、月经不调等。

8. 五官科疾病　耳聋、耳鸣、内耳眩晕、慢性咽炎、过敏性鼻炎等。

（二）舌针的禁忌证

1. 有自发性出血或凝血机制较差的患者，不宜舌针。

2. 心脑血管疾病急性发作期，不宜舌针。

3. 急性传染病、高热、抽搐及舌体大面积溃疡、发炎的患者，不宜舌针。

4. 过于饥饿、疲劳、精神过度紧张者，不宜立即进行舌针；孕妇及妇女行经期，身体瘦弱、气血亏虚的患者，慎用舌针。

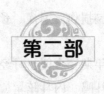

第二部

管氏针刺手法图解与真传

作者简介

郭翠萍，女，1965年10月生，昆明市中医医院主任医师。其为全国名老中医管遵惠的学术继承人、管氏针灸学术流派第五代主要传承人。

管傲然，男，1972年8月生，昆明医科大学医学硕士，昆明市延安医院主任医师。其为全国名老中医管遵惠的学术继承人、管氏针灸学术流派第五代主要传承人。

管薇薇，女，1974年10月生，美国佛罗里达大学康复医学及物理治疗博士，美国针灸学硕士。其为全国名老中医管遵惠的学术继承人、管氏针灸学术流派第五代主要传承人。

第一章 管氏针刺手法之渊源

针刺手法是针灸学的重要组成内容，是针灸疗法获取疗效的重要条件。针刺补泻手法是针灸临床最精细的操作技巧。《灵枢·官针》说："故用针者，不知年之所加、气之盛衰、虚实之所起，不可以为工也。"指出不明年、不知气的盛衰、不根据虚实而施补泻者，不能算是医术高明的医生。《难经·七十三难》曰"补者不可以为泻，泻者不可以为补""实实虚虚，损不足而益有余"，都会给病者带来不良后果。为此，《灵枢·邪气藏府病形》郑重告诫"补泻反则病益笃"。《金针赋》说："须要明于补泻，方可起于倾危。"这些均强调了补虚泻实的原则是不能违反的。《备急千金要方》说："凡用针之法，以补泻为先。"明·马莳真知灼见地指出："针灸不灵，是手法不明。"故历代医家均十分重视针刺手法的研究。

《黄帝内经》开创了针刺手法的先河。《灵枢》论述的疾徐、迎随、呼吸、开阖4种针刺手法，奠定了针刺补泻手法的理论基础，成为后世各种针刺手法的基本依据。继《黄帝内经》之后的《难经》，强调了左右手的配合，并以阴阳五行学说为指导，创立配穴补泻方法。春秋战国至三国时期的名医高手通过医疗实践丰富了针刺手法，基本形成针刺手法的理论体系。

自宋至清，是针灸学家和针灸专著辈出的全盛时期。在这一历史阶段，各针灸流派百家争鸣，在针灸学术上形成了百花齐放的繁荣局面。针灸手法获得了很大的丰富和发展。

金人何若愚、金元窦汉卿，他们较早地对针刺手法进行了系统的研究，堪称是对针刺手法贡献较大的先驱医家。明·陈会的《神应经》（主张针刺补泻，要区别男女、左右；倡导凡病"平补平泻"，先泻后补为宜）、高武的《针灸聚英》（崇尚《黄帝内经》《难经》手法，否定元明以来医家的通气、按气、行气及综合手法）、李梴的《医学入门》（独创南丰李氏补泻法，认为神针大要有四法：一穴法，二开阖，三迎随，四飞经走气。补泻手法依据呼吸、阴阳、男女、左右而施）、杨继洲的《针灸大成》（主要有下手八法、杨氏12个单式手法、24种复式手法），是当时各具特色的针灸流派的主要代表。他们的学术观点对后世针灸学术的发展，产生了积极深远的影响。

管氏针灸五代相传。第一代管家岱（1844—1912年），山东高密人，生于清代道光二十四年，中医师，擅长针灸医学，是管氏针灸开山鼻祖。第二代管庆鑫（1864—1939年），生于清代同治三年，齐鲁名医，擅长针灸、中医内科、妇儿科，主要在高密、济南等地行医。第三代管正斋，主任医师、教授，著名针灸学家，出身于中医世家，北京大学毕业，留学日本，是20世纪30年代"中国针灸学研究社"创建人之一。20世纪50年代后，管正斋先后担任云南中医进修学校、云南省西医学习中医研究班、云南省中医研究班教师，受聘于云南中医学院，担任《黄帝内经》《针灸学》教学，对经络辨证、针刺手法、舌针、耳针、过梁针、子午流注、灵龟八法等均有创新和发展，奠定了管氏针灸学术流派的理论基础。第四代传人管遵惠、管遵信、管遵宽等，继承和发展了管氏针灸学术流派的理论，创新和发展了管氏特殊针法，完善了管氏针灸学术流派的学术思想，提炼和践行了管氏针灸的传承理念，形成了学术特点鲜明的管氏特殊针法学术流派。管氏针刺手法，遵循《内经》《难经》的针刺手法理论，在补泻手法操作方面，主要吸取《针灸大成》杨氏手法特点，形成了从学术理论到临床操作均独具特色的管氏针刺手法体系。

第二章 管氏针刺手法基础补泻手法

第一节 补 法

患者呼气时进针；入皮后，缓慢分几度捻进；行针时，着力在针尖，插的手法多，提的手法少；捻针时，拇指向前用力重而急，拇指向后用力轻而缓，针感缓和而感应较小；留针时间短或不留针；患者吸气时出针，出针时快而轻；出针后揉按针孔。

第二节 泻 法

患者吸气时进针；入皮后，进针疾速，很快地插到所需的深度；行针时，提的手法多，插的手法少；捻针时，拇指向后用力重而急，拇指向前用力轻而缓；留针时间长，在留针过程中加强手法捻转行针，力求感应较重和循经感传；患者呼气时出针，出针缓慢并摇大针孔；出针后不按揉针孔。

第三章 管氏针刺手法复式补泻手法及图解

管氏复式补泻手法主要包括太极纯真补泻法，即烧山火、透天凉；飞经走气四法（又称通关接气大法），包括青龙摆尾、白虎摇头、苍龟探穴、赤凤迎源；两仪生化六法，包括阳中隐阴、阴中隐阳、龙虎交战、子午捣臼、龙虎升降、凤凰展翅等。

第一节 太极纯真补泻法

一、烧山火

1. 适应证 能补阳除寒，适用于一切虚寒证，有"增阳"的作用。治久患瘫痪，顽麻冷痹，癫风寒疟，四肢逆冷，心肾不交的失眠，肾虚性的腰酸、遗精、早泄、阳痿，心脾不足的经闭，肝肾双虚的视瞻昏渺和云雾移睛，内脏下陷的胃下垂、子宫脱垂，虚寒性的胃病、腹痛、消化不良、气虚便秘、寒泻、五更泻、中风脱证、命火衰微，虚性的高血压，外感风寒等。

2. 手法操作

（1）行降阴法。用左手押准穴位，右手持针刺入穴内。将针分3次渐次下降，先进至皮下天部，次进入人部，再进至地部，最后再由地部直接提出于皮肤外面。先浅后深，使针力着重于深部，徐入疾出。针体进入穴内后，由浅部徐缓地微捻纳入深部，再由深部疾速捻退到浅部，上下往来，以气调为度，可以使之实，为补。即针尖徐进，由浅而深，引阳气由外入内，为补。因为要达到阳气入实，充满于腠理的目的，就须从阳（外）引阴（内），将天部所生的阳气，逐层引入地部，使阳热胜过阴寒，故曰"降阴"。

烧山火行降阴法九进三退法示意图（图1-2-1）：

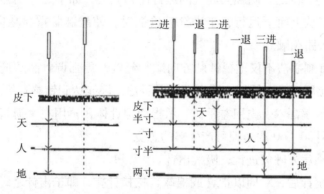

图1-2-1 烧山火行降阴法九进三退法示意图

（2）在酸麻胀重感觉的基础上捻针时，使指力向下，将针向左方捻转，每次180°~360°，即将持针的右手（刺手）拇指进前、示指退后的捻转方向，反复行之，即产生热的感觉。

（3）慢提紧按。"紧"字的含义，作"重"字解。"慢"字的含义，作"轻"字解。进针在天、人、地部提插针时，要用重插轻提。

（4）行九阳数（《周易》：单数、奇数为阳。九阳为老阳，七数为少阳）。进针在天、人、地部捻转（或提插）时，针尖向下压插，使力在针尖，每部各捻转（或提插）3次，三三得九，为九阳数（亦可在每部各行九阳数），可少停，反复行之。

九进三退捻转（提插）法示意图（见图1-2-2）。

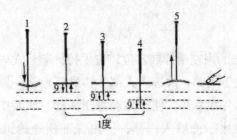

图1-2-2 九进三退捻转（提插）法示意图

管氏针刺手法在行九阳数时，强调实效，不泥于古数，注重病人体质、敏感程度等客观情况，临床上有时仅用三三得九，有时用三九二十七数……灵活运用。

（5）随而济之。随顺其经气的运行而补其气，如手之三阴经及足之三阳经，经气从上而下运行，于进针后捻插时，使酸麻胀重感觉向下感传，与经气的去路相顺。

管氏针刺手法不仅重视针刺方向顺行经气，更强调针感顺应经气，并且巧妙地应用押手、循按、阻压等辅助手法，屡能达到针感顺经之目的。

（6）行震刮术。先用左手拇、示指固定针体，再用右手拇指向下震刮针柄，震刮30~60次，即可产生热的感觉。

（7）乘病人呼气进针，吸气出针。

（8）出针后，立即以指（或棉球）按揉针孔，即于出针之时速按揉针孔，以挽正气，使真气存留，不任已入之阳气外逸。故闭针孔是务使正气内存，仍合于引阳入内为补的原则。

二、透天凉

1. 适应证　能泻阳除热，适用于一切实热证，有"滋阴"的作用。治风痰中风，喉风，癫狂，疟疾，肌热骨蒸，伏邪化热，相火亢盛，胃家实的发热，胃痛，腹痛，便秘，实性高血压，痹证偏风盛者，热入血室的经闭，暑泄，赤痢，风热牙痛，火眼，一切炎症（如咽喉炎、牙龈炎、中耳炎、扁桃体炎等），外科肿疡，中风闭证及外感风热等。

2. 手法操作

（1）行升阳法。押手及刺手式，均同烧山火。将针直刺入地部，然后分3次以阶梯状经人部、天部提出皮肤外面。先深后浅，使针力着重于表层，疾入徐出。一是指由浅部疾速捻入深部，再由深部徐缓地微捻退至浅部，上下往来，以气调为度，可以使之虚，为泻。即急速刺入，徐徐分层退出，引邪气外出而发散之，为泻。二是因为要阴气隆至，则必须在阳邪已退之后，阴胜于阳，才能达到目的，故须从阴（内）引阳（外），将亢盛的火气由地部逐层引导至天部而散泄之，阳去阴至，故曰"升阳"。

透天凉行升阳法九退三进法示意图（图1-2-3）。

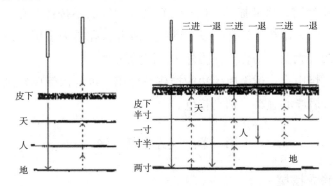

图1-2-3　透天凉行升阳法九退三进法示意图

（2）在酸麻胀重感觉的基础上捻针时，使指力向上，将针向右方捻转，每次90°~180°，即将持针的右手（刺手）拇指退后、示指向前的捻转方向，反复使用，即可产生凉的感觉。

（3）紧提慢按。退针在地、人、天部提插针时，要用重提轻插。

（4）行六阴数。（《周易》：双数、偶数为阴，六数为老阴，八数为少阴）。退针在地人天部捻转（或提插）时，针尖向上提起，使力在针体，每部各捻转（或提插）两次，二三得六，为六阴数（亦可在每部各行六阴数），可少停，反复行之。

九退三进捻转（提插）法示意图（图1-2-4）。

（5）迎而夺之。与经络的循行流往方向相反，如手之三阳经及足之三阴经，经气从下向上运行，针刺及捻转提插时使酸麻胀重感觉向下感传，与经气来路相逆。

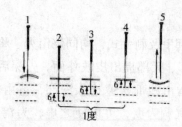

图 1 - 2 - 4　九退三进捻转（提插）法示意图

（6）行震刮术。先用左手拇、示指固定针体，再用右手示指（或拇指）向上震刮针柄，震刮 30 ~ 60 次，即可产生凉的感觉。

（7）病人吸气时进针，呼气时出针。

（8）出针时，将针摇动，以扩大针孔，起针后不按揉针孔。于出针之时，摇大其穴，不按揉针孔，以散邪气。故开针孔是为了更有效地宣泄阳邪，而使阴气大至，仍合于导阴外出为泻的原则。

从以上烧山火、透天凉手法的操作及应用，可看出管氏针刺手法的精巧细腻，确属匠心独具，别具特色。

第二节　飞经走气四法

一、青龙摆尾

1. **适应证**　行气补虚，温通气血。适用于癥瘕积聚，瘿瘤瘰疬，关节痹痛，胃脘腹痛等。

2. **手法操作**　进针得气以后，提针至穴位浅层（天部），斜扳针身，使针尖指向病所，执住针柄不进不退，向左右（45°角以内）或前后慢慢摆动，往返拨针如扶船舵之状。摇摆 9 次，甚则 27 次之数，使针刺感应逐渐扩散。手法结束后，缓缓将针拔出，急闭针孔。（见图 1 - 2 - 5）

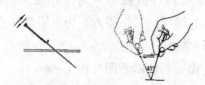

图 1 - 2 - 5　青龙摆尾操作示意图

二、白虎摇头

1. 适应证　行气泻实，祛风清热。适用于高热烦躁，神昏癫狂，痉挛项强，痰热壅盛等。

2. 手法操作　进针至穴位深层（地部），针体保持直立。插针时拇指向前用力，左转一呼一摇；提针时拇指向后用力，右转一吸一摇。向内进针时，用力较轻，进针快而摇动小；向外退针则用力较重，退针慢而摇动大。一般左右摇针 6 次或 18 次，实热重者，操作摇针 36 次。（见图 1 - 2 - 6）

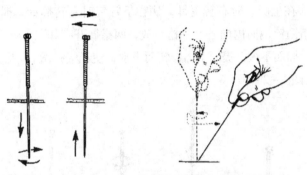

图 1 - 2 - 6　白虎摇头操作示意图

三、苍龟探穴

1. 适应证　行气补虚，疏通经络。适用于腰膝酸软，关节痛痹，肩臂麻疼，中风痿躄等。

2. 手法操作　直刺进针得气后，自穴位深层（地部）一次退至穴位浅层（天部），按上下左右四方斜刺，由浅入深，各三进一退。（见图 1 - 2 - 7）

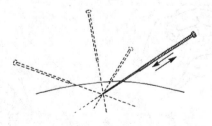

图 1 - 2 - 7　苍龟探穴操作示意图

四、赤凤迎源

1. **适应证** 行气活血，疏经通络。适用于项背酸痛，腰腿疼痛，关节红肿，脘腹胀满等。

2. **手法操作** 徐凤《针灸大全·金针赋》："赤凤迎源，展翅之仪，入针至地，提针至天，候针自摇，复进其原，上下左右，四围飞旋，病在上吸而退之，病在下呼而进之。"

先进针刺入穴位深层（地部），再退针至穴位浅层（天部），待针下得气，针体摇动时，即插针至穴位中层（人部），上下左右，边提插边捻转，四围飞旋。病在上吸气时右转提针，病在下呼气时左转插针。拇指循针柄向外向上，示指循针柄向内向下，一捻一放，两指展开有如飞状。行捻放飞法，要以针裹气，插而不入，提而不出，转而不动，使经气扩散。（见图1-2-8、图1-2-9、图1-2-10）

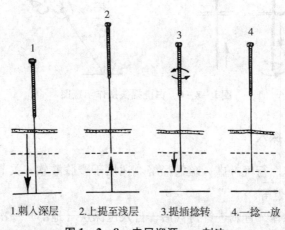

1.刺入深层　2.上提至浅层　3.提插捻转　4.一捻一放

图1-2-8　赤凤迎源——刺法

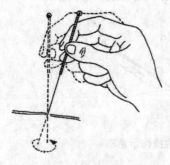

图1-2-9　赤凤迎源——盘法

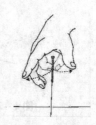

图1-2-10　赤凤迎源——飞法

第三节　两仪生化六法

《易传·系辞》曰："易有太极，是生两仪，两仪生四象，四象生八卦。"两仪生化六法包括阳中隐阴、阴中隐阳、龙虎交战、子午捣臼、龙虎升腾、凤凰展翅。这6种手法或先补后泻，或先泻后补，或补泻交替，或补泻兼施，因系阴阳补泻生化演变出的6种复式补泻手法，故称"两仪生化六法"。

一、阳中隐阴

1. 适应证　阳中隐阴法，以补阳为主，兼能清热。临床上适用于先寒后热的疟疾，或寒多热少、寒热错杂（内热表寒以表寒为主）、虚实夹杂（内实外虚）的杂病。

2. 手法操作　嘱患者自然地鼻吸口呼，随其呼气，医者用单指押手法将针进至天部，候其气至，即将针急插至人部，在人部1分上下的范围内，拇指向前捻针紧按慢提九阳之数（9次、27次、81次），患者如有热感，稍停片刻，候热感消失。然后嘱患者改为口吸鼻呼的呼吸，医生改用舒张押手法，将针缓慢地插至地部，再在地部1分上下的范围内，拇指向后捻针慢按紧提六阴之数（6次、18次、36次），待针下凉感，稍停片刻，即将针提至天部，留针3~5分钟，将针拔出，缓慢揉按针孔。（见图1-2-11）

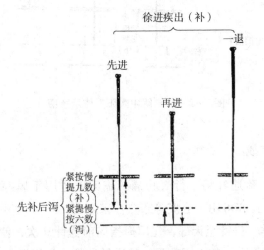

图1-2-11　阳中隐阴操作示意图

二、阴中隐阳

1. **适应证**　阴中隐阳法，以泄热为主，兼能补阳。临床上适用于先热后寒的疟疾，或热多寒少、寒热错杂（内热表寒以内热为主）、虚实夹杂（内实外虚以内实为主）的杂病。

2. **手法操作**　嘱患者自然地口吸鼻呼，随其吸气，医者用舒张押手法缓慢地将针进至地部，在地部1分上下的范围内，拇指向后捻针，慢按紧提六阴之数（6次、18次、36次），如有凉感，稍停片刻，候凉感消失。然后嘱患者改为鼻吸口呼的呼吸，医生改为单指押手法，将针退至人部，在人部上下1分左右，拇指向前捻针紧按慢提九阳之数（9次、27次、81次）待热感产生，留针3～5分钟，将针拔出，轻压针孔。（见图1-2-12）

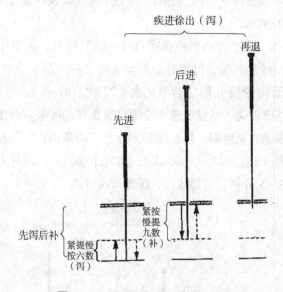

图1-2-12　阴中隐阳操作示意图

三、龙虎交战

1. **适应证**　疏通经络，行气止痛。临床上适用于风寒痹痛，胃火牙痛，胃脘疼痛等；亦可用于疟疾等寒热往来之证。

2. **手法操作**　进针至天部，先用拇指向前捻针9次，使九阳数足，再以拇指向后右转6次，使六阴数足；再进针地部，先用拇指向后捻针6次，使六阴数足，再以拇指向前捻针 9 次，九阳数足；再提至人部，视病情而定先补后泻或先泻后补；反复交替，运行操作。（见图 1-2-13）

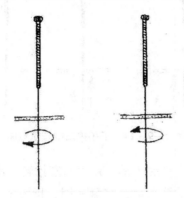

图 1-2-13　龙虎交战操作示意图

管老运用的"龙虎交战"手法，分天、人、地三部施行，各部手法操作有序而又不相同。管老曰："九为至阳之数，龙，象征阳，指左转，为补；虎，象征阴，指右转，为泻。两法反复，交替进行，故称'交战'。"管老的龙虎交战法既不同于《金针赋》，又有别于《针灸问对》，手法操作独具特色。

四、子午捣臼

1. 适应证　导引阴阳，壮阳制水，补阳泻阴，消肿利水。临床上适用于阳气不行、水湿泛滥所致的水肿、臌胀；亦可用于伤食腹痛，石淋癃闭。

2. 手法操作　下针得气后，将针上下提插，三进一退，如此三度，计为九入六出。在进针时分三部，每部紧按慢提 9 次；退针时分二部，每部紧提慢按 6 次。同时，在紧按慢提时，结合左转针；在紧提慢按时，结合右转针。手法的完成，需在每度行针时三进二退，提插捻转 39 次，三度行针即九入六出，共提插捻转 117 次。九入六出，气调为度。（见图 1-2-14）

五、龙虎升降

1. 适应证　调和阳阳，疏通经气。临床上适用于舌强言謇，半身不遂，关节酸痛，肌肤不仁及疼痛痒麻等营卫虚实不调病证。

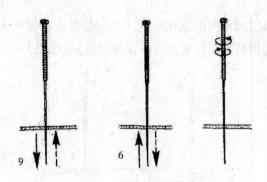

图 1 - 2 - 14　子午捣臼操作示意图

2. **手法操作**　先进针至天部，持针向左捻转一圈，指力偏重于拇指，乘势按针至人部，再提至天部，右盘一圈，指力偏重于示指，紧按至人部，提至天部，然后用中指按住针身，微向下插，如拔弓弩的姿势。如此反复施行 9 次，行青龙纯阳之数，引天部阳气深入，是为龙降。然后进针达地部，先右盘一圈，提至人部，再慢按至地部，左盘一圈，紧提人部，再按至地部，然后用中指按住针身，微向下插，如拔弓弩之状，如此反复施行 6 次，合白虎纯阴之数，以引地部阴气外出，是为虎升，两者相并，故称龙虎升降。（见图 1 - 2 - 15）

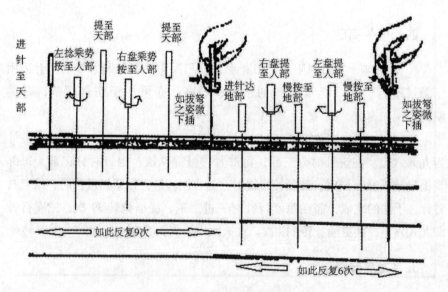

图 1 - 2 - 15　龙虎升降操作示意图

六、凤凰展翅

1. 适应证　疏经活络，行气，守气。临床上适用于头昏头痛，肩臂麻痛，腰腿疼痛，胃脘胀痛，关节痹痛等。

2. 手法操作　先进针刺入穴位地部，再退针至穴位天部，待针下得气，插针至人部，先行小幅度提插捻转，然后拇指循针柄向下向内，示指循针柄向上向外，一捻一放，手指翩翩展合，有如凤凰展翅飞翔。凤凰理羽手法则是拇指向前、向上，示指从拇指尖向第二节向后徐徐捻转，一捻一放，手法舒展柔和，有如凤凰理羽之状。

凤凰展翅与赤凤迎源的主要区别在于拇指、示指循针柄捻飞方向不同，捻飞的角度与力度不同，因而手法作用亦不相同。管老的凤凰展翅法，尤宜守气行气，使针感速至病所，手法操作，优美潇洒。（见图1-2-16）

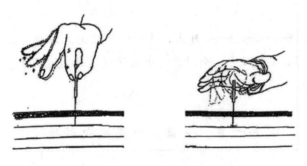

图1-2-16　凤凰展翅操作示意图

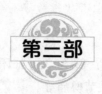

第三部

管氏两代名医针灸配穴经验与验案

作者简介

丁丽玲，女，1962年7月生。昆明市中医医院主任医师，全国名老中医管遵惠的学术继承人，管氏针灸学术流派第五代主要传承人。

管傲然，男，1972年8月生。昆明医科大学医学硕士，昆明市延安医院主任医师，全国名老中医管遵惠的学术继承人，管氏针灸学术流派第五代主要传承人。

管薇薇，女，1974年10月生。美国佛罗里达大学康复医学及物理治疗博士，美国针灸学硕士，全国名老中医管遵惠的学术继承人，管氏针灸学术流派第五代主要传承人。

第一章 管正斋针灸配穴经验

第一节 针灸常用配穴法

一、三部配穴法

所谓三部者，即局部、邻部、远部，三处是也。

此法为针灸临床惯用且应用极广泛的配穴方法。三才穴有二说：①天地人三才，如百会（在头应天），涌泉（在足应地），璇玑（在胸应人）。②上中下三才，如大包（为上部），天枢（为中部），地机（为下部），亦属三部配穴法。

1. 局部取穴法 依发病位置为取穴的主要目标，除在一般肌表四肢使用外，对内脏疾病也可以根据脏腑所在作为选穴依据。如因重要器官患某种病变不能取穴时，也可以选邻近穴位替代。这种取穴法对于慢性疾患疗效最强，如胃病取中脘，腹痛取天枢等。

2. 邻部取穴法 在接近发病位置，再加以一定选穴，以加强疗效。各种慢性病疾患都可以配合运用，也可以单独使用，如鼻病取上星，手腕病取内关、外关等。

3. 远部（即循经）取穴法 依照经脉循行的路径，根据辨别与疾病有关的脏器，在经脉远端选穴。慢性病可用，对于急性病和痛症的疗效最好。如眼病配光明，耳病配中渚，牙痛配合谷。任督二脉，除主治局部病证外，同时也具有全身性的主治功能，配方时应注意采用。或云："十二经脉不调，神明受蔽，故取穴配穴，不可不慎。如穴取不同经（指不协调而言），则因异经克伐，君侧不宁而神明乱。虽取同经，但配穴太多，单经用事，如镇将跋扈，君主无能而神明昏。"此所以取穴配穴要有法则规律也。

以上局部、邻部、远部配穴，在临证时可以单独使用，也可以配合使用，如局部配远道，局部配邻近，均无不可。例如胃痛用局部中脘，邻近章门，远道内关、足三里效果显著。

二、俞募配穴法

俞穴是脏腑经气所输转的部位，有五脏俞和六腑俞，均散在于背部的足太阳膀胱经。因其在背，故又有背俞之称。募穴是脏腑经气聚会的部位。有五脏募和六腑募，均散布于胸腹部任脉与手足阴阳经。因为俞募穴均与脏腑有密切的联系，所以五脏六腑发生病变时，都可采用俞募配穴治疗。

俞募穴的配合应用除了能直接治疗脏腑本身的疾病外，还可以间接治疗在病理上与内脏器官相关的疾患。例如肝开窍于目，治目疾可以取肝俞。肾开窍于耳，治肾虚耳聋可以取肾俞等。临床脏腑病取俞募配穴时一般还配用"脏病取俞，腑病取合"的远道取穴法。《灵枢·背俞》："五脏之俞出于背。"张介宾曰："五脏居于腹中，其气具出背之足太阳经。"李东垣曰："凡治腹之募，皆为元气不足之病。"可知背俞穴是五脏之气输注所出的地方。募穴是脏腑的元气汇聚之处。

背俞穴，除了包括五脏的俞穴外，同时也有六腑的俞穴，并且还包含胸腹腔内其他器官的俞穴，例如膈俞、气海俞、关元俞、中膂俞、白环俞等。

1. 肝俞配期门（肝募穴）　主治一切肝病、胁肋痛、呕吐吞酸、黄疸、寒热往来等。

2. 心俞配巨阙（心募穴）　主治心痛、癫痫、怔忡、失眠、惊悸等。

3. 肺俞配中府（肺募穴）　主治肺病、咳嗽、哮喘、咯血等。

4. 脾俞配章门（脾募穴）　主治脾病、腹胀、水肿、胁痛、肠鸣、泻痢、黄疸等。

5. 肾俞配京门（肾募穴）　主治遗精、白带、肾虚腰痛等。

6. 胆俞配日月（胆募穴）　主治胀满、胁痛、呕吐、黄疸等。

7. 小肠俞配关元（小肠募穴）　主治小便癃闭、遗尿、消渴等。

8. 大肠俞配天枢（大肠募穴）　主治大便秘结或泄泻、腹胀、水肿等。

9. 膀胱俞配中极（膀胱募穴）　主治小便不通或尿频、遗尿、五淋等。

10. 胃俞配中脘（胃募穴）　主治胃痛、呕吐、消化不良等。

11. 三焦俞配石门（三焦募穴）　主治水肿、小便不利等（妇女禁用）。

12. 厥阴俞（心包俞穴）　配膻中（心包募穴），主治胸膈气闷、呼吸困难等症。

三、前后配穴法

分头部、胸背部、腹腰部、四肢部配穴法。此法是在人体的各部用前面的腧穴配合后面的腧穴治病的一种方法。

1. 头部　水沟配风府，治卒中。前顶配后顶，治头痛。风府配迎香，治鼻衄。天柱配迎香，治鼻塞。哑门配廉泉，治喑哑。风池配太阳，治头风痛。

2. 胸背部　膻中配膈俞，治胸膈气闷。巨阙配心俞，治心腹疼痛。

3. 腹腰部　关元配命门，治遗精、阳痿。水道、归来配八髎，治妇女月经不调。

4. 四肢部　三间配后溪，治五指麻木。内关配支沟，治胸胁胀痛。曲池配少海或曲泽配天井，治肘关节痛。髀关配承扶，治髋关节痛。曲泉配膝阳关，治膝关节痛。然谷配金门，治足掌顽麻。

四、十二经表里配穴法

经络的手足三阴经、三阳经都有相表里的配合，这种表里关系在临床处方配穴上也有很大的意义。用肺经的太渊和大肠经的合谷配穴，治疗外感风寒。又如胃经的足三里配脾经的公孙穴，治疗胃炎。十二经表里配穴法是主要配穴方法之一。脏腑经络表里阴阳五行相配表见表 1 - 3 - 1。

表 1 - 3 - 1　脏腑经络表里阴阳五行相配表

表阳经腑	胆	小肠	胃	大肠	膀胱	三焦（父）
五行	木	火	土	金	水	相火
里阴经脏	肝	心	脾	肺	肾	心包络（母）

十二经脉流注的次序是从手太阴注入手阳明，如此一脏一腑，一里一表，循序传注，成为一个经络的循环。疾病侵入人体，可以通过经脉表里的关系而相互传变。所以在临诊时，遇到里经有病可配表经同治，表经有病可配里经同治。这是针灸临床上普遍常用的治法。

五、阴阳配穴法

阴阳配穴法即阴经配阴经、阳经配阳经、阴经配阳经。这种配穴法适应的范围很广，疗效颇佳。

1. 阴经的腧穴与阴经的腧穴相配　公孙配内关，主治胸腹疼痛；神门配三阴交，主治失眠、遗精。

2. 阳经的腧穴与阳经的腧穴相配　曲池配足三里，主治肠胃病、发热病；合谷配外关，主治热病和五官头面病；支沟配阳陵泉，主治胁肋痛、肝胆病。

3. 阴经的腧穴与阳经的腧穴相配　足三里配内关，主治肠胃病；阴郄配后溪，主治心烦、盗汗；合谷配复溜，主治外感身热无汗。

六、接经配穴法

经络通达里外，贯穿上下，运行气血，全身十二经脉的循行通路也是互相衔接，环周不休。上下肢的经脉相接，相接经脉的经穴也可以互治。《黄帝内经太素》卷二十二云："以其上下相接，故手太阴、阳明之'上'有病，宜疗足太阴、阳明。""足太阴、阳明之'下'有病，宜疗手太阴、阳明。"

接经就是经脉上下相互接连或手足同名经脉相接。接经配穴法，即先诊断出属何经的病证，然后取其同侧与上或下所接的经脉，或取手足同名经脉的五输穴。病在头、颈、躯干，也可以同时取相接两经的穴位，如喉炎取手、足阳明经的合谷、内庭，侧胸部疼痛取手、足少阳经的外关、足临泣等。（图1-3-1）

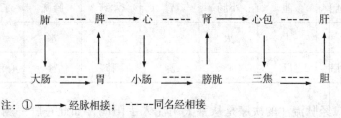

注：①————经脉相接；-----同名经相接

图1-3-1 十二经脉接经示意图

（1）肺经（下接）大肠经，咽喉痛取合谷。

（2）脾经（下接）心经，舌强取通里。

（3）胃经（上接）大肠经，牙痛取合谷。

（4）大肠（下接）胃经，肠痈取足三里。

（5）胃经（下接）脾经，胃痛取公孙。

（6）脾经（上接）胃经，腹胀取足三里。

（7）心经（上接）脾经，失眠取三阴交。

（8）肝经（上接）胆经，眩晕取阳辅。

（9）小肠经（下接）膀胱经，肩痛取飞扬。

（10）膀胱经（上接）小肠经，下肢痛取支正。

（11）三焦经（下接）胆经，肩痛取阳陵泉。

（12）胆经（上接）三焦经，胁肋痛取支沟。

（13）脾经（同名经）肺经，膝痛取孔最。

（14）肾经（上接）膀胱经，腰痛取委中。

（15）肾经（下接）心包经，足跟痛取大陵。

（16）心经（同名经）肾经，失眠取照海。

（17）心包经（同名经）肝经，癫痫取太冲。

七、原络配穴法（又名主客配穴法）

原穴即十二经脉分布于手足腕踝部位的 12 个穴位。如《灵枢·九针十二原》云："五脏有六腑，六腑有十二原，十二原穴出于四关，四关主治五脏，五脏有疾，当取之十二原。"

络穴即十五络脉分布于四肢、腹腰等处的 15 个穴位，对于十二经脉的阴经与阳经有联络的作用。

原络相配能通达内外，贯穿上下，对内脏与体表疾患均可治疗。原络配穴法虽然也属于表里相配的范畴，但不是表里两经随便配用，而是以原发疾病的经脉原穴为主，以相为表里的经脉络穴为客。例如鼻塞不闻香臭，鼻虽肺窍，而为手阳明经脉之所络，此症应取手阳明原穴"合谷"为主，配手太阴络穴"列缺"为客。又如流感咳嗽、胸痛、喉痛，其病在肺，应取手太阴原穴"太渊"为主，配手阳明络穴"偏历"为客。这种以原为主、以络为客的用法，也是针灸处方的基本法则之一。

《灵枢·九针十二原》曰："五脏有疾也，应出十二原。"又曰："凡此十二原者，主治五脏六腑之有疾者也。""五脏有疾，当取之十二原。"此皆明确指出了十二经原穴在临床应用上的价值。这种主客原络的配穴法，虽与补母泻子的方法不同，但与经络的联系有关。

阳经有原穴，阴经无原穴，以输穴代之，故六阴经中是输原合一。除十二经各有原穴外，还有膏之原"鸠尾"和肓之原"气海"。（膏肓：心之下为膏；肓，隔膜也。）

太渊配偏历，主治咳嗽气喘，上部浮肿。

合谷配列缺，主治外感咳嗽，偏正头痛。

冲阳配公孙，主治胃痛呕吐，肠鸣腹痛。

太白配丰隆，主治胸腹胀闷，痰饮咳嗽。

神门配支正，主治怔忡、惊悸、癫痫、目眩。

腕骨配通里，主治头项强痛，舌强不语。

太溪配飞扬，主治头痛、咽肿、咳嗽、目眩。

大陵配外关，主治胸胁疼痛、心烦吐血。

阳池配内关，主治胸胁胀痛、头痛发热。

丘墟配蠡沟，主治少腹疝痛、胁肋胀痛。

太冲配光明，主治肝胆火邪上炎、目赤生翳。

京骨配大钟，主治头腰背痛、目疾、足掌痛。

十二经主客原络表见表1-3-2。

表1-3-2　十二经主客原络表

主	主经	肺	大肠	胃	脾	心	小肠	膀胱	肾	心包	三焦	胆	肝
	原穴	太渊	合谷	冲阳	太白	神门	腕骨	京骨	太溪	大陵	阳池	丘墟	太冲
客	络穴	偏历	列缺	公孙	丰隆	支正	通里	大钟	飞扬	外关	内关	蠡沟	光明
	客经	大肠	肺	脾	胃	小肠	心	肾	膀胱	三焦	心包	肝	胆

八、郄会配穴法

郄穴多分布于筋骨空隙陷中，故名郄穴。郄有间隙、通透的含义。郄穴是经络气血积聚的间隙，急病重病时，气血凝滞，宜取此穴，以使气血通透，故郄穴是治急性病的要穴。十二经及二维、二跷脉，均有郄穴，共16个穴。郄穴对一般急性疼痛的疾患疗效很好。如足阳明经郄穴梁丘，治乳肿、胃痛；又如手厥阴经郄穴郄门，治心痛与肘臂挛急。甚至当内脏发病影响经络时，有时在郄穴所在处会出现压痛点。

会穴即脏会章门，腑会中脘，气会膻中，血会膈俞，筋会阳陵泉，髓会绝骨（悬钟），骨会大杼，脉会太渊，谓之八会。

这些腧穴对脏、腑、气、血、筋、髓、骨、脉等诸疾患，具有特殊的治疗作用，作为特定的8个总治穴。如脏会章门，凡属五脏病均可取章门穴。人体的气、血、脏、腑、筋、脉、骨、髓之气均各有所会，凡属某一种组织或脏器的病变，均可采用其有关的会穴。

郄穴和会穴也都是经穴中的要穴，全身共有16个郄穴。郄穴是治疗急性病的有效穴，如怔忡病可刺心包经的郄门，疔疮可刺小肠经的养老，齿病可刺大肠经的温溜等。

会穴的作用据《难经》记载"热病在内者，取其会之气穴"。仅限于前述8个部位有热时才应用。后世对于会穴的应用范围有所扩充，不限于热病，凡这8个部位的病证均可配以相应的会穴。例如血会膈俞，统治一切血证；气会膻中，统治一切气病等。

郄穴与会穴也可配合应用，如果配合适当，则效果更好。临床上取胃经郄穴梁丘配腑会中脘，治疗胃痛吐酸；取心包经郄穴郄门配血会膈俞，治疗真心痛，都是郄会相配的例子。

郄会穴主治表见表1–3–3。

表1–3–3　郄会穴主治表

1. 郄穴

阴经
- 肺经：孔最，主治咳逆唾血、头痛、咽肿。
- 心经：阴郄，主治心痛、吐血、盗汗。
- 肝经：中都，主治崩漏、疝痛、少腹急痛。
- 脾经：地机，主治腹胁胀痛、小便不通、急性水肿、月经不调。
- 肾经：水泉，主治心胸闷痛，足跟肿痛。
- 心包：郄门，主治心腹疼痛、吐血、衄血。

阳经
- 大肠：温溜，主治头痛、面肿、口舌肿痛、喉痛、疔毒。
- 小肠：养老，主治手臂肿痛、目视不明。
- 胆经：外丘，主治头项强痛、胸胁胀痛。
- 胃经：梁丘，主治胃痛、乳肿痛、膝肿痛。
- 膀胱：金门，主治小儿惊风、癫痫、耳聋。
- 三焦：会宗，主治手臂酸麻、胁肋疼痛。

奇经
- 阳跷：跗阳，主一身左右之阳。
- 阴跷：交信，主一身左右之阴。
- 阳维：阳交，主一身之表。
- 阴维：筑宾，主一身之里。

2. 八会穴

腑会中脘主治六腑病。

脏会章门主治五脏病。

筋会阳陵泉主治筋病。

髓会绝骨主治髓病。

血会膈俞主治血病。

骨会大杼主治骨病。

脉会太渊主治脉病。

气会膻中主治气病。

九、五行输配穴法

五行输是指十二经脉在四肢肘膝关节以下的井、荥、输、原、经、合66个腧穴。它的含义是所出为井，所溜为荥，所注为输，所行为经，所入为合。因各穴与五行相配，故名"五行输"。这种配穴方法是按照五行生克的道理依次配属腧穴，并结合"虚则补其母，实则泻其子"的原则进行配穴。

例如肺实证咳喘胸满，则泻本经的合穴尺泽（水）。因为肺本属金，尺泽属水，金能生水，水为金子，这是实则泻其子的方法。又如肺虚证多汗少气，则补本经的输穴太渊（土）。因为太渊属土，土能生金，土为金母，这是虚则补其母的意思。诸经补泻，由此类推（表1-3-4）。

表1-3-4　十二经井荥输经合母子穴简明表

天干	经别	母穴	母穴穴别	母穴五行相生	子穴	子穴穴别	子穴五行相生
甲木	胆经	侠溪	荥水	水生木	阳辅	经火	木生火
乙木	肝经	曲泉	合水	水生木	行间	荥火	木生火
丙火	小肠经	后溪	输木	木生火	小海	合土	火生土
丁火	心经	少冲	井木	木生火	神门	输土	火生土
戊土	胃经	解溪	经火	火生土	厉兑	井金	土生金
己土	脾经	大都	荥火	火生土	商丘	经金	土生金
庚金	大肠经	曲池	合土	土生金	二间	荥水	金生水
辛金	肺经	太渊	输土	土生金	尺泽	合水	金生水
壬水	膀胱经	至阴	井金	金生水	束骨	输木	水生木
癸水	肾经	复溜	经金	金生水	涌泉	井木	水生木
丙相火	三焦经	中渚	输木	木生火	天井	合土	火生土
丁相火	心包经	中冲	井木	木生火	大陵	输土	火生土

《医学入门》："有以虚实言者，经言虚则补其母，实则泻其子，此迎随之概也。假令心（火）病，针手心主输（大陵土）是泻其子也。针手心主井（中冲木）是补其母也。"

窦太师云："九针逆而迎夺，即泻其子也，如心之热病，必泻于脾胃（土）之分。针顺而随济，即补其母也，如心之虚病，必补于肝胆（木）

之分。"

凡不隶属于五输穴范畴的穴位，即不适用"子母补泻法"。子母补泻配穴法：①本经的子母穴。②子母经。③子母经的子母穴。

《灵枢·九针十二原》曰："经脉十二，络脉十五，凡二十七气，以上下所出为井，所溜为荥，所注为输，所行为经，所入为合。二十七气所行，皆在五输也。"

《难经·六十八难》说："井主心下满，荥主身热，输主体重节痛，经主喘咳寒热，合主逆气而泄，此五脏六腑井荥输经合所主病也。"

如患者脉浮、喘咳、寒热、胸满，这是肺经的病。若见心下满，用肺经的井穴少商；若身热，用肺经的荥穴鱼际；若体重节痛，用肺经的输穴太渊；若喘咳寒热，用肺经的经穴经渠；若逆气而泄，用肺经的合穴尺泽。

又如患者脉浮缓，腹胀满，食不消化，体重节痛，嗜卧，当脐有气动，按之有轻痛，这是足太阳脾经的病。若见心下满，用脾经的井穴隐白；若身热，用脾经的荥穴大都；若体重节痛明显，用脾经的输穴太白；若喘咳寒热，用脾经的经穴商丘；若逆气而泄，用脾经的合穴阴陵泉。

按虚则补其母，实则泻其子的治疗规律，由于井穴感觉异常敏锐，适用于一切闭郁急症，迅速刺血用之（如咽喉闭证刺少商、商阳出血，时疫急症先刺十二井等），故称为急救穴。井穴不适于手法比较复杂的补泻，所以遇到应在井穴补泻的时候，就需要改用"泻井当泻荥""补井当补合"的变通办法。如心经改补少海，心包经改补曲泽，膀胱经改补委中，肾经改泻然谷，胃经改泻内庭。（见表1-3-5）

表1-3-5　十二经五行输分类表

阴经						阳经					
经络	五行输					经络	五行输				
	木	火	土	金	水		金	水	木	原	火	土
肺经	少商	鱼际	太渊	经渠	尺泽	大肠经	商阳	二间	三间	合谷	阳溪	曲池
脾经	隐白	大都	太白	商丘	阴陵泉	胃经	厉兑	内庭	陷谷	冲阳	解溪	足三里
心经	少冲	少府	神门	灵道	少海	小肠经	少泽	前谷	后溪	腕骨	阳谷	小海
肾经	涌泉	然谷	太溪	复溜	阴谷	膀胱经	至阴	通谷	束骨	京骨	昆仑	委中
心包经	中冲	劳宫	大陵	间使	曲泽	三焦经	关冲	液门	中渚	阳池	支沟	天井
肝木	大敦	行间	太冲	中封	曲泉	胆木	窍阴	侠溪	临泣	丘墟	阳辅	阳陵泉

井（母）能生荥（子），泻荥就是泻井，实则泻其子。合（母）能生井（子），补合就是补井，虚则补其母。

十、刚柔配穴法（又名夫妻配穴法）

古籍中将天干运用于针灸治疗，还有五门十变的规定，所谓"五门"，有着两种解释：一是井荥输经合所分配的母子穴；二是将十天干演变为5种相合的方式，即所谓夫妻穴。

十二经纳甲（天干）法：甲胆乙肝丙小肠，丁心戊胃己脾乡，庚属大肠辛属肺，壬属膀胱癸肾藏，三焦亦向壬中寄，包络同归入癸方。张景岳将后二句修正为"三焦阳腑须归丙，包络从阴丁火旁"。

十二经纳子（地支）法：肺寅大卯胃辰宫，脾巳心午小未中，申膀酉肾心包戌，亥焦子胆丑肝通。

（1）五运相配。甲与己合化土，乙与庚合化金，丙与辛合化水，丁与壬合化木，戊与癸合化火。

天干有阴阳的分别，以阳为夫，以阴为妻，按十干相合与其所代表的经穴相配，就是夫妻穴的来由。在治疗上应用此种夫妻穴的配穴法，古籍很多。

甲己相合，即针胆经的穴位时，再配合一个脾经的穴。

乙庚相合，即肝经的穴配大肠经的穴。

丁壬相合：即心包经的穴配膀胱经的穴。

丙辛相合：即小肠经的穴配肺经的穴。

戊癸相合：即胃经的穴配肾经的穴。

（2）夫妻经穴相配的另一种方法。如甲己相合：①针胆经的穴，治脾经的病。如针胆经的日月穴，能治脾疾患呕吐、黄疸、肠疝痛、臌胀。②针脾经的穴，治胆经的病，如脾经的商丘穴，能治癥症（胆虚证，身寒善太息，心悲气逆）。③针脾经的大包穴，可治胸膜炎（胸胁中痛，邪入胆经，布之胁下之故）。其余各经，按其天干相合，亦有许多病证可以依据这种方法配穴。《素问·阴阳应象大论》："审其阴阳，以别柔刚，阳病治阴，阴病治阳，定其血气，各守其乡。"这种夫妻配穴法，并非每种疾病或每一种经穴都必须采用。至于十干化火等变化复杂，应用上推算较为烦琐，不再详述。

　　五行有相生也有相克，在生克的关系中还有许多变化。依据物理学同性相斥、异性相吸的原理，带着同种电荷的物体互相排斥，带着不同电荷的物体互相吸引。阳性或阴性五行的离合，大致和这个原理是相同的。虽然金能克木，由于庚属于阳刚之金，乙属于阴柔之木，不仅不相克，而且因刚柔相济，乙与庚反因异性而相合。乙以庚为刚，庚以乙为柔，所以阴经的井穴属于乙木，阳经的井穴属于庚金，就是为了阴阳相配，刚柔相济。其余各穴，也都是按照这个原理分配。

十一、上下配穴法

　　根据《灵枢》"病在上者取之下，病在下者取之上"的原则而配穴。

　　1. 上病取下法　　上部发生病变，用下部穴位治疗。前头痛，取解溪；耳病，取侠溪、金门；偏头痛，取侠溪；鼻病，取京骨、内庭；头项痛，取昆仑；口病，取太冲、内庭、太溪；头顶痛，取涌泉；肚腹病，取足三里配内庭，足三里配公孙；目痛，取足临泣、光明；腰背病，取委中配昆仑，委中配承山。

　　2. 下病取上法　　下部发生病变，用上部的穴位治疗。鼻塞衄衊，取上星、通天；喉痛，取印堂、阙上（在印堂穴上 5 分处）；下肢瘫痪，取腰阳关、次髎、十二椎间。

　　3. 上下并用法　　闪挫腰痛，取人中配长强；脱肛内痔，取百会配长强。

十二、肢末配穴法

　　肢末配穴法即上下肢及其末梢部的腧穴相互配穴使用。此法适用于全身症状和脏腑疾病。四弯穴：委中配曲泽，主治高热、胸腹绞痛、四肢拘挛。四关穴：合谷配太冲，主治身热头痛、手足疼痛。劳宫配涌泉，主治癫痫狂症。八邪配八风，主治四肢水肿、手足麻木。手十二井配足十二井，主治五心烦热，高热昏迷。十宣配气端，主治霍乱吐泻，烦躁欲死。

　　注："气端"在足趾尖端，两足计十穴，灸三壮，治脚气、趾麻痹。（《备急千金要方》）

十三、本经配穴法

　　凡是本经内脏发生病变，可采用本经的腧穴治疗。《难经·六十九难》

曰:"不实不虚,以经取之者,是正经自生病,不中他邪也,当自取其经。"

肺病:咳喘、咯血,取太渊、列缺、鱼际、尺泽、中府。

心病:心悸、怔忡、失眠、癫痫,取神门、通里、灵道。

脾病:泄泻、下痢、腹痛、腹满,取公孙、大横、腹哀、三阴交。

肾病:遗精、遗尿、阳痿、水肿,取复溜、照海、太溪、然谷。

肝病:胁痛、黄疸、疝气,取太冲、行间、大敦、期门、章门。

心包病:心痛、心烦、吐血、癫痫,取劳宫、大陵、内关、间使。

胃病:疼痛、呕吐、胀闷、消化不良、呃逆、反胃、噎膈,取上巨虚、足三里、内庭、梁门。

膀胱病:遗尿、小便不通,取膀胱俞、肾俞、气海俞、关元俞。

胆病:胁肋痛、黄疸,取日月、京门、渊腋、阳陵泉。

三焦病:肋胁疼痛、瘿瘤,取外关、支沟、天井。

大肠病:肠鸣、腹痛、小便不利,取曲池、温溜、下廉、合谷。

小肠病:少腹痛、小便不利,取少泽、后溪、小海。

任脉病:七疝、白带、癥瘕,取曲骨、中极、关元、气海。

督脉病:脊强、反折,取大椎、腰阳关、筋缩、命门。

十四、一经连用或数经互用配穴法

1. 一经连用法 在同一经脉的上下连续取穴。此法多用于四肢痿痹等病。

治上肢痿痹:取肩髃、曲池、合谷、肩髎、天井、外关。

治下肢痿痹:取环跳、阳陵泉、悬钟、髀关、阴市、足三里。

治口眼㖞斜:取地仓、颊车、下关。

治破伤风:取大椎、至阳、筋缩、腰阳关、腰俞、长强。

治水肿腹胀:取中脘、建里、水分、气海、中极。

治腰背痛:取肾俞、委中、承山、昆仑。

2. 数经互用配穴法 是在同一部位采用数经的穴位进行治疗。

治腕关节痛:取阳池、阳溪、大陵、中泉(阳池与阳溪之中间)。

治肘关节痛:取曲池、小海、天井、少海。

治肩关节痛:取肩髃、肩髎、臑俞、云门。

治髋关节痛：取髀关、承扶、环跳。

治膝关节痛：取两膝眼、曲泉、委中、阳关。

治踝关节痛：取解溪、商丘、昆仑、丘墟。

治子宫下垂：①气海、关元、中极、曲骨、足三里、三阴交。②关元、水道、子宫（中极旁 3 寸）、维宫（维道穴向内斜下 1 寸是维胞穴。再向内斜下 1 寸是维宫穴，平关元穴）、大敦、曲泉。

十五、子午流注配穴法

（一）子午流注的含义

子午是指时间而言，子是地支的第一数，午是地支的第七数。子午是我国古代用来记录年、月、日、时的符号。子午也代表阴阳对立的两个名词，徐凤在《针灸大全》中说："子时一刻，乃一阳之生；至午时一刻，乃一阴之生，故以子午分之而得乎中也。"子为阳之始，午为阴之始，子午含有阳极生阴、阴极生阳的意义。概言之，子午有两个含义：一是代表时间；二是代表阴阳的起点和分界线。

流注的含义：流指水流，注指转输。《针灸大全》曰："流者往也，注者住也。"流注的含义是将人体的气血运行比作江河水流，比喻脉气由小到大的运行汇合过程。

子午流注是我国古代医学理论中的一种学说，它基于"天人合一"的整体观点，认为人身气血是按一定的循行次序有规律地如潮涨落，出现周期性的盛衰变化。依据子午流注理论，遵循经络气血盛衰与穴位开阖的规律，配合阴阳、五行、天干、地支按时开穴的治疗方法，称为子午流注针法。

（二）子午流注针法的组成内容

子午流注针法的基本组成有 10 项内容，简称"子午流注内容十法"。现分述如下：

1. 天干地支

天干：甲、乙、丙、丁、戊、己、庚、辛、壬、癸，为十天干。

地支：子、丑、寅、卯、辰、巳、午、未、申、酉、戌、亥，为十二地支。

干支相传为黄帝的大臣大桡所创，《吕氏春秋·劝学》："黄帝师大桡……大桡作甲子。"《帝王世纪》："黄帝命大桡作甲子。"天干、地支是我国古代用以记录年、月、日、时的符号；在中医理论中，也用以作为代表脏腑、阴阳、五行、五运化合等术语的代名词。

（1）天干地支的含义。天干地支的每个字的命名，都有其特殊的含义，主要意义是表示万物由萌发、成长、衰老、死亡、更生的终始生长过程及事物多层次变化发展的先后顺序和规律。

①天干的字义诠释

甲：凡草木五谷之种皮皆称"甲"。每当春雨洒灌，阳气萌动，则果种蠢蠢萌发，破甲夺壳而出。其根先入于土，然后戴孚甲而出于土，其貌似像"甲"形，自此幼苗始能茁壮生长。为物种生发之端，又因时值初春，为一年之首，故甲位居十干之首。

乙：屈也，轧也。继种子剖甲萌出之后，幼弱无瑕的嫩苗，奋轧于裂缝之间，势图屈曲而出，其状像"乙"，故称为乙。

丙：炳也，有光明、显明之意。言其物已炳炳然显而易见。

丁：壮也，盛也，强也。言万物已苗壮成长。

戊：茂也。指万物茂盛蕃芜，枝叶丰茂。

己：诎也，起也。有收敛包藏、屈曲再起的含义，孕育着新的生机，标志着新一代的复起。

庚：更也，有变更之意。指万物皆幡然变更，即由枝叶繁茂渐变至庚庚（累累貌）硕果。

辛：新也。万物至此业已成熟，新生命已成长待收获。

壬：妊也。万物凋谢，生机内藏。

癸：揆也。新的生命，时时都在揆测时机，以图东山再起，繁衍后代。癸亦有"极"和"归"的含义，即事物发展至此已到极点，理应转归，故癸列十干之末。

②十二地支字义诠释

子：滋也，孳也。大地回春，阳气滋而勃动，万物萌而滋生。

丑：扭也，幼苗扭曲攀附而上。

寅：演也，强也。万物始生，似蚯蚓在土中蠕曲而行，或喻娇小柔嫩的幼苗扭曲穿地而上。

卯：冒也，万物冒地而出，所谓"夺天门而出"。

辰：震也，伸也。阳气震动，生机蒸蒸日上，万物舒展挺拔，一派蜃楼风貌。

巳：极也，终也。阳气旺盛已极，开始回复，有"终"的含义。指万物生长，其丰满程度已至极限。

午：逆也，交也。阴阳至交，阳气始逆，阴气渐长，万物转入收敛。

未：味也，木重也。木老则枝叶重叠，像其形。表示万物已生长成熟，结出丰硕的果实，具有甜美的滋味。

申：伸也。阴气伸展，阳气收敛。入秋以后，阴寒之气渐盛，万物卷束而不扬。

酉：老也，熟也。表示万物已至衰老，物种皆已成熟。

戌：灭也。言阳下入地，万物尽灭。

亥：荄也，为草根，阳气根于下，春风吹又生。核也，孕明含粹于核，蕴藏新的生机。

地支由子到亥，标志着生物由始生到壮大，由繁茂到结果，孕育着新的一代生命。如此就构成了循环往复、终而复始的生物链接模式。

（2）干支分配阴阳法。日有单日、双日之分，干支亦分阴阳。在干支的配合上，有天干的阳与地支的阳相配，天干的阴和地支的阴相配的规定。天干地支的配合规定见表1-3-6：

表1-3-6　天干地支配合表

天干	甲	乙	丙	丁	戊	己	庚	辛	壬	癸	甲	乙
地支	子	丑	寅	卯	辰	巳	午	未	申	酉	戌	亥
代数	1	2	3	4	5	6	7	8	9	10	11	12

奇数（单数）为阳。干支的1、3、5、7、9、11为阳，代表着甲、丙、戊、庚、壬五阳干和子、寅、辰、午、申、戌六阳支。偶数（双数）为阴。干支的2、4、6、8、10、12为阴，代表着乙、丁、己、辛、癸五阴干和丑、卯、巳、未、酉、亥六阴支。子午流注纳甲法开穴规律，即阳日阳时开阳经之穴，阴日阴时开阴经之穴。故需记住天干、地支的阴阳属性，以利推算开穴。

（3）天干地支与五行的配属关系。干支与五行的配属，在《易经》中已有阐述。《内经》中则结合中医理论将其深化，衍生出一些特定的规律。

天干与五行、方位、季节的配属关系见表1-3-7。

表1-3-7 天干与五行、方位、季节的配属关系表

天干	甲乙	丙丁	戊己	庚辛	壬癸
五行	木	火	土	金	水
方位	东	南	中央	西	北
季节	春	夏	长夏	秋	冬

地支与五行的配属关系见表1-3-8。

表1-3-8 地支分属五行表

地支	寅卯	巳午	辰未戌丑	申酉	亥子
五行	木	火	土	金	水

（4）天干与五运的化合关系。五运即土运、金运、水运、木运、火运的合称。木、火、土、金、水在地为五行；五行之气运化在天，故称五运。古人认为自然气候的转变是由于阴阳五运轮转、往来不息、周而复始的结果。古人将天干运用于针灸治疗中，还有一种"五门十变"的规定。根据五门十变理论，天干与五运的化合关系是：甲与己合化土，乙与庚合化金，丙与辛合化水，丁与壬合化木，戊与癸合化火。天干与五运的化合关系见表1-3-9。

表1-3-9 天干与五运的化合表

天干	甲、己	乙、庚	丙、辛	丁、壬	戊、癸
化合五运	土	金	水	木	火

2. 干支配合六十环周计算法 天干与地支相配，起于甲子，轮回到重见甲子，恰巧是60个数，这就是六十环周法，它是计算年、月、日、时的基础。见表1-3-10。

表1-3-10 干支六十环周表

甲子	乙丑	丙寅	丁卯	戊辰	己巳	庚午	辛未	壬申	癸酉
甲戌	乙亥	丙子	丁丑	戊寅	己卯	庚辰	辛巳	壬午	癸未
甲申	乙酉	丙戌	丁亥	戊子	己丑	庚寅	辛卯	壬辰	癸巳

续　表

甲午	乙未	丙申	丁酉	戊戌	己亥	庚子	辛丑	壬寅	癸卯
甲辰	乙巳	丙午	丁未	戊申	己酉	庚戌	辛亥	壬子	癸丑
甲寅	乙卯	丙辰	丁巳	戊午	己未	庚申	辛酉	壬戌	癸亥

3. 十二时辰定时法（"一日二十四小时十二时辰分配法"）　一般记忆方法是：夜间子时 23—1 时；日中午时 11—13 时；日出卯时是 5—7 时；日落酉时为 17—19 时。其余时间可迅速推出。时辰、时间对照表见表 1 - 3 - 11。

表 1 - 3 - 11　时辰、时间对照表

时间	23—1时	1—3时	3—5时	5—7时	7—9时	9—11时	11—13时	13—15时	15—17时	17—19时	19—21时	21—23时
时辰	子	丑	寅	卯	辰	巳	午	未	申	酉	戌	亥

（1）公元后年干支推算公式

$$\frac{X-3}{60} = 商\cdots\cdots 余数（d）$$

用 d（余数）查对六十环周表，d 的代数即是所求年份的干支。

例如：求 2021 年的年干支？

解：

$$\frac{2021-3}{60} = 33\cdots\cdots 38（d）$$

查六十环周表，知 2021 年年干支是辛丑年。

（2）公元前年干支（纪年）推算公式

①$\frac{X+2}{60} = 商\cdots\cdots 余数（D）$

②$60 - D = $ 欲求年干支的代数。

例如：孔子出生于公元前 551 年，求当年的年干支？

解：

$$\frac{551+2}{60} = 9\cdots\cdots 13（D）$$

$$60 - 13 = 47$$

查六十环周表，47 是庚戌。

孔子出生于公元前 551 年，当年的年干支是庚戌。

4. 月干支推算法　一年 12 个月，以农历计算，月干支中的地支是固定不变的，每年的十一月都是"子"，五月都是"午"，一月都是"寅"。所以推算月干支，实际只需推算月天干。只要知道当年的年天干，记住"五虎建元法"，即可迅速推出：

因寅在十二属为虎，故名为"五虎建元法"。

五虎建元法

甲己之年起丙寅，乙庚之辰戊寅头，

丙辛便从庚寅起，丁壬壬寅顺行求，

戊癸甲寅定时候，六十首法助医流。

例如：求 2022 年 5 月的月干支？

解：

（1）已知 2022 年年干支是壬寅。

（2）五虎建元法：丁壬壬寅顺行流，一月是壬寅。

（3）阴历五月地支是午，天干顺推 5 位，壬癸甲乙丙。

故知 2022 年 5 月（农历）干支是丙午（可查表 1 - 3 - 12）。

表 1 - 3 - 12　2010—2024 年逐月干支表

年份	逐月干支											
	一月	二月	三月	四月	五月	六月	七月	八月	九月	十月	十一月	十二月
2010（庚寅）	戊寅	己卯	庚辰	辛巳	壬午	癸未	甲申	乙酉	丙戌	丁亥	戊子	己丑
2011（辛卯）	庚寅	辛卯	壬辰	癸巳	甲午	乙未	丙申	丁酉	戊戌	己亥	庚子	辛丑
2012（壬辰）	壬寅	癸卯	甲辰	乙巳	丙午	丁未	戊申	己酉	庚戌	辛亥	壬子	癸丑
2013（癸巳）	甲寅	乙卯	丙辰	丁巳	戊午	己未	庚申	辛酉	壬戌	癸亥	甲子	乙丑
2014（甲午）	丙寅	丁卯	戊辰	己巳	庚午	辛未	壬申	癸酉	甲戌	乙亥	丙子	丁丑
2015（乙未）	戊寅	己卯	庚辰	辛巳	壬午	癸未	甲申	乙酉	丙戌	丁亥	戊子	己丑
2016（丙申）	庚寅	辛卯	壬辰	癸巳	甲午	乙未	丙申	丁酉	戊戌	己亥	庚子	辛丑
2017（丁酉）	壬寅	癸卯	甲辰	乙巳	丙午	丁未	戊申	己酉	庚戌	辛亥	壬子	癸丑
2018（戊戌）	甲寅	乙卯	丙辰	丁巳	戊午	己未	庚申	辛酉	壬戌	癸亥	甲子	乙丑
2019（己亥）	丙寅	丁卯	戊辰	己巳	庚午	辛未	壬申	癸酉	甲戌	乙亥	丙子	丁丑
2020（庚子）	戊寅	己卯	庚辰	辛巳	壬午	癸未	甲申	乙酉	丙戌	丁亥	戊子	己丑
2021（辛丑）	庚寅	辛卯	壬辰	癸巳	甲午	乙未	丙申	丁酉	戊戌	己亥	庚子	辛丑
2022（壬寅）	壬寅	癸卯	甲辰	乙巳	丙午	丁未	戊申	己酉	庚戌	辛亥	壬子	癸丑

年份	逐月干支											
	一月	二月	三月	四月	五月	六月	七月	八月	九月	十月	十一月	十二月
2023（癸卯）	甲寅	乙卯	丙辰	丁巳	戊午	己未	庚申	辛酉	壬戌	癸亥	甲子	乙丑
2024（甲辰）	丙寅	丁卯	戊辰	己巳	庚午	辛未	壬申	癸酉	甲戌	乙亥	丙子	丁丑

5. 日干支推算法

（1）管氏干支方程式

管老制定的干支计算方程式，简捷实用，便于记忆，现介绍运用"管氏干支方程式"推算日干支的方法，供临床运用时参考：

$$天干代数 = \frac{A + X + \Delta}{10} \quad (+1)$$

$$= \frac{元旦天干代数 + 所求日数 + 月份加减}{10} \quad (+1)$$

公式说明：

①$A + X + \Delta > 10$，则代数和须除以10；

②遇闰年，求三月一日以后各日，须在得数上加1。

$$地支代数 = \frac{\alpha + X + \delta}{12} \quad (+1)$$

$$= \frac{元旦地支代数 + 所求日数 + 月份加减}{12} \quad (+1)$$

公式说明：

①$\alpha + \chi + \delta > 12$，则代数和须除以12；

②凡遇闰年，求三月一日以后各日，须在得数上加1。

（2）方程式日干支推算法

①"日干支代数"是指干支顺序编号的代数（见表1-3-13）。

表1-3-13　天干、地支顺序编号表

天干	甲	乙	丙	丁	戊	己	庚	辛	壬	癸		
编号	1	2	3	4	5	6	7	8	9	10	11	12
地支	子	丑	寅	卯	辰	巳	午	未	申	酉	戌	亥

②"元旦干支代数"是指当年元旦这一天的干支顺序编号的代数。逐年元旦干支的变化是有规律的，即平年元旦到下一年的元旦，干支数相差

5 天；而闰年相差 6 天。例如：已知 2012 年是闰年，元旦干支是辛酉，欲求 2013 年元旦干支，只要顺序 6 个干支即可得出：天干，辛壬癸甲乙丙丁；地支，酉戌亥子丑寅卯，得知 2013 年元旦干支是丁卯。现将 2012—2031 年逐年元旦干支列表如下（见表 1 - 3 - 14）：

表 1 - 3 - 14　2012—2031 年逐年元旦干支表

闰年		平年					
年份	元旦干支	年份	元旦干支	年份	元旦干支	年份	元旦干支
2012	辛酉	2013	丁卯	2014	壬申	2015	丁丑
2016	壬午	2017	戊子	2018	癸巳	2019	戊戌
2020	癸卯	2021	己酉	2022	甲寅	2023	己未
2024	甲子	2025	庚午	2026	乙亥	2027	庚辰
2028	乙酉	2029	辛卯	2030	丙申	2031	辛丑

③"月份加减常数"：按阳历推算阴历日干支，在计算时必须根据阳历月份不同或加或减一定的常数。《各月加减常数歌》如下：

一五双减一，二六加零六，三减二加十，

四减一加五，七零九加二，八加一七走，

十上加二八，冬三腊三九，闰从三月起，

余数均加一。

各月加减常数表解如下（见表 1 - 3 - 15）：

表 1 - 3 - 15　各月加减常数表

平闰年	月份																							
	一月		二月		三月		四月		五月		六月		七月		八月		九月		十月		十一月		十二月	
	天干	地支	天干	地支	天干	地支	天干	地支	天干	地支	天干	地支	天干	地支	天干	地支	天干	地支	天干	地支	天干	地支	天干	地支
平年	减一	减一	加零	加六	减二	加十	减一	加五	减一	减一	加零	加六	加零	加零	加一	加七	加一	加二	加一	加八	加一	加三	加一	加九
闰年	同平年				余数加一																			

④"干支周转数"：天干从甲到癸是 10 个数，故天干周转数是 10，地支从子到亥是 12 个数，故地支周转数是 12。掌握了上述内容含义，就可运用方程式，算出任何一天的干支。

例 1：求 2012 年 8 月 28 日干支？

2012 年元旦干支为辛酉，辛的代数是 8，酉的代数是 10。2012 年是闰年，二月多一天，故从三月起，需按方程式所求出的得数上再加 1，即为所求干支的代数。

8 月 28 日天干 = ［元旦天干代数（8）+ 所求日数（28）+ 月份加减常数（1）］÷ 10（天干周转数）= 37 ÷ 10……余数是 7；再加闰年应加天数（1）= 8。根据天干顺序编号，知 8 代表辛。

8 月 28 日地支 = ［元旦地支代数（10）+ 所求日数（28）+ 月份加减常数（7）］÷ 12（地支周转数）= 45 ÷ 12……余数是 9；再加闰年应加天数（1）= 10。根据地支顺序编号，知 10 代表酉。

所以，2012 年 8 月 28 日干支是辛酉。

例 2：求 2021 年 10 月 4 日干支？

2021 年元旦干支为己酉，己的代数是 6，酉的代数是 10。代入方程式：

10 月 4 日天干 = ［元旦天干数（6）+ 欲求日数（4）+ 月份加减常数（2）］= 12。因 $A + X + \triangle > 10$，则代数和须除以 10。余数是 2，2 是天干乙的代数，得知 10 月 4 日天干是乙。

10 月 4 日地支 = ［元旦地支代数（10）+ 欲求日数（4）+ 月份加减常数（8）］÷ 12 = 22 ÷ 12……余数是 10。10 是地支酉的代数，得知 10 月 4 日地支是酉。

所以，2021 年 10 月 4 日的干支是乙酉。

6. 时干支推算法   时干支是根据"五子建元法"日上起时来推算的。一天 24 小时，分为 12 个时辰，5 日计 60 个时辰，正合六十甲子之数，所以逐日时辰的干支，每隔 5 日正好轮转一周。试以甲日之子时开始，5 日 60 个时辰，到戊日的癸亥时，己日的子时又从甲子开始，其他各日时辰的干支亦固定。为此，只要记住每天所属的天干，记住日上起时歌，便可推算当天各时的干支，称为"五子建元法"。

五子建元法

甲己还生甲，乙庚丙作初，丙辛生戊子，

丁壬庚子居，戊癸起壬子，子时干支求。

按"五子建元法"日上起时推算的方法，排列出《时干支查对表》（见表1-3-16）：

表1-3-16 时干支查对表

日干支	时	干				支					
	23—1时	1—3时	3—5时	5—7时	7—9时	9—11时	11—13时	13—15时	15—17时	17—19时	19—21时	21—23时
甲己	甲子	乙丑	丙寅	丁卯	戊辰	己巳	庚午	辛未	壬申	癸酉	甲戌	乙亥
乙庚	丙子	丁丑	戊寅	己卯	庚辰	辛巳	壬午	癸未	甲申	乙酉	丙戌	丁亥
丙辛	戊子	己丑	庚寅	辛卯	壬辰	癸巳	甲午	乙未	丙申	丁酉	戊戌	己亥
丁壬	庚子	辛丑	壬寅	癸卯	甲辰	乙巳	丙午	丁未	戊申	己酉	庚戌	辛亥
戊癸	壬子	癸丑	甲寅	乙卯	丙辰	丁巳	戊午	己未	庚申	辛酉	壬戌	癸亥

7. 天干与经络脏腑配合法 《针灸大成》记载的《十二经纳天干歌》言简意赅，便于记忆。

十二经纳天干歌

甲胆乙肝丙小肠，丁心戊胃己脾乡，庚属大肠辛属肺，

壬属膀胱癸肾藏，三焦亦向壬中寄，包络同归入癸方。

在子午流注和灵龟八法中，天干地支既可用于记日记时，又可以代表脏腑经络。本歌诀介绍了天干与脏腑经络相配属的关系，在子午流注中经常应用，故须牢记。为便于理解，附表诠释如下（表1-3-17）：

表1-3-17 十二经纳天干配属表

天干	甲	乙	丙	丁	戊	己	庚	辛	壬	癸
脏腑	胆	肝	小肠	心	胃	脾	大肠	肺	膀胱	肾，心
经络									三焦	包络

明·张景岳曾对上述的十二经纳天干关系提出不同意见。在《类经图翼》卷三将《十二经纳天干歌》中原歌的"三焦亦向壬中寄，包络同归入癸方"两句改为"三焦阳腑须归丙，包络从阴丁火旁"。对修改的理由做了如下说明："旧云三焦亦向壬中寄，包络同归入癸方。虽三焦为决渎，犹可言壬；而包络附心主，安得云癸？且二脏表里，皆相火也。今改正之。"在子午流注纳子法的子母补泻配穴法中，即按张景岳的十二经纳甲关系进行配穴的。现将《类经图翼》十二经纳天干配属关系表解如下（表 1-3-18）：

表 1-3-18　张景岳修订的十二经纳天干配属关系表

经别	胆	肝	小肠	心	胃	脾	大肠	肺	膀胱	肾	三焦	心包络
天干	甲	乙	丙	丁	戊	己	庚	辛	壬	癸	丙、相火	丁、相火
阴阳	阳	阴	阳	阴	阳	阴	阳	阴	阳	阴	阳	阴
脏腑	腑	脏	腑	脏	腑	脏	腑	脏	腑	脏	腑	脏
表里	表	里	表	里	表	里	表	里	表	里	表	里

8. 地支与脏腑经络配合法

十二经纳地支歌

肺寅大卯胃辰宫，脾巳心午小未中，申膀酉肾心包戌，亥焦子胆丑肝通。

《针灸大成》记载的《十二经纳地支歌》，说明一天中 12 个时辰与 12 条经脉相配属的关系，是子午流注纳子法的理论基础和配穴方法的依据。十二经与十二时辰的配属关系见下表（表 1-3-19）：

表 1-3-19　时辰的配属关系

地支时辰	寅	卯	辰	巳	午	未	申	酉	戌	亥	子	丑
经络脏腑	肺	大肠	胃	脾	心	小肠	膀胱	肾	心包	三焦	胆	肝

9. 五输穴与五行十干配合法　五输穴即十二经脉的井荥输经合穴，共60个穴。因配属五行，亦称五行输。五输穴与五行十干配合关系见下表（表 1-3-20）：

表1-3-20 五输穴与五行十干配合表

阴经						阳经						
五输穴	井	荥	输	经	合	五输穴	井	荥	输	(原)	经	合
五行	木	火	土	金	水	五行	金	水	木		火	土
天干	乙	丁	己	辛	癸	天干	庚	壬	甲		丙	戊
肝木	大敦	行间	太冲	中封	曲泉	胆木	足窍阴	侠溪	足临泣	丘墟	阳辅	阳陵泉
心火	少冲	少府	神门	灵道	少海	小肠火	少泽	前谷	后溪	腕骨	阳谷	小海
脾土	隐白	大都	太白	商丘	阴陵泉	胃土	厉兑	内庭	陷谷	冲阳	解溪	足三里
肺金	少商	鱼际	太渊	经渠	尺泽	大肠金	商阳	二间	三间	合谷	阳溪	曲池
肾水	涌泉	然谷	太溪	复溜	阴谷	膀胱水	至阴	通谷	束骨	京骨	昆仑	委中
心包君火	中冲	劳宫	大陵	间使	曲泽	三焦相火	关冲	液门	中诸	阳池	支沟	天井

（三）管氏子午流注针法的特点与创新

1. 管老对子午流注针法的创新与发展

（1）创制了五环子午流注环周图，丰富了子午流注理论，拓宽了子午流注针法的临床运用范围。通过查阅文献，发现现存原创子午流注环周图只有两幅。一幅是1958年四川人民出版社出版的《子午流注说难》一书中，吴棹仙先生绘制的"四环子午流注环周图"。另一幅就是管老1943年在上海大中华书局出版的《子午流注诠释》；1961年6月16日云南中医学院重印的"管氏五环子午流注环周图"。管老绘制的"五环子午流注环周图"的主要特点和学术创新是增加了"同宗交错"（又名"刚柔相济"）开穴法。近代子午流注针法基本上都是按照明·徐凤《针灸大全》中"子午流注逐日按时定穴诀"开穴施治的。按徐氏开穴法，在10日120个时辰中，只有60个时辰有穴可开，管氏根据"刚柔相济"理论，加进同宗交错开穴法，36个"夫妻穴"可以相互通用，增加了36个时辰的开穴。但仍有24个时辰属"闭穴"，无穴可开。为此，"管氏五环子午流注环周图"特加绘"母子填充"一环，采用纳子法的"母子穴"来填充闭穴，使子午流注环周图逐日逐时均有穴可开。其既丰富了子午流注理论，又拓宽了子午流注针法的临床运用范围。

（2）创制了《子午流注逐日对时开穴和互用取穴表》（见表1-3-21）。首创了子午流注表解法。传统的子午流注开穴法需要计算年干支、月干支、日干支、时干支，计算方法比较烦琐。应用管老设计的表解法，临证开穴时直接查对《子午流注逐日对时开穴和互用取穴表》，一目了然，简便快捷。管氏表解开穴法不仅是开穴方法上的改进，在内容上亦有新的创新和发展。开穴表汲取了金·阎明广《流注经络井荥图》的部分理论和开穴方法，填补了徐氏开穴法中癸日9个时辰的"闭穴"，使子午流注开穴方法渐趋完善。

通过管氏对历代不同学术流派的整理研究，3次补充和完善了子午流注开穴方法。管氏子午流注开穴法能更好反映经络气血"内外相贯，如环无端"及十二经脉气流注特点，是目前子午流注针法最为完备的开穴方法，丰富和发展了子午流注理论。

（3）提出"提高子午流注临床疗效五要素"。管氏在长期的临床实践中总结出要提高子午流注针法的临床疗效，必须要掌握运用的5个环节，管氏概括为"子午流注针法提高临床疗效五要素"：

①提出中医学的整体观、经络学说等9项子午流注的理论基础；归纳了自然界周期变化的观点等子午流注的8个基本观点，总结了较为完善的子午流注理论体系。医者必须通晓子午流注理论，才能掌握子午流注针法。②经络辨证是子午流注针法的主要辨证方法。③选择开穴、配穴是运用子午流注针法的关键。④恰当的补泻手法是子午流注针法获得疗效的重要条件。⑤子午流注针法既要掌握基本原则，又要灵活运用。

"五要素"言简意赅地归纳了子午流注临床应用的指导思想和运用要点，澄清了对子午流注的误解和片面认识，对正确全面理解子午流注和指导针灸临床实践，具有理论意义和实用价值。

表1-3-21 子午流注逐日对时开穴和互用取穴表

日干时	甲 主穴	甲 互用穴	乙 主穴	乙 互用穴	丙 主穴	丙 互用穴	丁 主穴	丁 互用穴	戊 主穴	戊 互用穴	己 主穴	己 互用穴	庚 主穴	庚 互用穴	辛 主穴	辛 互用穴	壬 主穴	壬 互用穴	癸 主穴	癸 互用穴
子		阳辅		少海					复溜	关冲	阳辅	行间			足三里		曲泽		关冲	
丑	行间		前谷		太白 太冲	足三里	三间 腕骨	曲泽								太白	三间	中冲	复溜
寅	神门 大溪 大陵	小海	陷谷 丘墟	间使		天井	昆仑	至阴	曲泉		小海	神门	间使	陷谷	天井	经渠	至阴	昆仑	[尺泽] 液门	[曲泉]母穴
卯					经渠	少商	[二间]子穴	[太渊]母穴	[尺泽]子穴	[曲泉]母穴			少商	阳溪	经渠		[二间]子穴	[太渊]母穴	劳宫	曲泉
辰	商丘	支沟	阳溪	商阳	[厉兑]子穴	[曲池]母穴	阳陵泉	侠溪	大陵	[曲池]母穴	支沟	商丘	商阳	阳溪	[厉兑]子穴	[曲池]母穴	侠溪	[解溪]母穴	[厉兑] 中渚 阳池	[曲池]母穴
巳	[神门][大都]子穴母穴	隐白	[商丘]子穴	[解溪]母穴	阴谷	然谷	[商丘]子穴	[解溪]母穴	厉兑		隐白	[大都]母穴	商丘		然谷	阴谷	[商丘]子穴	阳陵泉	大陵	大陵
午	尺泽	鱼际	委中	通谷	[神门][大都]子穴母穴	太冲	中渚	后溪	[小海]子穴	[少冲]母穴	鱼际	尺泽	通谷	委中	[神门]子穴	[大都]母穴	后溪 阳池 京骨	中渚	支沟	厉兑
未	[束骨]子穴	[后溪]母穴	[小海]子穴	[少冲]母穴	劳宫		少冲		二间		[束骨]子穴	[后溪]母穴	[小海]子穴	[少冲]母穴	太冲 太渊	劳宫	少冲	少冲	[小海]子穴	[少冲]母穴
申			液门	临泣	少泽			解溪					临泣 合谷	液门		少泽	解溪		天井	二间

续表

日穴时	甲 主穴	甲 互用穴	乙 主穴	乙 互用穴	丙 主穴	丙 互用穴	丁 主穴	丁 互用穴	戊 主穴	戊 互用穴	己 主穴	己 互用穴	庚 主穴	庚 互用穴	辛 主穴	辛 互用穴	壬 主穴	壬 互用穴	癸 主穴	癸 互用穴
酉	太溪	中冲	大敦			灵道	大都			[涌泉][至阴]子午母穴	太溪太白	中冲	阳谷	大敦	灵道		曲池	大都	[涌泉]曲泽	[至阴][母穴]
戌		窍阴		阳谷	内庭			曲池	束骨冲阳			窍阴			内庭					束骨
亥	中封		少府			阴陵泉	太渊神门			涌泉	中封			少府	阴陵泉		大渊		涌泉	
附注	甲日自甲子时至乙亥时		乙日自丙子时至丁亥时		丙日自戊子时至己亥时		丁日自庚子时至辛亥时		戊日自壬子时至癸亥时		己日自甲子时至乙亥时		庚日自丙子时至丁亥时		辛日自戊子时至己亥时		壬日自庚子时至辛亥时		癸日自壬子时至癸亥时	

说明：①表内主穴为本日所开之穴，互用穴为合日所开之穴。如甲日主穴为甲子时所开之穴，原属己日甲子时所开之穴，又如己日乙丑时之阴辅穴，原属甲日乙丑时所开之穴。因甲日己相合，故两日同一时辰所开之穴，可以互用，其余乙庚、丙辛、丁壬、戊癸，均系合日，亦可皆仿此类推。

②各阴经之原穴，系在当日主经返本还原时所开之穴，仅适用于当日，故不互用；各阴经之返本还原穴亦不互用。

③表内有括弧之穴名，系按子午流注法所开之穴。因当时未有纳甲纳子法流注开穴时间，故取母穴子穴填充互用。

④金·阎明广的"流注经络井荥图"是子午流注纳甲法早期的开穴方法之一（约成文于贞元元年，1153年）。在阎氏开穴法中，癸日的癸丑至辛酉等9个时辰为开穴，不存在缺口，较能反映出气血"如环无端"及十二经脉气血流注和子午流注理论，有一定实用价值，亦放纳入表中。

2. 子午流注环周图的临床运用

（扫码看图）

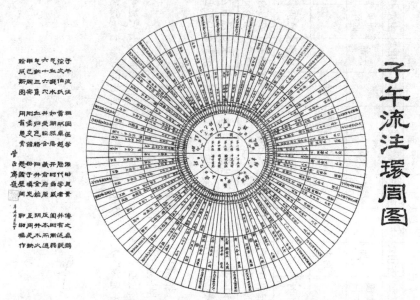

图 1-3-2　管氏子午流注环周图

　　管老 1943 年绘制的五环子午流注环周图（见图 1-3-2），1961 年云南中医学院第二版重印。管氏子午流注环周图汲取了五运化合及补母泻子理论，首创将"同宗交错""母子填充"纳入子午流注开穴范围，形成了独具特色的管氏子午流注针法流派。现将管氏子午流注环周图诠释如下：

（1）子午流注环周图的组成。十二经井、荥、输、原、经、合，六十六穴在一旬中，逐日流注，按时开穴，周而复始，如环无端，故名子午流注环周图。本图由五环所组成。现按图例说明如下：

第一环十干主日：第一环用天干十字，分析地之五运，分五阴五阳，五阴合于五脏，五阳合于五腑。甲日阳木合胆腑，乙日阴木合肝脏，丙日阳火合小肠，丁日阴火合心脏，戊日阳土合胃腑，己日阴土合脾脏，庚日阳金合大肠，辛日阴金合肺脏，壬日阳水合膀胱，癸日阴水合肾脏。尚余心包络与三焦孤府，按《针灸大全》《针灸聚英》《针灸大成》等书均云："三焦亦向壬中寄，包络同归入癸方。"管老认为，三焦与包络为表里，皆属相火，虽三焦为决渎，犹可言壬，而包络附心主之，安得云癸？他赞成张景岳"三焦阳腑须归丙，包络从阴丁火旁"之说。对包络、三焦的归属，本图干注采张氏之说，但流注仍从徐氏。

第二环干支定时：第二环细分一日十二时，起于子，终于亥，上冠以天干十字。十日共一百二十时，地支用十次，天干用十二次。甲己之日，同起甲子；乙庚之日，同起丙子；丙辛之日，同起戊子；丁壬之日，同起庚子；戊癸之日，同起壬子。从甲日的甲子时开始经过一旬一百二十个时辰，再回到甲子，如此循环反复，周而复始。

第三环腧穴流注：本环是依据徐文伯《子午流注逐日按时定穴歌》的内容排列的。图中有"△"者，为当日始开井穴之主经，以后流注各穴，包括返本还原与母子相生（三焦穴生当日主经，穴之五行生经之五行，为母穴。当日主经生包络穴，经之五行生穴之五行，为子穴），不论承接时间为当日或次日，均与该主经相联系。如甲日戌时，开胆井窍阴，在甲日戌时前的酉未巳卯丑五阴时，所列的中冲、尺泽、商丘、神门、行间各脏阴穴，皆由前癸阴日依木火土金水相生的次序转注而来。甲日重见甲在戌时，仅开窍阴一穴。甲为阳日，开阳时，亥为阴时，故不开穴，转注到乙日丙子阳时，开小肠荥穴前谷，盖甲胆属木，丙小肠属火，胆开第一穴而转溜于小肠之第二穴，木生火。阳井足窍阴属金，阳荥前谷属水，为金水相生之义。再注到乙日戊寅时，则开胃之输穴陷谷。小肠属火，胃属土，火生土，并过丘墟一穴。因六腑六输，各多一原穴，超出五行相生外，故并过于输穴，反求其本，与窍阴一脉相承，并过于此，列于下位。乙日庚辰时，注大肠阳溪穴。壬午时，注膀胱委中穴。言其腑，则大肠属金，膀胱属水，金水相生；言其穴，则阳经火，阳输土，火土生。末甲申时，复列三焦荥穴液门，盖三焦孤腑，六输无所寄，故分列于各腑开穴之最末，取其荥穴，是因为阳荥为水穴，胆为木腑，水能生木之义。甲日始戌时，终于乙日申时，凡十一时，六腑各开一穴。胆居主位，多过一原穴，凡七穴。此甲日流注细分之理，其余九日，环周流注，脏各五俞，腑各六俞。腑为阳，脏为阴。阳井金，阴井木，各依相生之次序流注辗转而取之，腑过一原，脏以输代原而过之。末一穴，阳日气纳三焦，取生我者。阴日血归包络，取我生者。至于癸日缺十时，肾不开丑时，而移至亥时，这是因为肾主水，为人身生命之根，注重生木，如不能转注甲日，则流而不注，不合乎阴阳相生之道。癸水虽是十天干之末，按五行生成数却是称为天一所生之水，癸水既属天一，以初始的阴干配终极的阴支，天一癸水，当配合地支最后的一个时辰亥时，等于阳干始于甲木，必须配合最后一个阳时戌时，作为始开井穴的时间一样。而且十天干的周转，按阳进阴退的规律，如以癸日的亥时开始，接着天干进入甲木，地支退到戌时，再接着天干进入乙木，地支退到酉时，以下丙丁戊己等日，都仿此天干进而地支退的法则，这与甲日戌时开窍阴、乙日酉时开大敦、丙日申时开少泽等顺序相符合，而且可以前后承接，延续不绝。癸水是肾经的代名词，肾经的井穴是涌泉，所以在癸日癸亥时当开涌泉穴。

第四环同宗交错：天干十字，地支十二字。一日十二时，五日六十时，地支用五次，天干用六次。甲子小周，五日一候，六日又另起甲子时，与一日同。此一六同宗，即甲己同宗之义。甲日己日，一奇一偶，一阴一阳，日干阴阳虽不同，但时干支全同，故甲日流注诸穴交落列于己日时干支之下，己日流注诸穴转交落列于甲日时干之下。二七为乙庚，三八为丙辛，四九为丁壬，五十为戊癸，皆一阴一阳之同宗，流注各穴，除一过穴不交落，余均互相交错列于本环，故称同宗交错。运用本环在于合日互用取穴，即所谓"妻闭针其夫，夫闭针其妻"的夫妻取穴法。夫是代表阳经和阳日，妻是代表阴经和阴日，阳日和阴日配合，将两天的穴位加起来，就会增加许多开穴的机会，这称为夫妻互用。例如甲日甲戌时，所开的是胆经的井穴足窍阴，在当天的乙亥时原来并不开穴，但己日的乙亥时，所开的是肝经的经穴中封，由于夫妻互用的原因，所以在甲日乙亥时亦可以针刺中封穴。足窍阴属于胆经的井金穴，中封属于肝经的经金穴，肝与胆相为表里，两穴所分配的五行，阳井金与阴经金亦是表里相应，所以把甲己两天所开的穴互用或合并运用，其中仍有互相联系的统一性。《针灸大成》说："阳日遇阴时，阴日遇阳时，则前穴已闭，取其合穴针之。合者，甲与己合，乙与庚合……"本环就是按"取其合穴针之"的五门十变理论，依夫妻穴而排列的。但临证运用时需注意，各经的原穴，原是随着当日主经返本还原的时间开穴，仅适用于当日而不能互用；各阴经以输穴代表原穴的返本还原穴，也同样不能互用。这一点在选取开穴时间时，也必须注意。

第五环母子填充：按子午流注纳甲法，日随干支周转，五日为一周，十日为再周。十日计一百二十个时辰，配合六十六个穴，除去六个与输穴同时并开之原穴，只有六十穴，平均每两个时辰开一个腧穴，十日只有六十个时辰有穴可开，再加同宗交错，三十六个夫妻穴可以互相通用，仍还余二十四个时辰"闭穴"而无穴可开。子午流注纳子法中，有专以时辰为主的十二经流注法，它与纳甲法逐日配合干支开穴之规定不同，但千百年来同为医家所采用，已成为子午流注针法的组成内容。本环采取纳子法的"母子穴"填充闭穴，故曰母子填充。如甲日庚午时闭穴，无穴可开，即可取母子穴，遇有心经实证，取心经神门，即谓迎而夺之，实则泻其子；如遇脾经虚证，取脾经母穴大都，即是随而济之，虚则补其母。这样则逐日逐时均有穴可开，使子午流注针法更臻完善。

（2）子午流注环周图的开穴方法。应用子午流注环周图开穴治疗，首先要将患者来诊的年、月、日、时干支算出，然后再逐日按时开穴。这就需要掌握年干支、月干支、日干支、时干支的推算方法，现介绍管氏查表法。

①年干支查表法。黄帝纪年起始于黄帝轩辕氏时代，按公元计算，公元前2697年是甲子年，公元1年是辛酉年。逐年年干支，按照六十环周法，依序推排。现将2009—2028年干支表解如下（表1-3-22）：

表1-3-22　2009—2028年逐年干支表

年份	干支	年份	干支	年份	干支	年份	干支
2009	己丑	2010	庚寅	2011	辛卯	2012	壬辰
2013	癸巳	2014	甲午	2015	乙未	2016	丙申

续　表

年份	干支	年份	干支	年份	干支	年份	干支
2017	丁酉	2018	戊戌	2019	己亥	2020	庚子
2021	辛丑	2022	壬寅	2023	癸卯	2024	甲辰
2025	乙巳	2026	丙午	2027	丁未	2028	戊申

②月干支查表法。一年十二个月，以农历计算，月干支中的地支是固定不变的，每年的十一月都是"子"，五月都是"午"，一月都是"寅"。所以排算月干支，实际只需推算月天干。只要知道当年的天干，按照《五虎建元歌》即可推出：

> 甲己之年丙作首，乙庚之岁戊为头，
>
> 丙辛之岁庚寅上，丁壬壬寅顺行流，
>
> 若言戊癸何方起，甲寅之上去寻求。

现将2010—2029年各月月干支表解如下，以便查阅（表1-3-23）。

表1-3-23　2010—2029年逐月干支表

年份	逐月干支											
	一月	二月	三月	四月	五月	六月	七月	八月	九月	十月	十一月	十二月
2010（庚寅）	戊寅	己卯	庚辰	辛巳	壬午	癸未	甲申	乙酉	丙戌	丁亥	戊子	己丑
2011（辛卯）	庚寅	辛卯	壬辰	癸巳	甲午	乙未	丙申	丁酉	戊戌	己亥	庚子	辛丑
2012（壬辰）	壬寅	癸卯	甲辰	乙巳	丙午	丁未	戊申	己酉	庚戌	辛亥	壬子	癸丑
2013（癸巳）	甲寅	乙卯	丙辰	丁巳	戊午	己未	庚申	辛酉	壬戌	癸亥	甲子	乙丑
2014（甲午）	丙寅	丁卯	戊辰	己巳	庚午	辛未	壬申	癸酉	甲戌	乙亥	丙子	丁丑
2015（乙未）	戊寅	己卯	庚辰	辛巳	壬午	癸未	甲申	乙酉	丙戌	丁亥	戊子	己丑
2016（丙申）	庚寅	辛卯	壬辰	癸巳	甲午	乙未	丙申	丁酉	戊戌	己亥	庚子	辛丑
2017（丁酉）	壬寅	癸卯	甲辰	乙巳	丙午	丁未	戊申	己酉	庚戌	辛亥	壬子	癸丑
2018（戊戌）	甲寅	乙卯	丙辰	丁巳	戊午	己未	庚申	辛酉	壬戌	癸亥	甲子	乙丑
2019（己亥）	丙寅	丁卯	戊辰	己巳	庚午	辛未	壬申	癸酉	甲戌	乙亥	丙子	丁丑
2020（庚子）	戊寅	己卯	庚辰	辛巳	壬午	癸未	甲申	乙酉	丙戌	丁亥	戊子	己丑
2021（辛丑）	庚寅	辛卯	壬辰	癸巳	甲午	乙未	丙申	丁酉	戊戌	己亥	庚子	辛丑
2022（壬寅）	壬寅	癸卯	甲辰	乙巳	丙午	丁未	戊申	己酉	庚戌	辛亥	壬子	癸丑
2023（癸卯）	甲寅	乙卯	丙辰	丁巳	戊午	己未	庚申	辛酉	壬戌	癸亥	甲子	乙丑
2024（甲辰）	丙寅	丁卯	戊辰	己巳	庚午	辛未	壬申	癸酉	甲戌	乙亥	丙子	丁丑

续　表

年份	逐月干支											
	一月	二月	三月	四月	五月	六月	七月	八月	九月	十月	十一月	十二月
2025（乙巳）	戊寅	己卯	庚辰	辛巳	壬午	癸未	甲申	乙酉	丙戌	丁亥	戊子	己丑
2026（丙午）	庚寅	辛卯	壬辰	癸巳	甲午	乙未	丙申	丁酉	戊戌	己亥	庚子	辛丑
2027（丁未）	壬寅	癸卯	甲辰	乙巳	丙午	丁未	戊申	己酉	庚戌	辛亥	壬子	癸丑
2028（戊申）	甲寅	乙卯	丙辰	丁巳	戊午	己未	庚申	辛酉	壬戌	癸亥	甲子	乙丑
2029（己酉）	丙寅	丁卯	戊辰	己巳	庚午	辛未	壬申	癸酉	甲戌	乙亥	丙子	丁丑

③日干支查表法。运用子午流注针法，必须求出日天干，方可"按日起时"开穴。天干有10，始于甲而终于癸，周而复始循环，故阳历每月的1、11、21、31各日天干相同；同理，凡2、12、22各日的天干亦均同，余日类推。现按《管氏干支方程式》，计算出2017、2018年的逐天日天干，临证时只要知道阳历当年的月、日，即可在表1-3-23、表1-3-24中查对出当天的日干支。

表1-3-24　2021年逐月日干支

月份	日期									
	1	2	3	4	5	6	7	8	9	10
	11	12	13	14	15	16	17	18	19	20
	21/31	22	23	24	25	26	27	28	29	30
一月	己（酉未巳卯）	庚（戌申午）	辛（亥酉未）	壬（子戌申）	癸（丑亥酉）	甲（寅子戌）	乙（卯丑亥）	丙（辰寅子）	丁（巳卯丑）	戊（午辰寅）
二月	庚（辰寅子）	辛（巳卯丑）	壬（午辰寅）	癸（未巳卯）	甲（申午辰）	乙（酉未巳）	丙（戌申午）	丁（亥酉未）	戊（子戌）	己（丑亥）
三月	戊（申午辰寅）	己（酉未巳）	庚（戌申午）	辛（亥酉未）	壬（子戌申）	癸（丑亥酉）	甲（寅子戌）	乙（卯丑亥）	丙（辰寅子）	丁（巳卯丑）
四月	己（卯丑亥）	庚（辰寅子）	辛（巳卯丑）	壬（午辰寅）	癸（未巳卯）	甲（申午辰）	乙（酉未巳）	丙（戌申午）	丁（亥酉未）	戊（子戌申）
五月	己（酉未巳卯）	庚（戌申午）	辛（亥酉未）	壬（子戌申）	癸（丑亥酉）	甲（寅子戌）	乙（卯丑亥）	丙（辰寅子）	丁（巳卯丑）	戊（午辰寅）
六月	庚（辰寅子）	辛（巳卯丑）	壬（午辰寅）	癸（未巳卯）	甲（申午辰）	乙（酉未巳）	丙（戌申午）	丁（亥酉未）	戊（子戌申）	己（丑亥酉）
七月	庚（戌申午辰）	辛（亥酉未）	壬（子戌申）	癸（丑亥酉）	甲（寅子戌）	乙（卯丑亥）	丙（辰寅子）	丁（巳卯丑）	戊（午辰寅）	己（未巳卯）

续 表

月份	日期									
	1	2	3	4	5	6	7	8	9	10
	11	12	13	14	15	16	17	18	19	20
	21/31	22	23	24	25	26	27	28	29	30
八月	辛(巳卯丑亥)	壬(午辰寅)	癸(未巳卯)	甲(申午辰)	乙(酉未巳)	丙(戌申午)	丁(亥酉未)	戊(子戌申)	己(丑亥酉)	庚(寅子戌)
九月	壬(子戌申)	癸(丑亥酉)	甲(寅子戌)	乙(卯丑亥)	丙(辰寅子)	丁(巳卯丑)	戊(午辰寅)	己(未巳卯)	庚(申午辰)	辛(酉未巳)
十月	壬(午辰寅子)	癸(未巳卯)	甲(申午辰)	乙(酉未巳)	丙(戌申午)	丁(亥酉未)	戊(子戌申)	己(丑亥酉)	庚(寅子戌)	辛(卯丑亥)
十一月	癸(丑亥酉)	甲(寅子戌)	乙(卯丑亥)	丙(辰寅子)	丁(巳卯丑)	戊(午辰寅)	己(未巳卯)	庚(申午辰)	辛(酉未巳)	壬(戌申午)
十二月	癸(未巳卯丑)	甲(申午辰)	乙(酉未巳)	丙(戌申午)	丁(亥酉未)	戊(子戌申)	己(丑亥酉)	庚(寅子戌)	辛(卯丑亥)	壬(辰寅子)

④时干支查表法。一天二十四小时，分为十二个时辰，五日计六十个时辰，正合六十甲子之数，所以逐日时辰的干支每隔五日正好轮转一周。只要记住每日所属的天干，记住日上起时歌，便可推算当天各时的干支。从子时起推算，称为"五子建元法"。

五子建元法

甲己还生甲，乙庚丙作初，丙辛生戊子，

丁壬庚子居，戊癸起壬子，顺时干支求。

按"五子建元法"日上起时推算的方法，排列出《时干支查对表》（见表1-3-16）。

（3）子午流注环周图开穴法的临床运用

案1　2021年6月28日上午8时，胆囊炎患者就诊，查子午流注环周图应如何开穴？

解：按年月日干支推算，知2021年6月28日天干支是丁未；查表1-3-16知上午8点是甲辰时；查子午流注环周图知丁日辰时当开阳陵泉；同宗交错，可配取互用穴侠溪。

案2　辨证为"寒滞肝脉"的患者，2021年8月就诊，应在何时何日开穴治疗？

解：先查子午流注环周图，辛日未时当开太冲、太渊，丙日未时可开互用穴太冲；按年月日干支推算，得知应在 8 月 1 日、6 日、11 日、16 日、21 日、26 日、31 日下午 1—3 时未时开穴治疗。

3. 管氏子午流注针法临床经验

（1）子午流注针法临床病案 4 例

案 1　急性胆囊炎

郝某，男，54 岁，个体商人。2012 年 7 月 5 日上午 8 时初诊。

主诉：反复右胁肋疼痛 2 年，吃油煎食物后诱发右上腹疼痛加重 1 天。患者近两年右胁肋及胃脘部隐痛，常因吃油腻食物或精神抑郁而加重。低热 1 天，体倦神疲，胃脘痞满，右上腹压痛，右肩胛下区有放射性疼痛，不思饮食，食后欲呕，嗳气。舌暗红，苔黄腻，脉弦数。实验室检查：白细胞 12×10^9/L，嗜中性粒细胞 78%。B 超提示胆囊膨大，收缩功能不良。

辨证：肝胆湿热，胆胃失和。病位：足少阳，足厥阴，足阳明经。

诊断：急性胆囊炎。

治则：疏肝利胆，和胃止痛。

治法：给予子午流注针法。2012 年 7 月 5 日，是农历五月十七日。年干支查表 1 - 3 - 22，得知 2012 年干支是壬辰。月干支查表 1 - 3 - 23，知月干支是丙午。日干支可按《管氏干支方程式》推算，得知日干支是丁卯。时干支查表 1 - 3 - 16，知上午 7—9 时，时干支是甲辰。查子午流注环周图或《子午流注逐日对时开穴和互用取穴表》：丁日辰时，开穴阳陵泉，互用穴侠溪，符合患者的病情和病位、辨证的需要。处方：阳陵泉、日月、足三里，泻法。针灸治疗后，右上腹疼痛明显减轻。预约 7 月 10 日上午 8 时复诊，处方：侠溪、阳陵泉、日月、中脘，泻法。右上腹疼痛消失。

案 2　胃瘫

黄某，男，61 岁，2012 年 2 月 28 日上午 10 时会诊。

患者因"胃癌剖腹探查术后半年"于 2011 年 12 月 19 日入院。患者于半年前因上腹隐痛伴呕吐入住云南省某医院普外二科，经检查诊断为胃癌，于 2011 年 6 月 8 日行剖腹探查术，术中因癌肿无法切除，仅行胃空肠吻合术。术后 1 个月开始化疗，患者症状好转，饮食及精神好，现再次住院复查。

查体：体温（T）36.8℃，心率（P）90次／分，呼吸（R）20次／分，血压（BP）91/61mmHg。神清，一般情况可，浅表淋巴结未触及，心肺无异常发现。腹平，上腹部可见陈旧性手术疤痕。腹软，肝脾未触及，未触及包块，移动性浊音阴性。肠鸣音正常。入院检查：血常规示白细胞（WBC）2.25×10^9/L，血红蛋白（HGB）108g/L。血生化示白蛋白34g/L，电解质正常。甲胎蛋白（AFP）8.23ng/mL，癌胚抗原（CEA）1.62ng/mL。上消化道碘水造影示：胃癌胃空肠吻合术后，吻合口未见狭窄，造影剂未见异常。CT：胃窦部近胃小弯处胃壁增厚，浆膜面光整，与周围组织分界尚清，腹腔内及腹膜后未见确切肿大淋巴结，考虑胃窦部占位。评估病情认为：患者对化疗敏感，治疗后肿瘤瘤体缩小，浸润控制，建议手术切除肿瘤。与患者及家属沟通病情后，患者及家属要求手术治疗，于2011年12月30日在全麻下手术。术中探查肝脏、盆底未见转移灶，肿瘤位于胃窦部后壁，大小约3cm×2.5cm，已浸润浆膜层，侵犯胰头。原胃肠吻合口通畅。行远端胃癌根治术（D_2）、毕Ⅱ式胃肠吻合术（留用原胃肠吻合口，仅切断封闭胃残端）。术后病检：胃低分化腺癌，局部呈黏液腺癌，侵至浆膜层。淋巴结可见癌转移2/8。患者术后第三天排气通便，术后第六天进食流质，第八天出现呃逆、发热，无腹痛、腹胀。大便检测出酵母样真菌孢子；胸片示双侧胸腔少量积液。腹部B超未见异常。予以加强抗感染治疗，但仍反复发热，体温于术后第十天开始波动于37～39℃之间，并有反复恶心呕吐，无腹痛，大便1～2次／天。CT平扫：肺部感染；双肺不张；胃潴留。上消化道造影示胃瘫。考虑发热由肺部感染所致，加强抗感染治疗，并给予全胃肠外营养（TPN）支持、促进胃动力等治疗。术后第十八天体温下降，但胃肠功能恢复欠佳，进食后呕吐。其间患者每天皆有排气或排便。1月29日（术后1个月）CT示：①双侧胸腔少量积液并双肺下叶压迫性肺不张；②术区及左肝周间隙包裹性积气积液，考虑为感染病灶。上消化道造影：未见造影剂外渗，胃蠕动差。拟行CT引导下脓肿穿刺引流，但数次检查时皆发现造影剂仍潴留于胃内，无法穿刺。患者长期使用TPN支持，试用夹闭胃管后，患者每天呕吐数次，呕吐物为胃液，量400～700mL。为解决营养供给，逐渐过渡至肠内营养。于2月9日行胃镜下空肠营养管置入术，术中胃镜显示吻合口小溃疡。置管结束后造影：营养管置入输出攀，吻合口区狭窄。术后刻下症：患者每天仍有低热，伴呕吐胃液数次，量 700～900mL/d，故重新留置胃管，予胃肠减压。目前已停用抗生素治疗，予全胃肠内营养支持。当前诊断：①胃癌术后；②胃瘫；③腹腔残余感染。

会诊意见：经络辨证为脾胃亏损，胃气不降，咽膈不通，胃失受纳传化功能。脉细涩，舌质紫暗，苔白腻。证属：胃癌术后，胃腑受纳传导功能失司。病位：足阳明、足太阴、手阳明经。

诊断：胃瘫。

治则：健脾和胃，理气散结。

治法：2012 年 2 月 28 日上午 10 时，是农历二〇一二年二月初七。壬辰年癸卯月己未日己巳时。按子午流注纳子法，处方：大都、太白，针刺补法；足三里，平补平泻；中脘、下脘、天枢，电针，疏密波，30 次/分，留针 20 分钟。

3 月 1 日上午 8 时 30 分复诊。处方：解溪、足三里，针刺补法；梁门、天枢，电针，疏密波，30 次/分，留针 20 分钟。治疗 2 次后，胃液减少，胃出现蠕动；治疗 6 次后，胃已基本恢复蠕动排空功能，拔除胃管，可进流质、半流质饮食。治疗 10 次后，胃肠功能基本恢复，出院调养。

按：《灵枢·四时气》"饮食不下，膈塞不通，邪在胃脘"。患者胃癌术后，胃腑受纳传导功能失司，采用子午流注纳子法。初诊在己日己时，按《十二经纳地支歌》"肺寅大卯胃辰宫，脾巳心午小未中，申膀酉肾心包戌，亥焦子胆丑肝通"，巳时是脾经气血流注旺盛之时，按"虚则补其母"的原则，故取脾经母穴大都、原穴太白，行针刺补法。3 月 1 日上午 8 时 30 分复诊，是辛日辰时，为胃经气血流注旺盛之时，故补胃经母穴解溪、合穴足三里。中脘（腑会、胃募）、下脘、梁门、天枢（大肠募），加以电针（疏密波），加强胃腑收缩蠕动，故胃肠功能得以较快恢复。

案3　热淋（急性泌尿系感染）

赵某，女，43 岁。2012 年 7 月 27 日下午 3 时初诊。

主诉：尿急、尿频、尿痛 5 天。患者因旅游劳累，过食辛辣厚味，突发尿急、尿痛、尿黄赤，伴发热，腰疼。经中、西药物治疗后，热退，仍感尿频、尿急、尿痛，小便不畅。脉滑数，舌苔黄腻。

经络辨证：旅游劳累，耗气肾虚；湿热之邪下注膀胱，膀胱气化功能失常，致尿急、尿频、尿痛；湿热损伤血络，故尿赤。肾与膀胱相表里，腰为肾府，故腰疼。脉滑数、舌苔黄腻，乃湿热征象。证属：湿热下注，膀胱气化失司。病位：足太阳、足少阴经。

诊断：中医诊断为热淋。西医诊断为急性泌尿系感染。

治则：清热利湿，通淋止痛。

治法：2012年7月27日下午3时，是农历六月初九，壬辰年丁未月己丑日壬申时。处方：束骨、京骨、中极、三阴交，针刺泻法。复诊8月1日下午3时，是甲日申时。处方：束骨、中极、水道，针刺泻法；阴谷，补法。针治2次后，尿急、尿痛症状明显好转。又针灸治疗3次，诸症消失，临床治愈。

按：《素问·灵兰秘典论》："膀胱者，州都之官，津液藏焉，气化则能出矣。"按子午流注纳子法，申时正值膀胱经气血运行旺盛之时。"迎而夺之""实则泻其子"，故泻膀胱经子穴束骨。"五脏有疾也，当取十二原"，故取膀胱经原穴京骨。中极是膀胱经募穴。三阴交、水道清热利湿。阴谷补肾。

案4 腰背软组织挫伤

吴某，男，17岁，学生。2003年4月28日16时初诊。

患者参加春游活动，2003年4月26日下午4时左右从山坡跌下，腰背及下肢多处外伤。经X线、CT检查，未见骨折及内脏器官损伤。内服中药及外搽云南白药酊、肿痛搽剂等，仍感腰背疼痛，不能转侧活动。癸未年丙辰月辛未日丙申时初诊。

查体：大杼穴以下沿膀胱经压痛，右膏肓、譩譆、肾俞、大肠俞、中髎、下髎可扪及条索状阳性物。右侧斜方肌、背阔肌、腰骶肋肌均明显压痛。脉弦，舌红夹瘀，苔薄黄。

经络辨证：气滞血瘀，脉络痹阻，膀胱经经筋瘀损。病位：足太阳经。

诊断：背腰软组织挫伤；背肌筋膜炎。

治则：行气活血，舒筋通络。

治法：辛日申时，膀胱经气血运行正值旺时。处方：委中、昆仑，泻法；大肠俞透肾俞，譩譆透膏肓，捻转泻法配合凤凰展翅手法，加用电针20分钟。起针后，疼痛明显减轻，即可俯仰、转侧，当晚安睡，次晨疼痛消失。

按：患者跌伤时间是己日申时，病痛部位主要在膀胱经，按子午流注纳子法，申时正值气血流注膀胱经之时，气血正旺，突受跌挫，以致气滞血瘀，经络不通则痛。治疗时，适逢申时，故取膀胱经穴，迎而夺之。《千金十穴歌》云"腰背痛相连，委中昆仑穴"，故泻之；背部俞穴采用逆经透刺法，捻转泻法配合凤凰展翅手法，并加用电针，加强了疏调经气、通经活络的治疗效应，故收效快捷。

（2）子午流注临床应用五要素

①应用子午流注针法，必须掌握经络学说、脏腑理论等中医理论。经络学说是研究经络系统的生理、病理变化及其与脏腑相互关系的学说；脏腑学说是研究人体脏腑生理功能、病理变化及其相互关系的学说。二者有不可分割的关系，紧密结合，互为补充，相互印证，完整地反映了中医对人体生理、病理的基本观点，是中医学体系的核心。临床运用子午流注针法，必须掌握脏腑经络学说等基础理论。

案1　成某，男，18岁，1965年4月15日10时初诊。

患者于1962年8月患急性肾炎，住院治疗1月余，症状好转后出院。近两年来，多次检查尿常规，均有蛋白（+～++）、红细胞（++++～++++++）、白细胞（++～++++），曾服中药百余帖，尿中仍有蛋白。初诊症见：面色苍白，倦怠乏力，食欲不振，腰膝酸软，下午足踝轻度浮肿，舌淡红，苔薄白，脉沉细。治法：乙巳年庚辰月己亥日己巳时，开穴：隐白、商丘，配脾俞，灸命门、关元。4月17日上午10时，开穴：然谷、阴谷，配肾俞，灸水分、脾俞。宗上法，按时开穴，适当配穴，共治疗36次。7月12日，尿常规正常。后多次检查尿常规，尿中均无蛋白。随访3年，体健无恙。

按：尿多蛋白，脾虚不能固精之故，面色苍白，倦怠无力，乃气虚；中阳不振，脾不健运，故食欲减退；腰膝酸软，脉沉细，为肾虚之征。证属脾肾阳虚，治当脾肾双补。故开穴以脾、肾二经为主，佐以灸法，温补脾肾，培精补气。

案2　龚某，男，58岁，1974年9月7日14时初诊。

患者患高血压病5年。1974年9月5日体力劳动后饮酒两小杯，突感头痛、眩晕、仆倒不省人事。经入院抢救，一天后意识状态逐渐好转，血压 190/115mmHg，言语謇涩，右侧嘴角㖞斜，鼻唇沟平坦，右侧肢体瘫痪，舌红脉弦。甲寅年壬申月辛亥日乙未时，初诊开穴：太冲、太渊、劳宫，配光明、足三里、太溪。4 天后，血压 130/90mmHg，神志清楚，右侧偏瘫，右上肢肌力 0 级，右下肢可伸缩，肌力 Ⅱ 级。巴宾斯基征阳性，腱反射亢进。9 月 12 日上午 8 点 30 分丙日辰时，开穴：患侧曲池，配合谷、足三里、解溪。9 月 13 日上午 8 点，丁日辰时，开穴：患侧阳陵泉、侠溪，配天井、支沟、中渚。治疗 6 次后患者可下床行室内活动。又配合头针、穴位注射治疗 12 次后，能扶杖户外散步。两个月后，肢体功能基本恢复。1976 年 10 月随访，血压正常，肢体运动、感觉正常，唯手指精细动作不够灵活。

按：患者系中风。9 月 7 日初诊，血压尚高，肝风内动，故治疗以平肝息风为主。9 月 12 日，肝风渐平，当以治瘫为主，宗"治痿独取阳明"经旨，先开手阳明大肠经母穴曲池，配本经原穴合谷及足阳明经本穴足三里、母穴解溪。9 月 13 日又依腧穴流注按时开穴。辅以头针等治疗，可增强通经活络、调和气血的作用。

②经络辨证是子午流注针法的主要辨证方法。子午流注针法所用的经穴，是十二经分布在肘膝以下的井、荥、输、原、经、合 66 个特定穴。这些腧穴是经气出入、气血交流、阴阳交会之处，也是治疗范围广泛的经验要穴。要准确而灵活地运用这些穴位，必须熟悉各条经脉的循行及是动所生病候。掌握了经络辨证方法，子午流注针法的临床运用方能得心应手。

案 3　谢某，男，42 岁，1978 年 4 月 13 日 17 时初诊。

患者半年前腰骶部胀痛，会阴部不适，有排尿不尽感等症状，经药物治疗收效不显。近月来会阴部胀痛加重，排尿后有白色分泌液，夜寐不宁，苔薄白，脉沉。直肠指诊：前列腺稍大，压痛明显，按摩后排出少许前列腺液，镜检：卵磷脂小体少量，白细胞（15~20）个/HP。诊断：慢性前列腺炎。戊午年丙辰月乙巳日乙酉时初诊开穴：大敦，配太溪、中极、膀胱俞。4 月 14 日上午 10 时，丙日巳时，开穴：阴谷、然谷，配蠡沟、会阴。4 月 17 日下午 5 时 15 分，己日酉时，开穴：太溪、太白，配飞扬、长强。针治 3 次后，会阴部胀痛感消失，排尿通畅，无白色分泌液。针治 12 次后，直肠指诊：前列腺大小正常，触痛消失。前列腺液镜检示：卵磷脂小体增多，白细胞 2~4 个。1979 年 12 月随访，自诉诸症俱除，体健无恙。

按：慢性前列腺炎主要病机为湿浊内蕴，气机失于宣化。因病变主要表现在前阴，故主要选择足三阴经穴。肝经络阴器，首开肝经井穴大敦，疏经气、泻肝火而镇痛；太溪为肾经原穴，益肾水而清其源；同时取膀胱俞与中极，俞募相配疏通膀胱气机。丙日巳时，开肾经阴谷，按夫妻穴互用原则，同取然谷；足厥阴络脉"上睾，结于茎"，故配肝经络穴蠡沟；任脉"起于中极之下，少腹之内，会阴之分"，故取会阴。己日酉时，开肾经腧穴太溪，按"返本还原"原则，同开太白，调气机，太白是脾经输穴，因阴经无原穴，故以输代原；配飞扬，是主客原络配穴法；又因督脉"其络循阴器，合篡间"，故配督脉络穴长强。

案4　付某，女，38岁，小学教师，1964年3月23日10时初诊。

患者于1963年1月"感冒"后仍坚持上课，渐感咽痛，声音嘶哑。1963年3月经某部队医院诊断为"声带息肉"，手术摘除。术后发音曾一度好转。近半年来声嘶加重，咽喉干燥，失眠，舌质红、少苔，脉细数。经中、西药及碘离子导入等治疗，收效不显而要求针灸治疗。甲辰年丁卯月辛未日癸巳时，初诊开穴：然谷、阴谷，配音亮。3月26日下午5时5分，甲日酉时，取穴：太溪、照海、天突。3月28日上午10时，丙日巳时，开穴：阴谷、然谷，配廉泉、声响。共治疗24次，声音恢复正常，睡眠亦佳。1966年5月随访，两年来未复发。

按：患者带病讲课，耗伤肺阴，累及于肾，肺肾阴虚，虚火上炎而致喉痛声暗。足少阴肾经"其直者，从肾上贯肝膈，入肺中，循喉咙，夹舌本"，"所生病"中，又主"口热，舌干，喉肿，上气，嗌干及痛"，故开肾穴以滋补肾阴；阴跷之穴会于足少阴，取照海通调阴跷脉气；任脉循行"至咽喉"，故取天突、廉泉以宣肺、利咽、开音。音亮、声响乃管老家传之验穴，对声嘶、失声、咽干、喉痹有良效。

③选择开穴、配穴是运用子午流注针法的关键。子午流注以时间为主要条件，必须按日时选取穴位。但所开经穴一定要与辨证相符，取用配穴也必须是病证所需。配穴处方的恰当与否，直接关乎着临床疗效。因此，准确选择开穴、配穴，就成为运用子午流注针法的关键。

案5　尚某，男，19岁，1965年9月8日17时初诊。

患者于1963年12月入睡时突然出现癫痫发作，其后大约每月发作一次，发作前感头昏、心慌，几分钟后大叫一声，四肢抽搐，口吐白沫，有时小便自遗。每次发作约 10 分钟，苏醒后疲乏嗜睡。赴某医院检查：白细胞 7×10^9/L，嗜酸粒细胞 2%；血糖 100mg/dL；血钙 12.4mg/dL。脑电图示：双额中央区散在阴性棘波，在颞左中央导联出现尖慢综合波。中度异常脑电图，符合癫痫特征。经药物治疗 1 年余，发作时间趋于规律，每次均在黄昏或睡前发作；发作次数渐趋频繁，每周发作 1~2 次。舌苔薄腻，脉象弦滑。乙巳年乙酉月乙丑日乙酉时，初诊开穴：大敦，配照海、申脉、鸠尾。9 月 9 日下午 2 时，丙日未时，开穴：劳宫、太冲，配照海、腰奇。宗上法治疗，3 周癫痫未发。9 月 30 日上午 8 时，丁日辰时，开穴：阳陵泉、侠溪，配大椎，灸百会。当天癫痫发作，症状重且时间长。一周后，再次灸百会，4 小时后癫痫再次发作。其后宗息风涤痰、镇心开窍治法，主要开肝经穴位，轮取照海、申脉、腰奇、鸠尾、丰隆等配穴，不用灸法。针治 36 次后，癫痫未再发作，共针治 60 次。随访 10 年，身体健康，未曾复发。

按：本例病机乃属肝风内动，触及积痰，心神被蒙，发为痫证。督脉贯脊通脑，与足厥阴脉交会于颠。灸百会、针大椎，可能会引动风阳，风为阳邪，风性主动，火助风威，导致肝风循脉挟痰上逆，诱发痫证。可见临证配穴，不可不慎。

案 6 白某，女，28 岁。1963 年 12 月 3 日 14 时初诊。

患者受刺激而致精神失常，躁扰不安，狂言妄语。某精神病院治疗两个多月，患者病情好转，亲属要求出院寻求针灸治疗。初诊症见：神志痴呆，语无伦次，常喃喃自语，时而悲伤欲哭，不思饮食，夜寐不宁，舌苔白腻，脉弦细。治法：戊申年癸亥月丁未日丁未时，开穴：少冲，配神门、丰隆。12 月 4 日上午 10 时，戊日巳时开穴：大陵，配人中、太冲。针治后患者食欲增进，睡眠进步，已无独语现象。患者亲属求愈心切，要求增加穴位，使用电针。12 月 9 日上午 10 时，癸日巳时，开穴：大陵，配取风池、百会、上星、太阳、间使、太冲、足三里；电针强刺激。针后患者烦躁不安，饮食大减，当晚彻夜失眠。12 月 10 日晨 6 时 45 分，甲日卯时，开穴神门，留针时患者思睡，起针后安静入眠。后按流注开穴神门，配表里经络穴支正，针治两个月，患者神志完全恢复正常。1969 年 3 月 1 日上班工作。随访 11 年，未复发。

按：选穴处方，力求精当，如配穴过多，必异经克伐，影响经气正常运行输注，非但事倍功半，难获佳效，还可能导致气血乖逆，扰乱神明，引起不良后果。

④恰当的补泻手法是子午流注针法获取疗效的重要条件。邪之所凑，其气必虚，病之所成，正虚邪实，荣卫失调，气血失宣，乃是中医病因、病机的总则。虚则补之，实则泻之，又是中医辨证论治的大法。《灵枢·九针十二原》说："虚实之要，九针最妙，补泻之时，以针为之。"子午流注虽揭示了气血盛衰规律，提供了按时开穴的有利条件，但要达到补虚泻实、扶正祛邪、调和营卫、宣通气血的目的，还必须正确运用手法。

案7　景某，男，34 岁，1980 年 3 月 19 日 16 时初诊。

患者 1980 年 3 月 17 日下午 4 时左右，从 2 米高的台阶上跌下，挫伤右侧腰背及大腿后侧。内服药酒后，腰背痛反更加剧，深呼吸及咳嗽时痛不可耐，不能转侧，夜不能寐。庚申年己卯月辛日申时初诊，查右侧腰背肌肉板滞、略肿胀，右斜方肌、背阔肌、骶棘肌均明显压痛。取穴：委中，"透天凉"手法；右大肠俞透三焦俞，右譩譆透魄户，行"龙虎交战"手法，并加用电针。针刺时有清凉、舒适感，起针后顿感疼痛若失，即可自如俯仰、转侧。当夜安睡，次晨疼痛完全消失。

按：患者挫伤时间是己日申时，病痛部位属膀胱经。按十二经分配十二时的纳子法，申时正值气血灌注膀胱之时。气血循环正旺，忽受挫闪，以致气血凝滞，经络不通则痛。针治时又逢申时，故取膀胱经穴，迎而夺之。除委中采用泻法外，背部俞穴还采用逆经脉透针法，并通电刺激，加强了疏调经气、通经活络的治疗作用，故效如桴鼓。

案8　郝某，男，42 岁，1979 年 4 月 14 日 8 时初诊。

患者半个月前右手被木板砸伤，右示指及第二指掌关节青肿，X 线摄片未见骨质损伤，外敷中草药后肿消痛止，但出现右上肢麻木，1 周后合谷部位骨间背侧肌、拇指球肌群及肱桡肌肌张力减退，出现不同程度的肌萎缩。右手拿物会不自主脱落，持笔写字、拿筷吃饭均感困难。己未年戊庚月辛日辰时初诊，开穴曲池，配取合谷，行"烧山火"手法，针后加灸。预约患者每天上午 8 时治疗，针灸 3 次后右臂麻木消失。改间日治疗，针灸 7 次后右臂肌张力恢复，活动功能完全正常。

按："疼痛实泻，痒麻虚补。"本例以右臂麻木为主，伴有轻度肌萎缩，故当补。病变部位属手阳明大肠经，大肠经气血流注时间在卯时，补大肠经虚证，当在辰时补其母穴，故约患者8时治疗，补曲池，随而济之。合谷是原穴，商阳是本穴，亦属调补本经气血之要穴，作为配穴。间或取手三里、阳溪，以助通经接气。阳明经为多气多血之经，针灸并施，增强补的作用，气血得充，故症自消。

⑤子午流注针法的基本原则及灵活运用。子午流注针法的基本特点是"按日起时，循经寻穴，时上有穴，穴上有时"。临床运用时，首先要将患者来诊的日时干支推算出来，在辨证的前提下，结合人体经络气血的循行和井荥输经合的五行相生规律，开穴施治。针开穴者，是指某病宜针灸某经某穴，当在某日某时开穴方针，并不是今日某时某穴开，百病皆针此开穴。在按时治疗中，应以所开经穴为主，先针开穴，后针配穴，即所谓"用穴先主而后客"。这些是子午流注针法临床运用应当遵循的基本原则。运用子午流注针法切忌死板固定在某时即开某穴时治疗，而是应当在逐日按时开穴的基础上，根据病情症状，结合腧穴主治功能灵活运用。如遇有急症，在不适宜流注开穴时，既可选用夫妻穴、母子穴，亦可选用适应于该病证的其他穴位，争取时间进行治疗，此即谓"用时则弃主而从宾"。

人与自然的整体观念是子午流注理论形成的指导思想。临证时必须考虑自然环境对人体气血的影响，正如《标幽赋》所说："察岁时于天道，定行气于予心。春夏瘦而刺浅，秋冬肥而刺深。"只有善于因时、因地、因人制宜地灵活施治，才能更好地发挥其治疗作用。

十六、灵龟八法配穴法

1. **灵龟八法概论** 据《尔雅·释鱼》记载，龟有神龟、灵龟、摄龟、宝龟、文龟、筮龟、山龟、泽龟、水龟、火龟10种。《本草纲目·四十五卷》云："在山曰灵龟，在水曰神龟，皆龟之圣者也。"灵龟八法冠以"灵龟"，寓意取其神灵变化之义。

灵龟八法所用的八穴与奇经八脉相通，以八脉八穴配属九宫八卦开穴施治，故名灵龟八法。

灵龟八法的理论，是在人与自然相适应的整体观念指导下产生的，其着重强调人体本身的统一性、完整性及与自然界密切相关的联系。灵龟八法根据阴阳、八卦、五行生成、天干地支、五运化合等理论，并运用数学计算，推演经络腧穴、气血开阖的变化规律。它比较广泛而灵活地运用了古代哲学和中医理论，经过千百年的临床实践和近代科学的验证，证明灵龟八法不仅包含着深刻的哲理，而且具有较好的临床疗效和一定的科学价值。

灵龟八法是着重于奇经八脉取穴的一种古老针灸法。它和子午流注用于十二经有着同样的意义，两种针法相辅相成，比较完整地揭示了人体气血循行流注的规律，同时也提示了脏腑组织器官与时间相应的内在变化联系。如能掌握运用这个规律按时取穴，就较易迅速取得疗效，正如《针灸大成》所说："用如船推舵，应如弩发机；气聚时间散，身疼指下移。"

2. 灵龟八法的定义　灵龟八法又名"奇经纳卦法"，是运用古代哲学的九宫八卦学说，结合人体奇经八脉气血的会合，取其与奇经相通的 8 个经穴为基础，按照日时干支的数字变易，采用数学演绎，推算人体气血的盛衰，采取按时开穴施治的一种传统针刺方法。狭义的定义，亦可理解为灵龟八法是以八脉交会穴为主的一种按时配穴法。

3. 灵龟八法的渊源　灵龟八法继承了我国最古老的传统文化。传说伏羲画八卦，开创了我国文字的雏形；《易经》阐发了八卦理论。《易经》原有 3 种版本，夏代的《连山》和殷代的《归藏》惜已失传，现存的《周易》是周代的易学，相传为周文王演绎。《易经》是我国最古老的经典，亘古及今被学者推崇为"群经之首"。灵龟八法运用了《周易》理论，结合医理，在《内经》中奠定了理论基础，经历代医家不断完善，灵龟八法渐趋成熟。金元时期著名针灸学家窦汉卿在其所著《标幽赋》中曾言简意赅地指出："但用八法五门，分主客而针无不效。"至明朝，灵龟八法的应用已相当普遍和盛行，徐凤的《针灸大全》、杨继洲的《针灸大成》等书，均有较为详尽的记叙。

随着现代时间生物医学的兴起，对中医时间医学的研究也逐步深入。灵龟八法作为中医时间医学的代表之一，亦获得长足的发展。灵龟八法是在中医理论的指导下，研究人体与宇宙时空相应的自身生命活动的周期性及变化规律，从而指导人们养生，预防疾病，以及指导医生临床诊断、治疗疾病的一门科学。人体是一个包括复杂的空间结构和复杂的时间结构的复杂巨系统。人体时间结构包括人体生理过程、生化过程、生物学过程及人的行为中所表现出的各种非随机的节律性或周期变化的总和。灵龟八法则是在时间经络理论的基础上，充分运用了经络的时间特征，形成了系统的时辰针法。随着近代"生物钟学说""生物节奏理论""天文医学""气象医学"等新的边缘学科的形成，灵龟八法理论将得到不断的充实与完善，通过理论及临床的深入研究，灵龟八法必将发展成一门具有时间属性优势的人体生命科学。

4. 灵龟八法的组成

（1）八脉交会穴。奇经八脉有统率和调整十二经脉气血的作用，而十二经脉本身又有上下循行、交错相会的特征，所以在四肢部的十二经脉上有8个穴位相通于八脉。

后溪：属手太阳小肠经，与手少阴心经相表里，通于督脉。

列缺：属手太阴肺经，与手阳明大肠经相表里，通于任脉。

公孙：属足太阴脾经，与足阳明胃经相表里，通于冲脉。

足临泣：属足少阳胆经，与足厥阴肝经相表里，通于带脉。

照海：属足少阴肾经，与足太阳膀胱经相表里，通于阴跷脉。

申脉：属于足太阳膀胱经，与足少阴肾经相表里，通于阳跷脉。

内关：属手厥阴心包经，与手少阳三焦经相表里，通于阴维脉。

外关：属手少阳三焦经，与手厥阴心包经相表里，通于阳维脉。

以上八穴与奇经八脉相通，其经脉循行交会关系如下：

督脉起于下极之腧，并于脊里，上行风府，过脑，循额，至鼻，入龈交，通手太阳小肠经"后溪"。

任脉起于中极之下，循腹上至咽喉，通手太阴肺经"列缺"。

冲脉起于气冲，并足少阴肾经夹脐上行，至胸中而散，通足太阴脾经"公孙"。

带脉起于季胁，绕身一周，通足少阳胆经"临泣"。

阴跷脉起于跟中（照海穴），循内踝上行，至咽喉，交冲脉，通足少阴肾经"照海"。

阳跷脉起于足跟中（申脉穴），循外踝，上入风池，通足太阳膀胱经"申脉"。

阴维脉维系诸阴之交，通手厥阴心包经"内关"。

阳维脉维系诸阳之会，通手少阳三焦经"外关"。

奇经八脉配合的八穴取自十二经脉中的四脏四腑，任、督、冲、带4

条奇经配合的穴位是在肝、心、脾、肺的表里经脉上配取一穴，唯肾与膀胱、心包与三焦多配两个穴（即这 4 条经脉每经配一穴），这是因为它们有特别重要的作用：肾为先天之本，膀胱为州都之官，心包为阴血之母，三焦为诸阳之父；同时还由于它们所通的阴阳跷脉、阴阳维脉是左右、内外对称循行分布的 4 条经脉，所以每经分配一穴。

八穴交会八脉，还分为 4 组，有着一致的交合部位和主治范围，称之为"父母""夫妻""男女""主客"。列表说明如表 1 - 3 - 25。

表 1 - 3 - 25　八法交会八脉表

八穴名称	通于八脉	相互关系	合于部位（主治范围）
公孙	冲脉	父	心、胸、胃
内关	阴维脉	母	
后溪	督脉	夫	目内眦、颈项、耳、肩膊、小肠、膀胱
申脉	阳跷脉	妻	
足临泣	带脉	女	目锐眦、耳后、颈、颊、肩
外关	阳维脉	男	
列缺	任脉	主	肺系、咽喉、胸膈
照海	阴跷脉	客	

八穴交会八脉相互关系的名称，是根据八卦、阴阳等理论称谓的。冲脉与阴维脉相交会，两脉通于公孙与内关。因为公孙属乾卦，为天，称父；内关为心包经，是阴血之母，称母，所以二穴为父母。

督脉与阳跷脉相交会，两脉通于后溪与申脉。因为督脉为一身之阳，通于督脉的是后溪穴，属小肠丙火；通于阳跷的是申脉穴，属膀胱壬水。火为阳，水为阴，故称为夫妻。

带脉与阳维脉相交会，两脉通于足临泣与外关。因为震卦为阳称男；巽卦为阴称女，所以二穴称为男女。

任脉与阴跷脉相交会，两脉通于列缺与照海。因为列缺主行肺系，肺朝百脉，以充全身，配属离卦居正南方，故为主；照海配属坤卦，又寄取中宫，故为客，所以二穴称为主客。

（2）八脉八穴与九宫八卦的配属关系。八卦配合各个方位，称谓九宫。每宫配一个会穴和一条奇经。灵龟八法开穴即根据配属的九宫数推演计算。现将八穴配属九宫关系列表说明。如表 1－3－26。

表 1－3－26　八穴配属九宫表

八卦	乾	艮	兑	坎	巽	震	离	坤
方位	西北	东北	西	北	东南	东	南	西南、中
九宫数	六	八	七	一	四	三	九	二、五
八穴	公孙	内关	后溪	申脉	足临泣	外关	列缺	照海
八脉	冲脉	阴维脉	督脉	阳跷脉	带脉	阳维脉	任脉	阴跷脉

　　将八穴与九宫八卦的配属关系按文王八卦作图，即称谓《奇经纳卦图》（图 1－3－3）。

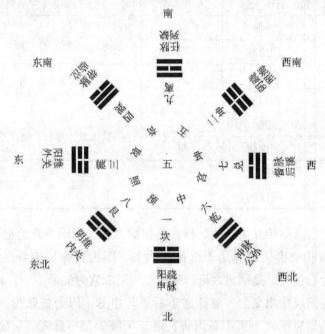

图 1－3－3　奇经纳卦图

　　《八法歌》简明概括了八卦配合八穴的关系，运用灵龟八法必须记住。现录于下：

八法歌

　　坎一联申脉，照海坤二五，震三属外关，巽四临泣数，

　　乾六是公孙，兑七后溪府，艮八系内关，离九列缺主。

　　（3）八法逐日干支代数。灵龟八法的组成除了八脉、八穴、八卦外，尚有日时的干支数字作为八法取穴的依据。干支的数字分代日数字和代时

数字两种。

代日数天干以甲、己为十，乙、庚为九，丁、壬为八，戊、癸、丙、辛为七；地支则以辰、戌、丑、未为十，申、酉为九，寅、卯为八，巳、午、亥、子为七。见表1-3-27。

表1-3-27　八法逐日干支表

十		九		八		七	
天干	地支	天干	地支	天干	地支	天干	地支
甲、己	辰、戌、丑、未	乙、庚	申、酉	丁、壬	寅、卯	戊、癸、丙、辛	巳、午、亥、子

八法逐日干支歌

甲己辰戌丑未十，乙庚申酉九为期，丁壬寅卯八成数，

戊癸巳午七相宜，丙辛亥子亦七数，逐日干支即得知。

八法日干支数字的由来，是根据五行生成数和干支顺序的阴阳而定的。八法逐日干支数字释义：

《周易·系辞》说："天一、地二、天三、地四、天五、地六、天七、地八、天九、地十。天数五，地数五，五位相得，而各有合，天数二十有五，地数三十，凡天地之数五十有五，此所以成变化而行鬼神也。"此数之奇数为阳，偶数为阴，5个奇数之和为二十五是天数；5个偶数之和三十为地数，总和为五十五称天地之数。天地数，即五行生成数。张景岳《类经图翼》："五行之理，原出自然，天地生成，莫不有数，圣人查河图而推定之。其序曰：天一生水，地六成之；地二生火，天七成之；天三生木，地八成之；地四生金，天九成之；天五生土，地十成之。"其中的一、二、三、四、五，分别表示五行中水、火、木、金、土的生数；六、七、八、九、十，是五行中水、火、木、金、土的成数。八法代表逐日干支的数字，就是用了五行的成数。天干以相合所化的五行，地支以其原来所属的五行，用来和五行的成数相配。如天干的甲、己合而化土，地支的辰、戌、丑、未属于中央之土，土的成数是十，十就代表了甲、己、辰、戌、丑、未6个字，故在歌中说"甲己辰戌丑未十"。"乙庚申酉九为期"的意思，因为天干的乙、庚合而化金，地支的申酉属于西方之金，金的成数是九，所以九就代表了乙、庚、申、酉4个字。而天干的丁、壬合而化木，

地支的寅、卯属于东方之木，木的成数是八，所以八就代表了丁、壬、寅、卯4个字，故在歌中说"丁壬寅卯八成数"。"戊癸巳午七相宜"的意思，因为天干的戊、癸合而化火，地支的巳、午属于南方之火，火的成数是七，七就代表了戊、癸、巳、午4个字。至于天干的丙、辛合而化水，地支的亥、子属于北方之水，水的成数是六，丙、辛、亥、子4个字，原应用六代表，但由于水火被称为同属先天始生之物，八卦中属于火的离卦，名为离中虚，中虚即火中藏有真水、日中有月精之意，所以丙、辛、亥、子并不用水六的成数，而仍用火七的成数，以七代表了丙、辛、亥、子4个字，故在歌中说"丙辛亥子亦七数"。

（4）八法临时干支代数。代时数天干甲、己为九，乙、庚为八，丙、辛为七，丁、壬为六，戊、癸为五；地支则以子、午为九，丑、未为八，寅、申为七，卯、酉为六，辰、戌为五，巳、亥为四。见表1-3-28。

表1-3-28　八法临时干支表

九		八		七		六		五		四
天干	地支	天干	地支	天干	地支	天干	地支	天干	地支	地支
甲己	子午	乙庚	丑未	丙辛	寅申	丁壬	卯酉	戊癸	辰戌	巳亥

八法临时干支歌

甲己子午九宜用，乙庚丑未八无疑，

丙辛寅申七作数，丁壬卯酉六顺知，

戊癸辰戌各有五，巳亥单加四共齐，

阳日除九阴除六，不尽零余穴下推。

八法临时干支数字释义：八法代时干支数，是按照天干顺序的阴阳而定的。《素问·三部九候论》说："天地之至数始于一，终于九焉。"天干以甲为第一数，甲乙丙丁戊己庚辛壬，从甲到壬，壬是第九数。地支以子为第一数，子丑寅卯辰巳午未申，申是地支中的第九数。因此，干支中的"壬""申"两字，就作为往来推算的基础。

代表时辰的干支数是以相合之天干和相冲的地支并在一起，以表示干支阴阳的变化。天干以甲为首，甲己逢五相合甲，自甲按天干的顺序，数到壬是九数。地支以子为首，子午逢六相冲，自子按地支的次序，顺数到申是九数，所以甲、己和子、午4个字都是九数，故曰"甲己子午九宜用"。天干乙庚相合，从乙到壬是八，地支丑未相冲，从丑到申也是八，故曰"乙庚丑未八无疑"。天干丙辛相合，从丙到壬是七，地支寅申相冲，从寅到申是七，故曰"丙辛寅申七作数"。天干丁壬相合，从丁到壬是六，地支卯酉相冲，从卯到申是六，故曰"丁壬卯酉六顺知"。天干戊癸相合，从戊到壬是五，地支辰戌相冲，从辰到申是五，故曰"戊癸辰戌各有五"。地支巳亥相冲，从巳到申是四，四单独代表巳亥，故曰"巳亥单加四共齐"。

5. 灵龟八法的开穴方法

（1）灵龟八法的基本开穴程序。灵龟八法开穴方法的基本程序是：①求出当天的日干支；②根据"五虎建元法"定出当时的时辰干支；③根据"逐日干支"和"临时干支"得出这4个干支的代表数字，然后求出4个干支代数和；④按"阳日除九，阴日除六"的规律去除这个和数，所得余数就是应开穴位的代表数；用穴位代表数查对"奇经纳卦图"，便可知当开穴位；⑤凡能除尽而没有余数的，阳日为九，都是列缺穴；阴日为六，都是公孙穴。

（2）日干支查对表。临证时，只要知道阳历的月日，即可在当年逐月日干支表中查出当天的日干（2020年逐月日干支表见表1-3-29）。

表1-3-29　2020年逐月日干支表

月份	日期									
	1	2	3	4	5	6	7	8	9	10
	11	12	13	14	15	16	17	18	19	20
	21/31	22	23	24	25	26	27	28	29	30
一月	癸（卯丑亥酉）	甲（辰寅子）	乙（巳卯丑）	丙（午辰寅）	丁（未巳卯）	戊（申午辰）	己（酉未巳）	庚（戌申午）	辛（亥酉未）	壬（子戌申）
二月	甲（戌申午）	乙（亥酉未）	丙（子戌申）	丁（丑亥酉）	戊（寅子戌）	己（卯丑亥）	庚（辰寅子）	辛（巳卯丑）	壬（午辰寅）	癸（未巳）
三月	癸（卯丑亥酉）	甲（辰寅子）	乙（巳卯丑）	丙（午辰寅）	丁（未巳卯）	戊（申午辰）	己（酉未巳）	庚（戌申午）	辛（亥酉未）	壬（子戌申）
四月	甲（戌申午）	乙（亥酉未）	丙（子戌申）	丁（丑亥酉）	戊（寅子戌）	己（卯丑亥）	庚（辰寅子）	辛（巳卯丑）	壬（午辰寅）	癸（未巳卯）
五月	甲（辰寅子戌）	乙（巳卯丑）	丙（午辰寅）	丁（未巳卯）	戊（申午辰）	己（酉未巳）	庚（戌申午）	辛（亥酉未）	壬（子戌申）	癸（丑亥酉）

续 表

月份	日期									
	1	2	3	4	5	6	7	8	9	10
	11	12	13	14	15	16	17	18	19	20
	21/31	22	23	24	25	26	27	28	29	30
六月	乙(亥酉未)	丙(子戌申)	丁(丑亥酉)	戊(寅子戌)	己(卯丑亥)	庚(辰寅子)	辛(巳卯丑)	壬(午辰寅)	癸(未巳卯)	甲(申午辰)
七月	乙(巳卯丑亥)	丙(午辰寅)	丁(未巳卯)	戊(申午辰)	己(酉未巳)	庚(戌申午)	辛(亥酉未)	壬(子戌申)	癸(丑亥酉)	甲(寅子戌)
八月	丙(子戌申午)	丁(丑亥酉)	戊(寅子戌)	己(卯丑亥)	庚(辰寅子)	辛(巳卯丑)	壬(午辰寅)	癸(未巳卯)	甲(申午辰)	乙(酉未巳)
九月	丁(未巳卯)	戊(申午辰)	己(酉未巳)	庚(戌申午)	辛(亥酉未)	壬(子戌申)	癸(丑亥酉)	甲(寅子戌)	乙(卯丑亥)	丙(辰寅子)
十月	丁(丑亥酉未)	戊(寅子戌)	己(卯丑亥)	庚(辰寅子)	辛(巳卯丑)	壬(午辰寅)	癸(未巳卯)	甲(申午辰)	乙(酉未巳)	丙(戌申午)
十一月	戊(申午辰)	己(酉未巳)	庚(戌申午)	辛(亥酉未)	壬(子戌申)	癸(丑亥酉)	甲(寅子戌)	乙(卯丑亥)	丙(辰寅子)	丁(巳卯丑)
十二月	戊(寅子戌申)	己(卯丑亥)	庚(辰寅子)	辛(巳卯丑)	壬(午辰寅)	癸(未巳卯)	甲(申午辰)	乙(酉未巳)	丙(戌申午)	丁(亥酉未)

（3）时干支查对表。一天 24 小时，分为 12 个时辰，5 日计 60 个时辰，正合六十甲子之数，所以逐日时辰的干支，每隔 5 日，正好轮转一周。只要记住每天所属的天干，记住《日上起时歌》，便可推算当天各时的干支。从子时起推算，称为"五子建元法"。

五子建元日时歌

甲己还生甲，乙庚丙作初，丙辛生戊子，

丁壬庚子居，戊癸起壬子，顺时干支求。

按"五子建元法"日上起时推算，排列出《时干支查对表》（表 1-3-16）。

（4）管氏灵龟八法六十甲子逐时开穴表　先师管正斋老先生设计了《管氏灵龟八法六十甲子逐时开穴表》（表 1-3-30）。临证时只要推算出日干支和时干支，即可查对《灵龟八法六十甲子逐时开穴表》，按时取穴治疗。省略了传统灵龟八法计算开穴法，使灵龟八法开穴简捷迅速。

表1−3−30　管氏灵龟八法六十甲子逐时开穴表

日干支	时辰											
	子 23—1时	丑 1—3时	寅 3—5时	卯 5—7时	辰 7—9时	巳 9—11时	午 11—13时	未 13—15时	申 15—17时	酉 17—19时	戌 19—21时	亥 21—23时
甲子	内关	公孙	足临泣	照海	列缺	外关	后溪	照海	外关	申脉	足临泣	照海
乙丑	照海	外关	申脉	足临泣	照海	公孙	足临泣	照海	照海	外关	申脉	照海
丙寅	照海	照海	外关	申脉	内关	公孙	公孙	足临泣	照海	列缺	后溪	申脉
丁卯	外关	申脉	照海	外关	公孙	足临泣	照海	公孙	足临泣	申脉	照海	外关
戊辰	照海	外关	公孙	足临泣	照海	列缺	足临泣	后溪	照海	外关	申脉	内关
己巳	照海	外关	申脉	照海	外关	公孙	足临泣	照海	公孙	足临泣	申脉	照海
庚午	照海	外关	申脉	足临泣	照海	列缺	足临泣	照海	照海	外关	申脉	内关
辛未	申脉	足临泣	照海	公孙	足临泣	照海	照海	外关	申脉	照海	外关	公孙
壬申	后溪	照海	外关	申脉	足临泣	照海	公孙	足临泣	照海	照海	外关	申脉
癸酉	申脉	照海	照海	公孙	足临泣	照海	公孙	外关	申脉	照海	外关	申脉
甲戌	照海	列缺	后溪	照海	外关	公孙	申脉	内关	公孙	足临泣	后溪	照海
乙亥	照海	公孙	足临泣	申脉	照海	外关	申脉	照海	照海	公孙	足临泣	照海
丙子	申脉	足临泣	照海	列缺	后溪	照海	照海	外关	申脉	内关	公孙	列缺
丁丑	照海	外关	申脉	照海	照海	公孙	足临泣	照海	公孙	外关	申脉	照海
戊寅	外关	申脉	足临泣	照海	列缺	后溪	照海	照海	外关	申脉	内关	公孙
己卯	公孙	足临泣	照海	公孙	足临泣	申脉	照海	外关	申脉	照海	照海	公孙
庚辰	内关	公孙	足临泣	后溪	照海	外关	后溪	照海	内关	公孙	足临泣	照海
辛巳	足临泣	申脉	照海	外关	申脉	照海	照海	公孙	足临泣	照海	公孙	外关
壬午	照海	外关	申脉	内关	照海	列缺	足临泣	照海	列缺	外关	申脉	内关
癸未	照海	公孙	外关	申脉	照海	外关	申脉	足临泣	照海	公孙	足临泣	照海
甲申	申脉	内关	公孙	足临泣	照海	照海	列缺	后溪	照海	外关	公孙	足临泣
乙酉	足临泣	照海	公孙	外关	申脉	照海	外关	申脉	足临泣	照海	公孙	足临泣
丙戌	足临泣	后溪	照海	外关	申脉	内关	公孙	公孙	足临泣	照海	列缺	外关
丁亥	照海	公孙	足临泣	照海	照海	外关	申脉	照海	外关	公孙	足临泣	照海
戊子	照海	列缺	外关	申脉	内关	公孙	申脉	足临泣	照海	列缺	后溪	照海
己丑	照海	公孙	足临泣	照海	照海	公孙	外关	申脉	外关	申脉	足临泣	照海
庚寅	公孙	足临泣	照海	照海	外关	申脉	照海	外关	公孙	足临泣	照海	列缺
辛卯	照海	照海	公孙	足临泣	照海	公孙	外关	申脉	照海	外关	申脉	足临泣
壬辰	内关	公孙	足临泣	照海	照海	外关	后溪	照海	申脉	外关	公孙	足临泣
癸巳	照海	外关	公孙	足临泣	照海	公孙	足临泣	申脉	照海	外关	申脉	照海
甲午	内关	公孙	足临泣	照海	列缺	外关	后溪	照海	外关	申脉	足临泣	照海

续 表

日干支	时辰											
	子 23—1 时	丑 1—3 时	寅 3—5 时	卯 5—7 时	辰 7—9 时	巳 9—11 时	午 11—13 时	未 13—15 时	申 15—17 时	酉 17—19 时	戌 19—21 时	亥 21—23 时
乙未	照海	外关	申脉	足临泣	照海	公孙	足临泣	照海	照海	外关	申脉	照海
丙申	外关	公孙	足临泣	照海	列缺	后溪	后溪	照海	外关	申脉	内关	照海
丁酉	足临泣	照海	公孙	足临泣	申脉	照海	外关	申脉	照海	照海	公孙	足临泣
戊戌	照海	外关	公孙	足临泣	照海	列缺	足临泣	后溪	照海	外关	申脉	内关
己亥	照海	外关	申脉	照海	外关	公孙	足临泣	照海	公孙	足临泣	申脉	照海
庚子	照海	外关	申脉	足临泣	照海	列缺	足临泣	照海	照海	外关	申脉	内关
辛丑	申脉	足临泣	照海	公孙	足临泣	照海	照海	外关	申脉	照海	外关	公孙
壬寅	公孙	足临泣	照海	列缺	外关	申脉	照海	外关	申脉	足临泣	照海	列缺
癸卯	公孙	足临泣	申脉	照海	外关	申脉	照海	照海	公孙	足临泣	照海	公孙
甲辰	照海	列缺	后溪	照海	外关	公孙	申脉	内关	公孙	足临泣	后溪	照海
乙巳	照海	公孙	足临泣	申脉	照海	外关	申脉	照海	照海	公孙	足临泣	照海
丙午	申脉	足临泣	照海	列缺	后溪	照海	照海	外关	申脉	内关	公孙	列缺
丁未	照海	外关	申脉	照海	照海	公孙	足临泣	照海	公孙	外关	申脉	照海
戊申	足临泣	照海	照海	外关	申脉	内关	外关	公孙	足临泣	照海	列缺	后溪
己酉	申脉	照海	外关	申脉	照海	照海	公孙	足临泣	照海	公孙	外关	申脉
庚戌	内关	公孙	足临泣	后溪	照海	外关	后溪	照海	内关	公孙	足临泣	照海
辛亥	足临泣	申脉	照海	外关	申脉	照海	照海	公孙	足临泣	照海	公孙	外关
壬子	照海	外关	申脉	内关	照海	列缺	足临泣	照海	列缺	外关	申脉	内关
癸丑	照海	公孙	外关	申脉	照海	外关	申脉	足临泣	照海	公孙	足临泣	照海
甲寅	列缺	后溪	照海	外关	申脉	足临泣	内关	公孙	足临泣	照海	照海	外关
乙卯	外关	申脉	照海	照海	公孙	足临泣	照海	公孙	外关	申脉	照海	外关
丙辰	足临泣	后溪	照海	外关	申脉	内关	公孙	足临泣	照海	照海	列缺	外关
丁巳	照海	公孙	足临泣	照海	照海	外关	申脉	照海	外关	公孙	足临泣	照海
戊午	照海	列缺	外关	申脉	内关	公孙	申脉	足临泣	照海	列缺	后溪	照海
己未	照海	公孙	足临泣	照海	公孙	外关	申脉	照海	外关	申脉	足临泣	照海
庚申	后溪	照海	外关	公孙	足临泣	照海	公孙	足临泣	后溪	照海	外关	申脉
辛酉	公孙	外关	申脉	照海	申脉	足临泣	照海	公孙	足临泣	照海	照海	照海
壬戌	内关	公孙	足临泣	照海	照海	外关	后溪	照海	外关	公孙	足临泣	照海
癸亥	照海	外关	公孙	足临泣	照海	公孙	足临泣	申脉	照海	外关	申脉	照海

（5）灵龟八法查表开穴法举例

案1　2020年8月16日上午10时，胃脘痛患者就诊，灵龟八法应如何开穴？

解：查表1-3-29，知8月16日的日干支是辛卯。查表1-3-16，知辛日上午10时时干支是癸巳。查表1-3-30，辛卯日巳时应开公孙穴。公孙属足太阴脾经络穴，通于冲脉，为乾卦，为天，称父，"父母"相合，主治心、胸、胃之病证。可配取手厥阴心包络经之内关穴，内关通于阴维脉，为艮卦，是阴血之母，称母。故丁丑日上午巳时，胃脘痛患者当开公孙，配取内关穴。

案2　2020年7月8日上午8时30分，就诊患者声音嘶哑，咽干，唇燥，眩晕，耳鸣，盗汗，潮热，脉细数，舌红少苔，辨证为肾阴虚，按灵龟八法应如何开穴？

解：2020年7月8日，按年月日干支推算，知为壬子日。上午8时30分，查表1-3-16《时干支查对表》，得知是甲辰时。查表1-3-30《管氏灵龟八法六十甲子逐时开穴表》，知壬子日辰时当开照海穴。

案3　一位诊断为头风（血管神经性头痛）的患者，辨证为风寒束表的外感头痛。2020年10月下旬来诊，按灵龟八法，应在何日何时开穴治疗？

解：根据患者的症状、辨证和诊断，当取震卦外关和巽卦足临泣穴，按"男女"相合，主治目锐眦、耳后、颈、颊、肩部位的病证，与本患者的病证基本相符。查表1-3-29，2018年10月26日是壬寅日。查表1-3-16，壬寅日辰时（上午7—9时）和未时（下午1—3时）当开外关穴，可按时开穴施治。查表1-3-30，预约患者于次日（癸卯日）辰时（上午7—9时）开外关穴时治疗；或在酉时（下午5—7时）开足临泣穴时施治。三诊可预约在10月28日甲辰日辰时（7—9时）开外关穴时治疗。

十七、飞腾八法开穴法

飞腾八法也是以八脉八穴为基础，按时开穴的一种方法，它的运用与灵龟八法略有不同。本法不论日干支和时干支，均以天干为主，不用零余方法。

"飞腾"的含义源于《楚辞·离骚》"吾令凤鸟飞腾兮"，借此语喻用之得当，可收效"疾速"，故名"飞腾八法"。

飞腾八法的临床应用一般是以明·徐凤的《针灸大全》所载《飞腾八法歌》为依据。

飞腾八法歌

壬甲公孙即是乾，丙居艮上内关然，

戊为临泣生坎水，庚属外关震相连，

辛上后溪装巽卦，乙癸申脉到坤传，

己土列缺南离上，丁居照海兑金全。

按《飞腾八法歌》，将天干八穴与八卦的配属表解如下（表1-3-31）：

表1-3-31 飞腾八法天干八穴与八卦配属表

时辰干支	壬甲	丙	戊	庚	辛	乙癸	己	丁
八穴	公孙	内关	足临泣	外关	后溪	申脉	列缺	照海
八卦	乾	艮	坎	震	巽	坤	离	兑

1. 《飞腾八法歌》释义

壬甲公孙即是乾：在《干支六十环周表》中，凡属六壬时（即壬子时、壬寅时、壬辰时、壬午时、壬申时、壬戌时）和六甲时（即甲子时、甲寅时、甲辰时、甲午时、甲申时、甲戌时）均隶属于乾卦而开公孙穴。

丙居艮上内关然：每逢六丙时，即丙子时、丙寅时、丙辰时、丙午时、丙申时、丙戌时，皆开艮卦的内关穴。

戊为临泣生坎水：凡戊字当头的时辰，即戊子时、戊寅时、戊辰时、戊午时、戊申时、戊戌时，皆开坎卦的足临泣穴。

庚属外关震相连：即凡逢六庚时，即庚子时、庚寅时、庚辰时、庚午时、庚申时、庚戌时，皆开震卦的外关穴。

辛上后溪装巽卦：凡遇六辛时，即辛丑时、辛卯时、辛巳时、辛未时、辛酉时、辛亥时，均纳巽卦开后溪穴。

乙癸申脉到坤传：凡逢六乙时和六癸时，即乙丑时、乙卯时、乙巳时、乙未时、乙酉时、乙亥时，以及癸丑时、癸卯时、癸巳时、癸未时、癸酉时、癸亥时，均纳坤卦开申脉穴。

己土列缺南离上：凡遇六己时，即己丑时、己卯时、己巳时、己未时、己酉时、己亥时，均开南方离卦之列缺穴。

丁居照海兑金全：凡逢六丁时，即丁丑时、丁卯时、丁巳时、丁未时、丁酉时、丁亥时，均纳兑卦开照海穴。照海通于兑卦，后天八卦中，乾卦位于西北方，属于偏金，兑卦位于正西方，属全金，故称"兑金全"。

根据徐凤《飞腾八法歌》，整理归纳飞腾八法开穴表如下（表1-3-32）：

表1-3-32　飞腾八法开穴表

时辰干支	开穴	八卦
甲（甲子，甲寅，甲辰，甲午，甲申，甲戌） 壬（壬子，壬寅，壬辰，壬午，壬申，壬戌）	公孙	乾
丙（丙子，丙寅，丙辰，丙午，丙申，丙戌）	内关	艮
戊（戊子，戊寅，戊辰，戊午，戊申，戊戌）	足临泣	坎
庚（庚子，庚寅，庚辰，庚午，庚申，庚戌）	外关	震
辛（辛丑，辛卯，辛巳，辛未，辛酉，辛亥）	后溪	巽
乙（乙丑，乙卯，乙巳，乙未，乙酉，乙亥） 癸（癸丑，癸卯，癸巳，癸未，癸酉，癸亥）	申脉	坤
己（己丑，己卯，己巳，己未，己酉，己亥）	列缺	离
丁（丁丑，丁卯，丁巳，丁未，丁酉，丁亥）	照海	兑

2. 飞腾八法开穴法举例

案1　2020年7月8日上午10点30分，按飞腾八法应开何穴？

解：2020年7月8日，按年月日干支推算，知为壬子日；查表1-3-16《时干支查对表》，知上午10点30分是乙巳时；查表1-3-32《飞腾八法开穴表》，应开申脉。

案2　2020年11月11日上午11点15分，按飞腾八法应开何穴？

解：按年月日干支推算，2020年11月11日为戊午日；查表1-3-16《时干支查对表》，知上午11点15分是戊午时；查表1-3-32《飞腾八法开穴表》，应开足临泣。

案3　贾某，男，58岁。2020年3月12日上午9时30分初诊。

主诉：咳嗽加重1周。患者患"慢性支气管炎"。10天前受凉感冒，咳嗽逐渐加重，甚则呼吸急促而喘，痰白黏稠，鼻塞流涕，低热，无汗，头痛身疼；舌苔白，脉浮紧。

经络辨证：《灵枢·经脉》："肺手太阴之脉，是动则病，肺胀满，膨膨而喘咳……是主肺所生病者，咳，上气，喘咳。"证属：风寒束肺，肺失宣降。病位：手太阴经。

治则：宣肺止咳，疏风散寒。

按：2020 年 3 月 12 日是甲寅日，上午 9 时 30 分为己巳时，查表 1 - 3 - 32《飞腾八法开穴表》，当开列缺穴。符合"穴与病证相宜"的开穴原则，故首开其穴。患者辨证为风寒束肺，肺失宣降的实证，按《难经·六十九难》"实者泻其子"的治则，故泻肺经子穴尺泽，配取合谷是原络配穴法。按飞腾八法开穴，配穴精当，辨证施治，故收效速捷。治法：时值己巳时，适逢离卦肺经当令，按飞腾八法开列缺穴，以宣肺化痰，配取尺泽、合谷，针刺泻法，疏散风寒。针灸 2 次，咳嗽明显减轻。

第二章　管遵惠经验穴集合穴学术经验

一、音亮穴治疗癔症性失语及慢性喉炎

运用音亮穴治疗癔症性失语 36 例，针刺 1 次治愈者 31 例，2 次治愈者 2 例，显效 3 例。针刺治疗慢性喉炎 32 例，痊愈 21 例，好转 8 例，无效 3 例。

典型病例：杨某，女，19 岁，未婚，部队民工。1964 年 10 月 18 日初诊。患者声哑 7 天，10 月 11 日在河口市施工，中午酷热，喝山中溪水一碗，下午即声音嘶哑，发音困难，取溪水送检，未发现毒性物质。夜晚则完全不能发音。送当地医院，经针灸、口服复方润喉片及中药数剂，无效。转我院求治，其神经系统检查无异常发现。咽部略充血，喉镜检查：声带无病变，仅闭合稍差。诊断：暴喑（癔症性失语）。在语言暗示下，针刺音亮穴，当即进入 1 寸左右，患者不自主咳嗽，此时提针约 3 分，待其咳嗽稍停，进入 5 分，并行捻转，患者猛咳面色涨红，声泪俱下，随即出针，出针后，患者对话基本如常（声略低），破涕为笑，一针而愈。

二、攒眉穴治疗中枢性呃逆及血管神经性头痛

运用攒眉穴治疗中枢性呃逆（皮层性呃逆）29 例，针刺 1 次治愈者

25 例，2 次治愈者 3 例，3 次治愈者 1 例。治疗血管神经性头痛 60 例，近期治愈 32 例，好转 24 例，无效 4 例。

典型病例：罗某，男，64 岁，干部，1982 年 8 月 12 日初诊，患者于 1982 年 8 月 7 日午休后，突然头晕，旋即跌倒，口角流涎，发音困难，左侧上下肢不能动弹，即送医院。入院时神志模糊，血压 180/130mmHg。经采取急救措施，神志逐渐清醒，诊断为"脑血栓形成"。入院后第二天出现呃逆，每分钟 8～10 次，持续不间断。1982 年 8 月 12 日因呃逆 4 天不止，要求针灸治疗。查体：病人神志清楚，言语謇涩，血压 150/96mmHg。左侧偏瘫，肌力Ⅱ级，左侧肱二头肌、膝腱反射亢进。巴宾斯基征弱阳性；霍夫曼征阴性。脉弦，舌暗淡夹瘀，苔薄黄。辨证：肝脾失和，胃气上逆；风痰瘀血，痹阻脉络。诊断：中枢性呃逆；中风中经络。治疗：取攒眉穴，一度行针后，呃逆渐平，电针 20 分钟，呃逆全止。随访 6 个月，未再出现呃逆。

三、飞翅三穴治疗肩背部软组织挫伤、风湿性肌纤维质炎、肩周炎

针刺飞翅三穴治疗肩背部软组织挫伤、风湿性肌纤维质炎、肩周炎 105 例，痊愈 79 例，好转 24 例，无效 2 例。

典型病例：李某，男，36 岁，技术员。1977 年 1 月 12 日初诊。患者两年前参加工地劳动时挑物过重，致后右肩胛骨及肩关节常觉酸痛、乏力，活动时并有关节弹响。两天前起床后感右肩背酸痛加重，经外用药酒按摩后，疼痛更剧，颈项、肩臂及右肩胛部完全不能活动，不敢深呼吸。查局部无红肿，右肩背部普遍压痛，右斜方肌、冈内侧肌板滞，尤以飞翅穴压痛明显。舌淡红夹瘀，苔白，脉紧。辨证：经筋久伤，气滞血瘀。诊断：肩背伤筋；冈内侧肌、斜方肌痉挛。治疗：取飞翅三穴，进针后行一度手法，患者连称"舒服、痛快"。电针 20 分钟取针，患者病痛全消。随访 1 月，患者两年痼疾竟针刺 1 次而愈。

四、治瘫六验穴治疗外伤性截瘫及癔症性瘫痪

取治瘫六验穴治疗外伤性截瘫 64 例，显效 30 例，好转 26 例，无效 8 例，总有效率 87.5%。癔症性瘫痪 59 例，治愈 53 例，好转 5 例，无效 1 例，总有效率 98.3%。

典型病例：刘某，男，20岁，军人，1991年5月18日初诊。患者于1990年12月21日在空中作业时，从7米高的建筑物上跌下，腰背着地，昏迷约6小时。X线摄片示：T₁₁~L₁压缩性骨折。经某军区医院急救后，行椎板减压术、椎体复位及脊椎鲁氏棒内固定术。后遗双下肢瘫痪，大小便失禁。术后5月，患者要求针灸治疗。查体：双下肢痉挛性瘫痪，肌肉萎缩，肌张力增高；左下肢肌力0级，右下肢肌力Ⅰ级；膝腱反射、踝反射亢进，下腹壁反射消失，提睾反射消失；股上部及腹股沟触觉、痛觉减退，双膝以下皮温下降，温觉、触觉基本消失。舌淡夹瘀，苔薄黄，脉细涩。辨证：骨断筋伤，督脉受损，瘀血凝滞，经筋失养。诊断：外伤性截瘫（脊髓损伤，T₁₁~L₁压缩性骨折）；中医诊断：体惰（痿躄）。治疗取穴：治瘫六验穴。交替取穴，隔日1次，15次为1个疗程，1个疗程后，左下肢肌力增至Ⅱ级，右下肢肌力Ⅱ~Ⅲ级，间歇性尿失禁。2个疗程后，患者大小便已可控制，下肢针刺时挛缩状明显减轻，可在人搀扶下站立。治疗4个疗程后，患者可拄双拐慢行。1年后随访，可扶杖慢行，二便正常。

五、膝痛六宁穴治疗膝部退行性骨关节病

运用膝痛六宁穴治疗膝部退行性骨关节病38例，治愈12例，好转25例，无效1例，总有效率为97.4%，其疗效明显优于传统取穴（$P<0.05$）。

典型病例：张某，女，45岁，教师。1996年11月11日初诊。主诉：双膝关节疼痛5年余，加重2月。患者从事运动及体育教学10余年，膝部多次受伤。近5年来双膝关节反复发作疼痛，遇寒加剧，得热痛减，近2月加重，行走或上下楼痛甚。查体：双膝关节无红肿及屈伸不利，关节活动时可扪及膝关节骨摩擦感。实验室检查：血沉、抗链球菌溶血素"O"、类风湿因子正常。X线摄片示：双膝关节骨质增生，韧带钙化。脉细紧，舌质暗淡夹瘀，苔薄白。诊断：双膝退行性骨关节病。针灸取穴：主穴取膝痛六宁穴；配穴取足三里、膝阳关、阴市、委中、委阳、血海。每次取3~4个穴，隔日治疗1次，加用电针，留针30分钟。针治1次后，膝痛即感减轻；治疗5次后，膝关节活动基本自如；共治疗15次，症状完全消失，膝关节活动自如。随访1年，疗效巩固。

六、定喘六安穴治疗支气管哮喘

运用管氏定喘六安穴治疗支气管哮喘 50 例，治愈 25 例，好转 21 例，无效 4 例，总有效率 92.0%。

典型病例：王某，女，48 岁，工人。1996 年 10 月 12 日初诊。主诉：阵发性呼吸困难 20 余年，加重 1 周。患者既往有支气管哮喘病史 20 年，近 1 周因受凉急性发作。症见：气喘，喉间哮鸣，不能平卧，经口服氨茶碱、头孢氨苄西林症状无明显改善。查体：呼吸困难，喉中哮鸣音，口唇青紫发绀，舌质暗淡，苔白腻，脉弦滑。X 线摄片示：双肺纹理粗。白细胞 11.5×10^9/L，中性粒细胞 85%，淋巴细胞 15%。证属：痰饮伏肺，肺失宣降。诊断：支气管哮喘。治疗：于定喘、风门、肺俞使用羊肠线埋线；核酪注射液 4mL 于天突、膻中、丰隆（双）行穴位注射。隔日 1 次，共治疗 12 次后，喘息止，哮鸣音消失，口唇红润，理化检查正常，病情告愈。1 年后随访，疗效稳定，未再复作。

七、脊椎九宫穴治疗脊椎病变

采用热针脊椎九宫穴治疗肥大性脊椎炎 100 例，临床治愈 69 例，好转 28 例，无效 3 例，总有效率达 97.0%；治疗腰椎间盘突出症 825 例，治愈 538 例，好转 267 例，无效 20 例，总有效率为 97.6%。3 年后随访 160 例患者，总有效率稳定（96.9%）。

典型病例：李某，女，45 岁，票务员。1989 年 2 月 21 日入院，住院号：20550。主诉：反复腰骶疼痛 6 年，伴左下肢放射性剧痛 2 个月。患者于 1983 年 1 月提物上车时扭伤腰部，出现腰痛，活动受限，经外敷、内服中药症状缓解，但遇劳累反复发作。1989 年 1 月因劳累诱发腰骶及左下肢剧烈疼痛，不能站立、行走及下蹲，咳嗽及排便时左下肢放射性剧痛。查体：腰椎左侧弯，$L_4 \sim S_1$ 压痛，左侧腰肌压痛，左环跳、承扶、阳陵泉、承山等穴压痛，左下肢直腿抬高试验（+），小于 30°，颏胸试验（+），左跟腱反射消失，左小腿外后侧及足跗部皮肤麻木，触、痛觉减退。1989 年 3 月 2 日昆明医科大学第一附属医院 CT 扫描示：$L_5 \sim S_1$ 椎间盘向左后脱出，突度约 1.1cm，压迫硬膜囊及左侧神经根；$L_{4\sim5}$ 椎间盘轻度膨出。舌淡红夹瘀，苔薄白，脉细涩。证属：气滞血瘀，脉络瘀阻，诊断：腰椎间盘突出症。采用热针脊椎九宫穴治疗，以 $L_5 \sim S_1$ 间棘突间定为中宫，依次取九宫穴。每日 1 次，治疗 30 次后，腰腿疼痛消失，腰部俯仰活动自如，全部症状及阳性体征消失，恢复工作，至今未再复作。

八、眼病六明穴治疗眼外展神经麻痹及动眼神经瘫痪

（一）眼病六明穴治疗眼外展神经麻痹

典型病例：赵某，女，10 岁，学生。1995 年 4 月 12 日初诊，主诉：左眼内斜视一月余。患儿因车祸头部外伤，出现短暂昏迷。经头颅 CT 平扫，未见颅内出血，后遗左眼内斜视。查体：左眼视力下降，复视；左眼球内斜视，外展活动受限。诊断：左眼外展神经麻痹。针灸治疗：主穴取眼病六明穴，配穴取光明、太冲、养老，每次选取主穴 3 ~ 4 个穴，配穴取 1 个穴。平补平泻手法，留针 20 分钟，隔日针治 1 次。治疗 16 次，左眼活动自如，视力恢复正常。随访 1 年，患儿无恙。

（二）眼病六明穴治疗动眼神经瘫痪

典型病例：肖某，男，29 岁，农民，1997 年 10 月 14 日初诊。

主诉：右眼外斜视并复视一月余。患者劳动时钝物击伤右额顶部，当即昏迷，经当地医院抢救治疗一月余，头颅 CT 平扫示：右侧大脑额顶叶挫裂伤。后遗右眼外斜视，双眼复视。查体：右眼睑下垂，双眼注视 1 米以内的物体时两眼不集合并有复视，双眼球不能向下和稍向内转，右眼球不能向内、向上运动。诊断：脑外伤后遗症——右动眼神经不完全性瘫痪。针灸治疗：主穴取上睛明、下睛明或内明、外明，交替选用；配穴取阳陵泉、太冲或养老、光明，交替选用。平补平泻，留针 30 分钟，隔日 1 次。治疗 15 次，诸症消失，视力恢复正常。

九、耳病六聪穴治疗耳鸣耳聋

典型病例：方某，男，42 岁，驾驶员，1993 年 8 月 16 日初诊。主诉：耳聋耳鸣两周。患者因出差劳累，加以与人发生口角盛怒，突发双耳聋、耳鸣。经某医院诊断为"感音性耳聋"，经住院治疗 10 天，左耳听力有进步，仍感右耳聋耳鸣，转针灸治疗。主穴：耳病六聪穴；配穴：外关、阳池、中渚、阳陵泉、太冲、足临泣。每次取主穴 3 ~ 4 个穴、配穴 2 个穴。每日 1 次，泻法，留针 30 分钟。针治 10 次后，左耳听力基本恢复，右耳

听力改善，电测听较治疗前提高30分贝，仍感耳鸣、烦躁。针治25次后，听力基本恢复正常。随访两年，听力正常。

十、拇指六通穴治疗拇指屈、伸肌腱鞘炎

典型病例：杨某，女，51岁，工程师，1996年3月10初诊。主诉：右手拇指关节疼痛，不能屈伸活动10天。患者于两周前因搬家劳累，渐感右手拇指关节疼痛，不能用力，伸展、屈曲活动受限。查体：右手拇指呈内屈状态，拇指关节不能伸直，被动上翘时有弹响，向桡腕部放射疼痛。右掌指关节内侧压痛明显，可触及豆状结节；拇指掌指关节背侧及桡骨茎突部亦有压痛。诊断：右屈指拇肌腱鞘炎。主穴：拇指六通穴；配穴：合谷、列缺、阳溪。隔日治疗1次。治疗1次后疼痛明显减轻；治疗3次后，拇指活动基本自如；共治疗5次，症状全部消失。随访1年，疗效巩固。

十一、阴阳六合穴治疗阴痛及前列腺炎

（一）阴阳六合穴治疗阴痛

典型病例：王某，女，32岁，干部。1994年8月15日初诊。主诉：右腹股沟及外阴疼痛20余天。患者于3周前雨天骑车跌于沟中，右臂、右腿及外阴跌伤。经住院对症治疗10余天，后遗右腹股沟及外阴疼痛，行走下蹲时牵及会阴部掣痛。诊断：外阴及右腹股沟软组织挫伤。针灸治疗：主穴取阴阳六合穴；配穴取阳陵泉、太冲、足三里、三阴交。针治3次，疼痛明显减轻；治疗6次，疼痛完全消失，行走、下蹲活动自如。

（二）阴阳六合穴治疗前列腺炎

典型病例：彭某，男，77岁，退休。1998年2月12日初诊。主诉：小便刺痛伴少腹、会阴胀痛10余日。患者于10天前因进食香燥之品，诱发小便刺痛，伴少腹、会阴胀痛，口干，无小便频急。前列腺液检查示：卵磷脂小体（＋），白细胞6~7个/HP，红细胞0个/HP，血常规及小便常规正常。诊断：前列腺炎。针灸治疗：主穴取阴阳六合穴，配穴取中极、水道、三阴交（双），每周2次。针治2次小便刺痛明显减轻，少腹、会阴胀痛减轻，前列腺液常规复查提示病情好转，卵磷脂小体（＋），白细胞2~4个/HP，余（－）。针治6次，诸症消失，前列腺液常规正常，病愈。

十二、肩臂六灵穴治疗神经性颤抖

典型病例：杨某，女，34 岁，职员。1996 年 5 月 9 日初诊。主诉：右手臂不自主颤抖 30 余年。患者自幼手臂不自主颤抖，每遇劳累及情绪激动时右手臂大幅度抖动，影响工作与生活，经颅脑 MRI 检查未见异常，诊断为"神经性颤抖"。服中西药物治疗无效。转针灸科诊治，主穴取肩臂六灵穴，配穴取少海、支正、劳宫、后溪。每次选取 3 个主穴，2 个配穴，隔日 1 次，泻法，留针 30 分钟。针治 5 次后，右手臂颤抖明显减轻，尤觉取穴臂宁、望泉、顺臂、少海、劳宫穴组疗效显著。后多以本穴组为主，针治 30 次右手臂颤抖基本消失。其后病情曾有反复，但针灸后能很快控制，随访两年疗效基本巩固。

十三、颈椎九宫穴治疗颈椎病与痉挛性斜颈

采用针刺颈椎九宫穴为主治疗颈椎病 100 例，临床治愈 65 例，好转 30 例，无效 5 例，总有效率达 95.0%。针刺颈椎九宫穴为主治疗痉挛性斜颈 30 例，临床治愈 24 例，好转 4 例，无效 2 例，总有效率为 93.3%。

典型病案

1. 颈椎病　王某，女，干部，45 岁。2016 年 3 月 14 日初诊。

主诉：颈项部疼痛、转侧不利伴左手臂酸痛、左手指麻木 5 个多月。患者于 2015 年 10 月因工作过度劳累，致视力急剧下降，颈项部疼痛、转侧不利并左手臂酸痛、左手指麻木，伴有头昏，眼花，耳鸣，失眠，闭经。2016 年 2 月 18 日收住某医院治疗。MRI 提示：$C_2 \sim C_3$、$C_3 \sim C_4$、$C_4 \sim C_5$ 椎间盘突出压，迫硬膜囊，颈椎退行性改变。住院治疗 12 天，症状减轻出院。出院后，经服药及推拿按摩后，项背部疼痛加重，左手臂酸痛，左手指麻木，夜不能寐。查体：$C_2 \sim C_6$ 压痛，头项转侧活动受限，斜方肌、胸锁乳突肌板滞压痛，头半棘肌、头夹肌、颈夹肌、小菱形肌、大菱形肌压痛，三角肌、肱二头肌、肱桡肌压痛，左手指麻木，尤以示指、无名指为甚。臂丛牵拉试验阳性，颏胸试验阳性。脉细涩，舌暗红夹瘀，苔薄黄。

辨证：气滞血瘀，脉络痹阻，经气阻滞，经筋失荣。

病位：督脉、足太阳、手太阳、手少阳经。

诊断：颈椎病。（中医证型：气滞血瘀型；西医病理分型：混合型，

以神经根型为主，伴有颈型、椎动脉型、交感神经型的部分症状。）

治疗经过：主穴取颈椎九宫穴；配穴取风池、大椎、大杼、压肩、肩中俞、肩外俞、肩髃、臑会、曲池、手三里、外关、落枕、中渚。手法：平补平泻，泻法。隔日 1 次，12 次为 1 个疗程。治疗一个疗程后，颈项、手臂部疼痛明显减轻，每晚可入睡 5～6 小时。2 个疗程后，项背疼痛、手臂疼痛、手指麻木症状基本消失，头昏、眼花症状明显好转，可入睡 6～7 小时。治疗 3 个疗程后，颈项背部疼痛消失，已无手指麻木症状。2016 年 6 月 28 日，闭经 6 个月后，月经再次来潮，头昏、眼花、耳鸣、失眠等症状痊愈。

2. 痉挛性斜颈　吴某，男，20 岁。2017 年 5 月 8 日初诊。

患者于 2016 年 10 月中旬出现颈部不自主痉挛扭转，间断性发作，逐渐加重，发作时躯干伴随扭转，严重影响学习生活，辍学就医。门诊治疗无效，于 2016 年 12 月 31 日收住云南省第一人民医院。入院时检查：无诱因出现颈部肌肉紧张 2 个月，逐渐出现头向右、面部朝左侧偏斜，按摩后无缓解。症状逐渐加重，头颈极度扭转，躯干偏斜，脊柱侧弯。无头晕头痛，无耳鸣，无恶心呕吐，无肢体抽搐、肢体麻木症状。体温 36.3℃，心率 80 次/分，呼吸 20 次/分，血压 135/77mmHg；神清，对答切题，心肺腹（－）；无构音障碍，无吐词困难；双瞳孔等大等圆，直径 3mm，对光反射灵敏，眼球活动各向正常，未见眼球震颤，视力视野粗测正常；伸舌居中，头向右，面部向左偏斜；克氏征（－），四肢肌力 V 级，右侧肢体肌张力轻度增高，双手平举时指尖可见细颤，腱反射对称（＋＋），双侧病理征（－），共济运动正常，感觉正常；脊柱侧弯。颈椎"六位"片：颈椎侧偏；第 3、4、5 颈椎失稳，右侧第 3～5 椎间孔变窄。颅脑 MRI 平扫正常。3D-TOF-MRA 颅脑血管未见异常。MR：颈椎生理曲度呈轻度右凸左弯改变；胸椎生理曲度呈轻度右凸左弯改变。超声多普勒：双侧股总动脉、股浅动静脉、股深动静脉、腘动静脉、大隐经脉未见明显异常声像。腹部超声：门静脉流速低于正常范围；胆囊壁稍毛糙；双肾血供较正常稍增多；肝脏、胆总管显示段、胰腺、脾脏、膀胱、前列腺未见明显异常声像；双侧输尿管未见明显扩张。DR：双肺未见明显渗出、实变影；心影不大；片内所示胸段脊柱侧弯。血常规、大小便常规正常。肿瘤标志物、甲状腺功能、肝功能、肾功能、血生化、体液免疫、抗心磷脂抗体、抗中性粒细胞胞浆抗体大致正常。诊断：①扭转痉挛；②焦虑状态。经使用甲钴胺、奥拉西坦胶囊、盐酸苯海索片、西肽普兰片、地西泮片、巴氯芬等药物治疗 26 天，病情无改善。2017 年 1 月 25 日出院。

2017 年 2 月 8 日，患者入住广州中山大学附属第六医院，经包括基因染色体等多项高端检查，诊断为肌张力障碍。经中西医综合治疗 51 天，病情无好转，于 2017 年 4 月出院。

2017 年 4 月 26 日，经北京远程可视医学诊疗中心多学科现场会诊，诊断意见：①痉挛性斜颈；②焦虑性抑郁。建议针灸治疗。

2017 年 5 月 8 日管老初诊：颈项扭转痉挛并躯干扭转 7 个月。脉浮紧，舌暗红，苔白根腻。辨证：风寒湿邪，壅滞脉络，气血运行不利，经脉拘急，经筋痉挛而致病。诚如《金匮要略方论本义·痉病总论》云："脉者人之正气、正血所行之道路也，杂错乎邪风、邪湿、邪寒，则脉行之道路必阻塞壅滞，而拘急蹉挛之证见矣。"证属：邪壅经络，经筋拘挛。病位：督脉、足太阳、手太阳、手少阳、足少阳、足厥阴经。

诊断：中医诊断为痉证；西医诊断为痉挛性斜颈。

针灸治疗：主穴取颈椎九宫穴；配穴取风池、大椎、大杼、天容、压肩、天牖、扶突、百会、四神聪。手法：捻转泻法，凤凰展翅手法。隔日 1 次。针治 15 次后，颈项持续扭转痉挛渐呈间断发作，静止时头颈躯干短时可以转正。治疗 30 次后，颈项扭转痉挛明显好转，仅有间断性发作，生活可以自理，可散步和看电视。治疗 40 次后，头项及躯干扭转痉挛症状完全消失。8 月 25 日患者在家人陪同下赴外地旅游 1 周。9 月 4 日，又巩固治疗 5 次，患者痊愈返校复读。

十四、补肾九宫穴为主治疗慢性肾功能衰竭

针刺补肾九宫穴配合应用隔药饼灸、穴位注射、中药方剂管氏四联疗法治疗慢性肾功能衰竭 158 例，临床治愈（血肌酐下降到 132μmol/L 以下，临床症状消失，恢复正常工作和生活）14 例，占 8.9%；肾功能显著改善（血肌酐下降 50μmol/L 以上，临床症状明显改善，可以从事一般工作和日常生活）66 例，占 41.8%。

典型病案：黄某，女，64 岁，已婚，退休干部，2005 年 1 月 16 日初诊。

患者 1968 年出现水肿，1969 年当地医院诊断为肾盂肾炎。30 余年来，下肢水肿时轻时重。1992 年发现左肾萎缩（8.1cm×3.7cm×1.9cm），1993 年发现右肾萎缩（7.4cm×3.9cm×1.1cm）。

检查：下肢凹陷性水肿，面色萎黄，乏力，纳差，脉沉细，舌质紫暗，苔滑根腻。2005 年 1 月 11 日生化检查结果：肌酐 214μmol/L，尿素氮 11.2mmol/L，尿酸 444μmol/L，葡萄糖 4.9mmol/L。

中医辨证：脾肾阳虚，水湿停聚。

西医诊断：慢性肾功能衰竭失代偿期。

治疗经过：采用针刺"补肾九宫穴"、管氏肾病"四联疗法"。每日治疗 1 次。治疗 1 个月后，水肿完全消失，精神明显好转，饮食正常。2 月 17 日生化检查结果：肌酐 164μmol/L，尿素氮 9.5mmol/L，尿酸 432μmol/L。又治疗 1 个月后，患者自觉一切正常。3 月 29 日生化检查结果：肌酐 125μmol/L，尿素氮 8.8mmol/L，尿酸 465μmol/L。尿常规检查结果：全部正常。又巩固治疗了 1 个多月，全部症状消失，临床治愈。

十五、培元九宫穴为主治疗多囊卵巢综合征

多囊卵巢综合征（PCOS）系下丘脑 - 垂体 - 卵巢轴功能失调造成的持续性无排卵引起的内分泌失调性疾病。临床表现为月经不调，闭经，不孕，肥胖，多毛等。根据证候归属中医"不孕症""闭经""月经不调""崩漏""肥胖""癥瘕"等范畴。

针刺治疗以培元九宫穴、补肾九宫穴为主穴，辨证配穴；配合中药辨证施治。2006 年 1 月—2015 年 12 月管老治疗多囊卵巢综合征 35 例，月经恢复正常、正常排卵者 23 例（65.7%），成功妊娠者 18 例（51.4%）。

典型病案：李某，女，31 岁，2010 年 5 月 10 初诊。

患者于 2008 年 10 月流产后，出现月经不调，月经量少、淡红、夹有血块，经期延长，2~3 月行经 1 次，最长闭经 4 月。服用药物等治疗 1 年余，无效。2010 年 3 月 24 日实验室检查：人绒毛膜促性腺激素 HCG（一），黄体生成素（LH）/促卵泡激素（FSH）为 3.35，血浆黄体酮（P）0.53ng/mL，催乳素（PRL）75.87ng/mL，雌二醇（E₂）45pg/mL。B 超检查示后位子宫，6.86cm×5.13cm×6.32cm，子宫内膜（EM）0.4cm，左卵巢（LOV）2.83cm×1.64cm，右卵巢（ROV）4.03cm×3.22cm，双

侧卵巢可见 12 个囊性暗区，最大者位于右侧卵巢，直径为 1.42cm。脉沉细，舌暗红夹瘀，少苔。

经络辨证：流产后，肝肾不足，气血失和，经络阻滞，气滞血瘀，冲任失调，瘀阻胞宫。

诊断：月经不调；闭经；多囊卵巢综合征。

治疗经过：主穴取培元九宫穴、补肾九宫穴，交替取穴；配穴取筑宾、三阴交、血海、地机、太冲。平补平泻，或泻法，因穴而异。治疗 1 个月后，月经来潮，量少，色暗红，无血块。治疗 3 个月后，又闭经 1 个月。治疗 8 个月后，月经基本正常，分别间隔 27、28 天来潮，量中，色暗红，无血块。患者自觉已恢复到患病前健康水平。2012 年 5 月 16 日实验室检查：LH/FSH 为 0.45，血浆 P 0.1ng/mL，PRL 22.85ng/mL，E_2 385pg/mL。B 超检查示后位子宫，4.3cm × 4.1cm × 3.8cm，EM 1.68cm，LOV 3.65cm × 1.3cm，ROV 3.8cm × 2.25cm。停止治疗。随访 6 个月，患者月经周期 26~28 天，行经 5~6 天，色暗红，无血块。

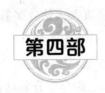

第四部

管遵惠医案

作者简介

黄开云，男，1965年12月生；昭通市中医医院主任医师；全国名老中医管遵惠的学术继承人，管氏针灸学术流派第五代主要传承人。

管傲然，男，1972年8月生；昆明医科大学医学硕士，昆明市延安医院主任医师；全国名老中医管遵惠的学术继承人，管氏针灸学术流派第五代主要传承人。

管薇薇，女，1974年10月生；美国佛罗里达大学康复医学及物理治疗博士，美国针灸学硕士；全国名老中医管遵惠的学术继承人，管氏针灸学术流派第五代主要传承人。

第一章 头面部痛证

案1 原发性三叉神经痛

张某，男，58岁，干部。1993年12月16日初诊。

主诉：反复右侧面痛12年，加剧1个月。

现病史：患者于1981年冬季无明显诱因出现右下颌部阵发性隐痛，常因洗脸时擦洗面部引起疼痛发作。其后逐年加重，多在秋冬季节发作。1993年11月中旬右侧面痛加重，呈阵发性闪电样剧痛，每隔15分钟左右疼痛1次。服用卡马西平、罗通定等药物无效。脉浮紧，舌暗淡夹青，苔白。

经络辨证：感受风寒使经络气血凝滞，面部经络不通，导致面痛。脉浮紧，舌暗淡夹青，苔白。证属：风寒入络，经脉痹阻。病位：面部三阳经。

诊断：中医诊断为面痛（风寒入络，经脉痹阻）；西医诊断为原发性三叉神经痛

治则：祛风散寒，疏经通络。

治疗经过：取下关、太阳、颊车，齐刺法，配取止痛穴（位于翳风穴与天容穴连线之中点，约在翳风穴下1.5寸）、牙痛穴（掌心第三、四掌骨间，距掌指横纹后约1寸），电针连续波，频率80次/分。留针30分钟。隔1~2日针治1次。针治后，疼痛发作次数明显减少。治疗25次后，面痛消失。随访3年，疼痛未复发。

按：中医学多将该病归入"头风""面痛""偏头痛""眉棱骨痛"等范畴。该病病位在头面部，多因头面部三阳经受邪发病，或感受风毒，阳明火盛，或久病成瘀，使经络气血凝滞所致。按其"经脉所过，主治所及"和"以痛为腧"的取穴原则，选下关、太阳、颊车为施治主穴。《灵枢·官针》曰："齐刺者，直入一，傍入二，以治寒气小深者。或曰三刺，三刺者，治痹气小深者也。"此种刺法增强刺激量，扩大受刺穴位作用面积，增强了通络止痛作用，故齐刺扳机点以通络止痛。

案2 三叉神经痛

张某，女，44岁，工人。1982年10月15日初诊。

主诉：左侧颜面部疼痛反复发作2年余，加重半年。

现病史：患者于1980年3月始左侧颜部出现电击样疼痛，每日发作5~8次。诊断为"三叉神经痛"。中西药物（具体不详）治疗半年余，无效。1982年以来，发作更趋频繁，每日发作10余次，甚至数十次，痛时患者闭目歪嘴，咬牙流泪，有时手捧下颌，头撞墙壁，痛不欲生。后在某医院拔除左侧磨牙4枚，经封闭、针灸治疗两个月余，病情依然如故。初诊时，患者恐惧焦虑，夜不能寐，由于说话、饮食容易诱发疼痛，以致不能食，脉象弦数，舌青苔黄。

经络辨证：肝气失调，郁而化火，肝火上犯，以致面部疼痛。时久肝气郁胆，则少寐，易惊胆怯，证属肝胆风热、病久入络。

诊断：中医诊断为面痛（肝胆风热，病久入络）。西医诊断为三叉神经痛。

治则：疏肝理气，祛风清热。

治疗：主穴取肝穴、胆穴、心穴、耳穴（均泻法）；配取风池、翳风、

颊车、下关、行间、侠溪（电针）。左右配穴法，每日治疗1次。治疗5次后，发作显著减少，疼痛减轻；治疗12次，发作基本控制，仅在饮食时偶尔诱发疼痛；共治疗32次，疼痛消失。随访1年，疗效巩固。

按：中医学多将该病归入"头风""面痛""偏头痛""眉棱骨痛"等范畴。该病病位在头面部，多因头面部三阳经受邪发病，或感受风毒，阳明火盛，或久病成瘀，使经络气血凝滞所致。根据"手少阴之别……系舌本""肝者，筋之合也……而脉络于舌本""胆足少阳之脉……其支者别锐眦，下大迎，合于手少阳，抵于颥，下夹颊车，下颈……"故而舌穴肝、胆、心三穴同治以泄肝胆风热。《难经·六十八难》曰"荥主身热"，故以肝经荥穴行间，胆经荥穴侠溪清热。以风池、翳风、颊车、下关与舌针内外配穴以奏疗效。

案3　三叉神经痛

张某，女，54岁，干部。1996年3月25日初诊。

主诉：右面颊疼痛3年，复发5天。

现病史：患者于1992年冬季突发右面颊疼痛，先后拔牙4颗，仍剧痛不已，后经服药等多方治疗，半年后疼痛渐消。5天前因工作紧张繁忙诱发右面颊阵发性剧痛。每日发作10余次，每次持续10秒钟左右，洗脸、刷牙均诱发疼痛，鼻旁、唇旁有触发点。舌红有瘀斑，苔黄，脉细弦滑。

经络辨证：《灵枢·经脉》云："胃足阳明之脉……循颊车，上耳前，过客主人，至额颅。""小肠手太阳之脉……其支者，以缺盆循颈上颊，至目锐眦，却入耳中；其支者，别颊，上颥，抵鼻，至目内眦，斜络于颧。"患者右面颊阵发性剧痛，洗脸、刷牙均诱发疼痛，鼻旁、唇旁有触发点。舌红有瘀斑，苔黄，脉细弦滑。此系肝郁气滞，胃火上炎，热扰经络，经脉不利。病位：足阳明、手阳明、足少阳、手太阳经。

诊断：中医诊断为面痛（气血瘀滞，脉络闭阻）。西医诊断为三叉神经痛。

治则：行气活血，疏经通络。

治疗：针刺主穴取下关、太阳、颊车；配穴取禾髎透颧髎、合谷、复溜、太冲，手法用泻法。第一次针治后，疼痛较前加重，发作次数增多。间隔3天后，继续针治，治疗4次后疼痛减轻，发作次数减少。针治10次后疼痛全止。随访1年未复发。

按：面痛又名面风痛，是以反复短暂发作的一侧面部剧痛或痉挛，伴面肌抽搐为主要表现的疼痛类疾病。依"经脉所过，主治所及"的取穴原则，取下关、太阳、颊车为主穴治之。下关、太阳、颊车均为局部取穴，均有祛邪通络止痛的作用。配穴禾髎透颧髎疏调阳明经气；合谷施以泻法，有清热止痛之功；太冲清肝泻火，平肝潜阳；复溜滋水涵木，益肾平肝；主穴配穴合用共达行气活血、疏经通络、清热止痛之功。

案4　血管神经性头痛

马某，女，45岁，农民。2003年3月17日上午10点20分初诊。

主诉：头痛3年余。

现病史：患者于2000年1月头部、胸、腰部被打伤，经门诊及住院治疗后，胸腰部外伤渐愈，后遗头痛头昏。2000年2月21日脑CT平扫：脑实质区未见异常密度表现，脑中线不偏，脑室、脑池及脑沟未见异常表现。脑电图基本正常。2001年3月脑血流图检查示：脑血管舒张度扩张，脑动脉血容量增加，波幅稍增高。自述头顶及左侧颞部痛如锥刺，睡眠不宁，耳鸣眩晕。舌质紫，苔薄黄，脉细涩。

经络辨证：头部外伤，脉络受损，经气凝滞，瘀血内停，久病入络，故痛有定处，疼痛如刺，头痛经久不愈。舌质紫，苔薄黄，脉细涩，为瘀血内阻之征。头痛部位在头顶及左颞部。《灵枢·经脉》："肝足厥阴之脉……上入颃颡，连目系，上出额，与督脉会于颠。"足少阳胆经："起于目锐眦，上抵头角，下耳后，循颈，行手少阳之前，至肩上，却交出手少阳之后，入缺盆。其支者，从耳后入耳中，出走耳前，至目锐眦后。"证属：瘀血阻络，清窍失荣。病位：足厥阴、足少阳经、阳维脉。

诊断：中医诊断为头风（瘀血阻络）。西医诊断为血管神经性头痛。

治则：活血化瘀，疏经通络，疏肝理气，濡养清窍。

治疗：初诊时间为癸未年乙卯月己丑日己巳时，按灵龟八法开穴，当开外关穴，外关属手少阳络穴，通于阳维脉，按震卦、巽卦相配关系，取通带脉的足临泣，配取颔厌透曲鬓（左）、风池、百会。行"阴中隐阳"手法。开穴及头部腧穴用电针，采用连续波，频率80～100次/分，以穴周皮肤轻度抽动、病人可耐受为度，留针20分钟。针刺2次，疼痛明显减轻，癸巳日己未时三诊，开通阳跷脉之申脉，按"夫妻"关系取通督脉之后溪，配取太冲、风池、率谷、目窗、承灵。针后头痛若失。针灸治疗2

个多月，2003 年 6 月头痛耳鸣眩晕等症状消失。复查脑血流图报告正常。随访 1 年，头痛无复发。

按：《奇经八脉考》："阳维起于诸阳之会……与手足少阳、阳明五脉会于阳白，循头入耳，上至本神而止。"《难经·二十八难》："阳跷脉者，起于跟中，循外踝上行，入风池。"阳跷脉病候中，主治头痛。灵龟八法开穴，辅以风池；"以痛为腧"，取头部颔厌透曲鬓、率谷、目窗、承灵，活血化瘀；取肝经原穴太冲、百会，疏肝理气，通经活络，针法对症，故收效较佳。

案 5　血管神经性头痛（眩晕头痛）

关某，女，39 岁。1962 年 9 月 8 日初诊。

主诉：头痛伴眩晕两年余。

现病史：患者于 1958 年因子宫肌瘤在腰麻下行子宫切除术。因某种原因手术时间过长。术后第二天，患者前额头痛并牵及项后痛，有恶心感，不呕吐。经对症治疗后，有所减轻。但患者术后失于调养，致使身体更趋羸瘦，眩晕头痛，日趋严重。术后 3 个月余，患者仍不能下床，后又复住院年余，仍感眩晕头痛，生活难以自理。经多方治疗罔效。患者继而疗养半年，眩晕虽有减轻，但腰膝酸软，额及枕部阵发性刺痛仍剧，面色晦暗而黄，舌淡白，少苔，脉沉细。

经络辨证：任督冲一源三歧，手术、麻醉易损脉气，术后又失于调养，血气更虚，穷必归肾，肾精不涵，精亏髓少，髓海失养，故头目眩晕。督脉通于脑，督脉空虚，脉气失调，故腰膝酸软而头痛。证属：任督受损，冲脉空虚，气血亏耗，清窍失荣。病位：任脉、督脉、冲脉、脑。

诊断：中医诊断为头痛（气血亏虚，清窍失荣）。西医诊断为血管神经性头痛。

治则：补益气血，濡养清窍，通调任、督、冲脉。

治疗：久病宜通任督，乃灸气海、关元；针长强、风府、百会，行疾徐、捻转补法。针灸 1 次后，头痛即感减轻，后按照"任脉温灸，督脉针调"的方法，随症加减穴位。针治 12 次后，症状明显好转。共针灸 38 次，4 年痼疾竟获痊愈。

按：督脉起于胞中，上通于脑，统摄全身之阳气。《灵枢·经脉》云："督脉……实则脊强，虚则头重，高摇之。"对病久虚证应任督并重。宗古人"任宜温灸，督宜针调"的治疗原则，可望获取疗效。

案6　血管神经性头痛

王某，男，41岁，工人。1957年4月5日初诊。

主诉：反复发作头痛1年余。

现病史：近日受凉，疼痛加剧，左侧较甚，耳鸣，面部时有热感，伴有恶心，口苦尿赤。脉浮紧，舌质红，少苔。

经络辨证：受凉后诱发头痛加剧，脉浮紧，是为风寒袭络；舌质红，少苔，面部发热，耳鸣欲呕，口苦尿赤，乃系肝火上炎，循经上扰。

诊断：中医诊断为头痛（内热外寒）。西医诊断为血管神经性头痛。

治法：此属先热后寒，宜用"阴中隐阳"手法。先取胆经合穴阳陵泉，将针进至地部，慢按紧提6次，再将针退至天部，紧按慢提9次，施术三度，患者自诉头痛减轻，再取风池穴行阴中隐阳手法一度，加配行间、太阳穴，术毕头痛已去大半。4月8日复诊，取阳陵泉、太冲，再施阴中隐阳手法，加配列缺、头维。两次痊愈。

按："阴中隐阳"手法出自《金针赋》，先行透天凉，后行烧山火，在地部以慢按紧提手法行阴数6次，在天部以紧按慢提手法行阳数9次，取穴以肝胆经穴为主，同时结合治疗头痛要穴风池、头维而取效。

（摘引自《管氏针灸三代传人医学论文选粹》）

案7　血管神经性头痛

李某，女，28岁，干部。1985年3月15日10时初诊。

主诉：右侧颞部、枕部疼痛4年。

现病史：患者于6年前精神受刺激后出现头痛，经治疗未愈。两年后多局限于右侧偏头痛，右枕及右侧颞部呈搏动性跳痛，每周发作2~3次。感冒、睡眠不足或情志抑郁时，头痛加剧，伴有体位性眩晕，恶心呕吐。

检查：1980年脑血流图检查示脑动脉血容量增加，波幅稍增高。脑电图检查示过度换气后，各导联出现持续至长段的高波幅Q波、S波，以右枕部为甚，偶见单个棘波、间见尖波。1984年10月脑CT平扫：脑实质区未见异常密度表现，脑中线不偏，脑室、脑池及脑沟未见异常表现。1985年3月超声波检查：脑中线波不偏。血压120/80mmHg。实验室检查：血红蛋白113g/L，红细胞4.0×10^{12}/L，白细胞8.7×10^{9}/L，红细胞沉降率10mm/h，抗链球菌溶血素"O"200IU/mL，类风湿因子（－），血糖

6.1mmol/L，总胆固醇 7.0mmol/L，三酰甘油 5.1mmol/L，心肺（－）。舌质暗，苔薄白，脉细弦。

月经史：12 岁月经初潮，周期 28 天，行经 5 天，月经颜色、量正常。

经络辨证：肝失条达，气机不调，经气紊乱，脑络痹阻，清阳不运，脑海失荣，故而头痛；肝胆表里，少阳经病，病久气虚，久痛入络，导致阳跷、阳维脉脉气失调。阳跷主左右一身之阳；阳维脉维系三阳经，主一身之表。证属：瘀血阻络，头窍失养。病位：脑、阳维脉、阳跷脉。治宜疏调阳维脉、阳跷脉之气。

诊断：中医诊断为头痛（瘀血阻络）。西医诊断为血管神经性头痛。

治则：活血化瘀，通经止痛。

治疗：初诊时间为农历己丑年戊寅月癸丑日丁巳时，按灵龟八法开穴方法计算，当开外关穴。外关属手少阳络穴，通于阳维脉，按震卦、巽卦相配关系，同取通带脉的足临泣；"以痛为腧"，取颔厌透曲鬓（右）。行"阴中隐阳"手法。开穴及头部腧穴电针，采用锯齿波，频率 80～100 次/分，以穴周皮肤轻度抽动、病人可耐受为度，留针 20 分钟。针刺 2 次，疼痛明显减轻，仅下午右侧后枕部轻微胀痛。丙辰日壬辰时三诊，开通阳中跷脉之申脉，按"夫妻"关系，取通督脉之后溪，头部取风府，针后头痛消失。2 个月后患者因疲劳头痛轻度发作，又针治 5 次，疼痛消失。1985 年 6 月，复查脑血流图报告正常。随访 1 年，头痛无复发。

按：血管神经性头痛在中医学中属"头风""偏头痛""头痛"等范畴。中医学认为，头为诸阳之会，清阳之府，又为髓海所在，手足三阳经均循于头面，厥阴经亦上会于颠顶，凡五脏精华之血、六腑清阳之气皆上注于头。阳维脉维系三阳经，行卫分，主一身之表。《难经·二十九难》曰"阳维为病苦寒热"，《经验特效穴歌》云"头痛发热外关安"，故首开阳维脉之外关穴，按震卦、巽卦相配关系，取足临泣，配取颔厌、曲鬓、申脉、风府、后溪共同疏调三阳，通经止痛；阳维、阳跷脉和则病愈。

第二章　颈肩部痛证

案1　颈椎病

张某，女，52 岁，干部。1992 年 11 月 25 日初诊。

主诉：颈项疼痛 3 年余，双手指麻木半年，加重 1 个月。

现病史：患者于 1989 年 5 月上旬出现颈项部疼痛。1989 年 3 月 18 日某医院 X 线摄片示：$C_5 \sim C_7$ 骨质增生，C_6 轻度楔形改变，双侧颈椎间孔变形、变窄。经对症治疗后疼痛有所缓解。其后每因寒冷、劳累反复发作。1992 年 5 月出现双手指麻木。1992 年 11 月 5 日 X 线摄片示：$C_5 \sim C_6$ 椎体退变伴椎间盘病变。1992 年 11 月中旬因气候寒冷致项背部疼痛加重，双臂及手指麻木而收治。

查体：沿督脉风府至大椎压痛，足太阳膀胱经天柱至风门有条索样物，手太阳经秉风、曲垣、肩中俞、肩外俞，手少阳经天髎，足少阳经风池、肩井，存在压痛并扪及皮下条索状结节。屈颈仰头试验（＋），转侧回顾试验（＋），击顶试验（＋），颈神经根牵拉试验（＋），前斜角肌揉压试验（＋）。1992 年 12 月 l9 日 CT 检查：C_6 椎体变形，上下椎间隙变窄，生理曲度消失，$C_5 \sim C_7$ 椎体骨质增生，骨性椎管变窄，$C_{5 \sim 6}$、$C_{6 \sim 7}$ 椎间盘膨出，压迫硬膜囊。舌淡红夹青，苔薄白，脉细弦。

经络辨证：患者颈项疼痛 3 年余，因气候寒冷致项背部疼痛及双臂、手指麻木加重。舌淡红夹青，苔薄白，脉细弦。证属：寒湿凝滞，脉络痹阻。病位：督脉、足太阳、手太阳、手少阳、足少阳经。

诊断：中医诊断为项痹病（寒湿凝滞，脉络痹阻）。西医诊断为颈椎病。

治则：祛湿散寒，疏经活络。

治疗：主穴取脊椎九宫穴、中宫 $C_{5 \sim 7}$，坎离宫热针；配穴取天柱、身柱、肩中俞、肩外俞、肩井、天髎、秉风、大杼、外关、八邪。每次取 3 ~ 5 个配穴，行龙虎交战手法。另取风池、曲池，每次 1 个穴，行烧山火手法。治疗 6 次，颈项背疼痛明显减轻。治疗 12 次后，双臂及手指麻木基本消失。治疗 36 次后，以上症状及体征消失。两年随访，疗效巩固。

按：中医学关于项痹病的论述散见于"痹证""痿证""眩晕""项强""项筋急""项肩痛"等。项痹的形成是由于素体虚弱，正气不足，肝肾亏虚，筋骨衰退，加之慢性积累性劳损，以致腠理空疏，卫外不固，风寒侵入，痹阻经络，气滞血瘀，筋骨失于濡养，不通则痛所致。《素问·举痛论》说："寒气入经而稽迟，泣而不行，客于脉外则血少，客于脉内则气不通，故卒然而痛。"《素问·举痛论》所云"得炅则痛立止"，故选用热针。风池、曲池行烧山火手法可疏经通络、行气止痛。

案2 颈椎脊髓损伤后遗症

赵某，男，50岁，干部，1986年3月14日初诊。

主诉：四肢肌肉萎缩、手指精细动作障碍2年。

现病史：患者于1980年8月出差途中翻车致颈项部受伤，某军医院摄片示：第二颈椎半脱位。当时患者双下肢酸软无力，右侧肢体麻木。经牵引及石膏固定等治疗后，颈椎基本复位，肢体症状消失。1983年4月行胃次全切手术，术后恢复良好。1984年初，患者渐感双上肢乏力，手指不能做精细动作，四肢肌肉逐渐萎缩，尤以双上肢明显。经上海某专科医院诊断为颈椎脊髓损伤后遗症。

检查：三角肌、肱二头肌、肱桡肌、掌长肌明显萎缩，大、小鱼际与蚓状肌、骨间肌萎缩，肌张力减退，双上肢肌力Ⅲ级，十指呈爪形向内屈曲，肱二头肌反射、肱三头肌反射、桡反射消失；双下肢肌肉萎缩，膝腱反射亢进，双下肢肌力Ⅳ级。脉细涩，舌淡红，苔薄白。

经络辨证：督脉损伤，脉络瘀阻，气血亏虚，经筋失养。病位：督脉。

诊断：中医诊断为痿证（督脉损伤，经筋失养）。西医诊断为颈椎脊髓损伤后遗症。

治则：通调督脉，疏经活络，补益气血，濡养经筋。

治法经过：主穴取颈部华佗夹脊穴（在$C_2 \sim C_6$颈椎棘突下椎间隙旁开0.5寸）；配穴取曲池、合谷、肩髃、清冷渊、八邪、四渎、阳池、三间、后溪、伏兔、足三里、阳陵泉、绝骨。于主穴针尖偏向椎体方向斜刺，进针1~2寸，针感以局部酸胀并循经传感。于配穴针刺获得针感后，给病人以低流量吸氧，在吸氧同时根据不同穴位分别施以青龙摆尾、白虎摇头、苍龟探穴、赤风迎源行气手法。留针期间加电针。隔日1次，15次为1个疗程，一个疗程后休息10天。治疗6个疗程后，患者双下肢肌肉萎缩和神经功能基本恢复，双上肢肌张力增加、肌力弱，部分萎缩肌群有所恢复，能从事日常工作，手指精细动作仍欠灵活。

按：痿证是指筋骨痿软、肌肉瘦削、皮肤麻木、手足不用的一类疾患。《素问·骨空论》云："督脉者……与太阳起于目内眦，上额交颠上，入络脑，还出别下项，循肩髃内，夹脊抵腰中，入循膂络肾。"手足三阳经均与督脉交会，督脉损伤，经络阻塞，气血亏虚，经筋失荣，故四肢肌肉萎缩，上肢功能障碍。取颈部华佗夹脊穴，调督脉；配三阳经腧穴，疏经活络。患者病程日久，经气匮乏，故给患者吸氧，以助经气；兼施行气手法，以加强补益气血、濡养经筋之功效。

案3 肩关节周围炎

蔡某，女，46岁，工人。1982年3月24日初诊。

主诉：右肩部疼痛，活动受限两月余。

现病史：患者诉12年前右肩背于产后受凉，疼痛数月，经服中药加针灸治愈（间或发作）。两个月前，骤感风寒，右肩酸痛加重，继而右肩伸举受限，经打针、服药、贴膏药等治疗无效。检查：右肩关节外展平举45°，旋后伸提右手拇指抵达第四腰椎，右手内收无法屈达左肩，肩髃外后廉及肩胛牵掣疼痛，天宗、膏肓俞、肩髎、臑会均有明显压痛，局部肌肉稍萎缩，患侧体表温度用半导体点温计测定较健侧低2℃。脉沉细，苔白腻，舌尖红。证属正气不足，卫气失固，风、寒、湿邪客于手太阳经络，气血失畅所致。

经络辨证：肩髃外后廉及肩胛牵掣疼痛，天宗、膏肓俞、肩髎、臑会均有明显压痛，局部肌肉稍萎缩，体表温度用半导体点温计测定较健侧低2℃。苔白腻，舌尖红，脉沉细。辨证为正气不足，卫气失固，风、寒、湿邪客于手太阳经筋之征。证属：寒湿凝滞，脉络痹阻。病位：手太阳、手阳明经筋。

诊断：中医诊断为漏肩风（寒湿阻络）。西医诊断为肩关节周围炎。

治则：祛湿散寒，祛风通络，行气活穴，疏调经筋。

治疗：按手太阳经病取穴施治。手太阳经为多血少气之经，故着重温补其气。进针后，适当深刺和久留针，以候阳气。留针时，用大指轻弹针尾，使气急行，再运用热针使热力直达病所。针治两次后，右肩关节活动范围扩大，疼痛明显减轻。针治6次后，患手可伸至左肩。针治12次后，肩外展75°，后伸拇指抵第十二胸椎。针治18次，肩部疼痛消失，肩关节功能活动恢复正常。随访半年，疗效巩固。

按：《灵枢·经筋》："手太阳之筋，其病，绕肩胛，引颈而痛。治在燔针劫刺，以治为数，以痛为腧。"故以"循经取穴"为主，热针手法，加用热针，速获良效。GZH型热针仪是一种新型的针灸治疗仪器，它的主要特点是能提高并控制针体的温度，起到针刺、灸疗、温针灸、火针等综合治疗效应。

案 4　神经性皮炎

王某，男，30岁，个体商人。2009年5月18日初诊。

主诉：后项部皮肤瘙痒、皮肤粗糙增厚两年余。

现病史：患者两年前出现后项部瘙痒，搔抓后皮肤有粟粒大丘疹。私人诊所敷药治疗后瘙痒不减，皮损面积逐渐扩大约6cm×8cm，多方治疗后症状加重。皮肤增厚、粗糙，表面呈苔藓样变。近日患者情志不畅，诱发皮炎加重，瘙痒难忍，夜不能寐，舌红，苔薄黄，脉弦数。

经络辨证：后项部皮肤增厚、粗糙，表面苔藓样变，有少许血样结痂；夜间剧痒，难以入眠；舌红，苔薄黄，脉弦数。证属：肝郁化火，血虚风燥，皮部失荣。病位：督脉、足太阳皮部。

诊断：中医诊断为牛皮癣（肝郁化火，血虚风燥）。西医诊断为神经性皮炎。

治则：疏肝清热，祛风养血，濡养皮部。

治疗：皮癣部阿是穴围刺；配穴取曲池、血海、膈俞、肝俞。配合皮癣部梅花针重叩刺，以皮癣部微出血为度。治疗2次后，瘙痒明显减轻，夜间可安睡。治疗10次后，瘙痒消失，皮肤变软。断续治疗3个多月，病证痊愈，皮肤基本恢复正常。

按：神经性皮炎是以阵发性皮肤瘙痒和皮肤苔藓样变化为主的慢性皮肤炎症。患者气血运行失调，凝滞于皮肤，日久耗血伤阴，血虚化燥生风，蕴阻于肌肤而发病。病变部位为督脉、足太阳经所过，经气阻滞，血虚风燥，皮部失养，故瘙痒。督脉统摄全身阳气，足太阳为多血少气之经；阿是穴围刺，皮癣部重刺出血，可益气泻血。配曲池、血海、膈俞、肝俞，施以泻法，寓"治风先治血，血行风自灭"之意。

案 5　冈内侧肌、斜方肌痉挛背筋膜炎

李某，男，36岁，技术员。1977年1月12日初诊。

主诉：右侧肩背部疼痛两年余，再发加重两天。

现病史：患者两年前参加工地劳动时挑物过重，其后右肩胛骨及肩关节常觉酸痛、乏力，活动时有关节弹响。两天前起床后感右肩背酸痛加重，经外用药酒按摩后疼痛更剧，颈项、肩臂及右肩胛部完全不能活动，不敢深呼吸。查体局部无红肿，右肩背部普遍压痛，右斜方肌、冈内侧肌板滞，尤以飞翅穴压痛明显。

辨证：风、寒、湿邪入侵或瘀血痹阻于经脉，瘀滞不畅，经脉不通，不通则痛，舌淡红夹瘀，苔白，脉紧。证属：经筋久伤，气滞血瘀。

诊断：中医诊断为肩背伤筋（经筋久伤，气滞血瘀）。西医诊断为冈内侧肌、斜方肌痉挛背筋膜炎。

治则：行气活血，通络止痛。

治疗：取飞翅三穴，进针后行一度手法，患者连称"舒服、痛快"，电针20分钟取针，患者病痛全消。随访1个月，患者两年痼疾竟针刺1次而愈。

按：本病属于中医的"痹证""项强""颈筋急""颈肩痛"等范畴，因风、寒、湿邪入侵或瘀血痹阻于经脉，瘀滞不畅，经脉不通所致。《灵枢·经筋》提出"以痛为腧"是针灸治疗经筋病的大法，而《医学纲目》认为"浑身疼痛，但于痛处针，不拘经穴，须避筋骨，穴名天应穴"，从本质上来说，取"天应穴"应该较接近"以痛为腧"原意。足太阳经筋上结于臂，夹脊上项，在人体躯干部分布于臂、夹脊、肩髃、缺盆等，其分布范围与腰背肌筋膜炎的疼痛范围是一致的。当腰背部肌筋膜感受寒邪、慢性劳损时，导致局部经络阻滞，气血运行不畅，首先受累的是足太阳经筋的腰背段，造成经筋弛缓、挛急、掣痛、转筋、强直而使经筋系统失衡，则易在肌肉的起始点、相互成角处、交叉点形成痛性筋结点。飞翅三穴位置与刺灸法：上飞翅在肩胛骨内端上边缘，平第二胸椎棘突，距后正中线3.2寸。下飞翅在肩胛骨内侧缘，平肩胛骨内侧边缘，平第四、五胸椎棘突之间，距后正中线3寸。伏案正坐，两手抱肘平放于案上，使肩胛骨外开，肩胛骨突起。先针上飞翅，选用28号3寸毫针，左手拇、示指将上飞翅部位的皮肤捏起，右手持针从捏起处上端刺入，针柄与脊柱平行，缓慢从皮下由上向下透刺，进针时需随时探查针尖位置，勿使针尖偏向胸腔方向或针刺过深。次取下飞翅，用28号3寸针由下向上沿皮透刺，使之与上飞翅穴针尖相对。最后再针翅根穴，左手指按其穴位，右手持针于穴位处，向外横刺1~1.2寸，针达肩胛骨下。进针到达应针深度后，嘱病人缓慢地做深呼吸，病人吸气时拇指向后单向捻转，当针捻到捻不动时，紧捏针柄，有节律地摇摆针尾；病人缓缓呼气时拇指向前单向捻转，当针捻不动时，紧捏针柄，有节律地摇摆针尾。配合病人深呼吸，医者捻转行针

36 次为一度手法。留针 20 分钟，共行三度手法。亦可在留针期间加电刺激，一般选用可调波，频率以 60~80 次/分为宜。

第三章 腰背部病证

案1 腰背软组织挫伤

吴某，男，17 岁，学生。2003 年 4 月 28 日 16 时初诊。

主诉：外伤后腰背疼痛，伴活动受限两天。

现病史：患者参加春游活动，2003 年 4 月 26 日下午 4 时左右从山坡跌下，腰背及下肢多处外伤。经 X 线、CT 检查，未见骨折及内脏器官损伤。内服中药，外搽云南白药酊、肿痛搽剂等，仍感腰背疼痛，不能转侧活动。癸未年丙辰月辛未日丙申时初诊，检查见大杼穴以下沿膀胱经压痛，右膏肓、譩譆、肾俞、大肠俞、中髎、下髎可扪及条索状阳性物。右侧斜方肌、背阔肌、腰髂肋肌均明显压痛。脉弦，舌红夹瘀，苔薄黄。

经络辨证：气滞血瘀，脉络痹阻。膀胱经经筋瘀损。病位：足太阳经。

诊断：中医诊断为伤筋（气滞血瘀）。西医诊断为背腰软组织挫伤，背肌筋膜炎。

治则：行气活血，舒筋通络。

治法：辛日申时，膀胱经气血运行正值旺时。处方：委中、昆仑，泻法；大肠俞透肾俞；譩譆透膏肓，捻转泻法配合凤凰展翅手法，加用电针 20 分钟。起针后，患者疼痛明显减轻，即可俯仰、转侧。当晚安睡，次晨疼痛消失。

按：患者跌伤时间是己日申时，病痛部位主要在膀胱经，按子午流注纳支法，申时正值气血流注膀胱经之时，气血正旺，突受跌挫，以致气滞血瘀，经络不通则痛。治疗时适逢申时，故取膀胱经穴，迎而夺之。《千金十穴歌》云"腰背痛相连，委中昆仑穴"，故泻之；背部腧穴采用逆经透刺法，行捻转泻法配合凤凰展翅手法，并加用电针，加强了疏调经气、通经活络的治疗效应，故收效快捷。

案2 腰椎间盘突出症并腰肌劳损

李某，男，21 岁，教师。1987 年 6 月 24 日初诊。

主诉：反复腰背部疼痛伴右下肢麻木 7 年余。

现病史：患者于 1980 年做前滚翻运动时腰背部受伤。其后腰背部持续性疼痛伴右下肢麻木。体查：腰背部循督脉及膀胱经压痛，右侧尤甚，$L_{4\sim5}$ 棘间棘旁压痛明显。腰部活动受限，右侧腰肌轻度紧张，沿右大腿后侧及小腿外侧放射性疼痛；挺腹试验（＋），右下肢直腿抬高试验（＋）；右膝下皮肤触觉、温觉轻度下降。脉细弦，舌暗红，有瘀点，苔薄白。

经络辨证：《灵枢·经脉》："膀胱足太阳之脉，起于目内眦，上额，交巅。其直者：从巅入络脑，还出别下项，循肩髆内，夹脊抵腰中，入循膂，络肾，属膀胱。其支者：从腰中，下夹脊，贯臀，入腘中。其支者：从髆内左右别下贯胛，夹脊内，过髀枢，循髀外后廉下合腘中以下贯踹内，出外踝之后，循京骨至小趾外侧。"《难经·二十八难》："督脉起于会阴，并于脊里，上风府，入脑，上巅，循额。"证属：外伤经筋，脉络瘀阻。

诊断：中医诊断为腰痛病（脉络瘀阻）。西医诊断为腰椎间盘突出症并腰肌劳损。

治则：温阳通督，活血止痛。

治疗经过：$L_{4\sim5}$ 椎间隙定为中宫穴，运用 GZH 型热针仪，施以"热针九宫穴综合疗法"。治疗 4 次后，患者右下肢麻木感减轻；治疗 6 次后，腰部疼痛缓解；治疗 15 次后，患者右下肢麻木消失，腰痛基本消失，活动自如。1987 年 8 月 18 日 X 线摄片复查：胸、腰椎无异常发现。

按：中医学多将该病归入"腰痛"范畴。《素问·骨空论》云："督脉为病，脊强反折。"督脉总督一身阳气，为阳经经气之海。活动不利筋伤，血离脉络，瘀血凝聚，压迫脊髓，督脉传导失常，故经络功能丧失。以热针九宫穴疏调督脉，振奋阳气。管氏脊椎九宫穴（以病变椎间隙正中为中宫），沿督脉在中宫上下棘突间各定一穴，分别称为乾宫、坤宫，然后夹乾宫、中宫、坤宫旁开 1~1.5 寸，依次取巽、兑、坎、离、艮、震六宫穴。因取穴定位是按伏羲八卦九宫方位图，故称"脊椎九宫穴"，简称九宫穴。

案 3　腰肌劳损

刘某，男，35 岁，干部。1987 年 5 月 25 日初诊。

主诉：腰痛反复发作 12 年，加重 3 个月。

现病史：患者于 1975 年因打篮球扭伤腰部，以后腰部疼痛常反复，近 3 个月无明显诱因腰痛加重。体查：腰背循足太阳膀胱经压痛，俯仰活动受限，双侧腰肌轻度紧张、压痛。X 线腰椎正侧位片示：L_2、L_3骨质增生，骶椎隐裂。脉沉紧，舌淡紫，苔薄黄。

经络辨证：《灵枢·经脉》："膀胱足太阳之脉，起于目内眦，上额，交颠。其直者：从颠入络脑，还出别下项，循肩髆内，夹脊抵腰中，入循膂，络肾，属膀胱。"证属外力伤筋，气血瘀滞，经络痹阻。

诊断：中医诊断为腰痛病（气血瘀滞）。西医诊断为腰肌劳损。

治则：温阳通督，行气活血。

治疗经过：运用 GZH 型热针仪热针 L_1 ~ L_4 循环定取中宫坎离宫。治疗 15 次后，腰痛明显减轻，俯仰活动度加大。治疗 30 次后，腰痛基本消失，腰部活动基本正常。

按：该病属于中医学"腰痛"范畴。临床根据病变部位可以灵活选取管氏脊椎九宫穴中的部分穴位进行热针治疗，热针在体内组织发热，局部温度升高，血管扩张，血流速度加快，有利于体内炎性物质的吸收，热针的热效应可缓解肌肉、关节和韧带的紧张，有利于挛缩的解除，因而能止痛和促进生理功能的恢复。

案 4　腰椎间盘突出症

李某，女，45 岁，公务员。1989 年 2 月 21 日入院。

主诉：反复腰骶疼痛 6 年，伴左下肢放射性剧痛两个月。

现病史：患者于 1983 年 1 月提物上车时扭伤腰部，出现腰痛，活动受限，经外敷、内服中药症状缓解，但遇劳累反复发作。1989 年 1 月因劳累诱发腰骶及左下肢剧烈疼痛，不能站立、行走及下蹲，咳嗽及排便时左下肢放射性剧痛。查体：腰椎左侧弯，L_4 ~ S_1 压痛，左侧腰肌压痛，左环跳、承扶、阳陵泉、承山等穴压痛；左下肢直腿抬高试验小于 30°，加强试验（＋），颏胸试验（＋），左跟腱反射减弱，左小腿外后侧及足蹠部皮肤麻木，触、痛觉减退。1989 年 3 月 2 日昆明医学院第一附属医院 CT 扫描示：L_5 ~ S_1 椎间盘向左后脱出，突度约 1.1cm，压迫硬膜囊及左侧神经根；$L_{4~5}$ 椎间盘轻度膨出。舌淡红夹瘀，苔薄白，脉细涩。

经脉辨证：《灵枢·经脉》："膀胱足太阳之脉，是动则病……脊痛，腰似折……是主筋所生病者……项、背、腰、尻、腘、腨、脚皆痛……"

患者腰部扭伤，致使腰部气机受损，气滞血凝，血瘀脉阻，久而经脉不通，不通则痛，结合舌淡红夹瘀、苔薄白、脉细涩，证属气滞血瘀、脉络瘀阻，病位在足太阳膀胱经。

诊断：中医诊断为腰痛病（气滞血瘀，脉络瘀阻）。西医诊断为腰椎间盘突出症。

治则：活血化瘀，通络止痛。

治疗：采用热针脊椎九宫穴治疗，将 $L_5 \sim S_1$ 椎体棘突间定为中宫，依次取九宫穴。每日 1 次。治疗 30 次后，腰腿疼痛消失，腰部俯仰活动自如。全部症状及阳性体征消失，恢复工作，至今未再复作。

按：中医学多将该病归入"痹证""骨痹""腰腿痛""腰痛病"等范畴。该病病位在腰部，多因禀赋不足，肾亏腰府失养，风寒、湿热诸邪痹阻经脉，或劳力扭伤，跌仆挫伤，使筋脉痹阻，腰府失养所致。热针具有针刺、艾灸、温针灸等综合效应。热针产生的热效应能加速局部的血液循环，使病灶组织的血氧供应量增加；针刺的机械刺激能激活血管的自律运动，使血流速度加快，血液节律性灌注增加，相应病灶组织血氧供应得以改善。热针脊椎九宫穴直接作用于棘上韧带、棘间韧带和黄韧带，增强了韧带的修复能力，起到保护脊椎过度前屈和使脊椎复位的作用，恢复脊柱的力学平衡，有利于髓核的回纳和破裂纤维环的修复。热针九宫穴可提高人体的免疫机能，消除组织的水肿、炎症，能起到良好的临床效果。

案5　腰椎间盘突出症

杨某，男，46 岁，工人。1987 年 4 月 15 日初诊。

主诉：反复腰痛伴右下肢放射痛两年，加重 20 天。

现病史：患者两年前在抬重物时闪挫伤及腰部，随即感到腰及右下肢疼痛，不能端坐，行走跛行。近两年患者常感腰酸腿痛，行走劳累及夜间加重。3 月 27 日晨，患者侧身打喷嚏时，感右下肢剧烈疼痛，不能直腰站立，活动时右下肢放射性疼痛。

查体：痛苦病容，歪斜体位，跛行步态。第四、五腰椎棘间棘旁明显压痛，颏胸试验（＋），拉塞格征（＋），挺腹试验（＋＋），右下肢直腿抬高试验（＋＋＋），膝、踝反射稍减弱，小腿外侧皮肤感觉略减退。脉弦紧，舌淡紫，苔薄白。CT 提示：$L_{4\sim5}$ 椎间盘突出，$L_{3\sim5}$ 椎体小关节骨质增生。

经络辨证：腰痛伴右下肢放射痛，查体 L_4、L_5 棘间棘旁明显压痛，小腿外侧皮肤感觉略减退，脉弦紧，舌淡紫，苔薄白，为督脉、足太阳经筋受损。证属外力伤筋，肾府受损，气滞血瘀，经脉痹阻。病位在督脉、足太阳、足少阳经筋。

诊断：中医诊断为腰痛病（气滞血瘀）。西医诊断为腰椎间盘突出症（急性期）。

治则：温阳通督，行气活血。

治疗经过：先针中宫 $L_{4\sim5}$ 椎间隙，再针乾宫 $L_{3\sim4}$ 椎间隙、坤宫 $L_5\sim S_1$ 椎间隙，然后依次按巽、兑、坎、离、艮、震宫进针，留针 30 分钟，每隔 10 分钟按"九宫数"行针一次。针刺 3 次后，腰及右下肢疼痛明显减轻。热针治疗 6 次后，患者可直腰端坐，能弯腰抬腿；针治 12 次，腰及右下肢疼痛基本消失，患者行走自如。5 个月后随访，疗效巩固，患者正常上班工作。

按：该病属于中医学"腰痛"范畴。《灵枢·经脉》："膀胱足太阳之脉，是主筋所生病者……项、背、腰、尻……脚皆痛。"故以热针脊椎九宫穴为主，循经配穴施治。临床研究表明，对腰椎间盘突出的患者施以热针九宫穴，能促使腓总神经、胫神经传导速度加快，远端潜伏期缩短，H 反射恢复正常。说明热针能改善神经根受压状态，使受损神经得以恢复。热针能改善微循环，调节人体血流状态，对人体体液循环系统有良性调整作用。热针治疗仪治疗腰椎间盘突出症的作用机理，主要通过对经络系统、神经体液、血液循环、免疫功能等多系统、多渠道、多途径的调整作用，起到综合治疗效应。

案 6　腰椎间盘突出症

杨某，男，54 岁，干部。1990 年 11 月 1 日。

主诉：腰及右下肢疼痛 4 个月，加重 3 天。

现病史：患者既往有腰部外伤史。1990 年 6 月下旬因搬家劳累后出现腰部牵及右下肢疼痛；3 天前挫伤腰部诱发右下肢疼痛加重，站立及行走困难，咳嗽、喷嚏时疼痛沿右下肢后外侧向下放射。1990 年 11 月 5 日昆明市人民医院 CT 扫描提示：$L_5\sim S_1$ 椎间盘向右后脱出，压迫硬膜囊及右侧神经根。脉细紧，舌暗红夹瘀，苔薄白。证属：气滞血瘀，脉络痹阻。

经络辨证：《医学心悟》载："腰痛拘急，牵引腿足。"该案症状为腰痛合并下肢痛，与西医腰椎间盘突出症的症状相似。患者外伤后致腰部气血运行不畅，不通则痛，结合舌脉，舌暗红夹瘀、苔薄白、脉细紧均为气滞血瘀、脉络痹阻之征。证属气滞血瘀，脉络痹阻。

诊断：中医诊断为腰痛病（气滞血瘀）。西医诊断为腰椎间盘突出症。

治则：行气活血，通络止痛。

治疗：热针九宫穴治疗 33 次后，腰腿疼痛消失，右下肢直腿抬高试验（－）、颏胸试验（－）、颈静脉压迫试验（－）、仰卧挺腹试验（－）。患者临床治愈出院。1991 年 4 月 26 日 CT 复查：与治疗前 CT 片对照，突出的椎间盘组织缩小，对硬膜囊压迫程度明显改善。随访 1 年，疗效巩固。

按：中医学将该病归为"腰痛"范畴。热针九宫穴疗法以病变椎间隙为中宫，再针乾宫、坤宫，然后依次按巽、兑、坎、离、艮、震宫进针，以达行气活血、通络止痛之功。

案 7　带状疱疹

林某，女，52 岁，公务员。2010 年 8 月 16 日初诊。

主诉：右侧腰腹部疼痛伴皮疹 18 天。

现病史：患者于两周前吃川味火锅后发觉右侧腰部、髂及少腹灼热疼痛，皮肤发红，外用红花油及皮炎平乳膏后，疼痛加重，疼痛部位出现簇集性粟粒大小的丘状疱疹，间有黄白水疱。经某医院给予抗病毒及抗生素等药物治疗后，疱疹逐渐干瘪，皮损色素加深，持续疼痛，夜间尤甚。初诊见症：$L_1 \sim L_5$ 右腰背部沿髂嵴及少腹呈带状皮损，面积约 9cm × 32cm，皮色暗红，皮损部有散在疱疹结痂，伴身重腹胀，舌红绛，苔黄腻，脉滑数。

经络辨证：患者过食辛辣厚味，复感火热时毒，发为"蛇丹"。经治疗后症状虽减，然余邪未净，留滞于血络，故疼痛不减，身重腹胀，舌红绛，苔黄腻，脉滑数，为脾经湿热。证属湿热蕴蒸，浸淫肌肤，余邪留滞，皮部受损。病位在带脉、足太阴、足太阳、足少阳经皮部。

诊断：中医诊断为蛇串疮（湿热蕴蒸，浸淫肌肤）。西医诊断为带状疱疹。

治则：泻火解毒，清热利湿，疏经通络，濡养皮部。

治疗：取穴肾俞、气海俞、大肠俞、关元俞，泻法。于皮损部阿是穴给予多针浮刺法，每次沿皮损缘选 6~9 个穴，向疱疹带中央沿皮平刺，捻转泻法；选头、尾两旁 4 针加用电针，可调波，频率 100 次/分，留针 30分钟。针后将当归注射液 2mL 与维生素 B$_{12}$ 注射液 1mL（0.5mg）混合后穴位注射夹脊、皮损周围阿是穴。每次 4~6 个穴，每穴 0.3~0.5mL。治疗 3 次后，疼痛减轻。治疗 6 次后，疼痛明显缓解。治疗 15 次后，疼痛全消，痊愈。6 个月后随访，皮损部稍有色素沉着，余无不适。

按：《难经·二十八难》："带脉者，起于季胁。回身一周。"《脉经·平奇经八脉病》："左右绕脐，腹腰脊痛，冲阴股也。"《素问·皮部论》"帝曰：夫子言皮之十二部，其生病皆何如？岐伯曰：皮者，脉之部也。邪客于皮，则腠理开，开则邪入客于络脉；络脉满则注于经脉；经脉满则入舍于腑脏也。故皮者有分部，不与而生大病也。"论述了外来邪气从皮肤逐渐向内侵袭，湿热蕴蒸，火热时毒损伤带脉血络，故皮部灼热疼痛；带脉约束失司，太阳、太阴、少阳诸脉经气失调，皮部失荣，故疼痛不止。《素问·风论》亦云："风气与太阳俱入，行诸脉腧，散于分肉之间，与卫气相干，其道不利，故使肌肉膜而有疡。"明确指出了风邪经太阳经侵入体内，行于背部五脏六腑的腧穴，散布于肌肉之间，与卫气相搏，致卫气通行的道路不得通利，所以使肌肉肿胀高起而生疮疡。根据经脉的循行分布，带状疱疹与足太阴有关。其症状特点为皮损淡红，起黄白水疱，疱壁疏松，易于穿破，渗水糜烂，并伴有身重腹胀，舌红绛，苔黄腻，脉滑数等，此为湿热毒邪蕴于太阴之病候。少阳经循行于人体两侧，长于调畅气机以清肝胆之火。火热一去，则因火毒而致皮肤疼痛的症状可缓解。循皮部行多针浮刺法加电针，可通经活络，祛邪止痛。针刺背俞及夹脊穴，配用小剂量穴位注射，可清泄热毒，濡养皮部。

案 8 软组织挫伤

景某，男，34 岁，工人。1980 年 3 月 19 日 16 时初诊。

主诉：腰背疼痛两天。

现病史：患者 1980 年 3 月 17 日下午 4 时左右从 2m 高的台阶上跌下，挫伤右侧腰背及大腿后侧。内服药酒后腰背痛反更加剧，深呼吸及咳嗽时痛不可耐，不能转侧，夜不能寐。庚申年己卯月辛日申时初诊，查右侧腰背肌肉板滞、略肿胀，右斜方肌、背阔肌、骶棘肌均有明显压痛。

经络辨证：患者因外伤后致使腰部经络气血阻滞，瘀血闭阻，不通则痛。《脉经·平奇经八脉病》："尺寸俱浮……腰背强痛，不得俯仰……"

膀胱足太阳之脉《灵枢·经脉》："是动则病……脊痛，腰似折……" 病位在腰、足太阳经。结合舌脉，证属气滞血瘀。

诊断：中医诊断为伤筋（气滞血瘀）。西医诊断为软组织挫伤。

治则：通经活络止痛。

治疗：取穴委中，行"透天凉"手法；右大肠俞透三焦俞，右谵谵透魄户，行"龙虎交战"手法，并加用电针。针刺时有"清凉、舒适"感，起针后，顿感疼痛若失，即可自如俯仰、转侧。当夜安睡，次晨疼痛完全消失。

按：患者挫伤时间是己日申时，病痛部位属膀胱经。按十二经分配十二时的纳子法，申时正值气血灌注膀胱之时，气血循环正旺，忽受挫闪，以致气血凝滞，经络不通则痛。针治时又逢申时，故取膀胱经穴，迎而夺之。除委中采用泻法外，背部俞穴还采用逆经脉透针法，并通电刺激，加强了疏调经气、通经活络的治疗作用，故效如桴鼓。

案9 椎小关节紊乱症

唐某，男，67岁，干部。1987年9月13日就诊。

主诉：反复腰痛4年余，加重2天。

现病史：患者于1983年因腰部外伤出现腰痛，经中西药物治疗腰痛未愈。1987年9月12日从坐位站立时突感剧烈腰痛，活动明显受限，不能直腰站立，行走或咳嗽时疼痛加剧，不能平卧及翻身转侧。

查体：前弓体位，$L_2 \sim S_1$ 叩击痛，双侧腰肌紧张、压痛，拉塞格征（＋），挺腹试验（＋），膝腱反射减弱。X线腰骶椎正侧位片提示：$L_{2 \sim 5}$ 退变增生，$L_4 \sim L_5$、$L_5 \sim S_1$ 椎间隙变窄，关节突关节退变增生。实验室检查：红细胞沉降率4mm/h，抗链球菌溶血素试验250u，类风湿因子（－）。脉细弦，舌淡胖，苔薄白。

经络辨证：《灵枢·经脉》："膀胱足太阳之脉，夹脊抵腰，是动则病脊痛，腰似折。" 患者年老，肝肾不足，加之外伤和久病致腰部气血运行不畅，不通则痛。证属肝肾亏虚，筋脉失养，气血失和，经络痹阻。

诊断：中医诊断为腰痛病（肝肾亏虚）。西医诊断为椎小关节紊乱症。

治则：补益肝肾，活血化瘀。

治疗经过：经热针九宫穴治疗2次后，腰痛缓解，患者可以端坐，能慢步行走。治疗6次后，疼痛明显减轻，患者能弯腰抬腿，夜间可安然入睡。针治 8 次后，疼痛完全消失，患者行走活动自如。随访半年，疗效巩固。

按：中医学将该病归为"腰痛"范畴。九宫穴配合热针治疗，通过热针在体内组织发热，使局部温度升高，血管扩张，血流速度加快，有利于体内炎性物质的吸收和排泄，热针的热效应可缓解肌肉、关节和韧带的紧张，有利于挛缩的解除，因而能够止痛和促进生理功能的恢复。

第四章　四肢病证

案 1　拇指屈肌腱鞘炎

赵某，女，49 岁，1978 年 4 月 7 日初诊。

主诉：右手拇指关节疼痛、不能自主屈伸 1 年余。

现病史：患者述 1 年前由于劳损致右手拇指关节疼痛、不能自主屈伸。

查体：右手拇指呈内屈状态，由于多次外敷中草药局部皮肤粗糙，有破损结痂。拇指关节不能伸直，被动上翘时有弹响，疼痛向腕部桡侧放射。右掌指关节内侧压痛明显，并可摸到豆状结节；拇指掌指关节背侧及桡骨茎突部亦有压痛。

经络辨证：由于局部过度劳损而致筋脉受损，气血凝滞，不能濡养经筋而发病。证属筋脉受损，气滞血瘀。病位在手太阴经筋。

诊断：中医诊断为筋痹（气滞血瘀）。西医诊断为右拇指屈肌腱鞘炎。

治则：行气活血，濡养经筋。

治疗：取穴地神（位于拇指与掌交界之横纹中点）、大骨空（位于手大拇指第二指节尖上，拇指背侧指骨关节横纹中点处）、后骨空（位于第一掌指关节，拇指背侧第一关节突上）、凤眼（位于拇指桡侧缘，指骨间关节横纹头，赤白肉际处）、明眼（位于拇指尺侧缘，指骨间关节横纹头，赤白肉际处）、虎口（拇、示指分开，手指蹼中点上方，赤白肉际处）。电针大骨空、后骨空、凤眼透明眼、虎口、列缺，针后用醋酸泼尼松加普鲁卡因混合液 0.5mL 于地神穴行穴位注射，隔日治疗 1 次。治疗一次后疼痛明显减轻。治疗 3 次后，拇指活动灵便。共治疗 5 次，症状全部消失。随访 3 年，疗效巩固。

按：拇指屈肌腱鞘炎是由于局部过度劳损而致瘀血停滞，筋脉受损，不能濡养经筋而发病，属中医学"伤筋""筋痹"等范畴。《灵枢·经筋》："手太阴之筋，其病，当所过者支转筋痛。"故取拇指五通穴，即大骨空、后骨空、凤眼透明眼、虎口、列缺。

案2 拇指屈肌腱鞘炎

杨某，女，51岁，工程师。1996年3月10初诊。

主诉：右手拇指关节疼痛，不能屈伸活动10余天。

现病史：患者于两周前因搬家劳累，渐感右手拇指关节疼痛，不能用力，伸展屈曲活动受限。

经络辨证：右手拇指呈内屈状态，拇指关节不能伸直，被动上翘时有弹响，疼痛向腕部桡侧放射。右掌指关节内侧压痛明显，可触及豆状结节；拇指掌指关节背侧及桡骨茎突部亦有压痛。证属气滞血瘀，经筋受损。病位在手太阴经筋。

诊断：中医诊断为筋痹（气滞血瘀，经筋受损）。西医诊断为右拇指屈肌腱鞘炎。

治则：行气活血，濡养经筋。

治疗经过：主穴取拇指六通穴；配穴取合谷、列缺、阳溪。治疗1次后疼痛明显减轻，隔日治疗1次；治疗3次后，拇指活动基本自如。共治疗5次，症状全部消失。随访1年，疗效巩固。

按：中医学多将该病归入"筋痹"等范畴。该病病位在手太阴经筋上，多因经筋受损，气滞血瘀所致。按"经脉所过，主治所及"和"以痛为腧"的取穴原则，主穴取拇指六通穴为主穴；配穴取合谷、列缺、阳溪。《灵枢·经筋》云："手太阴之筋，其病当所过者支转筋，痛甚成息贲……以痛为腧。"拇指六通穴：大骨空、后骨空、虎口、鱼际、地神、凤眼透明眼。刺灸法：①大骨空：在手大拇指第二节尖上，拇指背侧指骨关节横纹中点取穴。刺灸法：针尖朝掌指关节方向平刺0.5～0.8寸；可灸。②后骨空：拇指掌指关节背侧正中陷中。刺灸法：向腕部平刺0.5～0.8寸；可灸。③虎口：拇指、示指之指蹼中点上方赤白肉际处取穴。刺灸法：斜刺0.5～0.8寸，可灸。④鱼际：仰掌，在第一掌指关节后，掌骨中点，赤白肉际处取穴。刺灸法：直刺0.5～0.8寸；可灸。⑤地神：位于手拇指与掌交界之横纹中点。刺灸法：直刺0.3～0.5寸，或向掌中平刺0.5～0.8寸；可灸。⑥凤眼透明眼：拇指关节横纹桡侧端是凤眼穴；拇指关节横纹尺侧端明眼穴。刺灸法：屈指，从凤眼穴进针透至明眼穴，可灸。

案3　拇指屈肌腱鞘炎

蔡某，女，42岁，工人。1985年3月15日初诊。

主诉：右拇指关节疼痛、不能自主屈伸1年余。

现病史：患者1年前由于长期作业导致右拇指关节疼痛，不能屈伸。查体：右手拇指呈内屈状态，由于多次外敷中草药，局部皮肤粗糙，破损结痂，拇指关节不能伸直，被动上翘时有弹响，向桡腕部放射疼痛。右掌指关节内侧压痛明显，并可摸到豆状结节。拇指掌指关节背侧及桡骨茎突部亦有压痛。脉细涩，舌暗红有瘀斑，苔薄白。

辨证：患者长期作业，劳伤经筋，经络不通，不通则痛。脉细涩，舌暗红有瘀斑，苔薄白。证属气血凝滞，筋脉瘀阻。

诊断：中医诊断为筋痹（气血凝滞，筋脉瘀阻）。西医诊断为拇指屈肌腱鞘炎。

治则：行气活血，通络止痛。

治疗：主穴取地神、虎口、大骨空、后骨空四针恢刺。配穴取凤眼、明眼、阳溪、太渊。治疗2次后，疼痛明显减轻。隔日治疗1次。治疗5次后拇指活动基本自如。共治疗8次，症状完全消失。随访1年，疗效巩固。

按：拇指屈肌腱鞘炎多发生于中老年女性，尤其多见于用手指用力的手工劳动者，亦有少数是在产后休息期间，偶做轻微家务而患本症。本病可归属于手太阴经筋"筋挛"一类。《灵枢·经筋》云："手太阴之筋，起于大指之上，循指上行，结于鱼后，行寸口外侧……其病，当所过者支转筋。"经筋是经络系统中的连属部分，它的功能活动有赖于经络气血的濡润滋养，故在手太阴肺经和相表里的手阳明大肠经上循经取穴，按经筋之为病，当以"以痛为腧"为原则，又着重于局部取穴。锯齿波较为恒定、和缓，可代替施行手法；加以电针解痉、消炎、改善循环的作用，故能起到较好的通经活络、舒筋止痛的治疗效果。

案4　拇指屈肌腱鞘炎

杨某，女，65岁，1981年5月14日初诊。

主诉：左手拇指关节活动不利5天。

现病史：患者5天前由于劳作过度致左手拇指关节活动不利。查体：

左拇指第一掌骨内侧局部压痛，拇指内屈上翘活动受限，被动活动时疼痛加重。

经络辨证：由于局部过度劳损而致筋脉受损，气血凝滞，不能濡养经筋而发病。证属筋脉受损，气滞血瘀。病位在手太阴经筋。

诊断：中医诊断为筋痹（气滞血瘀）。西医诊断为左拇指屈肌腱鞘炎。

治则：行气活血，濡养经筋。

治疗：用4号注射针头从鱼际穴进针，针尖向地神穴方向斜刺，有针感后，注入醋酸泼尼松加普鲁卡因混合液1mL（每种药0.5mL），出针后轻轻揉按，5分钟后左手拇指即可活动。次日疼痛完全消失，活动如常。随访1年，未曾复发。

按：拇指屈肌腱鞘炎是由于局部过度劳损而致瘀血停滞，筋脉受损，经筋失养而发病，属中医学"伤筋""筋痹"等范畴。《灵枢·经筋》："手太阴之筋，其病，当所过者支转筋痛，以痛为腧。"故取穴鱼际、地神行气活血止痛。

案5 腕关节腱鞘囊肿

艾某，女，36岁，护士。1984年7月12日初诊。

主诉：右腕关节肿痛3个多月。

现病史：患者于1983年7月参加劳动后自觉右腕关节酸痛，2个月后在腕关节指总伸肌腱尺侧手少阳经皮部出现约2cm×1.5cm的囊肿。1984年3月下旬行手术切除。术后3个月，在手术疤痕桡侧手阳明经皮部隆起2cm×2.5cm的囊肿，外形光滑，质软，触之有饱胀感，右腕关节酸痛，右臂乏力。

经络辨证：经筋劳损，痰核瘀滞。病位在手少阳、手阳明皮部。

诊断：中医诊断为筋痹（经筋劳损，痰核瘀滞）。西医诊断为右腕关节腱鞘囊肿。

治则：蠲痰逐瘀，舒筋通络。

治疗经过：按五针扬刺法，在囊肿周围基底部平刺4针，囊肿中间直刺1针至囊底。针后囊肿上垫纱布加压按揉5分钟；艾条温和灸10分钟。针治2次后囊肿明显缩小。治疗6次后囊肿完全消失。随访2年无复发。

按：中医学多将该病归入"筋痹"范畴。该病病位在手少阳、手阳明皮部，多因经筋劳损、痰核瘀滞所致。按"经脉所过，主治所及"和"以痛为腧"的取穴原则，行五针扬刺法。《灵枢·官针》曰："毛刺者，刺浮痹皮肤也。""扬刺者，正内一傍内四而治之，以治寒气之博大者也。"本例属痰核瘀滞于皮部，故采用毛刺、扬刺法以治之。

案6 桡神经损伤

郝某，男，42岁，1979年4月14日8时初诊。

主诉：右上肢疼痛，麻木无力半月余。

现病史：患者诉半个月前右手被木板砸伤，右示指及第二指掌关节青肿，X线摄片未见骨质损伤，外敷中草药后肿消痛止，但出现右上肢麻木。1周后，合谷部位骨间背侧肌、拇指球肌群及肱桡肌肌张力减退，出现不同程度的肌萎缩。右手拿物会不自主脱落，持笔写字、拿筷吃饭均感困难。

经络辨证：患者因外伤致右上肢筋脉肌肉受损，气血运行不畅，筋脉肌肉失养，故上肢软弱无力，肌肉萎缩。证属气血亏虚。病位在手阳明大肠经。

诊断：中医诊断为痿证（气血亏虚）。西医诊断为桡神经损伤。

治则：调和气血，濡养筋肉。

治疗：己未年戊庚月辛日辰时初诊，开穴曲池，配取合谷，行"烧山火"手法，针后加灸。预约患者每天上午8时治疗，针灸3次后右臂麻木消失，改间日治疗。针灸7次后，右臂肌张力恢复，活动功能基本正常。

按："痒麻虚补，疼痛实泻。"本例以右臂麻木为主，伴有轻度肌萎缩，故当补。病变部位属手阳明大肠经，大肠经气血流注时间在卯时，补大肠经虚证，当在辰时补其母穴，故约患者8时治疗，补曲池，随而济之。合谷是原穴，商阳是本穴，亦属调补本经气血之要穴，作为配穴。间或取手三里、阳溪，以助通经接气。阳明经为多气多血之经，针灸并施，增强补益作用，气血得充，故症自消。

案7 肱桡滑囊炎

徐某，女，45岁，干部。1989年5月15日初诊。

主诉：右肘外侧疼痛1个月。

现病史：患者1个月前因运动时右臂用力过猛渐感右肘外侧疼痛，伸腕端提物件时疼痛加重。查体：右桡骨小头及腕伸肌肌间均有压痛，右肱骨外上髁明显压痛。

经络辨证：右桡骨小头及腕伸肌肌间均有压痛，右肱骨外上髁压痛明显，手阳明经筋受损。证属经筋外伤，气滞血瘀。病位在手阳明经筋。

诊断：中医诊断为肘劳（外伤经筋，气滞血瘀）。西医诊断为右肱桡滑囊炎。

治则：行气活血，疏调经筋。

治疗经过：主穴取肱骨外上髁压痛点。配穴取曲池、手三里、肘髎、天井。主穴取肘阿是穴，行平针齐刺法，予以平补平泻手法，加用 G6805 电针机，采用可调波，频率 80~100 次/分，治疗 20 分钟，隔日 1 次。治疗 6 次，疼痛消失，右肘活动自如。随访 1 年，疗效巩固。

按：中医学多将该病归入"肘劳"范畴。其病位在肘部，主因经筋外伤、气滞血瘀。按"经脉所过，主治所及"和"以痛为腧"的取穴原则，主穴取肱骨外上髁压痛点，配穴取曲池、手三里、肘髎、天井。《灵枢·经筋》："手阳明之筋，其病，当所过者支痛及转筋。"患者因"强力伤筋"，气滞血瘀，导致罹病。按经筋之为病，"以痛为腧"，局部取穴，循经配穴。肘阿是穴行平针齐刺法，疏调经筋。电针具有解痉、消炎、改善循环的作用，可调波刺激恒定、和缓，可代替手法，故能起到较好的通经活络、舒筋止痛的治疗效果。

案 8　肌纤维组织炎

李某，男，50 岁，干部。1967 年 11 月 27 日初诊。

主诉：全身多处肌肉疼痛半月，加重 1 周。

现病史：患者工作劳累，且多是水中作业，居住环境寒冷潮湿。右腓肠肌痉挛疼痛，右肘挛急，拇指内收，四指拘挛疼痛。一周后，右肩、项颈拘急疼痛，臂不能举，走路跛行，右手不能握物。经某医院检查，血压 140/86mmHg，心脏检查（－），排除脑血管意外。经服药及针灸治疗 9 天，病未减，前来就诊。检查：无面瘫，但头项不能回顾，右风池、天髎、秉风、天宗、膏肓俞等部位压痛明显。右肩臂不能上举、外展及后旋；右肘不能伸直，借外力强伸至 160°左右时则右手指自行握拳内收；右膝关节不能伸直，膝关节凉，无红肿，足趾下垂并轻度内翻。脉象右沉涩，左沉缓，舌淡紫湿润，苔白，饮食尚可，便溏。

经络辨证：此为风、寒、湿邪侵袭，流注于手三阳、足三阳经络，致气血运行不畅为病。寒为阴邪，其性收引，故经筋拘急，关节屈伸不利。

证属寒湿凝滞，脉络痹阻。病位在手三阳、足三阳经筋。

诊断：中医诊断为痹证（寒湿凝滞）。西医诊断为肌纤维组织炎。

治则：温经散寒，舒筋活络止痛。

治疗：治当温经散寒，疏调经筋。取穴：左头维、左颧髎、右曲池、右阳陵泉、右太冲。头维、颧髎用"恢刺法"，结合"龙虎交战"手法；曲池、阳陵泉、太冲行"龙虎升降"手法。起针后，头项可自如转动，肘关节基本可自行伸屈。复诊取穴：右头维、右颧髎、右曲池、太冲、双阳陵泉。针治两次后，手能操筷吃饭，走路基本无碍。治疗5次后，项背疼痛消失，上下肢功能基本恢复正常，唯膝关节仍感冷痛，夜间偶有下肢肌肉痉挛疼痛。后因故未继续治疗。

按：手三阳经筋结于角，故取相近穴头维，交叉取穴，以合"维筋相交"之意；足三阳经筋结于𬵸，故取相近穴颧髎，亦属"病在下者高取之"之法。《灵枢》云："十二经脉，三百六十五络，其血气皆上于面，而走空窍。"《针灸大成》曰："首为诸阳之会，百脉之宗。"寒为阴邪，易伤阳气，头面取穴振奋阳气，散经筋之寒。肝主筋，故取肝经原穴太冲。阳陵泉为筋之会穴，调诸筋，疗下肢挛痛。曲池调阳明经筋脉气，能缓肘臂肩项之拘急。

案9 急性风湿性关节炎

邝某，女，24岁，教师。1984年2月16日初诊。

主诉：双下肢疼痛，不能站立20余天。

现病史：患者诉产后受凉，双下肢疼痛，不能站立20余天。经服用保泰松、山海棠片等治疗收效不显。体查：体温37.5℃，心肺（-），膝关节轻度肿胀，自觉冷痛，不能随意屈曲、伸直，下肢皮温下降，膝关节及踝关节周围有明显压痛。乏力，多汗，舌质淡红，苔白腻，脉弦细而紧。实验室检查：血红蛋白12.5g/L，红细胞4.24×10^{12}/L，白细胞12×10^9/L，中性粒细胞80%，淋巴细胞19%，血沉68mm/h，抗链球菌溶血素"O"2000U；尿常规正常。

经络辨证：《难经·二十八难》："阳跷脉者，起于跟中，循外踝上行……"患者有受寒史，双下肢疼痛，膝关节轻度肿胀，自觉冷痛，不能随意屈伸，下肢皮温下降，舌质淡红，苔白腻，脉弦细而紧，此乃寒湿伏滞，久病邪留奇经。辨证为产后血虚，正气不固，风、寒、湿乘虚而入，痹阻经络关节。证属寒湿凝滞，脉络痹阻。病位在阳跷脉。

诊断：中医诊断为痹证（寒湿阻络）。西医诊断为急性风湿性关节炎。

治则：祛湿散寒，疏经通络。

治疗：取穴阳陵泉、阴陵泉、足三里、悬中、阴市、血海、梁丘、三阴交、丘墟。运用 GZH 型热针仪，热针温度 40~45℃。治疗时有热感循经感传，治疗后下肢温暖舒适。热针治疗 6 次后，疼痛明显减轻，患者可在室内行走。针治 12 次后复查血象：血红蛋白 14g/L，红细胞 4.5×10^{12}/L，白细胞 8×10^9/L，中性粒细胞 65%，淋巴细胞 30%，血沉 25mm/h，抗链球菌溶血素"O"400U。共治疗 28 次，血沉及抗链球菌溶血素"O"正常，下肢疼痛完全消失，膝关节活动正常，患者行走自如。1985 年 1 月随访，患者体健无恙。

按：阳跷脉主治腰背强直，骨节疼痛，手足麻痹、拘挛。按阳跷脉病施治。阳陵泉是足少阳胆经的合穴，属八会穴中的筋会，是治疗筋病的要穴，特别是治疗下肢筋病临床较为常用，具有舒筋和壮筋的作用。《铜人腧穴针灸图经》："治膝伸不得屈，冷痹脚不仁，偏风半身不遂，脚冷无血色。"阴陵泉、足三里、悬中、阴市、血海、梁丘、三阴交、丘墟同走下焦，针灸并施，可以温经通络，宣痹止痛。

案 10 类风湿性关节炎

李某，男，51 岁，商人。初诊日期：1992 年 11 月 23 日。

主诉：双手指关节疼痛肿胀两年，加重伴双膝关节疼痛半年。

现病史：患者长期居住环境潮湿，1990 年 1 月受凉后现晨起时右手活动不灵，右手指关节疼痛、肿胀，渐延及左手指关节疼痛肿胀，经对症治疗后疼痛暂缓解，以后每遇天气变化则疼痛复作。近半年双手指关节疼痛加重，活动受限，时感双膝关节疼痛，不耐劳累，纳少，二便正常。查体：双手指关节肿胀、压痛。舌暗红，苔白，脉细紧。查血：血沉 25mm/h，抗链球菌溶血素"O"500U，类风湿因子（+）。

经络辨证：风寒湿邪侵袭，流注于足三阳、手三阳经经脉，气血运行不畅。寒为阴邪，其性收引，故关节疼痛、活动不利。证属：寒湿凝滞，脉络痹阻。病位：足三阳、手三阳经经脉。

诊断：中医诊断为尪痹；证型为寒湿凝滞，脉络痹阻。西医诊断为类风湿性关节炎。

治则：祛湿散寒，舒筋活络。

治疗经过：经常规皮试后，以蜂毒注射液 1mL（0.5mg）加 2% 普鲁卡因 2mL 混合液行穴位注射治疗。取穴：双支沟、阳池、次都、中都、落枕、痛灵、阳陵泉、曲泉，每次取 3 穴，每穴注射 0.5mL，隔日 1 次，蜂毒每次用量 0.25mg。治疗两个疗程后，双手指关节及膝关节疼痛明显减轻，每次取穴增为 6 个穴位，每穴注射 0.5mL，蜂毒用量为 0.5mg，隔日 1 次。继续治疗 1 个疗程，蜂毒总量达 10mg。复查血：血沉 8mm/h，抗链球菌溶血素 "O" 250U，类风湿因子（±），双手指关节肿胀疼痛消失，活动自如。随访半年，未见复发。

按：类风湿性关节炎属于"痹证"，专指关节病变，以关节变形、疼痛、活动受限、僵硬为特点。寒、湿为阴邪，易伤阳气，取穴以阳经穴为主，激发手足三阳经阳气，祛散经筋寒湿之邪。阳陵泉为筋会，调诸筋，疗下肢挛痛。蜂毒具有高度的生物学及药理学活性，对细胞膜有溶解作用，使蜂毒中的抗菌、抗炎、抗凝血成分迅速进入体内，同时蜂毒可以刺激人体免疫系统，增强人体免疫机能，提高机体抗病能力，达到治疗目的。

案 11　风湿性关节炎

吉某，男，45 岁，教师。1961 年 1 月 25 日初诊。

主诉：双膝踝关节反复肿痛 8 年，加重半年。

现病史：患者关节疼痛已 8 年，每逢阴雨天膝、踝关节疼痛。1960 年 8 月，患者带领学生下水劳动后，诱发关节红肿、疼痛，痛如锥刺，以致卧床不起。服西药治疗月余，未见好转。改服中药 60 余剂，亦收效甚微。1961 年元月，邀余出诊，询查病况，双下肢关节疼痛，膝部粗隆，屈伸不利，股部及患部肌肉麻木，轻度萎缩，足跗发凉，夜间更甚。脉象沉涩，舌质淡，苔白滑。

诊断：中医诊断为痹证（风寒湿型）。西医诊断为风湿性关节炎。

治则：温经通络，散寒祛湿。

治法：取穴伏兔、足三里、丰隆、陷谷。采用"烧山火"手法，施术中患者先感双下肢酸麻，行三度手法，自诉下肢有如火烘，针治 1 次后，疼痛大减。治疗 3 次后，足跗终夜温暖，并可扶杖下床行走。诊治 5 次后，即由家属陪同来院针灸，共治疗 40 余次，基本痊愈，恢复工作。

按：《素问·小针解》："黄帝问曰：愿闻九针之解，虚实之道。岐伯对曰：针虚则实之者，针下热也，气实乃热也。满而泻之者，针下寒也，气虚乃寒也。"《金针赋》："一曰烧山火，治顽麻冷痹，先浅后深，凡九阳而三进三退，慢提紧按，热至紧闭插针，除寒之有准。"本次所取穴位伏兔、足三里、丰隆、陷谷，皆足阳明胃经穴位，体现了"经脉所过，主治所及"之意。

案12　风湿性关节炎

王某，男，54岁，干部。1983年3月10日下午2时初诊。

主诉：左侧躯体疼痛，肢体活动不利半年余。

现病史：患者诉10年前有外伤及受寒史，肩、腰、膝、踝关节经常疼痛。近7个月，左侧上、下肢运动功能障碍，左侧躯体上至头项、下连背胁及股胫外侧酸困疼痛，夜间更甚，不能安寐。查体：颈项活动时，左斜方肌、菱形肌牵引疼痛，左肩背肌肉板滞发凉，手臂后旋不能触及腰椎，上举手指尚可触及耳垂，外展平举40°，腰背强直，走路跛行，左足轻度外翻。身体左侧多处压痛，尤以风池、臑俞、阳陵泉、跗阳穴等部位明显。血压130/90mmHg，脑血流图报告正常。脉沉细，舌淡尖红，苔白腻。

经络辨证：患者有外伤及受寒史，左侧上、下肢运动功能障碍，左侧背胁及股胫外侧疼痛发凉，脉沉细，舌淡尖红，苔白腻。此乃寒湿伏滞，经络痹阻之征。"阳跷者，足太阳之别脉，经过股外侧，分布于胁肋，循行于肩髆。"阳跷脉所过，寒湿羁留于经筋，脉络郁闭，气血凝滞，久病邪留奇经。证属寒湿凝滞，脉络痹阻。病位在阳跷脉。

诊断：中医诊断为痹证（寒湿凝滞）。西医诊断为风湿性关节炎。

治则：祛湿散寒，疏经通络。

治疗：灵龟八法施治。癸亥年甲寅月丁酉日丁未时初诊，开穴申脉、后溪。热针（GZH型热针仪）配取左风池、臑俞、阳陵泉、跗阳。戊戌日己未时二诊，开穴后溪，按"夫妻"关系，同取申脉，热针左风池、肩髆、阳陵泉、悬钟。配穴取环跳、风市、地机、复溜。宗上法治疗4次，疼痛明显减轻，可以通夜安眠。治疗12次，左肩上举达140度，外展达60度，旋后伸提拇指可触及第十二胸椎，左腿运动功能接近正常。治疗24次，颈项活动自如，左臂外展平举90度，旋后伸提拇指抵达第七胸椎，左下肢屈伸自如，行走如常。随访1年，疗效巩固，遇天气寒冷时，偶有关节酸痛，仍能坚持工作。

按：阳跷脉主治腰背强直，骨节疼痛，手足麻痹、拘挛。按阳跷脉病施治，灵龟八法首开阳跷脉之申脉，通督脉后溪；配取风池，以应"根结"理论；臑俞、肩髃采用《内经》"合谷刺"，以疗肌痹；阳陵泉、跗阳采用"关刺"，以治筋痹；用热针直抵病所，更能温经散寒，舒筋通络。

案13 痛风性关节炎

曹某，男，46岁，经理。2008年7月14日初诊。

主诉：双下肢足趾、踝关节红肿疼痛1天。

现病史：患者经常饮酒，嗜食肥甘厚味。昨天暴食海鲜，夜间突发双下肢拇趾及跖趾关节、踝关节红肿疼痛，痛不可触，局部灼热，得冷稍舒，心烦口渴，舌红苔黄，脉滑数。实验室检查：红细胞沉降率12mm/h，抗链球菌溶血素"O"效价测定400U，类风湿因子阴性，血尿酸0.96mmoL/L。

经络辨证：患者经常饮酒，嗜食肥甘厚味，致湿热内蕴。热为阳邪，湿性重浊黏滞，湿热壅滞关节、经络，故见红肿疼痛；热盛伤津，故心烦口渴，得冷稍舒。舌红苔黄、脉滑数为湿热内盛之象。"脾足太阴之脉，起于大趾之端，循趾内侧白肉际，过核骨后，上内踝前廉，上端内。"脾主运化，湿热阻络，故痛不可触；血尿酸增高，提示痛风。证属湿热蕴结，脉络痹阻。病位在足太阴、足阳明、足少阴、足厥阴经。

诊断：中医诊断为痛风（湿热蕴结，脉络痹阻）。西医诊断为痛风性关节炎。

治则：清热利湿，疏经通络。

治疗：主取穴三阴交、然谷、太冲、公孙、足三里、大椎。针刺泻法。针治3次后红肿消退，疼痛明显减轻。针治6次后，疼痛消失，症消病愈。

按：中医学认为痛风主要为风寒湿、风湿热等邪气客于经络，血脉瘀滞，关节失养所致。《素问·宣明五气》云"脾恶湿"。脾主运化，脾胃相表里。足三里是足阳明胃经合穴，公孙是足太阴脾经络穴。二穴共用健脾胃，清湿热；然谷为足少阴肾经荥穴，滋阴清热；太冲为肝经原穴，清肝降火，清下焦湿热；大椎为督脉与手足三阳经之会，清热化风祛湿。实验室检查有助于明确诊断。治疗措施的选择、饮食的禁忌与调养，对疾病的预防和治疗有参考价值。

案 14　股外侧皮神经炎

付某，女，35 岁，售货员。1983 年 6 月 10 日初诊。

主诉：右大腿双下肢前外侧皮肤疼痛麻木 6 年余。

现病史：患者于 1977 年 3 月分娩时难产，产后胎盘滞留，行胎盘剥离术，致出血性休克，经抢救后渐愈。后遗双下肢无力，大腿前外侧皮肤疼痛伴有蚁行感，站立或行走后加重。经服药、理疗等治疗 3 年后，左下肢症状基本消失，右股外侧麻木疼痛症状加重。查体：右下肢无明显运动功能障碍，股部肌群肌张力减退，膝腱反射减弱。右股前外侧沿足阳明、足少阳经皮部约 10cm×20cm 范围内皮肤感觉减退，局部皮肤枯燥干涩。脉细涩，舌暗红有瘀斑。

经络辨证：患者难产失血过多，气血亏虚，经络失养，右大腿前外侧皮肤疼痛麻木，皮肤感觉减退，局部皮肤枯燥干涩。脉细涩，舌暗红有瘀斑。证属气血亏虚，瘀血痹阻，脉络失养。病位在足阳明、足少阳经皮部。

诊断：中医诊断为肌痹（气虚血瘀）。西医诊断为股外侧皮神经炎。

治则：调补气血，疏经通络。

治疗：股前外侧足阳明、足少阳经皮部疼痛麻木区，采用多针浮刺法，循经配穴，隔日针灸 1 次。其间曾配合维生素 B_1、维生素 B_{12}、当归注射液等穴位注射。共治疗 54 次，右下肢麻木疼痛症状消失。随访 1 年，疗效巩固。

按：中医学多将该病归入"肌痹"范畴。该病病位在足阳明、足少阳经皮部。其多因产后大出血，气虚血瘀所致。按"经脉所过，主治所及"的取穴原则，足阳明、足少阳经皮部疼痛麻木区采用多针浮刺法，循经配穴。《内经》中的多针刺法主要有齐刺、扬刺、傍针刺、赞刺、豹文刺等。"多针连刺法"是《内经》多针刺法的发展，临床运用时分浮刺法和连刺法两种针法。多针浮刺法常用于因气血亏虚引起的络脉皮部较大面积的麻木酸痛，或因感受风寒引起的拘急疼痛等，如皮神经炎、肌筋膜炎、神经性皮炎、风湿性肌纤维质炎、斜方肌痉挛及背阔肌、冈内侧肌拘急疼痛等。

案 15　膝关节退行性骨关节病

张某，女，45 岁，教师。1996 年 11 月 11 日初诊。

主诉：双膝关节疼痛 5 年余，加重两个月。

现病史：患者从事运动及体育教学 10 余年，膝部多次创伤。近 5 年来双膝关节反复发作疼痛，遇寒加剧，得热痛减，近两个月加重，行走或上下楼痛甚。今为求系统诊疗，到我科就诊。查体：双膝关节无红肿及屈伸不利，关节活动时可扪及膝关节骨摩擦感。实验室检查：血沉、抗链球菌溶血素"O"、类风湿因子正常。X 线摄片示：双膝关节骨质增生，韧带钙化。脉细紧，舌质暗淡夹瘀，苔薄白。

经络辨证：《灵枢·经脉》："胃足阳明之脉……其支者……下膝髌中……是主血所生病者……膝髌肿痛……""脾足太阴之脉……上膝股内前廉……是主脾所生病者……股膝内肿、厥……""膀胱足太阳之脉……其支者……入腘中。其支者……循髀外后廉下合腘中……是动则病……腘如结……""胆足少阳之脉……其直者……出膝外廉……是主骨所生病者……膝外至胫、绝骨、外踝前及诸节皆痛……""足少阳之筋，其病……引膝外转筋，膝不可屈伸……"

患者多次膝部创伤致使经过膝关节的经脉气机受损，日久则血行受到影响，气滞血瘀，血瘀脉阻，故而不通则痛。结合脉细紧，舌质暗淡夹瘀，苔薄白，证属气滞血凝，脉络闭阻。病位在足阳明、足少阳、足太阴、足太阳。

诊断：中医诊断为膝痹病（气滞血凝，脉络闭阻）。西医诊断为双膝关节退行性骨关节病。

治则：行气活血，通络止痛。

治法：主穴取膝痛六宁穴，即阳陵泉、阴陵泉、膝内廉、膝外廉、膝下、髋骨；主治膝肿痛，屈伸不利，下肢痿痹。位置与刺灸法：①阳陵泉：腓骨下头前下方凹陷中，左右各一穴。直刺 1～1.5 寸；可灸。②阴陵泉：胫骨内侧髁下缘凹陷处，左右各一穴。直刺 1～1.2 寸；可灸。③膝内廉：平内膝眼水平线，胫骨副韧带上，股骨与胫骨之间的骨缝处。平刺或斜刺 0.5～1 寸；可灸。④膝外廉：平外膝眼水平线，腓骨副韧带上，股骨与腓骨之间的骨缝处。平刺或斜刺 0.5～1 寸；可灸。⑤膝下：内外膝眼连线上，髌韧带中点是穴。直刺 0.5～0.8 寸；可灸。⑥髋骨：髌骨外缘上 2 寸，梁丘穴两侧各旁开 1.5 寸，左右各一对。直刺 1.5～2 寸，可灸。

配穴取足三里、膝阳关、阴市、委中、委阳、血海。每次取 3～4 个穴，隔日治疗1次，加用电针，留针30分钟。针治1次后，膝痛即感减轻，治疗5次后，膝关节活动基本自如。共治疗15次，症状完全消失，膝关节活动自如。随访1年，疗效巩固。

按：中医学多将该病归入"痹证""骨痹""筋痹""膝痹病"等范畴。病位在双膝关节处，多因膝部经脉在劳损内伤、肝肾亏虚、气血不足等基础上受外邪内侵，引起气血不和，经脉受阻，不通则痛所致。故治疗上选穴遵循"经脉所过，主治所及"的原则，以管老临床经验穴组"膝痛六宁穴"配以足阳明经之合穴足三里、阴市，足太阴经合穴阴陵泉、血海，足太阳经合穴委中、委阳，足少阳经合穴阳陵泉、膝阳关，则能行气活血、通络止痛，治疗膝关节退行性病变有良好疗效。

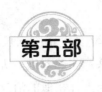

第五部

管遵惠针余笔谈

作者简介

管傲然，男，1972年8月生；昆明医科大学医学硕士，昆明市延安医院主任医师；全国名老中医管遵惠的学术继承人，管氏针灸学术流派第五代主要传承人。

管薇薇，女，1974年10月生；美国佛罗里达大学康复医学及物理治疗博士，美国针灸学硕士；全国名老中医管遵惠的学术继承人，管氏针灸学术流派第五代主要传承人。

针灸治疗哮喘

哮喘是一种常见的反复发作性疾患，包括支气管哮喘、喘息性支气管炎和慢性支气管炎合并肺气肿、心肺功能不全等。主要症状是呼吸急促、喉中痰鸣，严重发作时患者往往会气憋胸闷、唇指发紫、遍身冷汗、不能平卧、彻夜难眠，是一种反复发作而又不易治愈的慢性疾病。

中医学在治疗哮喘方面积累了大量的宝贵经验。早在两千多年前，《黄帝内经》中就有"肺胀满，膨膨而喘咳""咳唾则有血，喝喝而喘，坐而欲起"等准确而具体的描述，指出哮喘与肺实及肾虚有关。后世历代医家从多方面探讨，提出"外邪袭肺""七情所伤""过敏致哮"等病因，并总结出初病在肺，久病累及脾肾等理论。

目前，治疗哮喘的药物和方法很多，中医治疗哮喘独具特色，特别是针灸疗法简便易行，疗效显著，有明显的解痉和扩张支气管的作用，在发作时有较好的平喘效果。针灸治疗哮喘已引起世界医学界的瞩目，1980年世界卫生组织提出的"宣传推广针灸临床主治病证"的40多种疾病中包括哮喘。

昆明市中医院针灸科从 20 多个治喘穴位中，筛选出 3 个主穴，运用 GZH 热针仪在经络穴位上直接产生热效应。所使用的热针既能收到"烧山火"手法近似效果，又具有与火针相似的治疗作用，从而提高了疗效。他们总结的《热针治疗哮喘 64 例临床观察》的论文，在全国针灸学术会议上交流，并发表在《中国针灸》1987 年第 1 期上，受到了针灸同道的肯定。热针治疗哮喘，这一医苑奇葩，将在医林争芳吐艳。

（《春城晚报》1987 年 10 月 7 日）

热针治疗腰椎骨质增生及骨刺有效

腰椎骨质增生是脊椎骨性关节炎的一种表现。一般人在中年以后都会有不同程度的腰椎骨质增生。腰椎骨质增生常伴有腰椎间盘及韧带的退行性改变。

腰椎骨刺的产生是由于较重的外伤或反复的轻伤，造成椎间韧带与椎体间的张力改变，使椎体与韧带剥离处产生裂缝，裂缝内出血及血管伸入，最后骨化而成骨刺；亦可以由腰椎纤维软骨骨化形成骨刺。

腰椎骨质增生和骨刺所表现的病理变化是机体对外伤或衰退的一种修复性反应，一般可无明显的腰痛症状。但如果病变进一步发展，超过了人体代偿能力，再加上外伤、受凉、劳累等因素的作用，则会引起腰痛症状。腰椎骨质增生形成的肥大性脊椎炎，一般起病较缓慢，腰僵硬酸痛，不耐久坐，每一姿势改变的活动初始即感腰痛。晨起腰痛较重，轻微运动后腰痛略减；稍事劳累，腰痛加重。病情较重者，俯仰活动受限，部分患者还可能伴有臀、腿部的牵引性疼痛。

关于腰椎骨质增生和骨刺的治疗，目前尚无特效的根治疗法。可供选用的内服药有抗骨增生丸、骨刺片、骨仙片、骨刺消痛液等；理疗、按摩、轻微锻炼或温泉疗养可缓解症状。昆明市中医院针灸科对治疗本病做过深入研究，富有临床经验，他们运用"热针九宫穴"为主的综合疗法治疗了 300 余例腰椎骨质增生，疗效较好。对有明显神经根压迫症状或合并椎管狭窄的严重骨质增生患者，如经保守治疗无效，可考虑手术治疗。

（《昆明卫生报》1988 年 5 月 21 日第 237 期）

哮喘病与"冬病夏治"

哮喘病是指呼吸急促、胸闷气喘、喉中痰鸣、倚息难卧、反复发作的一种常见呼吸道疾病。主要包括支气管哮喘、喘息性慢性支气管炎、阻塞性肺气肿等。

哮喘是一种顽固性疾病，往往难以完全治愈。我国古代医学家根据长期医疗实践，总结出两条治疗哮喘的基本原则："发作治标，平时治本"和"冬病夏治"。"冬病夏治"是治疗哮喘的一项重要原则，特别是针灸治疗哮喘，夏秋季节治疗更为重要。因为夏秋季节气候温和，就诊患者可以避受寒冷，减少哮喘的发作。中医学认为长夏是脾土当令，阳气旺盛，针灸可加强脾脏运化功能，不致水湿化生为痰，上注于肺而发哮喘。秋季是肺金当令，毛窍疏松，肺气宣通，不致清肃之气失常。因此，夏秋季节针灸治疗哮喘，既可增强肺脾生理功能，又可促进机体抵御哮喘发作的能力，使远期疗效得到巩固。

中国中医研究院广安门医院参照清代医家张璐《张氏医通》的记载，制成"冬病夏治消喘膏"，穴位贴敷治疗哮喘，收到显著疗效。消喘膏组成：炙芥子21g，延胡索21g，甘遂12g，细辛12g。制法：将上药共研细末，制成散剂，装瓶中备用。以上为每人3次用药量。使用时每次用1/3的药面，加生姜汁调成糊状，并加麝香0.5g，分别摊在6块直径约5cm的油纸（或塑料布）上。治疗方法：在每年夏季伏天治疗，将制好的"冬病夏治消喘膏"贴敷于肺俞、心俞、膈俞处，用胶布固定。一般贴敷4～6小时，如果敷后局部烧灼疼痛难忍，可提前取下。如果局部只有发痒、发热等感觉，可多贴敷几个小时，可等药物干燥后再取下。每隔10天贴敷1次，即初伏、中伏、末伏各1次，1年共贴敷3次。一般连续贴敷3年。综合报道2000余例，总有效率81.5%。贴敷后有效病例食欲改善，体力增加，感冒次数减少，并能明显减少或停用多年服用的平喘西药，但对长期服用激素的患者疗效较差。部分患者的客观指标和实验观察表明，穴位贴敷治疗能提高患者巨噬细胞的吞噬能力，提高淋巴细胞的转化率，提高细胞免疫和体液免疫能力，使机体防御功能加强。

（《昆明卫生报》1989年5月25日第273期）

管氏经验穴治疗颈椎病

颈椎病，又称颈椎综合征，是颈椎骨关节病变，压迫到颈神经根或脊髓出现的症候群。颈椎病的病理基础是颈椎的退行性变，如颈椎骨质增生，椎间盘变性，组织微循环障碍，韧带及神经根肥厚水肿等。

颈椎病临床上分为颈型、神经根型、脊髓型、椎动脉型和交感神经型。颈型颈椎病主要症状是枕颈部痛，颈活动受限，颈肌僵硬，有相应压痛点。神经根型常见的症状是颈项痛，颈项僵硬，有时疼痛放射至前臂及手指，伴有指端麻木。椎动脉型颈椎病主要病理是椎－基底动脉供血不足，以及由此而引起的体位性眩晕。患者多有颈项痛病史，在头部后仰或突然转向一侧时，突发眩晕，倒地后体位改变，供血改善，又迅速恢复意识；病人常伴有神经根受损或脊髓损害的症状。脊髓型多见于50岁以上男性，症状首先表现为下肢远端逐渐软弱无力，有麻木感，同时有颈项部疼痛、僵硬和手臂痛或麻木。交感神经型常见于50岁左右女性颈椎病患者。这段时期正值更年期，故部分患者伴有自主神经紊乱症状；从病理来看，颈椎组织受压或出现创伤性炎症时，可反射性地刺激交感神经而出现一系列临床征象。

按中医证候分类，一般分为风寒湿型、气滞血瘀、痰湿阻络、肝肾不足、气血亏虚5型。昆明市中医院针灸科按经络辨证选取我省著名老中医管正斋家传经验穴——坤柱、颈灵五、颈灵六、脊椎九宫穴等，配合热针，治疗颈椎病有较好疗效。颈椎病病因复杂，有一部分患者，特别是脊髓型颈椎病，疗效还不够满意。目前正在研究采用综合疗法以提高临床疗效。

（《自我保健报》1989年10月10日第43期）

管氏舌针疗法

舌针，是用毫针刺激舌体上的特定穴位，以治疗相应病证的一种针刺治疗方法。

舌为心之苗，又为脾之外候。《灵枢·脉度》云："心气通于舌，心和则舌能知五味矣。"心为五脏六腑之大主；脾是"后天之本"，故舌与全身脏腑经脉都有着直接和间接的联系。

基于舌和全身脏腑器官的整体联系，针刺舌上的穴位，可以治疗全身疾病，《内经》已有记载，如《灵枢·终始》云："重舌，刺舌柱以铍针也。"另外，还指出了运用舌针的某些注意事项，如《素问·刺禁论》云："刺舌下中脉太过，血出不止，为喑。"可见在古代，舌针属刺血治病的针灸方法。

管氏舌针是管正斋老先生根据《内经》舌与脏腑经络理论，结合祖传针法和自己数十年的临床经验创立的一种特殊针法。其内容主要包括舌针的理论根据，25 个管氏基础舌穴的定位及主治、舌针配穴法、舌针刺法等。

1936 年，管正斋先生在"中国针灸学研究社"创办的《针灸杂志》上，首次发表了《舌针刺法》的学术论文，创立了舌针疗法。

1958 年 2 月，管正斋先生在上海《新中医药》杂志上发表了《舌针的临床应用》，介绍了舌针的学术经验（《新中医药》1958 年第 9 卷第 2 期第 46 页）。

1961 年，在云南中医学院举办的西医学习中医研究班针灸讲义上介绍了"管氏舌针疗法"。

管正斋先生定名、定位的 25 个基础舌穴，成为近代舌针取穴的圭臬与标准，近代的学术著作和临床报道均以管氏基础舌穴为标准。管氏舌针主要应用于舌体及肢体运动障碍的有关病证，如舌麻、失语、舌体㖞斜、木舌重舌、口内异味感，以及肢体瘫痪、麻木、疼痛等，亦适应于各种脏腑经络病证。应用舌针应注意严格消毒，避免针刺感染和口腔污染。对有自发性出血或凝血机制较差的患者，不宜使用舌针。

管氏舌针丰富了针灸学术理论，拓宽了针灸疗法的范围，得到了针灸学界的认可与推广应用。在管氏舌针的基础上，各地针灸工作者用舌针治疗神经系统疾病、呼吸系统疾病、消化系统疾病、心脑血管疾病，以及妇科、儿科、外科、五官科疾病等多种病证，都取得了一定的疗效。现在，舌针疗法已成为针灸医学的一个重要分支，舌针的理论和临床应用都有所发展。管氏舌针已开花结果，这支针灸百花园中的奇葩，必将绽放出更加绚丽的光彩。

（《自我保健报》1989 年 12 月 25 日第 48 期）

点穴妙用

腧穴是人体脏腑经络之气输注于体表的部位。"腧"通"输"；"穴"是空隙的意思。腧穴是与深部组织器官有密切联系、互相输通的特殊部位，又是疾病的反应点和治疗的刺激点。

点穴疗法具有简、便、廉、验的特点，只要运用得当，即能收到安全有效的治疗效果。

1. **点压合谷穴止痛**

（1）指压合谷治疗腹痛：合谷穴位于手背第一、二掌骨间，第二掌骨桡侧的中点处。患者屈肘，手掌侧立，两掌心相对，手指自然放松呈微屈状态。术者右手掌位于患者左手背外侧，左手掌位于患者右手背外侧，双拇指放在合谷穴处，然后双手拇指同时有节律地向下外侧用力按压，以患者产生强烈酸胀感或酸痛感为度。一般多在 10 分钟内，腹痛缓解或消除。

（2）点压合谷穴治疗牙痛：一般采用左侧牙痛取右穴，右侧牙痛取左穴，双侧牙痛取双侧合谷穴。点压合谷，由轻至重，应用点按旋转手法，对龋齿引起的牙神经痛、牙根尖周炎、冠周炎所致的牙痛和张口困难，或用于拔牙术麻醉，均有镇痛效果。

2. **按压会阴穴治疗前列腺肥大**：男性会阴穴在阴囊与肛门连线正中。将示指与中指并拢按摩会阴穴 100 次，再换手按压 100 次，同时配合提肛运动，每日两次。如排便迟缓、断续，可配合按压会阴排尿法。排小便时，中指压在会阴穴，不让尿液出来，然后用力排尿，使尿液汇集在膀胱出口部位，按压会阴 1~2 分钟后，松开手指，使尿液通畅流出，再点压会阴穴 5~7 下，使尿液排尽。此法可治疗前列腺肥大引起的排尿困难。

（《自我保健报》1991 年 4 月 8 日第 86 期）

网球肘的针灸治疗

网球肘，又名肱骨外上髁炎，或肱桡滑囊炎，中医学称为"肘劳"。本病可因急性扭伤或拉伤引起，但多数患者发病缓慢，无明显外伤史。本病常见于长期从事旋转前臂和屈伸肘关节的劳动者，如网球运动员及木工、钳工、水电工等。中老年人运动锻炼时，前臂旋转过多，用力伸腕过度，亦易罹病。

网球肘的临床表现为肘后外侧酸痛，握拳前臂旋转动作（如绞毛巾时）酸痛加重，在用力旋转背伸或做提、拉、端、推等动作时，疼痛更为剧烈，同时沿伸腕肌向下放射。部分患者肘部微呈肿胀，但关节活动大都正常。

针灸治疗网球肘有很好的疗效。昆明市中医院针灸科采用循经取穴、"平针齐刺"阿是穴，配合穴位注射，治疗本病212例，痊愈184例，好转25例，总有效率98.6%。穴位注射一般选用醋酸泼尼松混悬液1mL与2%利多卡因注射液2mL混合，取压痛最明显的阿是穴，注射1mL混合液。穴位注射须在针刺后施行，注射针头以4号为宜，注射时左手拇、示二指将穴位皮肤捏起，避免针头刺到骨膜，使药液准确注射到疼痛部位，拔针后用消毒干棉球轻加揉按，或用艾条温和灸5~10分钟，使之有利于药物浸润吸收，也可避免出现注射后遗疼痛感。

从随访病例和抽样调查的结果看，本病的发病率和复发率均较高。平时应注意劳动保护和锻炼适度；在治疗期间要减少肘部活动，勿提重物；也可佩戴护肘或配合敷贴，以加强疗效。

（《昆明卫生报》1991年5月22日第353期）

高脂血症的针灸治疗

血浆中的脂类物质总称血脂。当血浆脂质总量或其中部分超过正常高限时称高脂血症。高脂血症是导致动脉粥样硬化性心脑血管疾病的主要病理基础。冠心病、中风、肥胖症等均与高脂血症有密切联系。因此，防治高脂血症，特别是对于中老年人具有重要的医疗和保健意义。

早在20世纪50年代末，我国在用针刺治疗冠心病和高血压病时，发现针灸有降血脂的作用。20世纪70年代以后，针灸防治高脂血症的研究有了较大的进展，日本、美国、法国、奥地利及东欧等10多个国家也对针灸治疗高脂血症进行了广泛的研究，大量的动物实验及临床观察表明，针灸对高脂血症确有较好的防治作用。据文献报道，有降脂作用的经穴有30

多个，其中最常用的针灸穴位有足三里、内关、三阴交、曲池、丰隆、太白等。昆明市中医院针灸科依据健脾化湿、疏肝利胆、宽胸行气的施治原则，对针灸降脂有效穴位进行了筛选，运用子午流注针法，按时针灸足三里治疗高脂血症110例，总有效率达85.4%。临床研究还表明老年人常灸足三里有预防中风等保健作用。

正常人的血脂也常因饮食、吸烟、体力状况及随季节变化而发生波动。故中老年人应注意饮食调养，要控制高胆固醇、高磷脂及糖类食品的过量摄入，可常食用一些豆类及豆制品、香菇、木耳、生姜、大蒜、洋葱、甲鱼、海带、芹菜、香蕉、西瓜及茶叶等有降脂作用的食物，对防治高脂血症亦有帮助。

（《健康报》1991年7月13日第3439期）

坐骨神经痛及其针灸治疗

坐骨神经痛是指沿坐骨神经通路及其分布区的疼痛。一般病人表现为沿臀部、大腿后侧、小腿后外侧和足外侧疼痛。

坐骨神经痛有原发性和继发性两大类。原发性坐骨神经痛即坐骨神经炎，可由牙齿、鼻旁窦、扁桃体等病灶感染，经血液侵及神经外衣引起；寒冷、潮湿常为诱发因素。急性起病的坐骨神经炎多为干性坐骨神经痛，常先出现下背部酸痛和腰部僵直感，很快发展至坐骨神经通路的剧烈疼痛。疼痛呈持续性钝痛，并有发作性加剧，发作性疼痛可为烧灼和刀刺样，常在夜间加重。继发性坐骨神经痛是因坐骨神经通路中遭受邻近组织病变影响引起的，多属根性坐骨神经痛，腰椎间盘突出症是最常见的病因。在咳嗽、喷嚏和逆气用力时，因腹压增加常诱发沿坐骨神经的放射性疼痛。

本病隶属中医"痹证""腰腿痛"范畴。病因多由风寒湿邪客于经络，经气阻滞；或外伤闪挫，气滞血瘀，脉络痹阻，不通则通。

针灸治疗本病以行气活血、舒筋通络为主；根据病因病机，兼祛湿散寒，或活血化瘀。著名针灸专家管正斋教授治疗干性坐骨神经痛，主穴取环跳。管老参考历代各家取穴法，结合自己的临床经验，确定了一种取穴标志比较明显且易于掌握针感传导方向的取穴方法：患者侧卧，伸下腿屈上腿，躯干略前倾，在骶管裂孔、股骨大转子与髂嵴上缘连成的三角形中点取穴。操作方法：医者右手持针，以拇、示、中指夹持针柄，左手拇、示二指夹捏棉球握住针身，前露针尖 3~5 分。进针时，两手同时用力，快速将针尖刺入皮下，然后右手稍做捻转向下送针，一般刺到 2~3 寸时，即有针感传导。小幅度地提插、捣针，力求针感直达脚尖。治疗根性坐骨神经痛，主穴取脊椎九宫穴。按"洛书九宫数"行针；寒湿型坐骨神经痛加用 GZH 型热针仪，坎、离宫行热针，疗效较佳。临床观察资料表明治愈率 61.1%，总有效率 97.2%。

（《昆明卫生报》1991 年 11 月 13 日第 379 期）

艾滋病与针灸疗法

艾滋病（AIDS），全称获得性免疫缺陷综合征，其蔓延之迅速、病势之凶险，已成为全球公众普遍关注的严重疾病，人们称其为"人类新瘟疫"和"超级癌症"。

自 20 世纪 70 年代美国及西欧陆续报告本病以来，患病率迅速上升，令人震惊。据世界卫生组织（WHO）公布的数字表明，截至 1988 年 6 月 30 日，全球艾滋病人数已突破十万大关。WHO 预计，到 1991 年艾滋病感染者将达到 5000 万~10000 万人，将有 150 万人发病。针对这一巨大的挑战，世界各国都对艾滋病的防治予以高度重视，进行了积极而广泛的研究。

当前艾滋病的治疗研究进展不大，化学药物尚在研制观察阶段，有些能够治疗艾滋病的药物，如齐多夫定（AZT）均因价格昂贵，有严重抑制骨髓等不良反应，无法长期应用。在这一"20 世纪新瘟疫"肆意蔓延而束手无策之际，中医疗法尤其是针灸疗法，给人类带来了曙光和希望。美国马里兰州巴尔的摩市医师 D. M. Pachuta 博士自 1983 年始应用针灸疗法治疗艾滋病，取得一定的效果，如一些有严重腹泻的患者，经过针灸治疗，腹泻能够减轻或停止；一些患者的慢性倦怠感、疲劳综合征也能够得到改善；有些患者体重停止下降，甚至盗汗、发热等症状也减轻或消失。据国外有关临床资料表明，针灸治疗艾滋病确可改善症状，延长生命。专家们认为，现在西方流行的艾滋病，将来有可能被东方的中医中药所攻克，针灸治疗艾滋病的前景是十分广阔的。

（《自我保健报》1991 年 11 月 16 日第 118 期）

外伤性截瘫的针灸治疗及护理

在中医学文献中，很早就有关于外伤性截瘫的记载。两千多年前《灵枢·寒热》云："若有所堕坠，四肢懈惰不收，名曰体惰。"外伤性截瘫即属"体惰"病范畴。该病主要是由于脊柱受到外伤所造成，如从高处跌下、土崩塌方、暴力打击等因素致脊髓受损而罹病。临床症状表现为躯干与肢体的感觉丧失，运动障碍，上肢和下肢的瘫痪，肌肉萎缩，大、小便失禁等。

早在 20 世纪 50 年代，云南省著名针灸学家管正斋先生就提出：外伤性截瘫主要是督脉受损，致使督脉气乱血瘀，经络阻滞不通，经筋失养所致。采用"脊椎九宫穴"为主治疗外伤性截瘫，取得了一定的疗效，受到针灸学界重视。近 20 多年来，针灸治疗外伤性截瘫取得了一些可喜的进展，天津中医学院以疏调督脉为主，直接或反射性地兴奋脊髓，治疗外伤性截瘫 100 例，基本痊愈 22 例，显著进步 13 例。北京中医学院采用以督脉十三穴、华佗夹脊穴为主，配合足三阳经穴进行针灸，治疗外伤性截瘫 500 例，基本痊愈 15.2%，显著进步 30.4%。

管老的门生弟子传承管老学术经验，总结"管氏体惰针灸法"，形成了一套比较完整的治疗方案。外伤性截瘫的针灸治疗主穴取脊椎九宫穴。下肢瘫痪配穴取：①大肠俞、次髎、秩边、殷门、委中、昆仑；②环跳、风市、阳陵泉、悬钟、足临泣；③髀关、伏兔、足三里、三阴交、太冲。大小便失禁：天枢、关元、中极、水道。辨证施治，加用电针，配合使用"过梁针"。对下肢腧穴针灸有感应的患者可获得一定的疗效。弛缓性瘫痪并下肢肌肉萎缩的病人，选用氢溴酸加兰他敏注射液 1mg，维生素 B_1 注射液 100mg、维生素 B_{12} 注射液 0.5mg，行穴位注射。痉挛性瘫痪并肌肉挛缩的患者选用灯盏花素注射液 10mg 加维生素 B_{12} 注射液 0.5mg 的混合液，行穴位注射；或复方当归注射液 2mL 加维生素 B_{12} 注射液 0.5mg 的混合液，行穴位注射。

针灸疗法使部分外伤性截瘫患者重新站立起来，恢复了生活自理能力。但本病病程较长，其恢复程度视损伤的程度、年龄、体质、病程、治疗方法等多方面因素而定。一般患者需要治疗6个月或更长的时间，故需鼓励患者坚持治疗。因此，本病的护理十分重要。截瘫患者因长期卧床，加之感觉运动障碍，故易发生褥疮，因此要求2小时翻身一次，并用红花药酒按摩被压红的部位，且用棉垫放置于身体突出部位。若护理不当出现了褥疮，可外涂地榆油。若褥疮已达浅层溃疡，可用生肌橡皮膏、珠母粉外敷，或用庆大霉素纱条换药，每日2次。长期卧床，使患者机体免疫力下降，截瘫患者易并发痰液坠积性肺炎。为防止肺炎的发生，除经常更换患者体位，鼓励患者用力咳嗽外，患者还要每日定时取坐位，做深呼吸运动，同时应防止身体外露时间较长而受凉。由于截瘫患者膀胱内总有残存余尿，或经常反复实施导尿，患者易发生泌尿系感染，因此要求患者多饮水，经常更换体位，或加服具有清热解毒、利湿功效的中草药。对使用导尿管的患者要求定期更换尿管，每3～4小时开放尿管1次，以利于建立反射性膀胱。截瘫患者要求每日自主行床上锻炼和被动的地上锻炼，这是配合针灸治疗早日恢复健康不可缺少的环节。

（《昆明日报》1992年1月28日第1524期）

肥胖症与针灸减肥

肥胖症指由于能量摄入超过消耗，导致体内脂肪积聚过多而造成的疾病。肥胖症分为单纯性和继发性两类，无明显内分泌代谢病病因者称为单纯性肥胖；继发性肥胖常继发于神经、内分泌和代谢性疾病，或与遗传、药物有关。

人体内脂肪积聚超过标准体重的20%，属肥胖体型；体重超过标准体重的30%，即可诊断为肥胖症。由于存在地区、人种及饮食、生活习惯等差异，标准体重的计算尚未完全统一。国际上一般采用公式为：成人标准体重（kg）=（身高－100）cm×0.9。国内则大多采用：女性标准体重（kg）=身高（cm）－100；男性标准体重（kg）=身高（cm）－105；儿童标准体重=年龄×2＋8。据统计资料估计，目前我国肥胖人口超过7000万，肥胖的原因除一部分因内分泌紊乱或其他疾病引外，大多数属于单纯性肥胖。肥胖症易并发高血压病、糖尿病、高脂血症等30余种疾病，故减肥越来越受到人们的关注。

大约在 20 世纪 70 年代初，国内开始应用针灸减肥，1975 年后针刺减肥在美国、加拿大、日本、澳洲、东南亚等地开始盛行。当时多采用耳针疗法，常用耳穴有肺、脾、胃、内分泌、神门、交感等。耳穴刺激方法主要有耳穴埋针法、耳穴压丸法、毫针、电针、水针、耳夹、耳穴振荡、耳穴光针照射等，并取得了一定疗效。近年来，针灸体针减肥发展较快，大量临床资料表明，根据传统针灸理论循经配穴，因人而异地配合耳穴压丸及中药辨证论治，有较好的减肥效果，有效率可达 80% 左右。实践证明，正确的辨证施治是提高针灸减肥疗效的关键，指导患者调整饮食结构，增加运动量，减轻心理压力，也是提高减肥效果的重要因素。

针灸减肥效应主要表现为食欲下降、饥饿感消退、食量减少；有部分人表现为喉部紧缩感；有的还可能出现大便次数增多，轻度腹泻等反应。针刺能影响糖代谢、内分泌及消化液的分泌过程，引起下丘脑摄食中枢、饱腹中枢的调节反应。针灸减肥不良反应小，基本不存在"减肥反弹"现象；针灸对神经系统、消化系统能起到双向调节作用，使人体达到相对生理平衡；针灸对细胞免疫功能、体液免疫功能有明显调整作用，能增强机体免疫功能，提高人体抗病能力。针灸治疗单纯性肥胖有较好的近期和远期疗效，故针灸减肥有广阔的推广应用前景。

随着物质生活的提高和年龄的增大，一般人均可能有不同程度的发胖。轻度肥胖者无须过分减肥；对患有慢性疾病的人、妊娠和年老虚胖者，均不宜针灸减肥。

（《自我保健报》1992 年 3 月 9 日第 134 期）

漫谈耳鸣及其针灸治疗

耳鸣是在听觉器官并未受到外界声响刺激而感觉到一些不正常的听音感觉。耳鸣的声音是多种多样的，有的如哨声、笛声、铃声，有的如风吹电线声、马达隆隆声或夏日蝉鸣声等，形形色色，不一而足。

从原因和解剖学上，可将耳鸣分成客观性和主观性两大类。

客观性耳鸣，即颤动性耳鸣，或外在性耳鸣，是由于耳内或邻近的肌肉、关节或血管等振动所引起，带有节律性。常见的有两种情况：一种像"嘟嘟"的响声，节律和脉搏一致，这种响声大都来自中耳附近的大血管，如颈动脉或颈静脉的血管瘤或动静脉瘘，使中耳附近的血流增多，特别是血流从较宽的管道流经较窄的管口，容易发生此响声。另一种是节律很快的"嗒嗒"声。这多半是由于中耳内小肌肉或软腭、耳咽管所附着的肌肉不自主地痉挛收缩所造成。客观性耳鸣临床上比较少见。

主观性耳鸣，即非颤动性耳鸣，或称为内在性耳鸣，临床上较常见，占耳鸣患者的绝大多数。主观性耳鸣常由药物中毒（如链霉素类抗生素、奎宁、水杨酸等）、病毒感染、供血不足等病因，使得耳蜗、听神经或中枢神经遭受刺激，发生病变所引起，常同时伴有感音性耳聋，多表现为持续性高频声。诱发主观性耳鸣的其他因素亦很多，如急性卡他性或化脓性中耳炎、耳部带状疱疹、单纯乳突切除术或根治乳突手术及慢性中耳粘连、慢性增生性中耳炎、某些高血压、心脑血管动脉硬化、内分泌失调、过度疲劳、身体虚弱等，都会引起耳鸣。此外，经常受到外界声响刺激、酒烟过度或精神创伤，亦有可能发生耳鸣。

一般说来，客观性耳鸣如能找到病因，及时对症处理，治疗比较容易见效。但主观性耳鸣由于病因复杂，在诊断和治疗上较为困难，如果耳鸣伴有耳聋、眩晕、头痛等其他症状，应引起重视，及时诊治。如因精神刺激、过度疲劳、烟酒过度等原因引起的短暂耳鸣，只要注意劳逸结合，禁烟戒酒，适度调节生活，睡前忌饮浓茶、咖啡等刺激性饮料，就可能消除耳鸣。由于内耳病引起的耳鸣，大多缠绵难愈，治疗比较棘手，除可选用修复神经、营养神经的药物和配合服用适量的镇静剂外，中医针灸疗法对神经性耳鸣有一定疗效。

中医学认为，本病发生的内因多由恼怒、惊恐、肝胆风火上逆，以致少阳经气闭阻，或因肾虚气弱，肝肾亏虚，精气不能上濡于耳而成；外因多由风邪侵袭，壅遏清窍，亦有因突然暴响震伤耳窍引起者。云南省著名针灸专家管正斋先生应用经络辨证，采用家传经验穴益聪、耳灵穴（位于耳郭后乳突前，平耳门，针尖向前下方斜刺），选配翳风、听会、听宫、角孙、外关、阳池、中渚等，收到较好的临床疗效。但对鼓膜穿孔、肿瘤引起的耳鸣、耳聋及先天性耳聋无效。针刺治疗耳鸣的机制，可能是通过对神经的刺激，在大脑皮层的调节下引起内耳血管渗透力增强，从而使听觉末梢尚未完全损害的部分得以恢复某些功能。

（《昆明日报》1992 年 4 月 14 日第 1600 期）

穴位埋线疗法简介

依据中医针灸理论辨证选穴，将医用羊肠线植入穴位，利用羊肠线对穴位的持续刺激作用进行治疗的方法，称"穴位埋线疗法"。

穴位埋线疗法是近年针灸临床发展的一种新疗法，既有针刺的机械刺激，又具持久柔和的"长效针感"效应，故能起到较强的疏通经络、调和气血的治疗作用。通过穴位埋线患者的生物化学测定表明，该疗法能使肌肉合成代谢升高，分解代谢降低；肌蛋白、糖类合成增多，乳酸、肌酸分解减少，从而提高肌肉的营养和代谢。羊肠线作为一种特异性蛋白，在体内逐渐软化吸收，对人身产生特异性刺激，类似于组织疗法的过程，有增强机体免疫功能的功效，故临床上治疗癫痫、哮喘、消化道溃疡病等多种疾病均有较好的疗效。

昆明市中医院针灸科自1986年以来运用穴位埋线疗法治疗慢性支气管炎并发肺气肿、支气管哮喘、喘息性支气管炎、过敏性哮喘等哮喘病人128例，显效率72.5%，总有效率92.5%。与单纯中药组对比观察，穴位埋线组疗效优于中药治疗组。对有效病例经过1～3年的随访观察，其中约有65%的患者疗效稳定或基本稳定。临床实践表明，穴位埋线疗法在哮喘发作期可使肺内气道阻力降低，哮喘得以缓解，用于缓解期可使肺功能得以改善，巩固远期疗效。

穴位埋线疗法的主要适应证还有胃脘痛、胃下垂、癫痫、神经衰弱、遗尿、月经不调、子宫脱垂、面肌痉挛、小儿麻痹后遗症等。

穴位埋线疗法的注意事项：对严重心脏病、糖尿病、高热病患者，以及妊娠期女性，不宜使用；月经期慎用。严格消毒，谨防感染；操作宜轻巧，选穴应避开血管与神经，胸背部埋线不宜过深，以防损伤内脏。

（《昆明日报》1992年5月28日第1644期）

针灸治疗假性延髓性麻痹

假性延髓性麻痹是两侧皮质延髓束损害所产生的症状。其表现为延髓神经所支配的神经呈上运动神经元性瘫痪或不完全性瘫痪，出现软腭、咽喉、舌肌运动障碍，吞咽、发音、讲话困难。由脑卒中引起的言语困难及难以控制的强笑等症状，主要是由支配延髓颅神经运动核的皮质脑干束受损所致，其症状与延髓麻痹相似，但又不是延髓本身病变，故名假性延髓性麻痹。

假性延髓性麻痹临床主要以"三难症"（即言语、发声、进食）为主症，其次是言语困难，由口唇、舌、软腭和咽喉等构音结构的运动麻痹和肌张力亢进两方面的因素所造成。假性延髓性麻痹患者还常伴有进食困难，送进口中的食物常常掉出；如软腭和咽肌麻痹较重者，流质饮食还可逆行至鼻腔或误入喉腔而出现返呛现象。情感障碍表现为对周围事物漠不关心，对外人或亲人都表情淡漠，有时出现无原因、难以控制的强笑或强哭发作。部分患者智能障碍，表现为记忆力下降，分析、计算等方面智能降低。有的病人出现小便次数增多，甚至出现尿失禁。

假性延髓性麻痹的治疗，如属脑出血型者，须及时采取降血压和降低颅内压的相应措施，防止继续出血；脑血栓或脑梗死者，要尽快改善脑的血液循环，增加缺血区的血流及氧的供应，消除脑水肿，防止血栓继续扩延，减轻脑损害。近20年来大量的临床报道表明，尽早使用针灸疗法对改善假性延髓性麻痹的"三难症"和情感障碍等症状大有裨益。

著名针灸学家管正斋先生创立的"管氏舌针疗法"，对脑中风并发的假性延髓性麻痹有特殊疗效。昆明市中医医院针灸科学习应用"管氏舌针"治疗假性延髓性麻痹150例。主穴：心穴、肝穴、肾穴、聚泉、金津、玉液；配穴：风池、哑门、廉泉、人中、天柱、天容。临床总有效率达80%左右。临床观察提示，选穴配方正确，针刺手法适宜，是获取疗效的重要因素，导致皮质延髓束损伤的原发病稳定并逐渐恢复时，疗效显著，预后良好；原发病加重或反复发作，针灸疗效差，预后不佳。

（《健康时报》1992年6月3日第408期）

灸至阴穴矫治胎位不正

孕妇妊娠7个月，经产前检查发现枕后位、臀位、横位等胎位异常，称为"胎位不正"或"胎位异常"。胎位不正是引起难产的重要因素，其中以臀位最为常见，以横位对母婴的危害性最大。

胎位不正，孕妇本身并无不适感觉，故妊娠7个月以后孕妇的产前检查是早期发现本病的主要手段。发现胎位不正以后，需进一步检查其原因，若能排除子宫畸形、骨盆狭窄、肿瘤等器质性改变，在妊娠7～8个月（30～32妊娠周），灸至阴穴可取得很好的矫正效果。

操作方法：孕妇仰卧位，解开腰带，采用艾卷温和灸法。取艾卷2支，分别在两侧至阴穴（小趾甲根部外侧1分）同时施灸，艾卷距穴位3cm左右，以局部有温热舒适感、不产生烧灼性疼痛为度。每日1次，每次灸15～30分钟，6次为1个疗程。

近20年来，灸至阴穴矫正胎位不正的报道累计已达8000多例，有86%的病例在灸治1个疗程之内胎位得以矫正；14%的病例在灸治2个疗程后，胎位矫正。不少国外学者学习应用本法，矫正胎位的成功率亦达90%左右。

中医学认为，妇女以血为本，如孕妇气血充沛，气机通畅则胎位正常。肾藏精，主生殖，肾阴、肾阳调和，则气顺血和，胎正产顺。至阴是足太阳经井穴，与足少阴经相连，具有疏通经络、调整阴阳、矫正胎位的功能。

不少学者对艾灸至阴穴矫正胎位的机理做了广泛的研究，多项生理参数的观察表明：由于艾灸能增强子宫活动和胎儿运动，故有助于胎位的自动转正。经艾灸治疗的孕妇同时可减轻或消除并发症中的气促、腹壁紧张和水肿，其围产儿的死亡率、脐带绕颈率及死亡率均有降低。

（《自我保健报》1992年6月29日第150期）

颞颌关节功能紊乱综合征的治疗

颞颌关节功能紊乱综合征是一种比较常见的颞下颌关节疾病。本病好发于青壮年，开始多发于一侧，有的可逐渐累及双侧。临床表现为颞下颌关节活动时疼痛，尤其是在张口及咀嚼食物时显著，部分病人关节处有弹响和张口受限，影响咀嚼、语言等功能。

本病发生常与神经功能、颌关系紊乱（上下牙咬紧时的关系称牙合）、外界物理创伤等刺激有关。习惯单侧咀嚼、关节负荷过重、关节发育不对称是常见的诱因。

颞颌关节功能紊乱综合征一般分为轻重两型。早期初发疼痛不重，多为一侧，偶有弹响和张口受限，为轻型；病情迁延，疼痛加重，出现咀嚼功能异常，甚至伴有头痛、头晕、耳鸣、耳痛、眩晕等症状，为重型。颞颌关节功能紊乱综合征一般病程较长，常反复发作，有的症状可迁延数月乃至数年。采用抗感染治疗，效果往往不好，因为本病并非炎症，主要是肌肉的痉挛造成的咀嚼肌平衡失调；部分患者可能与失牙、错牙和畸形有关，需矫形治疗。

颞颌关节功能紊乱综合征属中医"痹证"范畴。其主要病机是经筋劳损，或风寒袭络，致气血凝滞，脉络痹阻，经筋失养，关节不利，不通则痛。云南省著名针灸学家管正斋先生采用"面三针齐刺法"：下关深刺，太阳、颊车平刺，辨证施治；可因人而异，选配电针或利多卡因加强的松龙穴位注射，能提高疗效，缩短疗程，减少复发率。

本病的护理和预防亦很重要，主要注意事项：防止过大开口，避免关节损伤；纠正不良习惯，如单侧咀嚼，工作紧张时咬牙等；避免受寒冷刺激；注意饮食，勿经常咀嚼硬物，有缺牙及时修好；及时治疗全身有关疾病，如神经衰弱等。

（《自我保健报》1992 年 7 月 13 日第 152 期）

眼针疗法简介

眼针疗法是以针刺眼区穴位治疗疾病的一种新的针刺方法。

眼针的穴位不同于一般的经穴。它是根据《内经》理论和后汉名医华佗"观眼治病"的方法而取穴定位的。眼针的穴位在眼眶外一周，距眼球一横指以上，上眶在眉毛下际，下眶离眼眶边缘 2 分许，叫"眼周眶区穴"，总共有八区十三穴（见图 1－5－1）。

眼针的选穴原则：①循经取穴：看眼各经区，在与症状相符合的有血管形色变化的部位取穴。②看眼取穴：不管什么病，只在眼球区血管变化最明显的经区取穴。③三焦取穴：又叫病位取穴，如头部、上肢、胸腔疾病取上焦穴；上腹部、胸背部及其脏器的疾病取中焦穴；腰骶部、小腹部、生殖泌尿系统和下肢疾病取下焦穴。

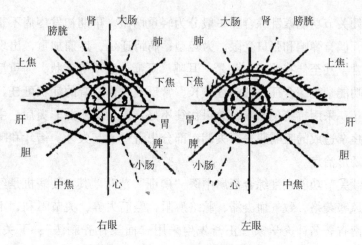

图 1 - 5 - 1　眼区穴位分布图

　　眼针的针刺方法：选用 32 号 5 分不锈钢针，先用左手压住眼球，并使眼眶内皮肤绷紧，右手持针，轻轻刺入，采用平刺或斜刺法，不可超越所刺的经区，不施手法，留针 5~10 分钟。每日 1 次，10 次为 1 个疗程。

　　眼针可用于治疗高血压病、胆囊炎、肩周炎、头痛、痛经等多种疾病；但以眼针治疗中风偏瘫的临床应用较为多见。眼针选穴以患侧上、下焦为主穴区，同时以辨证分型之不同而酌配心、肝、肾区。综合近期临床报道，眼针治疗脑血栓所致偏瘫，有效率达 80% 以上，治疗脑出血所致偏瘫，有效率 30% 。

(《自我保健报》1992 年 7 月 27 日第 154 期)

面肌痉挛的针灸治疗

　　面肌痉挛亦称面肌抽搐或面肌阵挛。其临床表现为面部表情肌不同程度的挛缩，属中医学"胞轮振跳""筋惕肉瞤"的范畴。

　　面肌痉挛的病理尚未完全明了。一般认为，面肌痉挛的异常神经冲动可能是面神经通路上某些部位受到病理性刺激的结果。精神因素、寒冷刺激或神经损伤常为诱发病因。此外，面神经麻痹治疗失当或恢复不完全时，也可能产生瘫痪肌的痉挛。

　　面肌痉挛的发病初期，多在眼眶周围，特别是下眼睑肌肉跳动，初始多为局限性间断跳动，病情缓慢发展，肌肉跳动范围逐渐增加，抽动频率增快，严重者累及颊肌、口轮匝肌，甚至颈阔肌。肌肉痉挛导致眼裂变小，嘴角抽动，颜面㖞斜，睡眠时则消失。少数病例可有同侧舌味觉改变、听觉过敏或耳鸣。

针灸取穴：主穴取双侧风池、太阳、下关、地仓、颧髎。配穴：①气血亏虚，肝风内动型配取足三里、太冲、百会；②肝肾阴虚、虚风上扰型配取三阴交、太溪、四神聪；③风寒滞留、经筋收引型配取外关、翳风、迎香透四白，灸地仓、颊车；④肝气郁滞、气血逆乱型配取太冲、合谷、四神聪、百会。

对于面肌痉挛但无严重面部肌肉挛缩的患者，采用苯巴比妥钠0.1g加1%盐酸普鲁卡因2mL穴位注射。取穴：安眠、太阳、地仓、颊车、四白、迎香、巨髎，每次2～3穴，每穴0.2～0.5mL。部分病人注射后会出现面部或穴周皮肤水肿，一般可在48小时内自行消退。面肌痉挛同时伴有面部肌肉萎缩的患者，将维生素 B_{12} 500μg、复方当归注射液2mL混合后行穴位注射，循经取穴，每次2～3穴，每穴0.5～1mL。

本病顽固难愈，目前尚无特效的治疗方法。如针灸治疗效果欠佳，可试用肠线穴位埋藏，配合小剂量穴位注射治疗。医用羊肠线埋入经络穴位具有针刺的机械刺激，又具有持久柔和的"长效针感"效应。羊肠线在体内逐渐软化、吸收，有增强免疫功能的效能。穴位注射疗法具有针刺和药物的双重作用。两种疗法综合治疗，如辨证施治得当，可望收到较好的治疗效果。

（《昆明日报》1992年9月17日第1753期）

黄褐斑及其针灸治疗

面部黄褐斑是皮肤科常见病之一，主要表现为面部出现蝶状褐色斑，鼻部及口唇部均有褐色素沉着。该病多发于孕妇或经血不调的妇女，未婚女性或男子亦可罹患。

中医认为本病多由内伤所致，暴怒伤肝，思虑伤脾，惊恐伤肾，皆可使气机紊乱，气血悖逆，或郁结不散，则生黄褐斑。西医认为该病主要是因为自主神经紊乱，内分泌失调造成的色素障碍性皮肤病。

近年来，国内外文献报道采用耳压、针灸等方法治疗黄褐斑，取得了一定的效果。临床常用的方法有：①耳穴贴压法。主穴：心、肺、交感、皮质下、内分泌；配穴：面颊、肾上腺、肝、肾、心。亦可根据临床症状辨证配穴。采用王不留行籽耳穴贴压，每次 5~7 个穴，3~5 天贴换一次，6 次为 1 个疗程，连续 2~3 个疗程。治疗期间每天按压耳穴 3~4 次，每次 10 分钟左右。②针刺法。主穴：大椎、曲池、血海、三阴交；配穴：合谷、足三里、迎香、四白、下关、颊车、颧髎、印堂；或辨证取穴，临证配穴。每次 3~4 次，一般采用补法，留针 20 分钟。③穴位注射。采用维生素 B_{12}，或当归、川芎、丹参等单味中药针剂，主要取穴肺俞、心俞、肝俞、肾俞、风门、风池、颧髎、颊车、迎香，每次 2~3 个穴，每穴 0.5mL，每日或隔日 1 次，10 次为 1 个疗程，一般治疗 2~3 个疗程。

治疗期间要注意忌食油腻、辛辣、发物，避免日光暴晒；面部不宜滥涂或慎用外用药；应选择适宜自己皮肤而无刺激性的化妆品。

（《健康时报》1992 年 10 月 7 日第 426 期）

糖尿病及其针灸治疗进展

糖尿病是一种常见的、有一定遗传倾向的内分泌代谢疾病，以慢性高血糖为其特点。如不及时诊治或治疗不当，可引起血管、神经等并发症，并可在应激下引起昏迷。

糖尿病是以多食、多饮、小便多，久则形体消瘦，体倦乏力或尿有甜味为特征的一种疾病。常见的并发症或伴随症有：①感染，如皮肤疖、痈、肺结核、泌尿系感染、胆囊炎、牙周炎、鼻窦炎等。②心血管病变，如糖尿病性心肌炎、肾小球硬化症、冠心病、脑动脉硬化、下肢闭塞性脉管炎等。③神经病变，如周围神经炎、神经根炎、自主神经紊乱、脊髓损害与肌萎缩、慢性脑血管病变及急性脑血管意外等。

糖尿病的治疗应视不同的临床类型而有差别。2 型糖尿病、非胰岛素依赖型中的肥胖者（超过理想体重20%以上），病情较轻，适当的饮食控制和体育疗法，病情即可好转。如仍不能控制，可加用口服降糖药物或中药。2 型糖尿病中的消瘦者（比理想体重低10%以上），往往需要胰岛素，但用量不大，病情多属中度。1 型糖尿病患者由于胰岛素严重不足，病情重，需用胰岛素治疗。糖尿病的治疗除口服降糖药、胰岛素治疗外，饮食疗法是治疗糖尿病的关键措施，必须严格执行和长期坚持饮食控制。

　　针灸治疗糖尿病（消渴），早在两千多年前的《内经》中就有记载。近代国内外研究针灸治疗糖尿病又获得较大的进展。日本木下典穗等观察了 111 例糖尿病患者的针灸治疗经过，认为针灸治疗糖尿病是一种有效的方法，患病时间越短疗效越好。韩国应用针灸治疗 200 例糖尿病患者，早期病人经一个月治疗，大部分症状消除；中、重度病人针灸治疗 2～3 个月后，症状有明显改善；小儿患者疗效较差，总有效率仅 62%。罗马尼亚医师用电针治疗糖尿病并发周围神经病变者 72 例，结果 84% 的患者症状明显改善或减轻。国内针灸临床报道百余篇，治法以针刺、灸法为主，亦有用电针、耳针、梅花针、穴位注射、穴位按摩等治疗方法，脏腑经络辨证取穴，总有效率 75% 左右。通过动物实验及临床研究，证实针灸治疗糖尿病的机理主要是：①针灸可降低非胰岛素依赖型糖尿病患者的血液浓度；②针灸可降低非胰岛素分泌的作用；③针刺对血液流变学有一定的影响，可使糖尿病患者血液黏度明显好转，红细胞比容、血沉及方程式 K 值明显下降，对微循环障碍的糖尿病患者有双向调节作用。

　　　　　　　　　　　　　（《云南老年报》1992 年 10 月 15 日第 96 期）

胃下垂的针灸疗法

　　胃下垂是指胃膈韧带与肝胃韧带无力，或腹壁肌肉松弛，引起胃大弯处的最低点下降到两髂嵴连线以下，从而出现脘腹痞满、嗳气不舒、胃脘疼痛不适及纳呆羸瘦等症状为特征的一种内脏下垂的病证。胃下垂相当于中医学中的"胃缓"证。《内经》中记载肌肉消瘦的人，胃的位置较正常人低，肌肉不坚实就会出现胃缓证。胃下垂的临床症状以脘腹痞满、胃脘疼痛不适及嗳气等表现为主。

　　针灸治疗胃下垂有较好的疗效，近 20 年来国内报道的相关治疗患者有 1128 例，总有效率达 85%，平均治愈率为 56.5%。主要取穴中脘、气海、关元、足三里、脾俞、胃俞等穴。云南省已故著名针灸学家管正斋先生运用"双腹穴透针法"治疗胃下垂证，疗效显著，治愈率达 80% 左右。管老针刺取穴以腹哀、腹结、足三里为主；配灸中脘、气海。针尖于腹哀穴以 15°角朝气海穴方向向内下斜刺 3～4 寸；于腹结穴以 15°角向中极方向斜刺 3 ~ 4 寸。要特别注意针刺的方向与深度，谨防刺入腹腔。进针得气后，行"拽拉升提"手法（手法不熟练者，可加用电针，锯齿波形，电流强度以腹部肌肉抽动为度）。针刺时或针刺后，多数患者有胃肠蠕动增强感。治疗隔日 1 次，10 次为 1 个疗程，疗程之间休息一周。一般治疗 2 ~ 3 个疗程，多数患者可获痊愈。

在针灸治疗胃下垂期间，饮食宜选择富有营养、易消化的食物，且宜少食多餐，进餐后需平卧半小时，切忌暴饮暴食。在治疗期间，宜适当进行腹肌功能锻炼，于病有所裨益。如有条件，可配合胃托、中药和辅以正确、适度的按摩，亦有助于增强疗效。本病如能及时治疗，一般预后良好；若久延失治，病情缠绵加剧，则难以治愈。

（《健康时报》1992 年 11 月 18 日第 432 期）

止痛中药的临床应用

中草药中有不少具有止痛作用的中药。药理研究证实，对神经系统有镇痛作用的常用中药有延胡索、洋金花、罂粟壳、制乌头、制附子、雪上一枝蒿、三分三、七叶莲、祖师麻、细辛、桂枝、汉防己、川芎、当归、防风、白芷、吴茱萸、徐长卿、蔓荆子、藁本、薄荷、秦艽、臭梧桐、甘松、乳香、没药、鸡矢藤、白芍、怀牛膝、独活、威灵仙、王不留行、郁金、制香附、青皮等。

临床应用止痛中药，应该辨证论治，并需结合经络辨证，对病痛定经、定位，才能做到药精效捷。如头痛在后枕部，属太阳经，用羌活、防风；痛在前额和眉棱，属阳明经，用葛根、白芷；痛在头颞两侧，属少阳经，用柴胡、黄芩；颠顶疼痛，归厥阴经，用藁本、吴茱萸。再如颈项痛，用羌活、葛根；肩臂痛，用桑枝、姜黄；上肢痛，用桂枝、羌活；下肢痛，用独活、牛膝；胸痛用瓜蒌、薤白；胃脘痛，用砂仁、豆蔻；腹痛，用白芍、吴茱萸；胁痛，用川楝子、郁金；少腹痛，用青皮、香附；睾丸痛，用荔枝核、橘核；背脊痛，用狗脊、桑寄生；腰痛，用续断、杜仲；尾骶痛，用威灵仙、鹿角霜等。

临证遣药时还须根据病证的性质灵活加减。活血止痛，可选用当归、三七、乳香、没药、郁金；行气止痛，选用川芎、延胡索、青皮、佛手、木香；散寒止痛，选用附片、肉桂、细辛、荜澄茄、藁本；祛风止痛，选用白芷、白蒺藜、防风、白附子、全蝎；胜湿止痛，选用羌活、苍术、五加皮、木瓜；凉血止痛用赤芍；敛阴止痛选白芍；开窍止痛用麝香；通络止痛选蜈蚣等。以上仅是个人临床经验管见。病情是复杂多变的，临证时需因人因时因地制宜，才能准确、恰当地处方遣药。

（《健康报》1993 年 1 月 1 日第 3747 期）

癫痫病的针灸治疗

癫痫俗称"羊痫风"，且多为反复发作，缠绵难愈，严重影响人的智力发展。

关于癫痫的诊治，秦汉以来始有记载。后经历代医家不断探索，总结论证了癫痫与先天因素、体质因素、情志因素及痰邪致病的病理机制，并提出了益髓充脑、强健督脉、调神镇惊、扶正豁痰、补养安和等治疗方法，仍为今日临床所沿用。

现代医学把癫痫分为功能性癫痫及器质性癫痫，大脑灰质神经元的放电为其病理基础。一般原发性癫痫者病因不明，继发性癫痫病因主要有先天性脑畸形、脑部感染（脑炎、脑膜炎）、脑瘤、脑寄生虫、颅脑外伤、高血压、脑动脉硬化、中毒等。

云南省名老中医管正斋教授运用经络辨证，主要选取督脉、阴跷脉、阳跷脉腧穴（长强、哑门、百会、印堂、后溪、申脉、照海），配合管氏经验奇穴（益脑十六穴、腰奇），收到了显著的临床疗效。

近十几年来，针灸治疗癫痫已有新的发展。常用穴位有哑门、大椎、陶道、人中、鸠尾、内关、神门、后溪等。施行传统手法针刺治疗，有效率可达 87.5%。有人针刺大椎一穴，亦收到一定效果。有人用 5% 的 γ-氨酪酸水溶液行穴位注射，治疗 145 例癫痫患者，有效率为 82.1%。经验证明，这一方法对于小发作型癫痫效果较好。河北、山东等地运用穴位肠线埋藏治疗癫痫 1864 例，治愈率 24.1%，好转率 32.5%，总有效率 56.6%。全国各地尚有应用耳针、头针、芒针、电针等法治疗癫痫的报道，亦取得较好的疗效。值得注意的是，最近国外有人试用一种新的电针治疗癫痫，方法是治疗前进行脑电图检查，查找出异常脑电波的具体部位，然后在该部行电针，疗效亦好。

关于癫痫的免疫治疗，近年来通过各种途径进行的广泛研究证明，针灸和免疫有密切关系。针刺治疗癫痫，可能与调节体内的免疫机制有关。

（《云南老年报》1993 年 1 月 14 日第 109 期）

帕金森病及其针灸治疗

帕金森病以震颤、强直及运动减少为主要临床特征，系英国医生帕金森于 1817 年首先系统描述，故称帕金森病。帕金森病的病变部位主要在黑质和纹状体。特发性帕金森病病因不明；凡具有同样临床表现而肯定原因者，如脑炎、脑外伤、脑动脉硬化、中毒（锰、汞、一氧化碳、二氧化碳和吩噻嗪类药物）等，统称帕金森综合征。

帕金森病常见于老年人，多于 50 岁后缓慢起病，逐渐加重。震颤为静止性，多见于手及手指，呈搓丸状，常从一侧开始，逐渐波及对侧。舌震颤常见，头、唇及腭震颤少见。疲劳、情绪紧张及焦虑时震颤加重，活动时减轻，睡眠时消失。肢体肌肉强直，严重者受累肢体呈齿轮状或铅管样肌张力增高，动作缓慢。面部表情呆板，写字困难，字越写越小。严重时咀嚼、吞咽、说话等均可发生困难，出现流涎，吐字含混，言语缓慢，站立时头前倾、腰弯、膝微屈，行走时上肢伴随运动减少，起步困难，步幅小，越走越快，不能及时停住，称"慌张步态"。发展至严重阶段，生活不能自理。

帕金森病与中医学的"跌蹶""颤证"症状类似。颤证的记述最早见于《内经》，名老中医管正斋教授根据经典文献记载，结合临床经验，辨证论治。①肝肾不足型。主穴：百会、风池、阳陵泉、三阴交、太冲、复溜。②气血两虚型。主穴：风池、曲池、合谷、足三里、三阴交、太冲、膈俞、肾俞。③痰热风动型。主穴：百会、风池、合谷、阴陵泉、丰隆、太冲。配合益脑十六穴和管氏舌针，收到了一定的临床疗效。

近年来，中医针灸治疗帕金森病又有了一些新的进展，如中国中医研究院运用行气化痰之法，佐以清热活血之品治疗该病，获明显疗效。北京中医学院东直门医院用针灸辨证施治，有效率达 77.2%，显效率为 34.3%。上海第一医学院运用头针治疗本病，有效率亦达 75% 以上。昆明市中医院针灸科传承管氏针灸学术经验，运用"针灸经气综合疗法"治疗本病，取得了显著疗效。中医针灸治疗帕金森病有广阔的前景，随着研究的深入，有可能为帕金森病患者带来新的福音。

(《云南老年报》1993 年 3 月 18 日第 118 期)

漫谈针灸治疗血栓闭塞性脉管炎

血栓闭塞性脉管炎是周围血管的慢性闭塞性炎症病变，主要累及四肢中、小动脉和静脉，以下肢为多见。临床特点为患肢缺血、疼痛、间歇性跛行，足背动脉搏动减弱和游走性表浅静脉炎；发展到后期，四肢末端肌肤变黑、溃烂、坏死，甚至趾节脱落，中医称之为"脱疽""脱痈"。

中医学认为，本病的发生多由脾肾阳气不足，不能温养四肢，复感寒湿之邪，致使气血凝滞，经络阻遏，四肢气血不足，筋脉失于濡养而罹病；患肢受寒冷刺激、创伤和长期吸烟，常是致病的重要诱因。本病一般病程较长，发病缓慢，多在数年后症状才趋显著，但亦有数月内症状即很明显者。

中医学对本病的认识很早，《内经》对本病的病因、病机、症状、治疗及预后等都做了详细论述，在治疗上采用内服药、针灸、熏洗、外用药膏等综合治疗，并附有验案。近代医家根据辨证论治原则，在中药及针灸的临床研究方面又取得了可喜的进展。实验研究表明，针灸治疗血栓闭塞性脉管炎，不仅具有疏通经络、行气活血、祛瘀生新的作用，还有抗炎镇痛的作用。其机理主要是通过激发神经系统各级水平的抗痛机能，脑组织释放出具有吗啡样活性的神经肽等多种中枢神经介质，激活了内源性抗痛系统的机能，取得镇痛的效果。

云南省著名针灸学家管正斋先生运用"管氏过梁针"治疗本病取得较好疗效。①下肢选穴：主穴为阳委二、外伏兔、平顶。病证在足背及二、三趾者加条口、解溪；病变在拇趾者加地机、三阴交。②上肢选穴：主穴为腋灵、尺桡。病在拇指加手三里、孔最；病在中指加间使、大陵；病在无名指加三阳络、外关；病在小指加灵道、神门。临证时辨证施治，适当配合灸法和点刺放血。

本病属难治之症，应尽可能早期诊断，早期治疗。发病初期，应戒烟，防寒防潮，适当保暖，勿穿紧硬鞋袜。对病情较重或已发展到坏疽期的患者，需中西医综合治疗，方易获效。

（《健康时报》1993 年 5 月 19 日）

谈谈中医治疗痛风

痛风为嘌呤代谢紊乱所引起的疾患。临床典型症状是痛风性关节炎反复急性发作。

人体嘌呤基来源于饮食和体内合成两方面。嘌呤基代谢产物尿酸自肾脏排出。当体内尿酸产生过多，超过肾脏排泄能力时，尿酸即在血液及组织内积聚，沉着于关节、结缔组织及肾脏，引起该部位的炎症变化。尿酸亦可以尿酸钠盐结晶形式析出，形成特征性痛风结石。

痛风患者以男性多见，尤以中年肥胖男子发病率最高。好发于趾的跖趾关节，其次为足部其他关节及踝、腕、膝、肘关节等。初始一般为单个关节发炎，起病突然，关节剧烈疼痛，日轻夜重，不能着地，数小时后出现红肿焮热，压痛及动作限制，伴有寒热，头痛，心悸，如治疗得当，症状可在数日或数周内逐渐消退。本病较易复发，有的患者兼有高血压及肾绞痛，严重的还可能引起肾功能衰竭，以致死亡。部分患者可在关节附近骨骼中、腱鞘、软骨内及耳壳的皮下组织发生痛风石。

中医学认为，痛风多由平素过食膏粱厚味，以致湿热内蕴，痰浊瘀阻，留滞关节经络，气血不能畅通而罹病。中医早期治疗以清热利湿、祛风通络为主。常用药物有荆芥、蚕沙、牡丹皮、苍术、防己、萆薢、泽泻、臭梧桐、车前子、忍冬藤、黄柏、地龙等。后期宜活血祛瘀、利湿蠲痰。常用药物有当归、赤芍、桃仁、红花、威灵仙、桂枝、木瓜、野赤豆、丝瓜络、制南星、乳香、没药、血竭等。临床治疗当辨证施治。

针灸治疗以经络辨证为主，根据发病部位循经和局部取穴，常用穴位有足三里、三阴交、太冲、阳陵泉、太溪、太白等。辨证配穴：湿热蕴结加大椎、胃俞；瘀热阻滞加膈俞、血海；痰浊阻滞加脾俞、丰隆；肝肾阴虚加肝俞、肾俞。针刺行泻法或平补平泻手法。针灸可止痛消肿，减轻症状，收效较速。针药相辅，相得益彰，可提高临床疗效。

痛风患者平时要少食肉类，减少蛋白质的摄入，不宜服用动物内脏

（如肝、肾等），不饮酒，避免过度劳累，适当常服些碱性饮料，防止创伤。发作时宜多饮开水，卧床休息，慎用噻嗪类利尿剂（如氢氯噻嗪等）。

（《云南老年报》1993 年 6 月 17 日第 131 期）

谈谈针灸治疗瘿病

中医所称的瘿病，包括"瘿囊""瘿瘤"和"瘿气"。瘿囊，是以颈部肿块，弥漫对称，其状如瓮，下坠至胸，皮宽不急，触之光滑柔软等为特征的地方病。瘿瘤，是以颈前肿块偏于一侧或一侧较大，状如核桃，触之质硬有根，可随吞咽而上下等为特征的颈前肿瘤。瘿气，是以颈前轻度和中度肿大，其块触之柔软光滑，无结无根，可随吞咽动作而活动，并见急躁易怒、眼球外突、消瘦易饥等为特征的颈前积聚病证。瘿病相当于西医的单纯性甲状腺肿大、甲状腺功能亢进症、甲状腺瘤、慢性甲状腺炎和甲状腺癌等疾病。

中医对瘿病的认识较早，在隋唐时期的《巢氏病源》《千金方》《外台秘要》等医学著作中已有记载，阐述本病的病因主要与情志不畅、忧患气结和居处饮水水质有关，在上述病因作用下，肝气不舒，脾失健运，脏腑失调，经络阻滞，导致气滞、血瘀、痰凝结于颈部而发病。《诸病源候论》提出"有息肉瘿，可割之；有气瘿可具针之"的外治大法。根据文献记载和临床实践证明，针灸对气瘿及肉瘿有一定疗效，其他类型的瘿病要根据具体情况，采取内、外科多种方法进行治疗。针灸取穴：主穴为人迎、扶突、天鼎、水突、合谷、足三里，气瘿于阿是穴（肉瘿肿块处）齐刺、扬刺或围刺，行平补平泻手法，24 次为 1 个疗程。

近代针灸治瘿取得较大的进展，特别是针灸治疗气瘿（甲状腺肿）、肉瘿（甲状腺肿瘤）获得了较好的临床疗效。在针治的作用机理方面亦取得了一些突破性的进展。但针灸治瘿亦有一定的局限性和选择性。大量临床资料表明，早期发现，明确诊断，尽早治疗，较易获效。不少临床报道指出，在针灸治疗单纯性甲状腺肿的同时，配服碘剂可增强疗效。在气瘿高发地区，除改善饮水来源外，还需服用碘化食盐以防治；在山区及高原地带应多食海带、紫菜等含碘食物，尤其对发育期的青少年及妊娠和哺乳期妇女，更为必要。气瘿肿块巨大而伴有明显压迫症状者，可行甲状腺大部切除术，但发于青春期（青春期单纯性弥漫性甲状腺肿）者不宜手术治疗。肉瘿在治疗3个月后，肿块无明显缩小，或伴有甲状腺功能亢进，或肿块迅速增大且质地坚硬，疑有恶变，或压迫症状明显者，应考虑手术切除。甲状腺功能亢进者如再出现高热、呕吐、谵妄、脉细数等症状，为甲状腺危象，应迅速进行抢救。

（《云南老年报》1993年7月8日第134期）

漫谈类风湿性关节炎症状及治疗

类风湿性关节炎又名萎缩性关节炎，是一种慢性全身性疾病。其发病原因迄今尚未完全明了，一般认为可能与感染、内分泌障碍、血管收缩障碍及遗传等因素有关。近代有观点认为，该病是寒冷、潮湿、疲劳、营养不良、外伤、精神创伤等素诱发的一种自体免疫性疾病。

患者以青壮年为多，女性多于男性。初发时起病缓慢，患者多先有几周到几个月的疲倦乏力、体重减轻、胃纳不佳、低热和手足麻木刺痛等前驱症状。随后发生某一关节疼痛、僵硬、关节肿大，关节周围皮肤潮红、发热，关节活动受限。开始时可能仅一二个关节受累，或伴有游走性关节疼痛，以后发展为对称性多个关节肿痛，病变关节常从四肢远端的小关节开始，以后渐累及其他大关节。病程迁延可出现指关节梭状肿大，关节附近的肌肉僵硬和萎缩。随着病情的进展，患者还可能伴有不规则发热、脉搏加快、贫血等症状；有的能在关节隆突部位扪及坚硬如橡皮的皮下小结。患者发病后要积极进行治疗。

近年来，在治疗类风湿性关节炎的药物研究方面取得了不少的进展，但本病目前仍属顽固难治之症，中医药强调整体治疗，在治疗上有一定的优势，如辨证施治得当，可控制病情发展和好转。昆明市中医院针灸科采用GZH型热针仪热针疗法辨证施治，配合中药、药物熏蒸、蜂毒注射液及子午流注蜂针经穴疗法等综合治疗，获得较好疗效，临床资料表明，多数患者的症状可明显缓解，显效和好转率达90%以上。此外，还可配合理疗及适当的功能锻炼，以减少因关节失用而导致的关节僵硬和肌肉萎缩；要避免过度疲劳和关节损伤；饮食应注意补充维生素和蛋白质，对伴有贫血或其他慢性疾病的患者，要及时予以治疗。

（《云南老年报》1993 年 8 月 26 日第 141 期）

漫谈颈部肌筋膜炎的针灸治疗

颈部肌筋膜炎，又称颈项部纤维质炎，是一个概念不甚明确的诊断名称，通常指筋膜、肌肉、肌腱、韧带等软组织的病变，引起疼痛、僵硬、运动受限和软弱无力等症状，引起肌筋膜炎的原因多为慢性劳损和反复轻微损伤，也可由急性损伤所致，但不是感染所致的炎症。

颈部肌筋膜炎常发生于年龄较大的妇女，临床表现为颈后部疼痛，常延伸到肩部和两肩胛骨之间，有肩部受压的感觉，多数无固定的压痛点。晨间起床和气候潮湿寒冷时加重，活动后及在温暖的环境中减轻，疼痛常因劳累而复发加重。急性发作时可有颈项、肩背肌肉痉挛疼痛，颈、项伸屈活动受限，肩胛骨前后活动时可引起不适感。

另一种是没有受伤史的急性颈、肩痛，常突然发作，有时在受凉后或睡后起床时发病，因而俗称"落枕"。有的患者可有在某种特殊体位下工作或用力过度的历史。病人突感在颈后和肩后疼痛，头部向各方向的活动均明显受限，动则引起疼痛，头常偏向一侧，常有某方向的活动特别痛的现象。一般没有放射性痛，也不伴有头晕、眼花或神经系统的症状。检查时可发现局部肌肉明显痉挛，斜方肌、颈长肌、冈上肌等区域可出现明显压痛、颈椎 X 线摄片多属正常。

颈部肌筋膜炎归属中医"痹证"范畴。根据病变部位和主要症状，有时亦可按"落枕""颈椎病""项背痛"施治。名老中医管正斋教授的"管氏经验穴"对治疗本病有独特疗效。①压肩：病人正坐，头微前倾，于后正中线第六、第七颈椎棘突之间旁开 3.5 寸，左右各一穴。主治颈项强痛、落枕、肩背酸痛。直刺 0.5~0.8 寸。②颈灵五：在第五、第六颈椎棘突之间旁开 1 寸，左右各一穴。主治颈椎病、颈项强痛、肩背酸痛、手臂麻木。直刺或略向椎体方向斜刺 1~1.2 寸。③飞翅三穴：上飞翅、下飞翅、翅根。主治颈项强痛、肩胛痛、肩臂痛、肩背拘急、胃痛、食道炎、胆囊炎、失眠多梦、乳汁分泌不足、咽痛、目赤肿痛等。先针上飞翅，在肩胛冈内侧上边缘，平第二胸椎棘突，距背正中线 3.2 寸。下飞翅：在肩胛冈内侧缘，平肩胛骨下角，第七胸椎棘突下旁开 4 寸。翅根：在肩胛冈内侧边缘，平第四、五胸椎棘突之间，距离背正中线 3 寸。伏案正坐，两手抱肘，横平放案上，使肩胛骨外开，肩胛冈突起，先针上飞翅，选用 29 号 1.5 寸针灸毫针，左手拇、示两指将上飞翅部位的皮肤捏起，右手持针从捏起的皮肤上端刺入，针柄与脊柱平行，缓慢经皮下由上向下透刺，进针时需随时探查针尖位置，勿使针尖偏向胸腔方向针刺过深。次取下飞翅，用 29 号 1.5 寸针由下向上沿皮透刺，使之与上飞翅穴针尖相对。最后再针翅根穴，左手指按其穴位，右手持针于穴上向外横刺 1~1.2 寸，针达肩胛骨下。进针到达应针深度后，嘱患者缓慢地做深呼吸，患者吸气时，拇指向后单向捻转，当针捻到捻不动时（针身被肌纤维缠住），紧捏针柄，有节律地摇摆针尾；患者缓缓呼气时，拇指向前单向捻转，当针捻不动时，紧捏针柄，有节律地摇摆针尾。患者配合深呼吸，捻转行针 36 次为一度手法。留针 20 分钟，共行三度手法。亦可在留针期间用电针刺激，一般选用可调波，频率以 60~80 次/分为宜。

针灸治疗颈部肌筋膜炎有很好的疗效，拔火罐、局部痛点封闭、理疗、热敷亦可缓解症状，经过适宜的治疗，症状多在一周左右完全消失。但如经常出现急性或反复发作的颈项、肩臂痛，或背部疼痛症状持续不减或逐渐加重，需要及时到医院做进一步检查诊断。

（《云南老年报》1993 年 10 月 7 日第 147 期）

冠心病心绞痛的针灸治疗及调护

冠心病心绞痛属中医"心痛"范畴。"心痛"又称胸痹、厥心痛、真心痛、卒心痛、久心痛等，指心或包络病损所致的一种病证。病人主要表现前胸及左胸部位疼痛，或痛引咽、肩、臂腋、上腹等部疼痛，常兼有胸闷、心悸、心慌、气短、乏力等症。本病多突然发生、反复发作，常因情志、气候、饮食、劳倦等诱发。发病率及死亡率较高，是中老年死亡常见的原因之一。

心痛的病因病机较为复杂，但其病理本质是本虚标实。本虚主要是由心气、心阴、心阳衰虚所致的心悸、心慌、气短等症；标实则主要表现为心脉痹阻所致的心前区疼痛。

20 世纪 70 年代，我国广泛地开展了针刺治疗冠心病的临床研究。主要取穴内关、足三里、厥阴俞、心俞、郄门、膻中等。大量的临床资料表明，针刺能缓解或减轻心绞痛，能减轻或消除胸闷、心悸、气短等症状，并能降低血压，改善食欲和增进睡眠。通过心电图、超声心动图、彩色多普勒超声仪及心脏动力学和血生化方面的观察揭示，针刺治疗冠心病的作用机理主要是通过改善患者的左心室功能、增强心肌收缩力、降低心肌耗氧量、增加冠脉血流量、改善心胸循环的综合机制而实现的。

采用针刺治疗前，应先明确现代医学诊断，以确定针灸等相应治疗措施和手段，并要对疾病预后做出判断。在心绞痛发作时必须停止一切活动，绝对卧床休息。要认真观察记录患者呼吸、脉搏、血压、体温、心电图等，若发现患者有出汗、肢冷、脉伏、唇青等症状，应立即采用中西医结合方法抢救。有条件者应监护治疗。冠心病患者常常由于情绪激动或精神刺激诱发心绞痛发作，促使病情加重，因此患者应保持乐观的心态，避免精神紧张和过分激动，要树立战胜疾病的信心。饮食宜少食多餐，忌暴饮暴食。食物以清淡、低盐、易消化而富有营养的食品为宜；少食肥甘厚味、酒、咖啡及辛辣刺激之物，不吸烟。适量吃些蔬菜水果，以保持大便通畅，便秘时可使用开塞露，必要时用番泻叶泡水代茶饮。患者宜保持充分睡眠，减少不必要探视和打扰。注意气候节令变化，预防感冒受凉。病情稳定的冠心病患者可适当活动，如散步、练气功、打太极拳等，但不宜过劳。

（《云南老年报》1994 年 3 月 24 日第 171 期）

冠心病患者怎样选用中成药

辨证用药是正确使用中成药的基本原则。所谓辨证就是要求能辨别虚实寒热。现将冠心病心绞痛的主要辨证要点和几种常用中成药简介如下：

（一）实证

冠心病心绞痛最常见的证型是气滞血瘀，表现为心前区刺痛、舌质紫暗、脉象沉涩，治当理气活血化瘀。

复方丹参片：适用于心脉瘀阻型冠心病心绞痛患者，有扩张冠状动脉、增加冠脉血流量、缓解心绞痛、降低血脂等作用。

冠心苏合丸：适用于阴寒凝滞型冠心病患者，该型主要表现为突发心绞痛、四肢冰冷、出冷汗、舌质紫暗、苔白、脉沉迟者。正气虚脱（冷汗淋漓、脉微欲绝）者禁用。舌苔黄或舌质红者勿用。

心舒静：适用于痰浊壅塞型冠心病心绞痛患者，该型主要表现为胸痛憋闷、舌苔白厚腻、舌质紫暗、脉滑。

（二）虚证

以心肾阳虚、气阴两虚者多见，治宜温阳补虚，益气养阴。不可误用散寒攻邪之剂。

补心气口服液：有扩张冠状动脉、抗心律失常、改善心肌缺血、降低心肌耗氧量等作用，适用于心悸气短、苔白舌淡、心气虚损型胸痹心痛（冠心病心绞痛）。

补心阴口服液：与补心气口服液近似，适用于手足心热、苔黄舌红的心阴不足型冠心病心绞痛。

心宝：有增加冠脉血流量、缓解心绞痛的作用，适用于疲乏纳呆、下肢水肿、呼吸困难、心悸发绀的阳气虚衰、气阴两虚型冠心病患者。

（三）虚实夹杂证

以气虚血瘀型为主要表现，治以益气活血化瘀，攻补兼施。

山海丹胶囊：有降低心肌耗氧量、提高心脏耐缺氧能力、增加冠脉血流量、改善心肌缺血的作用，适用于心律失常、气短心悸、心前区痛的冠心病。

活心丸：有抗心肌缺血、改善微循环、缓解心绞痛、提高心功能的作用，适用于心慌心悸、胸闷胸痛、心律失常的冠心病心绞痛。

速效救心丸：有改善冠状动脉的供血、缓解心绞痛的作用，适用于胸闷憋气、心前区疼痛的虚实夹杂型冠心病心绞痛。

（《健康时报》1994 年 3 月 30 日第 502 期）

穴位贴敷治疗哮喘

穴位贴敷疗法是在人体体表的穴位贴敷药物，通过药物、腧穴及经络的作用，以达到治愈疾病的一种治疗方法，属于中医学外治法之一。本疗法适应证广，疗效肯定，是一种潜力很大的中医治疗方法。

穴位贴敷疗法治疗慢性支气管炎和哮喘，无痛易行，不良反应少，老幼皆宜，疗效较好，受到广大患者的欢迎，其具体施治方法主要有：

1. 辨证贴治 根据咳喘的证型选药取穴。风寒型主选药物麻黄、桂枝、细辛等，以姜汁和药；敷贴穴位：华盖、膻中、膏肓、膈俞等。虚火型主选药物麻黄、杏仁、石膏等，以猪胆汁和药；敷贴穴位：华盖、大椎、彧中、肺俞等，脾虚加脾俞，肾虚加肾俞，痰多加丰隆。

2. 按时令贴治 依照"冬病夏治""夏病冬治"的理论，对秋冬季多发的咳喘，采用三伏天贴穴的治法。主穴选肺俞、膻中，膏肓、定喘，两组穴交替贴治。此法对缓解期和轻度发作者较好。其疗效与贴治连续时间成正比，以连续贴治3年的疗效较好。若是夏季咳喘发作者宜于三九天贴穴治之。不分季节发作者可在发作期贴治。

3. 敷贴综合疗法 以穴位贴敷为主，辅以内服中药、针灸、肠线埋藏、穴位注射等，可提高疗效。

文献报道和临床实践表明，穴位贴敷治疗哮喘近期控制率约85%，部分患者经两年以上随访，远期有效率可达62%。

（《健康时报》1994年6月8日第512期）

骶髂关节开错是怎么回事

骶髂关节开错，即骶髂关节错缝，亦称骶髂关节半脱位，多由于跌仆、跳跃或负重扭转所致，是引起腰腿痛的常见原因之一。

骶髂关节是位于下腰部的微动关节，不仅能承受自上而下的重力，且具有稳定双髋，并适应骶部平面上各个方面旋转应力的作用。骶髂关节开错一般指骨节之间由于不同的损伤使正常的解剖位置发生微小改变，这种微小的关节错缝，在X线片上常常无异常改变，但解剖位置发生微小改变后可影响活动、功能。

急性发作时，下腰一侧疼痛严重，腰部过伸及稍有旋转时疼痛加剧，常放射至臀部或腹股沟区，但不至小腿坐骨神经分布区；不能下地直立，行走时需用手扶持患侧髂部艰难跛行，或在别人扶持下行走。卧床屈髋可缓解疼痛，重者不能翻身，亦有患者仅表现为单侧腰骶部疼痛，不能负重及运动。病程可迁延数月乃至数年不愈。

检查时，直腿抬高患侧受限，并有腰骶部疼痛，平卧时压挤或分离髂骨翼可引起骶髂部疼痛；平卧时，腰骶部大多可扪及明显压痛点。如髂骨前下移位，可见髂后上棘处变浅，髂后上棘至骶尾关节连线纹路变浅，双下肢伸直并拢，患肢缩短约1cm；如髂骨后上移位，则见髂后上棘处变凸，髂后上棘至骶尾关节连线纹路变浅，肢体可伸长约1cm。

本病须注意与腰椎间盘突出症、脊柱肿瘤、骶髂关节结核等病相鉴别。

本病属于中医"腰肌扭伤""伤筋""腰腿痛"范畴。著名针灸学家管正斋先生治疗本病常获奇效。管老治疗经验如下。①大肠俞：深刺2.5～3寸，行"凤凰展翅"手法，使针感直达骶尾部。②八髎、腰骶部阿是穴：深刺1.5～2寸，行"拽拉行气"手法。③下灵穴：患者俯卧，骶管裂孔水平线旁开4.5寸为内下灵，再外开3.5寸为外下灵，内外两穴合称下灵穴，左右各一对。先针内下灵，直刺4寸，针感放射至足底，再针外下灵4寸，傍针刺法，行"凤凰展翅"手法。根据患者的病因、病位、病程，辨证取穴。只要诊断正确，取穴和手法准确，大都能针到病除。

（《健康时报》1995年3月15日第552期）

针灸治疗遗尿症

遗尿又称"尿床"，是指3周岁以上的小儿在睡眠中小便不能自行控制，醒后方觉的一种病证。排尿的生理过程是受大脑排尿中枢控制的反射性活动。反射中枢位于骶脊髓。正常情况下，当尿液在膀胱中达到一定容量时，膀胱内压升高，在大脑产生尿意反应，此感觉冲动传到脊髓，反射中枢便传出运动冲动，引起逼尿肌收缩，外括约肌及会阴肌松弛，尿液被排出膀胱，称为反射性排尿。幼儿产生遗尿的病因大致可分为两类：一类是功能性的，如没有得到合理的教养与训练，或病后体弱而致遗尿；或是惊恐、害羞、过度疲劳造成精神紧张，发生遗尿。小儿遗尿一般都属于单纯性功能失调。另一类是器质性原因引起的，如先天性大脑发育不全、脊柱或颅脑损伤、尿道口炎、扁桃体炎等，亦会导致遗尿。

针灸治疗小儿遗尿症有较好的疗效。中医认为，小儿遗尿多属肾气不足或脾肺气虚。针灸主穴：关元、水道、三阴交。配穴：中极、气海、肾俞、膀胱俞、足三里、太冲。每次选 2～3 个穴，行补法，隔日 1 次，10 次为 1 个疗程。对疗效欠佳者，可选配耳区肾、膀胱、尿道区、皮质下、交感、心、脾等穴，辨证取穴；或可辅以中药"新加桑缩饮"（桑螵蛸10g，乌药 10g，淮山药 15g，益智仁 10g，菟丝子 10g，覆盆子 10g，龙骨20g，太子参 15g，炙黄芪 15g，鹿角霜 15g，制龟甲 15g，甘草 5g）。辨证化裁，随症加减。

在治疗的同时，还须给予患儿安慰和教导，使之逐渐养成良好的卫生习惯，睡前要少饮水，嘱其排空小便，入睡时宜平卧。家长要按时唤醒患儿，使其逐步养成夜间定时排尿习惯。绝大多数患儿都是可以治愈的。如患儿能配合治疗而又久治不愈，应进一步排除器质性病变，或其他疾病，以免贻误病情。

（《健康时报》1995 年 8 月 9 日第 573 期）

艾滋病的中医辨证分型

中医是以临床的证候结合病因病机来认识和诊断疾病的。艾滋病的临床可分为两个阶段，即前驱期和进展期。治疗必须把握前驱期，才有可能控制并逆转病情。因此，中医防治艾滋病的研究大都从前驱期入手。

艾滋病的前驱期归纳起来有以下临床表现：①发热；②全身极度进行性疲乏；③咳嗽，气喘，短气，呼吸困难，咽喉疼痛；④吞咽困难，恶心，食欲减退，腹泻，下痢；⑤消瘦，体重急剧下降；⑥皮肤黏膜出血，紫斑，鼻衄，血痰，咯血，吐血，血尿，便血；⑦皮肤损害：疱疹、霉菌感染；⑧全身淋巴结肿大，肝脾肿大；⑨侵犯神经中枢可引起颤抖、惊厥、抽搐、痴呆、癫痫等精神神经症状；⑩各种继发性感染及肿瘤；⑪舌苔多见白厚腻苔；⑫脉象，左脉细弱无力者多见。

我国赴非洲治疗艾滋病小组提出艾滋病的临床分型为 4 型，即肺胃阴虚型、脾胃虚损型、脾肾两亏型、热盛痰蒙型。各型的临床表现如下：

1. 肺胃阴虚型 以呼吸道症状为主，症见发热、干咳无痰或少量黏痰，气短胸痛，乏力消瘦，脉细数，苔薄黄或腻，舌质红。

2. 脾胃虚损型 以消化道症状为主，症见发热消瘦，乏力纳呆，恶心呕吐，吞咽困难，腹胀痛，泄泻，鹅口疮，脉濡细，苔白腻或黄腻，舌质淡。

3. 脾肾两亏型　多见于晚期患者，发热或低热缠绵，极度消瘦，神情倦怠，心悸气短，头晕目眩，纳呆，呃逆频繁，腹泻剧烈或五更泄，口干或鹅口疮，盗汗，脉沉细无力或细数，舌红无苔或苔淡薄，或有白色斑块物覆盖。

4. 热盛痰蒙型　多见于艾滋病病毒侵犯神经系统的晚期重危者。症见发热头痛，恶心呕吐，神志不清或神昏谵语，项强惊厥，四肢抽搐，痴呆，癫痫，或肢体疼痛，行动困难，脉细数或滑，苔白腻或黄腻。

(《健康时报》1995 年 10 月 11 日第 582 期)

中医对艾滋病的辨证治疗

中医学认为，机体失调是疾病侵袭的内在原因。加强机体正常功能，能构成不利病变进入和发展的环境条件，是药物赖以发挥作用的基础。所以传统中医对艾滋病的治疗以扶正祛邪为原则，以辨证论治为手段。

目前，中医治疗艾滋病常用的治法和方剂分别是：①肺胃阴虚型治宜益气养阴，清热化痰。常用方剂为百合固金汤、参苓白术散加减等。②脾胃虚损型治宜健脾益气，和胃止泻。常用方剂为补中益气汤、小柴胡汤、温胆汤加减，并可加服香砂六君子丸、人参归脾丸等中成药。③脾肾两亏型治宜益气健脾，温肾止泻。常用方剂为四君子汤、四神丸加减。④热盛痰蒙型治宜清热化痰，息风开窍。常用方剂为安宫牛黄丸、钩藤饮加减。

在辨证治疗的前提下，也可结合并发症对症治疗。如疱疹病毒感染用龙胆泻肝汤；腹泻，尤其是顽固性腹泻用白头翁汤内服，加保留灌肠；贫血以鹿茸为主加桃红四物汤；结核及非典型结核用知柏八味丸、清肺汤；白色念珠菌感染用人参汤加黄连温清饮；复发性带状疱疹可服用银翘解毒丸。

(《健康时报》1995 年 10 月 18 日第 583 期)

艾滋病常见证候的辨证用药

艾滋病患者肝肾阴亏，症见低热，四肢乏力，全身疲劳，咳嗽气喘，短气，咽喉疼痛，进行性消瘦，口干舌燥。治法当救阴滋液，补虚润燥，同时兼用清营凉血解毒之品。药用生地、麦冬、元参、龟甲、鳖甲、牡蛎、阿胶、鸡子黄、五味子、白芍、人参、寒水石、滑石、紫石英、僵蚕、蝉衣、牡丹皮、知母、黄柏、青蒿、玉枢丹。

若脾虚血亏，症见四肢乏力，面色憔悴，脘胀腹泻等症状。治法当健脾益气，养肝补血。药用党参、白术、茯苓、黄芪、当归、甘草等。

若肾精不足，症见消瘦乏力，腰膝酸软，遗精，经闭者，当取填补肾精之法。药用熟地黄、山萸肉、枸杞子、杜仲、五味子、甘草等。

若热陷营血，症见高热，皮肤黏膜出血，衄血，咯血，吐血，尿血，便血，甚出现神昏谵妄、惊厥抽搐、痴呆或癫痫等热盛动风之象。治法当以清营凉血、清热解毒为主，辅以开窍息风，同时必兼用救阴复脉之品。药用水牛角粉、生地、赤芍、牡丹皮、丹参、玄参、石膏、知母、麦冬、僵蚕、蝉皮、紫草、连翘、银花、黄连、竹叶、升麻、紫雪丹。

如见淋巴结肿大等"恶核"，可参用山慈菇、黄药子、僵蚕、牛蒡子、玄参、夏枯草、生牡蛎、青黛、白花蛇舌草等软坚化痰、解毒清火之品。

如见口腔溃疡、鹅口疮、疱疹等，可外敷锡类散、冰硼散等。如见白色念珠菌性食道炎或胃肠炎，则以上药口服或灌服。

如见发热、恶寒（甚则寒战）、头痛、身痛等症状，可用柴胡、羌活、葛根、石膏、黄芩、赤芍、白芷、桔梗、甘草。

此外，实验研究表明，人参、红枣、黄芪、当归、茯苓、白术、枸杞、杜仲、麦冬、百合、熟地、生姜、五味子、菟丝子、山萸肉、天冬等，对艾滋病病毒有较强的抑制作用，可以随证选用。

（《健康时报》1995 年 10 月 25 日第 584 期）

热针治疗腰椎间盘突出症效果好

腰椎间盘突出症，亦称髓核突出（或脱出）或腰椎间盘纤维环破裂症，是由于腰椎间盘髓核突出，压迫其周围神经组织而引起的一系列症状，是临床上较为常见的一种腰腿痛。其主要是由于腰椎间盘各部分（髓核、纤维环及软骨）尤其是髓核有不同程度的退行性改变后，在外界因素的作用下，椎间盘的纤维环破裂，髓核组织从破裂之处突出（或脱出）于后方或椎管内，导致相邻的组织如脊神经根、脊髓等遭受刺激或压迫，从而产生腰部疼痛，一侧下肢或双下肢麻木、疼痛，马尾神经受压会出现会阴部麻木、刺痛，大小便功能障碍，女性可出现尿失禁，男性出现阳痿，严重者出现大小便失控及双下肢不全性瘫痪等一系列临床症状。腰椎间盘突出症脱出的髓核一般以向椎管方向（即向后方）脱出较多，向椎体方向（即向上或向下）脱出较为少见。脱出的髓核止于后纵韧带前方称为"突出"，穿过后纵韧带进入椎管内的称为"脱出"。

椎间盘是椎体之间的连接部分，是由椎间纤维软骨组织构成。它的中心有一团凝冻状物，称为髓核。除第一、二颈椎间无椎间盘外，成人共有椎间盘23个。椎间盘没有神经支配，本身不引起痛感，有润滑椎节和缓冲脊柱受压的作用。健康成人的椎间盘能承受300千克重量而不发生突出。但随着年龄的增长及重力的影响，椎间盘由于缺乏血液供应，修复能力降低，以致发生退行性变；髓核水分减少，发生萎缩，失去了固有的弹性。一旦遭受急性损伤，已发生退行性变的椎间盘压力突然增加，即可使纤维环破裂，髓核突出；也有的患者由于寒冷刺激，肌肉痉挛，使已退行性变的椎间盘压力增加，致椎间盘突出。由于腰椎椎体后方中部为后纵韧带覆盖，其中有丰富的感觉神经末梢，对痛觉很敏感，故当腰椎间盘突出物压迫后纵韧带时，就产生腰痛；如果椎间盘向椎管方向突出，压迫到坐骨神经根，即可引起坐骨神经痛。

椎间盘突出的病人多有较长时间的腰痛史或反复腰痛发作史，一般休息后症状减轻；咳嗽、喷嚏或大便用力时，可使疼痛加剧。椎间盘突出的另一特点，是常伴有下肢放射痛，即疼痛由臀部开始，逐渐放射至大腿后侧、小腿外侧，有的可发展到足背外侧、足跟或足掌，影响站立和行走。腰椎间盘突出症好发于20岁以上各年龄段人群，尤以20~45岁的青壮年多见，男性多于女性。

昆明市中医医院针灸科运用"热针九宫穴综合疗法"治疗椎间盘突出症收到良好疗效。

GZH型热针仪是一种新型的针灸治疗仪器。热针能在体内均衡发热，热力直接作用于体内穴位，在体内产生热效应，因而能较迅速地起到温经活络、祛湿散寒的治疗作用。热针具有"烧山火"手法、温针灸和火针的综合效应，且操作简便，使用安全。脊椎九宫穴是著名针灸学家管正斋教授的经验穴组之一，具有取穴独特、针法特殊、疗效显著的特点。

（《健康时报》1995 年 10 月 18 日第 583 期）

耳针疗法简介

耳针疗法是用耳穴和耳郭诊断和治疗疾病的方法，是针灸学的组成部分，亦称耳穴疗法。

耳与经络、脏腑有密切的联系。1973 年长沙马王堆三号汉墓出土的《阴阳十一脉灸经》中就有"耳脉"的记载。《黄帝内经》对耳与经脉、经别、经筋的关系做了详细的阐述。《灵枢·口问》说："耳者，宗脉之所聚也。"指出耳与经络、脏腑的生理活动与病理变化密不可分。历代医学文献都有应用针、灸、熨、按摩、耳道塞药、吹药等方法刺激耳郭以防治疾病，以及以望、触耳郭诊断病证的论述，说明利用耳郭防治疾病已有悠久的历史。

耳穴是指分布在耳郭上的一些特定区域。耳穴在耳郭上的分布犹如一个头部朝下、臀部朝上的倒置在子宫的胎儿，耳穴基本按此规律排列分布。在 20 世纪 80 年代以前，耳穴的名称和定位不够规范和统一。1993 年 5 月 1 日，国家技术监督局颁布了《中华人民共和国国家标准·耳穴名称与部位》，确定了 91 个耳穴的标准定位，标志着耳针学进入标准化、规范化的阶段，已发展形成针灸学的分支体系。

耳针疗法的适应证主要有：①疼痛性疾病，如各种扭挫伤、神经性疼痛等。②炎症性疾病，如咽喉炎、胆囊炎等。③功能紊乱性疾病，如胃肠神经官能症、神经衰弱症等。④过敏及变态反应性疾病，如荨麻疹、过敏性鼻炎等。⑤内分泌代谢紊乱性疾病，如甲状腺功能亢进或低下、围绝经期综合征等。耳针疗法还有美容、戒烟及预防保健等作用。

耳针疗法临床常用的方法有：①毫针法。利用毫针针刺耳穴，治疗疾病的一种常用方法。②电针法。耳穴针刺获得针感后，接上电针仪的输出导线，通以接近人体生物电的微量电流，将针和电的两种刺激相结合，以防治疾病的方法。③埋针法。此为将皮内针埋入耳穴治疗疾病的方法，适用于慢性疾病和疼痛性疾病，起到持续刺激、巩固疗效和防止复发的作用。④压丸法。此为在耳穴表面贴敷压丸的一种简易疗法。此法既能持续刺激穴位，又安全无痛，无不良反应，目前广泛应用于临床。

耳针疗法须注意严格消毒，防止感染。针刺后如针孔发红、肿胀，应及时涂 2.5% 碘酒和消炎药膏，防止化脓性软骨炎的发生。有习惯性流产的孕妇禁针。有严重器质性病变和伴有重度贫血者不宜针刺。对严重心脏病、高血压患者不宜行强刺激法。耳针治疗时，须注意防止发生晕针，一旦发生，应及时处理。

（《健康时报》1995 年 11 月 1 日第 585 期）

管氏过梁针简介

管氏过梁针在刺法上汲取了《内经》"短刺"法中的深针、"输刺"法的取穴精而深刺，以及《内经》"经刺"法的直刺病变不通的结聚部位等针法特点，形成了独具特色的过梁针法。

管氏过梁针刺法特点为深、透、动、应。

深：过梁针选用的奇穴和经穴较常规刺法进针深。

透：过梁针针刺四肢部奇穴，要求透刺到对侧皮下。手法操作：选用特制的 26 号（或 28 号）过梁针，采用单手两指疾速直刺法，进皮后左手挟持押手，右手小弧度捻转，缓慢进针，进针到穴位深度的一半时，左手扶托于穴位肢体的对侧，以探测针尖到达的位置，直至进针刺到对侧皮下。过梁针补法：行"凤凰理羽"手法 9 次、27 次，或 81 次。过梁针泻法：行"凤凰展翅"手法 6 次、36 次，或 64 次。留针 3 分钟。起针时，应缓慢退针，出针后休息 20 分钟。

动：过梁针在进针或行针时，患者肢体会出现不自主抽动或颤动，如针下灵、阳委一、平顶等穴治疗癔症性瘫痪、外伤性截瘫、脱髓鞘疾病等，必须出现肢体不自主抽动或颤动，疗效才显著。治疗癔症性瘫痪，掌握行针时机，适时令患者运动肢体，是获取疗效的关键，常可收到立竿见影之效。

应：过梁针针刺部分奇穴，须在针刺时出现感应，方能获效。如针臂宁穴，针感传至指尖，患者手臂发麻才能收效。部分病人在行过梁针后，会出现轻度头昏、微汗、乏力等针刺反应，有些精神分裂症和癔症患者在出现这样的应激性反应后，可能会霍然而愈。应用过梁针，必须根据病情辨证施治。奇穴主治病证不同，过梁针法亦各有所异。临证时须根据治疗需要灵活运用。

管氏过梁针特定奇穴有 24 个，奇穴名称及取穴定位，均有异于十四经穴和常规针灸用穴。

管氏过梁针治疗癔症性瘫痪 68 例，治疗以过梁针特定奇穴为主，少数患者采用大椎穴深刺法，配合电针、心理治疗及功能锻炼。1～5 次治愈者 26 例，6～10 次治愈者 18 例，10～20 次治愈者 15 例，21～30 次治愈者 6 例。治疗 3 个月至 2 年，好转者 2 例，无效 1 例。总有效率 98.53%，治愈率 95.59%。

管氏过梁针主要适应证：轻型精神分裂症、精神分裂症恢复期、慢性精神病、癔症、癔症性瘫痪、癫证、痴呆症、下肢瘫痪、上肢瘫痪、上肢颤抖、强直痉挛、肩臂疼痛、上肢冷痛、手指拘挛等。

过梁针有一定危险性，施术者必须经过专门培训，在有经验的针灸医师指导下方可使用。临床应用时，必须要熟悉经穴解剖，针刺手法熟练，刺激强度适度，辨证施治正确，才能确保安全，发挥出过梁针的治疗效应。

（《健康时报》1995 年 11 月 8 日第 586 期）

漫谈中药塞耳疗法

中药塞耳疗法属中医外治法之一。该法是使药物通过耳道吸收而发挥药理效应以治疗疾病的方法。中医学认为耳不仅有听觉功能，而且与人体的各个部分有着密切的联系。早在 2000 多年前的《阴阳十一脉灸经》中就记述了"耳脉"，《内经》对耳与经脉、经别、经筋的关系做了较详细的阐述。手太阳、手少阳、足少阳、手阳明等经脉、经别都入耳中，足阳明、足太阳的经脉则分别上耳前，至耳上角。六阴经虽不直接入耳，但都通过经别与阳经相合，与耳相联系。因此，十二经脉都直接或间接上达于耳。奇经八脉中阴跷、阳跷脉并入耳后，阳维脉循头入耳。《灵枢·邪气藏府病形》说："十二经脉，三百六十五络，其血气皆上于面而走空窍。"《灵枢·口问》曰："耳者，宗脉之所聚也。"早在唐·孙思邈所著的《千金要方》中就记载了中药塞耳的验方，用于治疗耳鸣、耳聋。明·李时珍在《本草纲目》中也有类似的验方。清·吴尚先在《理瀹骈文》中收载了聪耳锭、通耳锭、远志磁石锭塞耳方，治疗耳鸣、耳聋等病证。说明中药塞耳疗法源远流长，历代已积累了一些临床经验。现介绍几种常用中药塞耳方法，供临床应用参考。

1. 药酊棉治支气管炎　药物组成：紫苏子、芥子、莱菔子、陈皮、肉桂、川芎、生姜各15g，冰片5g。配制方法：将前7味药用75%乙醇250mL浸泡15~20天，过滤后，将冰片加入药液中不断搅拌至冰片溶解，再兑入蒸馏水250mL，过滤即配制成药液，灌装入滴耳玻璃管，每支10mL。用法：取适量药棉，滴上1~2滴药酊，不松不紧塞于外耳道。一般晚上使用，早上取出，连续用药3天，或隔日1次。主治：感冒咳嗽，气喘痰多，胸闷头痛，呕吐呃逆，牙痛咽炎，晕车晕船，耳痛，中耳炎等。注意：因酊剂对皮肤有刺激，10岁以下儿童及孕妇慎用，对乙醇过敏者禁用。如果体虚的病人出现眼睛发胀等不良反应时，立即取出药棉锭，症状即可消失。

2. 冰片霜治中耳炎　冰片适量，放于瓷碗内，上扣大小相同瓷碗一个，对好后用胶布密封，用武火熏烤约3~5分钟，冷却后开封刮霜。用时先清除耳内脓液，再以棉球蘸冰片霜塞入耳内。每日2次，5~7天为1个疗程。

3. 芥菜籽散治耳鸣耳聋　芥菜籽30g，研细末，分别装在药棉中，分塞在耳中，每晚睡前使用，次晨更换新的药棉。功能止咳化痰，消肿止痛，顺气开窍。主治痰火上攻之暴聋耳鸣。

4. 甘遂锭治暴聋　取甘遂根一块，生甘草9g。先将甘遂削成圆锥形锭，锭后端比耳孔稍大一些，以温开水将锭润透并用脱脂棉包裹，同时将甘草用适量水煎浓汁，待温备用。用法：先将甘遂锭塞入患耳孔，待半小时后患者以甘草汁含口中，先叩齿数次，再将汁吐去。如此频频缓漱缓吐，连续数次，耳可复聪。若患者口含小铁片一块，患者耳孔旁放灵磁石或磁铁一块，其耳复聪尤速。

5. 芩柏解毒油治耳部湿疹　药用黄芩、黄柏各12g，枯矾6g，冰片3g，麻油500mL。先将黄芩、黄柏放入麻油中，浸泡24小时，然后放入铁锅内煎炸变为黑黄色，取出后研末，与冰片、枯矾细末同时放如入麻油中，过滤装瓶备用。用时取适量塞入外耳道，每天换药1~2次。

6. 饮塞两用方　①养阴生津方：人参15g，麦冬30g，五味子10g。主治：2 型糖尿病、更年期综合征、阴虚盗汗等。②安神无忧方：夜交藤60g，合欢皮 60g，远志 30g。主治：神经衰弱、失眠多梦等。③益脑美容方：金银花 30g，玫瑰花 30g 克，杭菊花 30g，何首乌 100g。主治：头昏白发、口中异味、去皱美容。用法：将选用方先浸泡 1 小时，文火煨煎 1 小时，取汁 200～250mL。服法：每日 1～2 次，每次 20mL。

塞耳法：药渣捣碎文火慢煨 1 小时，过滤浓缩至 50～100mL，作塞耳药液，饮塞两用，每日 1 次。5 天为 1 个疗程，连续 5～6 个疗程，大都能收到良好效果。

(《健康时报》1995 年 11 月 8 日第 586 期)

漫话过敏性鼻炎的防治

过敏性鼻炎在云南一年四季都可以发生。春季风和日丽，百花争艳，空气干燥，花粉飞扬，过敏性鼻炎发病率亦会有所上升。如何防治过敏性鼻炎？

1. 戒除不良饮食习惯　患者应避免或减少进食冷冻饮品、雪糕等；少食苦菜、苦瓜、西瓜、哈密瓜等寒凉食品；少吃辛辣香燥食品。戒烟酒。

2. 按摩迎香穴　迎香穴：在鼻翼外缘中点 0.5 寸的鼻唇沟中。两手合掌并上下搓擦，待双侧鱼际穴微微发热后揉搓两侧迎香穴。每次揉搓 36 次或 64 次，早晚各 1 次。

3. 远离致敏原　致敏原会令敏感体质的人发生过敏性鼻炎。不同的人对致敏原的反应各有不同。常见致敏原有空气尘土、工业废气、刺激性气体（如被动吸烟）、动物皮毛、花粉、霉菌、病毒、致敏性食物（如虾、蟹、贝壳类海产品）、尘螨等。尘螨亦称室尘，是人类肉眼看不见的微小生物，它们存在于床单垫、毛绒毯、地毯及毛类玩具中，常以人的皮肤脱屑为食物。尘螨不会叮咬人，也不会传播疾病，却会引发过敏。要对付尘螨，可用热水（55℃以上）清洗床上用品和毛绒物品，并用干衣机烘干，或在太阳下晒干。

4. 针灸治疗过敏性鼻炎有良效　主穴：列缺，合谷，迎香，印堂，风池。每日或隔日 1 次，10 次为 1 个疗程，一般 1～2 个疗程可痊愈或好转。

(《健康时报》1995 年 11 月 22 日第 588 期)

慢性支气管炎的针灸治疗

支气管炎是支气管内膜的炎症。急性支气管炎多数是因病毒及细菌感染引起；慢性支气管炎则是由于长期呼吸被污染了的空气使支气管受到刺激而引发，也有患者是急性支气管炎迁延不愈转化形成。慢性支气管炎的主要临床表现是咳嗽、咯痰、气喘与气短、反复的呼吸道感染。

1. 咳嗽　长期、反复、逐渐加重的咳嗽是本病的突出表现。早期多为夜间咳嗽或白天有刺激气味时咳嗽，随着病情的发展，则夜间咳嗽增加。轻者仅在冬春季节发病，夏秋季节咳嗽减轻或消失；重症四季均咳，冬春加重。在急性发作期咳嗽更为严重。

2. 咯痰　患者在咳嗽时多有痰液咯出，在没有合并感染的早期，多为灰白色的黏液痰，晨起较多。进而痰液呈浆液黏液性，量较多且有时混有泡沫。在合并感染时，则咯脓性黄痰，痰量增加。咳嗽剧烈时，有的痰中混有血丝，此时痰中炎症细胞增加。

3. 喘息与气短　早期患者没有喘息与气短，但当病变发展引起较小支气管的广泛损害后，或有发作性的气道痉挛，从而引起喘息发作，或因为持续性的明显的阻塞性通气功能障碍导致活动时呼吸困难。气喘时肺部听诊有哮鸣音，临床上称为喘息性慢性支气管炎，其一般无典型支气管哮喘的发作表现。

4. 反复感染　寒冷季节或气温骤变时，常反复发生呼吸道感染。此时病人气喘加重，痰量增多且呈脓性，伴有畏寒、发热、全身乏力。肺部出现湿性啰音，白细胞计数增加。如反复发作，年复一年，症状出现时间越来越长，缓解时间越来越短。

针灸治疗该病以宣肺利气化痰为治则。辨证选取肺俞、列缺、合谷、尺泽、丰隆等穴，配合风门、肺俞穴拔罐；还可酌选核酪注射液，依次选取定喘、风门、肺俞，每次选 1~2 个穴，每穴注射 0.5mL，隔日 1 次，20 次为 1 个疗程。对反复发作的慢性支气管炎，可根据"冬病夏治"的理论，采用三伏天针灸或穴位埋线，选穴定喘、肺俞，心俞、膈俞。两组穴位交替埋线，每周 1~2 次，有一定疗效。

（《健康时报》1995 年 11 月 29 日第 589 期）

痛风急性发作的防治

痛风是一种嘌呤代谢紊乱所引起的疾病。临床上典型的表现是急性或慢性痛风性关节炎伴反复急性发作。怎样防止痛风急性发作呢？第一，要避免和减少诱发因素。引起痛风发作常见的诱因如下：①精神紧张，情绪波动。情志因素可引起气血失调、功能紊乱和免疫功能下降。因此，老年痛风患者要保持精神愉快、情绪乐观。②饮食过多，饮酒过量。痛风病人饮食宜清淡，少吃肉类，减少蛋白质的摄入，特别不宜吃含嘌呤高的动物内脏，如肝、肾、脑等。宜戒烟酒。③肥胖、关节损伤、手术或感染等，亦易诱发痛风发作。因此，适当地参加一些力所能及的户外活动，打太极拳或练保健气功，可提高身体抗病免疫机能，减少肥胖发生率。但需注意，第一，不宜久坐或下蹲过久，避免疲劳和影响下肢循环。第二，注意防治并发症。痛风患者较易并发高血压及糖尿病，反复发作的患者还可能并发冠状动脉硬化性心脏病、肾小动脉硬化及脑动脉硬化等病变。高血压性心肾疾病易发生血尿酸增高，诱发痛风急性发作。要注意及时检查及防治。另外，要慎用噻嗪类、乙酰唑胺等药物。第三，采用预防性治疗。痛风的发病机理中主要环节是尿酸代谢失常所引起的血尿酸过高。但引起尿酸代谢失常的原因是复杂的，所以目前根治痛风比较困难。但在发作间歇期及慢性期采用预防性治疗，可防止或减少复发。下述治疗方法，供酌情选用：

1. 针灸 选穴：足三里、三阴交、足临泣、太白，阳陵泉、绝骨、然谷、太冲、太溪，大椎、阴陵泉、丰隆、复溜、公孙。隔日 1 次，每次 1 组腧穴，行平补平泻手法。

2. 中药 3 号痛风饮：黄柏 10g，苍术 15g，牛膝 15g，生薏苡仁 30g，赤芍 15g，防己 10g，桑枝 20g，丝瓜络 15g，络石藤 15g。辨证论治，随症加减。两日 1 剂，每日 2 次，温服。

3. 西药 别嘌醇，每日 1 次，饭后服 100mg。秋水仙碱，每日 1 次，每次 1 片。服药期间要多饮水，以利于尿酸排出。如尿酸偏高，可配服碳酸氢钠，以碱化尿液。

（《健康时报》1995 年 12 月 27 日第 593 期）

前列腺增生症的症状及其针灸治疗

前列腺增生症亦称前列腺良性肥大，是老年人的常见病，一般在 50～70 岁之间较易发生。主要病因是男性进入更年期后，男性激素分泌失去平衡，使前列腺不断地受到刺激而出现增生肥大。有的患者是因后尿道的炎症治疗不彻底而导致。中医学认为本病是由于肾元亏虚，中气不足，肝气郁滞，湿热下注或尿道阻塞等，使三焦和膀胱的气化失常而致，属"癃闭""精癃"范畴。

如果前列腺肥大只向尿道周围发展，症状可能不太明显，但如果前列腺肥大部位在膀胱颈部，卡住了尿道的起始部，则会出现比较严重的症状。如排尿不干净，膀胱中的残存尿液可导致膀胱颈部充血水肿，并使膀胱肌肉疲劳，排尿更加无力；残存尿量随之增加后，患者小便点滴淋漓；如出现尿梗阻，可能完全失去排尿能力，发展为尿潴留。膀胱因尿潴留而压力增高，尿液有可能向肾脏倒流，使输尿管扩张，肾盂积尿，压迫肾脏，使肾功能急剧减退而发生慢性尿毒症。此时患者会出现贫血、恶心、呕吐、头晕、食饮不振、水肿、血压升高等症状。尿潴留还可能引起肾炎、膀胱炎或结石。

症状较轻的前列腺肥大症，可辨证施治，调以中药，大多数可以收到一定效果。根据文献报道和笔者临床经验，针灸治疗前列腺肥大症可缓解症状，改善排尿困难，收效比较迅速。主要取穴：中极、水道、三阴交、关元、归来、足三里、会阴、气冲、太冲、秩边、曲骨，辨证施治，行平补平泻手法，隔日 1 次，12 次为 1 个疗程，有效率可达 75% 左右。经针灸、药物等治疗无效者，可考虑手术治疗，切除前列腺增大部分。

（《云南老年报》1996 年 2 月 28 日第 331 期）

针灸治疗面瘫经验

面瘫是以口眼向一侧㖞斜为主症的病证，又称口眼㖞斜。

面瘫的发生多因身体劳累，机体正气不足，脉络空虚，卫外不固，风寒或风热乘虚入于面部经络，致气血痹阻，经筋功能失调，筋肉失于约束，出现口眼㖞斜。主要临床表现为起病突然，患侧眼裂大，眼睑不能闭合，流泪，额纹消失，不能皱眉，患侧鼻唇沟变浅或平坦，口角低并向健侧牵引。

本病相当于西医学的周围性面神经麻痹。周围性面神经麻痹，又称面经炎。最常见的是茎乳孔内急性非化脓性面神经炎引起的周围性面瘫，亦称贝尔麻痹。若耳内外、乳突部发生剧烈疼痛，外耳道或鼓膜上出现带状疱疹则称为亨特综合征。亨特综合征主要损害膝状神经节，大多数患者在罹患早期已出现茎乳孔和面神经管内神经髓鞘或神经纤维变性，肌电图常有电变性反应，可见失神经反应和神经传导速度异常，临床疗效较贝尔麻痹差。故面神经麻痹的早期诊断和及时正确的治疗，对其预后转归十分重要。

学习管正斋名老中医的临床经验，针对不同的病程阶段采取相应的治疗措施，有利于提高临床疗效。①发病期：开始发病至 10 天内，病情尚未稳定，临床症状可能会逐渐加重。宜双侧取穴，患侧取穴宜少。基本处方：太阳、阳白、地仓、颊车、合谷、足三里。以浅刺为主，手法宜轻补，留针 15～20 分钟，风寒性患侧面部经穴可酌情配合艾条雀啄灸 10 分钟，不宜重灸。②稳定期：病情相对稳定，时间在发病 10～15 天。双侧取穴，基本处方酌情加取风池、迎香、四白、丝竹空、攒竹。患侧行补法，健侧行平补平泻法。风寒型患侧艾条雀啄灸 15 分钟。③恢复期：在发病后 15～25 天。双侧取穴，可根据病变部位适当增加配穴，如下关、颧髎、下睛明、人中、承浆。患侧行补法，健侧平补平泻法。④后遗症期：患病 1 月后尚未恢复，即有可能转为后遗症期。治疗可采用双侧取穴，行平补平泻手法。患侧无须施灸，如患侧面部刺激过频、过强，较易出现口眼联动症或面肌痉挛。

罹患本病应及早进行针灸治疗，大多数患者可在 1 个月左右治愈。在治疗同时，为保护患侧眼球，防止其干燥及感染，可点消炎眼药水，或戴眼罩保护。如早期治疗不当，或病情重，病程长的患者也有部分不能痊愈，出现不同程度的后遗症。

（《健康时报》1996 年 6 月 26 日第 619 期）

漫谈面瘫后遗症发生的原因

茎乳孔内急性非化脓性面神经炎，或其他原因引起的面神经麻痹，又称面瘫。针灸治疗面瘫源远流长，近代有所发展并派生出一些新的疗法，临床报道疗效亦较好。但也有一部分面瘫患者不能完全恢复，留下不同程度的后遗症。传承管正斋名老中医的学术经验，通过临床分组观察分析认为，面瘫针灸治疗疗效差和产生后遗症的原因主要有：

1. 病程较长　通过对 680 例面瘫患者的病程与疗效关系分析，提示病程愈短，痊愈的希望愈大；发病后就诊时间愈早，痊愈率越高。针灸治疗疗效差和产生后遗的病例多与病程较长，或早期治疗不当，贻误了治疗时机有关。

2. 病情较重　根据发病程度、面肌静止时的张力及主动运动情况分为重型、中型、轻型三类，病情的轻重与病变损害的部位和程度有密切联系；病情愈重，痊愈的可能性愈小；病情愈轻，痊愈的可能性愈大。贝尔面瘫只要治疗得当，大都可以完全治愈，不留后遗症；亨特面瘫病情较重，疗效较差，治疗失当容易留下不同程度的后遗症。

3. 治疗不当　早期面部应用红外线、热敷、按摩等频繁的刺激，使局部组织呈持续充血状态，加重了炎性病变神经的水肿，因而不利于疾病的恢复。使用电针，电针刺激易导致神经膜渗透性改变，使阴阳离子重新排列组合，促使面神经完全变性，使面神经麻痹临床体征不能得以完全恢复，并可能是出现患侧的口眼联动、挛缩、痉挛等后遗症的重要因素。临床资料表明，凡用过大剂量激素的患者，面瘫体征恢复缓慢，这可能是激素对茎乳孔内的组织水肿有加重作用，增加了面神经的受压程度，使面瘫体征难以恢复。

4. 神经受损　如严重的耳部疱疹，病毒侵犯膝状神经节，损伤神经纤维，导致面神经变性，使面瘫体征难以逆转。有的患者是由于外耳道骨瘤、中耳胆脂瘤、听神经鞘膜瘤等压迫面神经而致面神经麻痹；或由于中耳肿瘤切除术、乳突根治术等手术所致的面神经损伤，这类原因引起的面神经受损，绝大多数面瘫体征是难以完全恢复的。

5. 患者禀赋　患者体质特差，或夙患糖尿病、心脑血管疾病多年，又罹患面瘫，多属难治，疗效较差。患者的精神状态、神经类型与疾病的向愈也有一定关系，如罹病后表现极度忧虑、失眠等；或属神经敏感类型，轻微刺激亦难以忍受，无法配合治疗，这样的患者常不易治愈，留下不同程度后遗症。

（《健康时报》1996 年 7 月 3 日第 620 期）

面瘫的饮食调护

面瘫是以口眼向一侧㖞斜为主症的病证，又称口眼㖞斜。

本病相当于西医学的周围性面神经麻痹，最常见于贝尔麻痹，因病毒引起的一种茎突孔（面神经管）内组织急性水肿，面神经受压，或面神经本身的炎症所引起的周围性面神经损害；亦见于疱疹病毒等引起的非化脓性炎症所致，如亨特综合征。

患病初期如果针灸治疗方法恰当，大多数面瘫患者症状可逐渐恢复。部分患者由于体质较差，年龄较大，病情较重，治疗时机及治疗方法不当，面神经出现变性，有可能恢复不完全，留下不同程度的后遗症。患病期间适当的饮食调护有助于疾病的康复。

一、风寒证

症见：多有面部受凉的因素，急性起病，常见于清晨起床洗脸、漱口、吃饭时发现口眼㖞斜，病侧眼睑不能闭合，眼泪外溢，不能做皱眉、露齿、鼓气吹哨等动作，说话漏风，口角流涎，漱口漏水，患侧额纹、鼻唇沟消失，人中沟歪向健侧。舌质淡红，苔薄白，脉浮紧或浮弦。

饮食调护：

1. 发病初期（炎变期）

（1）少食生冷、寒凉、辛散食物，如瓜果、凉菜、冷饮等。忌食牛肉、羊肉、鸭子、香椿等食物。

（2）由于患者咀嚼无力，食物容易残留于齿颊间隙中，应给予流质、半流质，叮嘱患者用健侧咀嚼，并保持口腔清洁，饭后及时漱口。

（3）由于患者患侧口角麻痹，饮水时容易溢出，可用吸管吸温热水，中药也宜温热服。

2. 疾病后期

（1）由于风寒已尽，卫气尚弱，可给予益气固表、补益肝肾之品，以增强机体抵抗力，如参芪红枣粥，首乌粳米粥、山药桂圆粥等。进食高蛋白、易吸收、新鲜瓜果蔬菜等营养丰富之食品。

（2）可鼓励患者用患侧咀嚼口香糖，以促进患侧面神经肌肉恢复。

（3）忌烟酒。

二、风热证

症见：起病缓慢，发病前或发病时常患侧耳内、耳后乳突处及面部疼痛，继而患侧口眼㖞斜，眼裂扩大，口角流涎，说话漏风，人中沟一般不歪，大便干燥，小便短赤，或伴发热恶风，头痛，舌质红，苔黄燥或薄黄少津，脉浮数或弦数。

饮食调护：

1. 发病初期（炎变期）

（1）少食热性、刺激食品，如煎炸、烧烤等食品；忌食产热之品，如臭豆腐。

（2）由于患者咀嚼无力，食物容易残留于齿颊间隙中，应给予流质、半流质，叮嘱患者用健侧咀嚼，并保持口腔清洁，饭后及时漱口。

（3）由于患者患侧口角麻痹，饮水时容易溢出，可用吸管吸凉开水，中药也宜温凉服。

2. 疾病后期

（1）由于风热已尽，卫气尚弱，可给予益气固表、补益肝肾之品，以增强机体抵抗力，如何首乌红枣粥、桑椹红枣粥、灵芝银耳茶、桑菊茶等。进食高蛋白、易吸收、新鲜瓜果蔬菜等营养丰富之食品。

（2）可鼓励患者用患侧咀嚼口香糖，以促进患侧面神经肌肉恢复。

（3）忌烟酒。

附：

1. 参芪红枣粥

【原料】党参30g，黄芪30g，红枣10枚，粳米100g。

【制法】把党参、黄芪、红枣放入砂锅中，加水煎煮20分钟，去党参、黄芪，将粳米淘洗干净，入药汁中煮粥。

【吃法】早晚分食。

2. 首乌粳米粥

【原料】制首乌30g，粳米100g。

【制法】将制首乌洗净，煎煮30分钟，去渣取汁，与淘洗干净的粳米同入锅中，煮成稠粥即成。

【吃法】早晚分食。

3. 山药桂圆粥

【原料】山药100g，桂圆肉15g，荔枝肉5个，五味子3g，白糖适量。

【制法】将山药去皮，切成薄片，以桂圆肉、荔枝肉、五味子同入锅中，加适量水，大火煮沸，改小火煮成稠粥，调入白糖即成。

【吃法】早晚分食。

4. 何首乌红枣粥

【原料】制何首乌粉25g，红枣5枚，粳米50g，莲子粉20g，白糖适量。

【制法】粳米、红枣一起入锅，煮至粥半熟，加入制何首乌粉、莲子粉，边煮边搅拌，至粥熟黏稠，加适量白糖，拌匀即成。

【吃法】早晚分食。

5. 桑椹红枣粥

【原料】鲜桑椹30g，红枣10枚，百合30g，粳米100g，冰糖适量。

【制法】将桑椹、红枣、百合放入锅中，加水煎取汁液，与淘洗干净的粳米一同煮粥，加入冰糖即可。

【吃法】早晚分食。

6. 灵芝银耳茶

【原料】灵芝6g，银耳10g，冰糖适量。

【制法】将灵芝、银耳用清水漂洗干净，银耳要泡发浸透，然后切碎，置于保温瓶中，冲入适量沸水，加盖焖30分钟，加入适量冰糖即成。

【吃法】早晚分食。

7. 菊茶

【原料】桑叶20g，白菊花15g。

【制法】将桑叶、白菊花分别拣去杂质，同放入砂锅，加适量水，中火煎煮20分钟，用洁净纱布过滤，取汁即成。

【吃法】代茶，频频饮用。

（《健康时报》1996年7月10日第621期）

脂肪肝的病因及中医治疗

脂肪肝是指各种原因引起的肝细胞内脂肪堆积。肝内的脂肪主要有三酰甘油、磷脂、糖脂、胆固醇酯和神经酰胺等。但绝大多数人的脂肪肝是三酰甘油堆积所致。

引起脂肪肝的主要原因有：

1. 饮酒　饮酒后乙醇主要在肝内代谢，使肝内脂肪酸积存增多，导致三酰甘油堆积，形成脂肪肝。

2. 营养　食物中缺乏蛋白质或食品氨基酸含量不平衡，可导致脂肪肝。

3. 肥胖　体内脂肪组织过多，释放出的脂肪酸增加，转变为三酰甘油在肝内积存，形成脂肪肝。肝内脂肪的堆积与体重的过重成正比。

4. 糖尿病　糖尿病人脂肪肝的发病率平均为50%左右，特别是肥胖的中老年糖尿病患者，脂肪肝发病率较高。

5. 药物诱因　接受大剂量肾上腺皮质激素治疗的病人，易形成脂肪肝；应用蓖麻碱、依米丁、巴比妥、四环素族抗生素和经常接触砷、铅、汞等毒物，能抑制肝内蛋白质合成，或降低肝内脂肪酸的氧化率，使肝内脂蛋白减少，三酰甘油增加，形成脂肪肝。

轻度脂肪肝患者没有自觉症状。过多的肝内脂肪堆积，可出现肝大、肝区痛或压痛。重症脂肪肝患者，有可能出现黄疸、腹水和下肢水肿，并发低钠和低钾血症。

脂肪肝的治疗主要是病因治疗和支持治疗。据报道，何首乌、决明子、栀子、生山楂、鸡内金、莱菔子、龙胆草、五味子、灵芝、丹参、黄芩、茵陈、青叶胆等中药，对脂肪肝有一定治疗作用。辨证化裁"消脂护肝饮"，即醋柴胡6g，苍术12g，厚朴10g，陈皮6g，潞党参10g，车前子15g，醋香附10g，泽泻10g，鸡内金10g，生山楂15g，冬瓜皮30g，炙甘草6g，生姜3片，煎服，有一定临床疗效。针灸足三里、曲池、阳陵泉、太冲、肝俞、脾俞、期门、中脘等穴，有辅助治疗作用。

绝大多数脂肪肝预后良好，在除去致病因素后，辅以适当治疗，多吃蔬菜、水果，少吃肥甘厚味，适当运动，控制体质量，一般均会痊愈。少数酒精性脂肪肝，有可能转变为肝硬化；酗酒过度，易诱发肝癌。

(《云南老年报》1996 年 7 月 11 日第 369 期)

肩周炎及其针灸治疗

肩周炎是肩关节周围炎的简称。肩周炎是关节囊和关节周围软组织的一种退行性、炎性疾病。女性多于男性，以 50 岁左右为多见，故有"五十肩"之称。中医学将本病归属于"痹证"范畴，一般称为"漏肩风"或"肩痹"，认为该病多由风寒湿邪乘人劳倦、睡眠、外伤时侵入肩部，致经络阻滞、气血不畅而发生。

肩周炎的主要症状：肩部弥散性疼痛，日轻夜重，夜间常因体位不适而被痛醒，早晨起床后病变肩关节稍事活动，疼痛反能减轻，此即静止痛。肩周常伴有广泛的压痛，上举、外旋、外展、后旋、伸提等动作受限。随着病情的发展，病变组织产生粘连，功能障碍也随之加重，形成"冻肩"或称"肩凝"。故本病常常是早期以疼痛为主，晚期以功能障碍为主。

引起肩臂疼痛和肩关节功能障碍的原因是复杂的，它既可因肩肱关节、肩锁关节、胸锁关节和肩胛胸壁关节的关节病变引起，亦可因肩关节滑液囊的炎症引起，还可因肩肱关节韧带的外伤而罹病。冈上肌腱炎、肩峰下滑囊炎、肱二头肌长头腱鞘炎等，亦是常见的肩臂疼痛疾病。

针灸治疗漏肩风有悠久的历史。据《旧唐书》记载，隋朝鲁州刺史库狄嵌肩臂痛不能引弓，名医甄权针其肩髃一穴，库狄嵌当即就能挽弓射箭。肩周炎针灸主要取穴肩井、肩髃、臂臑、曲池、肩三针、手三里等。冈上肌腱炎、肩峰下滑囊炎、肱二头肌长头腱鞘炎等在急性阶段不宜过多或强行活动肩臂部，需使患肩休息，以利炎症消散和减轻疼痛。肩周炎疼痛较重时，可在疼痛处每日行 1～2 次温灸或局部中药热敷，以助行气活络、通络止痛。寒湿型漏肩风或肩周炎晚期，肩部组织粘连，肩关节僵硬，可加用 GZH 型热针仪热针治疗，以加强祛湿散寒、温经通络的效能，有利于提高临床疗效。适当地配合功能锻炼，有助于疾病的康复。现将几种简易的功能锻炼方法介绍如下：①患者背靠墙而立，屈肘 90°握拳，拳心向上，上臂逐渐外展，尽可能使手接近或碰到墙壁。②患侧手指通过头后触摸耳朵。③面墙而立，用两手手指做爬墙运动，在每次爬行的最高点做记号，以测试功能进展情况，增强锻炼信心。④患侧翻手从背后摸取对侧的肩胛骨。⑤患侧肢体做顺时针方向划圈 9 或 27 次，再做逆时针方向划圈 6 或 24 次。每次操练 5~10 分钟，每天操练 2~3 次。坚持锻炼，有助于功能的恢复。

（《云南老年报》1996 年 11 月 7 日第 402 期）

妇女更年期"潮热症"的针灸治疗

更年期或称围绝经期，是女性卵巢功能从逐渐衰退到完全消失的一个过渡时期。多数女性可能在 50 岁左右出现。女性更年期综合征常见的症状有月经紊乱和绝经，出现情绪不稳定、失眠等精神神经症状，生殖器官萎缩和第二性征退化，骨质疏松等。潮热、出汗是更年期综合征的主要症状，所以有人称之为"绝经期潮热症"。它是伴随女性绝经期而出现的一种血管运动性发热，与激素失调有关。本症可与更年期综合征并存，也可单独出现。

更年期潮热症主要表现为阵发性发热，体温通常不超过 38.5℃。患者常诉热感起自胸肋，迅速弥漫到头颈及面部，皮肤发红，随之出汗，汗出热止。有时烘热扩散到全身，持续数秒至数分钟。潮热时伴有胸闷、气促、心悸，甚至出现短暂血压升高。

本症产生的原因主要是由于女性进入 50 岁以后，卵巢老化，不再排卵，出现月经终止。绝经后卵泡分泌的雌二醇不再生成，这种雌激素平时通过中枢神经介质调节下丘脑的体温调节中枢。因雌激素水平骤然减少，导致体温调节发生紊乱和障碍，引起血管运动性发热。

本病归属中医"绝经前后诸证"范畴。本病的病机多因肝肾亏虚，阴阳失调，气血失和，冲任虚损所致。本症的治疗可酌情选用以下疗法：①针灸。主穴：大椎、风池、曲池；膈俞、肝俞、肾俞；气海、血海、三阴交；合谷、复溜、太冲。每日或隔日 1 次，行平补平泻手法，10 次为 1个疗程。②中药辨证施治。麦斛地黄汤加减：麦冬 15g，石斛 15g，生地 15g，淮山药 15g，山萸肉 15g，牡丹皮 10g，茯苓 12g，泽泻 10g，黄芪 30g，太子参 20g，地骨皮 20g，淡竹叶 6g。临床观察表明，针灸治疗本病有较好疗效；配合精神疏导和情绪调节，畅达情志，避免忧郁、焦虑、急躁情绪，加强体育锻炼，劳逸结合，保证充足睡眠，增强体质，症状会逐渐减轻痊愈。

（《健康时报》1997 年 1 月 8 日第 647 期）

蜂针经穴疗法简介

蜂针经穴疗法是将蜂毒与针灸经络理论相结合的一种治疗方法。昆明市中医医院针灸科开展蜂针经穴疗法 10 年的临床实践表明，蜂针经穴疗法对治疗风湿性关节炎、痛风性关节炎、中风后遗症、面神经麻痹等十多种病证有较好疗效。现将蜂针经穴疗法简介如下：

1. **蜂毒过敏试验**　凡拟施行蜂针经穴疗法的患者必须先做蜂毒过敏试验。皮试方法：在患者前臂下端内侧皮肤处常规消毒，用游丝镊从活蜂尾部将螫针拔出，刺入皮肤 1.5mm，随即拔出。观察 20 分钟，如仅在局部出现红肿疼痛反应，时间短，不扩散，无全身反应者，多属非特异性毒性反应。24 小时后再观察有无局部剧烈红肿、奇痒等反应及皮肤水肿、皮疹、支气管痉挛、恶心、呕吐、腹痛、心悸、乏力、发热等全身反应。如无此类反应，即可进行蜂针经穴治疗。凡出现特异性毒性反应者，属对蜂毒过敏，在未行蜂毒脱敏治疗之前，不宜施用蜂针经穴疗法。

2. **蜂针经穴疗法针刺方法**　①蜂针循经散刺法：一般在治疗第一周采用。经穴常规消毒后，将螫针从活蜂尾部用游丝镊拔出，夹持蜂针，在患部或与疾病相关的经脉腧穴，循经散刺 4~5 个穴位，重点穴位采用"齐刺"或"梅花刺"。针法要领是"针不离镊，点刺即出"。散刺法痛感轻微，对激发调整皮部、络脉经气有特殊功效。②蜂针经穴直刺法：取出活蜂蜂针，刺入穴位，留"针"20 分钟，再拔除螫针。第一次用蜂 1 只，以后视针刺反应及病情需要，逐次增加经穴和活蜂数。应用蜂针经穴直刺法，局部一般会有肿痛反应，需视反应情况调整蜂针刺激量。③活蜂经穴螫刺法：对蜂针疗效较好，且局部反应较轻的患者，可采用活蜂经穴螫刺法。用游丝镊夹住活蜂在穴位上螫刺。螫针刺入后，活蜂能迅速向患者体内排出蜂毒，红肿痒痛一般反应较重，故应严格掌握蜂针剂量及适宜地选择穴位。

蜂针的治疗疗程一般是隔日或每日 1 次，10 次为 1 个疗程，疗程间休息 7~10 天，再行第二个疗程。

3. 蜂毒反应的处理　经蜂针经穴疗法治疗，局部一般会有红肿疼痛，少数患者在治疗初期出现低热或淋巴结肿大等全身反应，经对症处理，坚持治疗 1 周后，症状大都消失，偶有出现全身性荨麻疹者，暂停治疗并服用抗过敏药物后症状可消失。局部胀痛或红肿热痛，可采用同品种的蜜蜂酒精浸泡液外搽局部，亦可选用皮炎平软膏局部外涂。胀痛甚者可服用芬必得等解热镇痛药对症处理。瘙痒者可局部外搽蜜蜂酒精浸泡液或皮炎平软膏；瘙痒甚或伴有荨麻疹者可服用氯苯那敏。发热恶寒者，可选柴胡注射液 2~4mL 肌注，或服用克感敏 1~2 片，热退后不必再服用。眼睑或口唇水肿者暂停蜂疗，口服泼尼松和赛庚啶对症处理。恶心呕吐或腹泻者，选用维生素 B_6、甲氧氯普胺口服，或 654-2 注射液穴位注射，或延长蜂针治疗间隔时间和减少蜂毒剂量。我科在 10 年临床治疗中，未遇到患者晕厥或休克现象，但应做好抗过敏休克的急救准备。

4. 蜂针经穴疗法（蜂毒注射液）的禁忌证　活动性肺结核、急性传染病、造血系统疾患（如血友病、白血病等）、孕妇及极度过敏体质患者。

（《云南老年报》1997 年 10 月 9 日第 498 期）

胃性哮喘及其治疗

有关研究资料表明，大约有 45%~65% 的哮喘患者合并有胃液反流，明显高于一般人。因此，有的学者提出部分哮喘患者可能是由于胃液反流引起。

胃液反流是指胃内容物通过食管下端括约肌频频逆流到食管中，直到喉部。睡眠时，由于仰卧体位加上夜间食管蠕动功能减弱，熟睡时会厌反射性抑制等，都会促使胃液反流的发生，如胃液被吸入气管，就可能诱发哮喘发作，故胃性哮喘多在夜间发生。

一般来说，哮喘患者出现以下情况应考虑其为胃性哮喘：年龄超过 30 岁，难治性顽固性的哮喘患者，常有夜间发作，并同时伴有胸骨后或上腹部烧灼样感、打呃、憋闷、反酸或消化不良等症状，尤其是进食酸性食物后喘咳发作，或是呕吐后易出现咳喘；或是体位改变时出现胃灼热，且哮喘加重者；或是对气管扩张剂无效或症状反而恶化，又找不到原因，对激素产生严重的依赖性者，很可能就是胃性哮喘。

　　胃性哮喘的治疗可因人而宜。①针灸。常用穴位：内关、丰隆、中脘、膻中；孔最、足三里、上脘、天突；定喘、肺俞、膈俞、胃俞。泻法，留针 30 分钟，每日或隔日 1 次，15 次为 1 个疗程。②中药。采用和胃宣肺定喘法施治。常用方剂有和胃定喘汤、温胆汤、六君子汤等化裁加减，辨证论治。③西药。一般选用缓释型的扩张支气管药物，如长效氨茶碱、长效喘定等。也可服用甲氧氯普胺、吗丁啉，以促进胃排空，及时抗胃液反流。反酸明显的患者，可在饭后或睡前服用西咪替丁或雷尼替丁、奥美拉唑等抗酸药物，以中和或减少胃酸分泌及其刺激。另外，还应避免各种诱发胃酸液反流的因素，如晚餐不要吃得太饱，不饮用酸性饮料或进食酸性食物；睡前不进食，不要把腰带束得过紧；避免长时间增加腹压的动作和姿势，如憋气、大便过于用力及剧烈的咳嗽等，避免腹压过高或骤然升高；睡床头部适当垫高 15～20cm，以减轻胃液反流。胃性哮喘患者胃液反流现象改善后，哮喘症状也会随之减轻或消失。

（《健康时报》1997 年 11 月 5 日）

肠易激综合征及其针灸治疗

　　肠易激综合征（简称 IBS）是一种肠功能紊乱的疾病，功能紊乱在结肠，亦可涉及小肠，好发于 20～50 岁间，男性多于女性。

　　目前国际上尚无统一诊断标准，国外学者提出 4 个症状与 4 个体征，对诊断较有参考价值，约 90% 以上的肠易激综合征病人有以下两项以上的症状。

　　4 个症状是腹胀，便前有腹痛，腹痛开始时肠蠕动明显增加，便后腹痛缓解。医生检查时有 4 个体征可作为诊断依据：①在左下腹触及结肠，痛觉过敏；②右下腹有嘈杂音；③肛门指诊时，手指插入时痛觉过敏，且有肛门括约肌张力增加；④指套上有黏液或球形粪块。钡灌肠 X 线检查多见结肠袋形加深、痉挛，纤维肠镜检查偶见肠黏膜轻度充血。在排除其他肠器质性病变后可确立肠易激综合征的诊断。

　　肠易激综合征的症状有时多变，腹泻与便秘交替。约三分之一的患者症状持续 1 年以上，三分之二的患者间歇发作。肠易激综合征的发作常与精神因素有关，如焦虑、抑郁、激动或恐癌情绪而引起自主神经功能紊乱，使结肠运动与分泌功能失调，因此要耐心解释，说明疾病性质、病因及预后等，消除对癌症的顾虑。饮食当以少渣易消化的食物为主，避免刺激性的调味品、冷饮、生冷蔬菜等；如以便秘为主者，应多吃富含粗纤维的蔬菜。

针灸治疗肠易激综合征有很好的疗效，常用腧穴有足三里、天枢、气海、三阴交、大横、建里、曲池、上巨虚、关元、下脘、三焦俞、委阳。隔日 1 次，平补平泻手法，10 次为 1 个疗程。腹痛时用热水袋在腹部热敷，温水淋浴或温泉盆浴，对治疗亦有助益。

（《健康时报》1997 年 12 月 10 日第 695 期）

发作性睡病及其针灸治疗

发作性睡病是一种睡眠障碍，主要表现为发作性的不能抗拒的睡眠。多数患者可伴有一种或数种其他症状，包括猝倒症、睡眠瘫痪、入睡幻觉等，也称为发作性睡病四联症。

本病以青少年多见，主要症状是难以抗拒的睡眠，在课堂、工作场所或会场静坐时最易发生。猝倒症是突然而短暂的躯干肌张力减低，出现低头、弯腰、屈膝或跌倒，但意识仍清楚，睡眠瘫痪是入睡或醒来时不能移动躯肢或说话，意识清楚，一般经过数秒钟或数分钟后缓解，偶尔长达数小时，在别人触及其身体或向他说话可中止发作。入睡前幻觉常在嗜睡或睡眠之间发生，可能牵涉视、听等五官感觉或触、痛等体觉，内容以惊恐性质居多。

发作性睡病病因不明，可能是下丘脑及网状结构的功能紊乱所致。少数患者有脑炎或颅脑损伤史，个别患者有家族史，但尚不能作为发病依据。本病须与癫痫小发作、脑动脉硬化、内分泌障碍、颅脑肿瘤等鉴别。

发作性睡病属中医"嗜睡""多寐"范畴。《灵枢·经脉》足少阴肾经"是动所生病"中，就载有"嗜睡"病证；清代《杂病源流犀烛》有"不寐多寐源流"专论。中医辨证主要证型为髓海不足、心脾阳虚、湿浊困脾、气血亏虚等。

云南省著名针灸学家管正斋先生另辟蹊径，根据《灵枢·寒热病》："阳气盛则瞋目，阴气盛则瞑目"的论述，按经络辨证提出嗜睡证的治则为泻阴跷脉，补阳跷脉，调和阴阳，濡养清窍。针灸取穴：主穴取照海、交信（泻），申脉、跗阳（补），风池、睛明（平针法）。治疗本病获得良效。管老的临床经验表明，本病虽属慢性疾病，但只要保持精神愉快，生活有规律，适量参加体育运动，正确地配合针灸等治疗，多数患者均可逐渐好转痊愈。

（《健康时报》1997 年 12 月 17 日第 696 期）

霍奇金淋巴瘤及其治疗

霍奇金淋巴瘤是一种起源于淋巴结或其他淋巴组织的恶性肿瘤。其病因不明，可能与病毒感染、免疫机能下降有关。

霍奇金淋巴瘤多见于青年人，男性多于女性，常有低热或高热。约有 74% 的人有表浅淋巴结肿大，以颈部淋巴结多见，其次为腋下、腹股沟等处淋巴结；亦有因纵隔肿大而引起呼吸困难、声音嘶哑及伴有上腔静脉综合征。胃肠肿块多伴有腹痛、梗阻和粘连，扁桃体、皮肤也可发现结节和皮下硬结。约有 66% 的人伴有肝大，最大至肋下 7cm；54% 的人有脾大，最大可在肋下 12cm。其他表现可有胸腔积液、腹水、皮肤紫癜、皮下出血、鼻衄、便血、呕吐等症状。如有骨髓病损，则有局部疼痛、压痛及病理性骨折等。有些女性还会以皮肤瘙痒为首发症状。实验室检查可发现多数患者有轻中度贫血、血沉增快，早期白细胞增加，晚期白细胞及血小板减少；肝功能检查示：黄疸指数增高，转氨酶升高，白蛋白与球蛋白比例倒置等；骨髓检查大多非特异性改变，有时可找到 R-S 细胞，对诊断有一定的帮助。

霍奇金淋巴瘤按组织学分为 4 型：①恶性淋巴细胞为主型，病变中淋巴细胞居多。②结节硬化型，病变中较多胶原纤维成束状排列。③混合细胞型，病变中包括多种细胞，如中性粒细胞、浆细胞、网状细胞、淋巴细胞、原纤维细胞等。④淋巴细胞耗竭型（肉瘤型），病变中淋巴细胞减少，而异常细胞增多，纤维化明显。其中以结节硬化型为最多。在各型中均可见到特殊的网状细胞。

治疗本病主要有 5 种方法，即放射疗法、化学疗法、全身支持疗法、中医针灸和中西医结合疗法、手术疗法。近年来中医采用中药扶正祛邪、清热败毒、活血化瘀和滋补肝肾等治法，使一些患者的症状得以缓解或改善。常用中草药有长春花、白花蛇舌草、重楼、天花粉、射干、黄药子、夏枯草、土鳖虫、半边莲、半枝莲、浙贝母、壁虎等。针灸疗法亦有辅助治疗作用，常用腧穴有大椎、曲池、支沟、合谷、阳陵泉、足三里、三阴交、太冲、膈俞、肝俞、脾俞、肾俞、委阳等。

（《云南老年报》1997 年 12 月 25 日第 520 期）

针灸治疗中风的好时机

中风是由于气血逆乱导致脑脉痹阻或血溢于脑，以昏仆、半身不遂、肢麻、舌謇等为主要临床表现。其常见诱发因素有气怒、过劳、酗酒、感寒等。高血压动脉粥样硬化是中风病最常见的病因。

针灸治疗中风有悠久的历史。近代临床研究表明，针灸能改善脑血循环，提高脑组织氧分压，增加病灶周围脑组织的营养，促进脑组织的修复，对神经、体液、内分泌及免疫系统均有良性调节作用。

中风病起病急、变化快、并发症多，死亡和致残率高，不少医务工作者对治疗中风进行了多方面的研究探讨。针灸临床工作者发现，正确选择针灸治疗中风病的时机是提高针灸临床疗效的重要因素。

大量临床资料表明，针灸治疗缺血性中风，急性期疗效优于恢复期和后遗症期；恢复期疗效优于后遗症期，最佳针刺治疗时机应为发病半个月以内。

关于出血性中风的针刺时机，医学界存在争议。西方医学强调出血性中风患者要绝对卧床 4~6 周，避免一切刺激，否则会加重病情，甚至再度出血。近十多年来，国内不少医疗单位对此进行了探索，通过数千例临床观察和颅脑 CT 复查表明，针刺组脑内血肿吸收率明显高于单纯的药物治疗组，针刺能促进血肿吸收、血肿周围水肿亦很快消失，未见到针刺后再度出血的病例。临床研究还证实，如能选用子午流注、灵龟八法择时选经取穴，有利于提高针灸治疗中风的临床疗效。

目前，临床研究认为，不论是缺血性中风或是出血性中风，在急性期给予针刺治疗均可获得满意疗效，且疗效优于恢复期。尽早采取针灸治疗，可显著减少中风患者的病残率，减轻中风患者的致残度。在抢救中风急危症患者方面，针灸疗法的早期参与可明显提高中风急危症患者的存活率。

（《春城晚报》1998 年 4 月 4 日）

针灸治疗小儿脑性瘫痪经验

小儿脑性瘫痪是指出生前到出生后 1 个月内发育时期非进行性脑损伤所致的综合征，属中医"五迟""五软""五硬"范畴。其主要表现为中枢性运动障碍及姿势异常，临床常见症状有患儿颈项强直或歪斜；肘、腕及手指呈屈曲状态；双下肢痉挛性伸直和内收，行走时用足尖着地，伴有内收痉挛，呈现剪刀型步态和马蹄内翻足；或有四肢无目的、不自主运动；或者肌张力松弛，扶持时不能维持体位，不能竖颈；部分患儿伴有流涎，听力减退，语言功能障碍，智能低下，癫痫或精神运动性发作。

小儿脑性瘫痪可由多种因素引起，常见的病因：①各种原因造成的胎儿或新生儿窒息。如胎儿宫内窘迫、滞产、脐带绕颈等导致脑组织缺氧。脑组织尤其是某些特定区域对缺氧十分敏感，可造成脑损害，形成脑性瘫痪。②颅内出血。由于难产、产伤，或全身血液疾病，可致颅内出血。脑缺氧时由于增加了血管内皮的渗透性和脆性，造成脑血管损伤，导致脑出血。③感染。宫内感染及产后感染引起中枢神经系统损害也会导致脑性瘫痪。④低出生体重。脑性瘫痪病儿约有 1/3 是低体重儿，可能与其血管脆弱，易受损害、窒息或代谢障碍有关。⑤新生儿高胆红素血症引起的胆红素脑病或各种颅内先天性畸形均可导致脑性瘫痪。此外，某些遗传基因病也会导致脑性瘫痪。

小儿脑性瘫痪要尽可能做到早期发现、早期诊断、早期治疗。治疗越早，临床效果越好。但按目前的医疗水平和条件，脑性瘫痪的治疗仍是一个难题，需要一个漫长的综合治疗过程，家长应有充分的思想准备和耐心，积极配合治疗。首先要重视对患儿的心理护理，在精神上多加安慰和鼓励，加强患儿肌肉和肢体的功能锻炼。有条件者，可采用以神经发育学疗法为主的康复治疗，纠正患儿异常的运动模式，帮助他们建立正常的运动模式。可根据临床分型辨证论治，阶段性地服用中药。亦可适当选用少量增进脑细胞代谢和修复神经的药物，如谷氨酸、ATP、弥可保、脑活素、醒脑静、胞磷胆碱、吡拉西坦、γ-氨酪酸等，有一定的辅助治疗作用。

云南省著名针灸学家管正斋先生采用管氏舌针、头针、穴位注射为主的针灸综合疗法治疗脑性瘫痪，取得了显著疗效。管氏舌针取穴：心穴、脾穴、肝穴、肾穴、中矩、舌柱、金津、玉液；头针取穴：管氏经验穴——益脑十六穴；配合体针和穴位注射，辨证施治。临床实践表明，针灸综合疗法能有效地改善患儿智力、语言功能、惊厥抽搐等精神神经症状；对恢复中枢性运动功能障碍有显著治疗作用。针灸疗法给小儿脑性瘫痪患儿带来了新的福音。

（《昆明日报》2001 年 3 月 15 日《寻医问药》第 9 版）

三叉神经痛的针刺及中药疗法

三叉神经痛是以面部剧烈发作性疼痛为特征的一种疾病。一般分为原发性和继发性两类。继发性三叉神经痛是某些器质性病变的一个症状，如颅内邻近三叉神经部位的肿瘤、动静脉畸形等；原发性三叉神经痛的发病原理，目前尚未完全明了。

三叉神经痛的发作多数无预兆，为突发性的剧烈疼痛，疼痛多为电灼、针刺、刀割或撕裂样的剧烈短暂跳痛。严重者常伴有疼痛一侧的面部肌肉反射性抽搐，口角牵向一侧，肌肉匀细震颤（医学上称痛性抽搐）。疼痛开始发作时，一般仅发作数秒或 1～2 分钟即骤然停止，也有疼痛持续发作数分钟或 10～20 分钟者。随着病程的增长，发作次数频繁，发作时间延长，疼痛程度加重，常迁延数年不愈。在疼痛侧面部的三叉神经分布区域内，常常有疼痛敏感点。此敏感点通常称为"扳机点"或"触发点"，多见于上下唇、鼻翼、口角、门齿、犬齿、齿龈、颊部、舌侧面等。患者常因此而不敢说话，不能洗脸、刷牙，不敢饮水、吃饭等。

三叉神经痛属中医"面痛"范畴。经络辨证为阳明、太阳、少阳经筋气血凝滞，脉络闭阻。管氏舌针配合针刺治疗三叉神经痛，止痛疗效较好。舌针取穴：肝穴、胆穴、心穴、额穴、耳穴，泻法，不留针。针刺主穴：太阳、下关、颊车、翳风、合谷。第一支疼痛较甚者加阳白透鱼腰，第二支疼痛甚者加迎香透四白，第三支疼痛甚者加承浆透地仓。采用深刺、泻法或用电针，留针 1～2 小时；酌情选用维生素 B_{12}、山莨菪碱、普鲁卡因等药物穴位注射，一般有效率达 80% 左右。

三叉神经痛缓解期或病程较久者，可配合中药辨证论治。①风火型：治宜疏风清热，活络止痛。基础方：川芎 30g，生石膏 30g，菊花 15g，水牛角 25g，胆南星 10g。第一支疼痛甚者加蔓荆子 20g，第二支疼痛甚者加薄荷 10g，第三支疼痛甚者加川黄连 10g。三支混合疼痛甚者加柴胡 10g。②风寒型：治宜温经散寒，活络止痛。基础方：荜茇 30g，细辛 5g，川芎 30g，制川乌 10g，苍耳子 15g。第一支痛甚者加防风 10g，第二支痛甚者加高良姜 10g，第三支痛甚者加藁本 15g，三支混合疼痛者加白芷 20g，恶心纳呆加半夏曲 15g，恶风畏寒加羌活 15g。③血瘀型：治宜活血化瘀，通经止痛。基础方：川芎 30g，地龙 15g，僵蚕 15g，蜈蚣 2 条，炙水蛭 5g，全蝎 5g。偏寒者加荜茇 30g，高良姜 15g，藁本 15g，白芷 20g；偏热者加蔓荆子 20g，薄荷 10g，川黄连 5g，柴胡 10g；兼气郁者加姜黄 15g；兼气虚者加黄芪 30g。

（《云南老年报》2002 年 1 月 14 日第 1041 期）

子宫切除后关节痛能做哪些治疗

问：我于 1972 年和 1992 年分别做了子宫锥形切除术和子宫附件全切术。第二次切下的组织病检有少许癌细胞，10 年来未发现异常。现在常感双腿关节疼痛，想做封闭和物理治疗，又怕癌症复发，请问我能做这两种治疗吗？（昆明张玉梅，74 岁）

答：鉴于您过去有过子宫癌病史，建议您先做必要的影像学和实验室检查，排除下肢骨肿瘤或瘤样病损。如果排除癌转移，双腿关节疼痛常见的病证主要有退行性关节炎、风湿性关节炎、痛风性关节炎、关节周围软组织挫伤等，只要诊断正确，治疗适当，一般都可以治愈或减轻症状。

封闭疗法是指主要采用 0.25% 普鲁卡因，按神经分布或疼痛部位注射，起到阻断神经传导，麻醉止痛的一种治疗方法。封闭疗法普鲁卡因用量较大，一般常用于一些急性疼痛。按照您的年龄、体质和病史，建议不用为宜。物理治疗的治疗方法很多，有红外线照射，直流电药物离子导入，低频低压脉冲电疗法，中波、短波、超短波电疗法，药物熏蒸，酒醋疗法等。现在，又有不少新型理疗仪器问世，如果在有经验的医师指导下，选择适宜的物理治疗对治疗您的病是有所帮助的。另外，针灸镇痛效果明显，建议您试用。

（《云南老年报》2002 年 4 月 1 日第 1073 期）

强直性脊柱炎及其治疗

答昆明戴健民患者来信：《云南老年报》编辑部转来了您的来信，据X线检查报告，结合病史考虑，您患强直性脊柱炎的诊断是成立的。

强直性脊柱炎是一种慢性炎性病变，侵蚀脊椎附近的关节滑膜、关节囊、韧带及肌腱附着部位，开始有充血、水肿及炎症细胞浸润，逐渐形成肉芽组织，关节软骨破坏，形成纤维组织，渐至骨化。严重时关节突关节、前后纵韧带和纤维环外层也骨化，在韧带附着处向外隆起，使脊柱呈竹节状。强直性脊柱炎的病程较缓慢，多表现为腰痛及腰部僵硬感。早期常有下腰部酸痛，不能久坐或久站，活动后加重，休息后减轻，有时夜间腰部酸痛、僵硬加重而影响睡眠。病情严重时，可出现全身乏力、食欲不振、易出汗、气闷等症状，全身健康状况下降，有的可能合并其他呼吸、循环和消化系统疾患。

强直性脊柱炎至今仍是一种病因不甚明确的慢性疾患，治疗原则宜采用全身与局部相结合治疗的方法。临床治疗主要是缓解症状，减轻痛苦，改善机体抗病能力，提高健康水平。现提供以下治疗方法，供您参考试用：

1. 中药热敷或热熨　基础方：伸筋草 20g，透骨草 20g，丹参 30g，当归 15g，川芎 15g，赤芍 15g，桃仁 15g，红花 10g，蒲黄 10g，乳香 10g，没药 10g，狗脊 15g，桂枝 15g，鸡血藤 15g，刘寄奴 15g，续断 15g。药物研细，装入纱布袋中，文火煮沸 10 分钟，加入陈醋 20mL，白酒 20mL，用棉垫浸药液热熨脊椎病变疼痛部位，每次 30 分钟，每日 1～2 次。

2. 内服中药　基础方：鹿角霜 30g，狗脊 20g，威灵仙 15g，熟地 15g，当归 15g，川芎 15g，杭芍 15g，杜仲 15g，桑寄生 30g，独活 15g，防风 10g，秦艽 15g，细辛 6g，牛膝 15g，甘草 6g。水煎服，饭后服。每次

200mL，每日 2～3 次。

3. 针灸疗法　主穴：肾俞、大肠俞、次髎、委中、昆仑、华佗夹脊（相应病变节段）、殷门、承山。行平补平泻手法，留针 30 分钟。可酌情采用电针、热针、温针灸等。

4. 密盖息（鲑降钙素注射液）　肌注，每日 1 次，每次 100U，1 周后改为每周 3 次，治疗 4 周。

5. 其他　根据病情，酌情选用英太青（双氯芬酸钠缓释胶囊），口服，每次 1 粒，每日 2 次。亦可选用吲哚美辛栓，直肠给药，塞肛，每次 1 粒。还可选法能（阿法骨化醇胶丸），每次 0.5ug，每日 1 次。适量补钙。

（《云南老年报》2003 年 5 月 26 日第 1248 期）

血黏度增高的"四根三结"疗法

血液黏稠度简称血黏度。人体血黏度升高时间长了，较易诱发心脑血管方面的疾病。因此，中老年人应防患于未然。

血黏度增高的患者常有以下几种早期症状：①晨起头晕，晚上清醒。血黏度增高的人早晨起床后没有睡醒后大脑清醒、思维敏捷的感觉，反感觉头晕迟钝。吃过早饭后，大脑逐渐变得清醒，到了晚饭后，精神状态最好。②午饭后犯困。正常中老年人午饭后也会有困倦感觉，但可以忍耐。血黏度高的人，由于饭后大脑血液供应不足，出现明显困倦，如不能及时休息，感到全身不适，整个下午无精打采。③下蹲时容易气短、憋气。血黏度高的人下蹲时回流心脏的血液减少，加上血液黏稠，使肺、脑等重要脏器缺血，导致呼吸困难、憋气。④阵发性视力模糊。血黏度高的中老年人有时会出现暂时性视力模糊。这是因为血黏度高的人血液不能充分营养视神经和视网膜，出现暂时性缺血缺氧，导致阵发性视力模糊。如果中老年人出现上述症状，提示体内血黏度可能比较高，应及时到医院进行血液流变学等必要的检查和治疗。

有血黏度增高早发症状的中老年人，可试用"四根三结"疗法进行保健医疗。"根结"是经络学说的理论内容之一。意为十二经脉的经气以四肢为"根"，以头、胸、腹三部为"结"。"根"为根本、开始，"结"为结聚、归结，根结理论强调经气两极间的联系。血黏度高的早发症状多属中医辨证的心气虚弱，脾肾阳虚，经气运行不畅，气滞血瘀之证，适宜选用"四根三结"疗法中的热浸四根和按摩三结。

1. **热浸四根**　三七根100g，紫丹参60g，川芎30g（碾碎，纱布袋包）加水2000mL，煮沸10分钟，待水温后，浸泡手足四肢30分钟。其间用纱布药袋揉摩劳宫穴（两手心）、涌泉（双足心）各64次。

2. **按摩三结**　①头面部：两手掌平放于面颊上，拇指压按翳风（耳垂后凹陷处）、天容（下颌角下方）各64下，双手掌由下向上从额推至头顶，由前向后、由上向下手用指梳摩至后项风池穴，按摩风池64下，顺序操作64次。②前胸部：以两乳间膻中穴为中心，左手掌平放在前胸，掌心劳宫穴按在膻中穴上，顺时针方向圆形推摩64次。③腹部：左手掌劳宫穴平放在肚脐（神阙穴）上，右手重叠按在左手背上，两手缓慢由左至右环形按摩腹部64圈；再换右手在下，左手在上重叠，仍按顺时针方向按摩腹部64圈。

四根三结疗法具有疏经通络、行气活血、健脾益气、补肾壮阳的功效。临床研究表明，四根三结疗法有益于促进血液循环，加快血流速度，增加血液节律性灌注量，对凝血功能有良性调节作用，可治疗和预防血栓形成，有利于激活胸腺，促进免疫活性肽的分泌，提高免疫功能，祛病健身，益寿延年。

（《云南老年报》2005年7月18日第1568期）

精神抑郁症可施针灸治疗

喜、怒、忧、思、悲、恐、惊7种情志活动，中医称为"七情"。七情是人体对外界刺激的不同反应，属正常的精神活动范围。但突然、强烈或长期持久的情志刺激，会影响人体的生理功能，导致疾病的发生。中医经典著作《内经》中说："忧、恐、悲、喜、怒，令不得以其次，故令人有大病矣。"意思是说，情志所伤，可以不按照脏腑之间的传变次序移传，而直中于脏，使人生重病。

现代社会生活节奏快，加之学习、求职、工作、家庭等因素，造成的精神压力较大，近年来抑郁反应和精神抑郁症患者有上升趋势。

抑郁反应是指由于特定生活环境而引起的普通抑郁感受。如生活中遇有不如意的事情，造成一段时间的情绪低落，尽管有时症状亦可能很严重，但它不是一种病，故通常不需治疗，症状随时间而逐渐淡化，持续时间应不超过 6 个月。

抑郁在任何年龄阶段均可出现。美国的一份研究资料显示，18% 的青春期前儿童和 4.7% 的 14～17 岁少年出现有某种形式的抑郁；但抑郁反应的高发年龄段则是中年早期和中老年人。抑郁症状严重或抑郁反应持续 2 年以上，没有得到有效的心理调节和治疗，即可能发生抑郁性疾病——精神抑郁症，相当于中医的郁病。临床症状主要表现有持久的悲伤、悲观；负罪感，无价值感，无助感或无望感；注意力涣散，思想难以集中，对通常从事的活动失去兴趣；疲乏，无力，语言缓慢，行动迟缓；善太息，易怒善哭，失眠或嗜睡；有厌世和自杀倾向。

针灸治疗本病有效。主穴：上星、印堂、风池、间使、劳宫、太冲。肝气郁结加肝俞、期门；胸脘胀闷加内关、足三里；气滞痰郁加中脘、丰隆；咽中梗塞加天突、照海；忧郁善哭加大陵、鱼际；失眠加神门、三阴交。中医辨证，实证以肝气郁结、气郁化火为主；虚证主要证型为忧郁伤神，心脾两虚，阴虚火旺。在辨证施治同时，须配合心理调节和运动锻炼，要鼓励和帮助患者参加运动，如散步、慢走、逛公园、旅游等。亦可选用芳香疗法、娱乐疗法辅助治疗。必要时，可在医生指导下选用抗抑郁药，如帕罗西汀、氟西汀等，以调整或纠正影响情绪的神经化学物质的紊乱。

（《云南老年报》2006 年 9 月 18 日第 1741 期）

失眠症可施针灸治疗

失眠症指睡眠困难。中医称之为"不寐""目不瞑""不得卧"等。主要症状是不能入睡，或睡眠不深，睡眠时间短，时寐时醒，晨醒过早，失眠严重者甚至彻夜不眠。失眠患者白天常感疲劳，烦躁，情绪失调，记忆力减退，头痛，影响工作、学习和生活。失眠会导致身体免疫功能下降，易生疾病。儿童经常睡眠不足会影响生长发育，中老年人经常失眠可使人过早衰老，引发老年性痴呆，缩短寿命。

引起失眠主要的病因：①七情所伤。喜、怒、忧、思、悲、恐、惊，情志活动超出常度，导致脏腑气血功能失于平衡，出现不寐。②饮食不节，宿食停滞，胃不和则卧不安。③劳役过度，或大病、久病耗气伤血而致气血两虚，心神失养而致失眠。④惊恐，房劳伤肾，肾水不能上济于心，心火独炽，心肾不交，导致不寐。⑤外感风、寒、火、热、燥等时邪，邪气侵扰，神志不安，导致失眠。

失眠一般分为暂时性失眠和慢性失眠。暂时性失眠时间应不超过1个月，导致原因包括心理和生理的多种因素，如情感上的挫折、压抑、不安和焦虑，生活中遇有突发事件，夜班，长途旅行，睡眠环境的突变或周围环境太差，或睡前饮用咖啡、浓茶，都能使人失眠。通常这种失眠通过心理调节或环境的改变大都能恢复到正常睡眠。慢性失眠的症状至少应持续1个月以上，部分慢性失眠患者由暂时性失眠延续而来，另一些则是由于躯体化焦虑状态所致，如忧虑不安、过度警惕、反复思量等，持续缠绵，渐致习惯性失眠。

针灸治疗失眠有效。主穴：内关、神门、三阴交、印堂。心肾不交加劳宫、照海；心血亏损加膈俞、脾俞；心胆虚怯加胆俞、丘墟；肝火扰动加肝俞、太冲；脾胃不和加胃俞、足三里。

针灸治疗失眠须明确病因，配合精神心理指导，消除烦恼、忧思、惊恐、焦虑等不安情绪，方能获得疗效。要保持卧室安静，避免嘈杂、噪声、强光等不利于睡眠的环境因素。养成起居作息定时的良好习惯。晚饭后禁饮咖啡、浓茶等有兴奋作用的饮料。避免长期持续紧张和过度疲劳的工作，保持劳逸适度。适当参加体育锻炼，如太极拳、广播操、跳舞等，并可练习气功放松。

（《云南老年报》2006年10月16日第1751期）

青光眼及其针灸治疗

青光眼是由眼内压升高而引起的视盘凹陷、视野缺损、视力损害，甚至导致失明的严重眼病，属中医"绿风内障""青风内障"的范畴。

青光眼的主要症状及诊断要点：

（1）轻者仅有一过性视物不清，头眼胀痛，经休息可缓解；常因情志刺激、疲劳外感等诱因，诱发头痛、视物不清、虹视等症状。急性发作时，突然头痛剧烈，眼球胀痛，视力急骤下降，伴同侧鼻根酸痛，恶心，呕吐等。

（2）眼压高于 22mmHg；急性发作时，眼压可达 80mmHg。眼底视神经乳头生理凹陷扩大、加深，甚至整个乳头苍白。生理盲点扩大，有弓形暗点或阶梯状暗点等。重者有结膜充血，角膜水肿，前房浅，瞳孔散大等。

（3）前房角检查：借助前房角镜，对前角进行检查。前房角为宽角，房角始终保持开放者为开角型青光眼；前房角关闭，眼内的房水排出受阻所致的为闭角型青光眼。闭角型青光眼分为原发性和继发性两种。原发性闭角型青光眼是由于患者的瞳孔阻滞，或虹膜根部肥厚、前移，导致前房关闭、房水流出困难，眼压升高为其特征。慢性闭角型青光眼，其特点是有不同程度的眼部不适，发作性视朦与虹视。

开角型青光眼相当于中医学的"青风内障"。按中医病因病机，青风内障多属阴虚血少之人，病因多由竭劳心思、忧郁忿恚、用意太过所致。临床所见以虚证居多。

闭角型青光眼相当于中医的"绿风内障"。由于患者瞳神散大，瞳孔内一片淡绿，故名。绿风内障多属青光眼重症。病因多是缘于头风、痰湿、火郁忧思等；久郁则热盛，热极生风，风火上扰，肝管目系阻塞，肝液神水不得疏泄所致。故绿风内障多属实证。

临床观察表明，针灸治疗青光眼有效。闭角型青光眼（绿风内障）急性期，当以综合疗法为主，降低眼压，清热止痛，针刺可协助减轻症状。开角型青光眼（青风内障）和绿风内障慢性期，针灸疗效较好。

绿风内障急性期，针灸取穴风池、太阳、上睛明、下睛明、鱼腰、四白、大椎、肝俞、合谷、太冲。泻法。

青风内障和绿风内障慢性期，针灸取穴风池、太阳、阳白、四白、球后、上睛明、下睛明、瞳子髎、养老、光明、太冲。辨证施治。

青光眼患者需避免在昏暗处用眼，如看电影、电视等。饮食忌辛辣刺激，戒烟酒。避免短时间大量饮水。禁服西药甲丙氨酯、氯氮䓬类药物及中药青葙子等。保持情绪乐观舒畅，有助于防止病情加重，避免绿风内障急性发作。

（《云南老年报》2007 年 4 月 20 日第 1828 期）

风湿热、风湿痹及其治疗

大理何钦老先生来信，问"风湿热"和"风湿痹"有何不同？患者双下肢晚间睡觉暖和时则疼痛，问如何治疗？现将回信的主要内容摘要如下：

风湿病是一种与溶血性链球菌感染有关的全身性变态反应性疾病。"风湿热"是风湿病的急性期或慢性期活动阶段，临床表现以关节炎与心肌炎（心脏瓣膜病变）为主，可伴有发热、毒血症、皮疹、皮下小结、舞蹈病等症状。风湿病的活动期，关节滑膜及关节周围组织有特征性的"风湿性肉芽肿"病变、肿胀及渗出液产生。活动期后这些病变可以吸收，而关节不遗留强硬或畸形。受凉、潮湿、创伤及感染常为复发诱因。

风湿性关节炎属中医"风湿痹"范畴。"风湿"是指风、寒两种病邪；"痹"是闭阻不通。风湿痹是由于风寒湿热等外邪入侵，闭阻经络关节，气血运行不畅，出现全身关节呈游走性红、肿、重着、疼痛为主要临床表现的病证。风湿痹中风邪偏盛者称"行痹"，寒邪偏盛者称"痛痹"，湿邪偏盛者称"着痹"，热邪偏盛者称"热痹"。热痹的主要临床表现为起病急骤，关节疼痛，局部红肿灼热，痛不可触，屈伸不利，得凉稍舒，多伴有发热恶风，多汗，心烦口渴，舌红苔黄，脉滑数。

从来信得知您年过七旬，患病已多年，易肝肾阴虚生内热；"肝藏血，人静则血归于肝"，夜间下肢血液流量相对减缓，而经络则遇热充盈，下肢血流量不足，气血两虚，经筋失于濡养，故而出现您信中所叙述的病痛。从证候分析，您的病证属"虚痹"的可能性大；结合您既往的检查和治疗结果推测，还可能与退行性骨关节病和钙的吸收及代谢失调有关。提供以下治疗建议，供您酌情选择。

（1）针灸：主穴取太冲、膝关、阴包、足五里、太溪、复溜、筑宾、足三里、三阴交、伏兔、风市。辨证施治，每次 4～5 个穴，行平补平泻手法或阴中隐阳手法，

（2）中药：拟益气养阴、利湿活络施治。处方：龟甲 30g（打碎先煎），鳖甲 20g（打碎先煎），潞党参 20g，麦冬 15g，五味子 10g，白术 15g，薏苡仁 20g，防己 15g，木瓜 10g，秦艽 10g，当归 15g，丹参 20g，甘

草 6g。酌情加服知柏八味胶囊、云南红药胶囊辅助治疗。

（3）建议在监测血钙和肌酐浓度的前提下，选择服用骨化三醇胶丸，每日 1 次，每次 1 粒；或钙尔奇（钙尔奇 D600 片），每日 1 次，每次 1 片；或氨基酸螯合钙胶囊，每日 1 次，每次 1 粒。

（4）为缓解和减轻夜间疼痛，确保休息睡眠，如您肝肾功能健全，可试服中药通迪胶囊，睡前服 2 粒；或选用吲哚美辛栓 1 粒，睡前塞肛，短期使用。

（《云南老年报》2007 年 12 月 31 日第 1931 期）

漫话头痛自疗

头痛是常见的病证。引起头痛的原因很多，如感冒、发热、一些传染病的发病过程中，以及高血压、脑瘤、蛛网膜下腔出血等。如头痛剧烈，并持续加重，应及时送医院诊治。若因工作繁忙，傍晚身倦头痛，多属压力性头痛，争取中午小睡休息便可改善。因为压力、姿势不良或肌肉紧张等造成的头痛，只要远离头痛的原因，如食物、压力，通常也能获得缓解。比较缠绵难治的是血管神经性头痛，疼痛性质呈搏动性跳痛或钻痛、胀痛、抽痛、针刺样疼痛等，疼痛部位在前额、颞侧、头顶、枕部或半侧头部。发作时可伴有畏光、出汗等，有的严重者还会恶心呕吐。脑血流图提示脑血管痉挛。X线颅骨正侧位片、脑电图、CT、RMI 检查，无明显异常发现。

如果一时不具备医疗条件，可试用以下方法自疗，以缓解头痛：

（1）穴位按摩。双手拇、中指分别按压太阳、攒竹穴（太阳：颞部，当眉梢与目外眦之间向后约一横指的凹陷处。攒竹：眉头凹陷中）按揉 36 次；自攒竹至太阳抹、摩 36 次。双手四指并拢按摩风池穴（项后，胸锁乳突肌与斜方肌之间凹陷中，平风府穴）36 次。由前额至后项五指梳按 36 次。重点按压痛点、太阳、印堂、百会、风池穴各 36 次。

（2）冷敷热敷。化解肌肉痉挛僵硬基本原则是"肩颈部分用热敷，头部用冰敷"。如太阳穴有搏动性疼痛，可用冷敷或冰敷稍微压迫一下，可以缓解血管痉挛；肩颈部位则可热敷或泡热水澡，缓解肌肉僵硬。

（3）配合食疗。缓解感冒初期引起的风寒型头痛，可以喝红糖姜汤，能活血化瘀，疏风祛寒；如流黄鼻涕，咽干喉燥，不宜喝姜汤，可用绿茶、食盐各适量，开水冲泡服。夏天经常发生的风热型头痛，有发热、口干舌燥等症状，喝菊花加绿茶、薄荷茶、荷叶茶等，也有缓解头痛的作用。头痛又贫血的病人，可用红枣10枚，加水煮烂，加红糖少许，掺入红茶后一次服下，适合老年人服用。如头痛、腹胀、便秘，可将茶叶适量用开水冲泡，待降温后取茶水加入优质蜂蜜一匙调服，有滋肺润肠、调理脾胃作用。

（4）一分钟伸展运动。每工作40～50分钟，应该起来动一动。工作使用电脑时，要注意屏幕和桌椅高度、坐姿等，最好每工作50分钟能休息10分钟。简单的伸展运动可以舒缓肌肉压力，减轻头痛。①缩下巴运动有助颈椎回到正常的生理位置。方式：下巴尽量往内收，连续做5～10次。②绕肩运动可以舒展肩臂后方的肌肉群。方式：肩臂往后慢慢绕圈，头部随着尽量往后仰。③转头运动放松颈部后方的肌肉群。方式：头部慢慢向右边转，再慢慢转向左边，连续3～5次。

（《云南老年报》2009年3月16日第2110期）

冬病夏治——三伏天穴位贴敷疗法简介

中医学的显著特点是整体观念和辨证论治。《内经》说："人与天地相参也，与日月相应也。"指出了人与自然界有密切联系。《素问·四气调神大论》说："是故圣人不治已病，治未病。"强调了预防疾病的重要意义。"治未病"有两个含义，一是防病于未然，二是既病之后防其传变。为适应四时变化，避免外邪侵袭。《内经》提出"春夏养阳，秋冬养阴"的养生原则。根据《内经》理论，三伏天穴位贴敷疗法就是依据"冬病夏治""急则治其标，缓则治其本"的治则，衍生出的一种中医外治法。

三伏天，亦称"伏天"，是我国夏季最热的时期。三伏天分初伏（头伏）、中伏（二伏）、末伏（终伏）。计算方法：初伏为夏至后第三个庚日起到第四个庚日前一天的这段日子，第三个庚日为"入伏"，作为初伏的第一天。中伏为夏至后第四个庚日起到立秋后第一个庚日前的这段时间，第四个庚日定为中伏开始的第一天。末伏为立秋后第一个庚日起到第二个庚日前一天的这段时间，第二个庚日定为出伏，即伏天结束。如2009年（己丑），夏至节令是6月21日（农历五月二十九）。初伏：夏至后第三个庚日起，即7月14日（农历闰五月二十二庚申日）入伏，至第四个庚日前一天，7月23日（六月初二己巳日）。初伏计10天。中伏：夏至后第四个庚日起，7月24日（六月初三庚午日）到立秋（8月7日立秋）后的第一个庚日前一天，即8月12日（六月二十二己丑日），这20天为中伏。末伏：立秋后第一个庚日起，即8月13日（六月二十三庚寅日），到第二个庚日前一天，即8月22日（七月初三己亥日），末伏计10天。8月23日（七月初四庚子日）出伏，伏天结束。

再如：2012年夏至日为6月21日，数伏开始日为7月18日，中伏天数10天，立秋日为8月7日，末伏开始日为8月7日。

2015年夏至日为6月22日，数伏开始日为7月13日，中伏天数20天，立秋日为8月8日，末伏开始日为8月12日。

三伏天穴位贴敷疗法的最佳治疗时期是每年的初伏、中伏和末伏的第一天。

三伏天穴位贴敷疗法的主要适应证：支气管哮喘、慢性喘息性支气管炎、阻塞性肺气肿、变异性鼻炎、儿童哮喘及免疫功能低下，特别易感冒的亚健康人群等。

穴位贴敷的药物及方法：炙芥子21g，延胡索21g，甘遂12g，细辛12g。将上药共研细末，制成散剂。使用时，每次用三分之一的药面，加生姜汁调成糊状，酌加麝香少许，分别摊在6块直径约5cm的油纸（或塑料布）上，贴敷于肺俞、心俞、膈俞穴处，用胶布固定。通常成年男性每次贴4~6小时，成年女性每次贴2~4小时，儿童每次2~3小时。

敷贴时皮肤有轻微烧灼感，皮肤发红，局部发热属正常反应，无须特殊处理；如敷后局部有灼热疼痛或蚁行麻痛感，可提前取下；如贴敷后皮肤出现小水疱，可用矾冰液湿敷；若小水疱已破，可涂抹"烫伤膏"类药物；若贴敷部位出现红肿痒痛等不适，可搽皮炎平类药物。

对皮肤耐受性较好、病情较重的患者，可辨证配穴。痰多纳少加脾俞，气短乏力者加肾俞，咳嗽喘促者加定喘，恶寒怕风者加风门，胸闷气短者加膻中。初伏、中伏、末伏各治疗1次，1年贴敷3次，一般连续贴敷3年。

据临床报道，三伏天穴位贴敷疗法治疗支气管哮喘、慢性喘息性支气管炎500例，显效率45.8%，总有效率81.7%；寒证型和连续治疗3年者，疗效较好。部分支气管哮喘、慢性喘息性支气管炎患者的观察指标提示，三伏天穴位贴敷疗法能提高患者巨噬细胞的吞噬能力，E-玫瑰花结增多，提高淋巴细胞的转化率，增强淋巴细胞功能；可使支气管哮喘患者血中嗜酸性粒细胞明显减少；患者血浆中的 IgE 显著降低，而 IgA、IgM、IgG含量升高，有利于提高机体的免疫功能；穴位贴敷疗法能增强肾上腺皮质功能，有利于哮喘病的防治。

穴位贴敷疗法的禁忌证及注意事项：孕妇及有严重心肺功能患者的患者，发热及急性传染病患者，哮喘正在发作期的患者，皮肤有疱疹、疥疮及表皮有破损者，以及 3 岁以下幼儿和皮肤特别娇嫩的女士，不宜敷贴。

(《云南老年报》2009 年 5 月 15 日第 2136 期)

中老年人足跟痛是怎么回事

足跟痛亦称"跟痛症"，是中老年人的常见病证。中老年人常见的足跟痛主要有：

1. 跟骨下脂肪垫炎 跟骨下方有一个脂肪垫，它的主要作用是吸收震荡，缓解重力对跟骨的冲击。走路时足部被高低不平的路面或小石子硌伤，以及长时间站立行走的压迫刺激，可使脂肪垫发生无菌性炎症，出现充血、水肿、疼痛。临床症状：站立或行走时跟骨下方疼痛，有僵硬肿胀感，压痛明显，压痛点在跟骨下负重区及其内侧。X 线片可见跟骨负重区下方的软组织影像密度增高。

2. 跖筋膜炎 跖筋膜位于足底，起自跟骨结节前下方，向前止于足底前部，有保护足底组织、维持足弓稳定等作用。长期站立工作或者是扁平足者，会使跖筋膜长期处于紧张状态，在跖筋膜的起点即跟骨结节前下方处，会因反复的牵拉刺激发生充血、水肿、渗出，形成无菌性炎症，并出现疼痛。临床症状：站立或行走时足底或跟骨前下方疼痛，压痛明显，牵扯足底跖筋膜可使疼痛加重。

3. 跟腱止点滑囊炎 跟腱附着在跟骨结节的后上部，其周围有许多小滑囊。滑囊的作用是减少活动时跟腱的损伤。穿不合适的鞋发生过度摩擦或长时间走路，可刺激滑囊导致炎症，出现足跟痛。临床症状：跟腱附着处肿胀、疼痛，走路稍长疼痛加重，局部压痛明显，踝关节背伸、跖屈时疼痛加重，不能踮脚。部分患者的 X 线片可见局部钙化影。

4. 跟骨骨骺炎　常因走路过多或锻炼时跑跳、运动不当所致。临床症状：足跟后下部疼痛，运动后疼痛加重，走路跛行。患者跟骨后下部压痛，有轻微肿胀。X 线片可见跟骨骨骺变扁平，密度呈不均匀的增高，外形不规则，呈波浪状或虫蚀状，骺线增宽。

5. 跟骨骨刺　跟骨结节退变钙化，或跟骨周围组织损伤，无菌性炎症日久，出现骨质增生，形成骨刺。临床症状：足跟部疼痛，局部压痛。多无肿胀，走路或负重时疼痛加重。X 线片可见跟骨骨刺。但跟骨骨刺的大小与足跟部的疼痛程度不呈正比，足跟痛在经过治疗疼痛消失后，跟骨骨刺仍然存在。

中医认为足跟痛的主要病因病机是气滞血瘀，寒凝血瘀，肝肾亏虚。中老年人常肝肾不足，精血亏虚，经脉失充，则筋失所养，骨失所主，骨痿筋弛，故易罹患此症。中医称之为"足跟痛"或"脚跟颓"，属"骨痹"范畴。应用针灸配合中药熏洗治疗本病，疗效较好。现简介如下：

1. 针灸疗法　辨证论治，或结合病变部位，辨病取穴。主穴：跟腱——位于足跟腱之中点；失眠——位于足跖下后跟部的正中点；肾根——涌泉与失眠穴的连线上，失眠穴前 1.5 寸。采用《灵枢·官针》中的"短刺""输刺""齐刺"法针刺。所谓"短刺"，将针刺入深部，接近骨骼，治疗"骨痹"。"输刺"，针直入直出，深刺至骨，用以治疗骨痹。"齐刺"，直刺一针，再在两旁各刺一针，主治患病部位较深的痹证。

2. 中药熏洗方　紫丹参 30g，补骨脂 15g，骨碎补 20g，当归 15g，川芎 15g，赤芍 15g，麻黄 15g，桂枝 15g，川牛膝 15g，木瓜 15g，乳香 15g，没药 15g，延胡索 15g，伸筋草 15g，红花 10g，露蜂房 10g。上药碾碎装入纱布袋内，水煎 20 分钟，加白酒 10mL，精醋 20mL，熏洗足跟。每日 2 次，每次 30 分钟。

在治疗期间，患者宜穿宽大的厚底鞋，鞋内放置海绵厚垫，以减轻跖筋膜张力，减少足跟部的刺激和损伤。患者需少站立，少走路，避走鹅卵石路，让足跟部得到充分休息，以利于损伤的愈合和炎症的吸收。天气较冷时，晚上临睡前患者可将足部置于有加热作用的电暖袋、电手炉、热水袋等设备附近，以改善局部的微循环，缓解疼痛，以利于病情的恢复。

（《云南老年报》2010 年 2 月 22 日第 2250 期）

漫谈针灸戒烟

研究人员在新一期《美国生理学杂志》网络版上报告，最新的研究表明吸烟不仅会使癌症、心脏病、脑卒中等发病风险升高，而且吸烟者上年纪之后肌肉会快速减少，导致身体各项生理功能加速衰退。

该研究选取了两组年龄60多岁的老年人，每组8名，其中一组是吸烟者，在20年内至少每天抽一包烟；对照组的老年人则不吸烟。研究人员给这些人静脉注射一种含有标记物的血液，以监测他们体内肌肉蛋白质的合成情况。肌肉蛋白质合成活动是人体维持肌肉量的关键。结果发现，吸烟组老人的肌肉蛋白质合成活动要远远弱于对照组的老人。进一步分析还发现，吸烟组老人体内的肌肉生长抑制素、分解肌肉蛋白质、与肌萎缩有关的酶的含量都要高于对照组。研究人员因此得出结论：吸烟会削弱人体肌肉的自我维护能力。随着年龄增加，吸烟者会比不吸烟者更早出现肌肉量减少及肌力减弱等情况。

美国的一份资料表明，2009年约有2000人死于可卡因，而香烟却夺去了39万人的生命。第三世界国家的吸烟率以每年2%的速度递增；亚洲地区香烟消费量每年增长5.5%。吸烟已成为当今世界一大公害，不少有识之士竭力倡导戒烟。目前戒烟方法有多种，针灸戒烟简便有效，引起世界医学界的瞩目。现将针刺方法介绍如下。

1. 耳针法　取单侧耳穴神门、肺穴，毫针中度刺激或通电20分钟；针后于对侧耳心、神门、肺、皮质下穴贴压王不留行籽，每周更换1次，4周为1个疗程。烟瘾发时，按压贴药耳穴。

2. 体针法　①戒烟新穴——甜美穴，位于手太阴肺经列缺与手阳明大肠经阳溪穴之间，用毫针垂直刺入3mm，行平补平泻手法，留针15分钟。进针时令患者吸气，并屏住呼吸进针。针后患者双手有沉重麻木感，一些人还出现欣快感，或口有异味、金属味等反应。②辨证选穴：列缺、尺泽、丰隆、足三里、肺俞、膈俞。每次选2个穴位，采用电针，隔日1次，15次为1个疗程。一般第一疗程用连续波，第二疗程用断续波。③轮换选用人中、百会、印堂，每次1个穴位，行平补平泻捻转手法，留针15分钟。配合双侧口、神门、肺耳穴压丸法。烟瘾发作时，有节律按压贴药耳穴 64 下, 耳穴贴压 6 天, 休息 1 天, 1 个月为 1 个疗程。

在援助马里医疗队卡地医院时, 我国医生对吸烟者采用耳穴埋针戒烟 50 例。通过在耳穴神门、皮质下、肺上埋针治疗戒烟。按上法先后分次治疗, 10 天更换 1 次。50 例戒烟者总有效率达 94%。

我国医生在俄罗斯从事耳穴贴压戒烟, 取双侧耳穴, 各穴区用探针选取最痛点, 或用耳穴探测仪寻找最敏感点, 以王不留行籽压在该穴上, 再粘橡皮膏以固定, 每当想吸烟时, 每穴按揉 1 分钟左右, 双侧同时进行。5 天更换 1 次, 3 次为 1 个疗程。经 1 个疗程治疗后, 65 例完全戒烟, 20 例每日吸烟量减少一半以上, 11 例无效, 总有率为 83.3%。

我国医生在摩洛哥工作期间, 运用针刺方法戒烟 42 例。体穴分两组, 两组穴位针刺得气后, 用电针治疗仪给予连续波均匀刺激, 强度和手捻相似。每日 1 次, 每次 45 分钟, 起针后按摩迎香和地仓穴, 以酸胀痛为佳。治疗最少 2 次, 最多 10 次, 完全戒烟者 34 例, 疗效显著者 4 例, 有效者 4 例, 总有效率 100%。

我国医生对 100 例尼日利亚、英法等 16 个国家的戒烟者进行耳穴埋针加体针的方法予以治疗, 隔日 1 次, 总有效率为 92%。

影响针灸戒烟疗效的因素: 国内外学者报道针刺戒烟的疗效差异较大 (61% ~99%), 分析其原因, 与控制因素如有效穴选配, 针刺手法、针刺方法、治疗次数, 戒烟对象的年龄、性别、吸烟史、吸烟量, 以及戒烟的毅力和信心等的差异有关。资料显示, 选择耳穴口、肺、神门可获得理想的效果, 说明上述腧穴是提高针刺戒烟疗效的重要穴位。针刺戒烟时, 只行 1 次针刺而不配合耳压者, 疗效较差, 而配合耳穴埋药, 定时按压并在有吸烟欲望时随时按压刺激, 戒烟成功率达 82% ~99%。吸烟史长、年龄大、吸烟量大的人, 针刺戒烟较困难。男性的针刺戒烟效果普遍比女性好。吸烟者的毅力和信心是影响针刺戒烟疗效的重要因素, 有人观察到, 耳针戒烟在受试者有强烈戒烟愿望并有坚强意志的基础上能获得更满意的疗效, 主动戒烟的疗效明显高于被动戒烟的效果。此外, 研究者采用的疗效评定标准也是影响疗效的因素。

(《云南老年报》2010 年 6 月 21 日第 2300 期)

针灸治疗血管神经性头痛

血管神经性头痛是因颅内外血管神经调节障碍而引起的反复发作的阵发性头痛，属于脑血管功能性疾病。目前认为此种疾病与内分泌功能障碍、变态反应或组织胺过敏等因素有关。血管神经性头痛包括偏头痛、丛集性头痛、血管舒张功能障碍性头痛等。

1. **偏头痛** 由于神经、血管性功能失调所引起的疾病，以一侧头部疼痛反复发作，常伴有恶心、呕吐，对光及声音过敏等为特点。本病与遗传有关，部分患者可在头部、脑外伤后出现，某些脑神经递质（如5-羟色胺）可诱发。偏头痛以年轻的成年女性居多，疼痛程度多为中、重度。头痛多为一侧，常局限于额部、颞部和枕部，疼痛开始时为剧烈的搏动性疼痛，后转为持续性钝痛。任何时间可发作，但以早晨起床时多发，症状可持续数小时到数天。典型的偏头痛有先兆症状，如眼前闪烁暗点、视野缺损、单盲或同侧偏盲。发作时头痛部位可由头的一个部位到另一个部位，同时可放射至颈、肩部。针灸拟疏泄肝胆、通经止痛法施治。取穴太冲、足临泣、外关、丰隆、头维、风池、率谷、角孙。宜用泻法。针灸治疗可明显减轻症状，减少发作频率，但难以治愈。这可能与大多数偏头痛患者头皮下的血管有迂曲、盘绕并压迫伴行的头皮神经有关。

2. **丛集性头痛** 属血管扩张性头痛，因与注射组织胺引起的头痛相似或相关，故又称组织胺性头痛。其多见于中年人，常于夜间突然发病，一侧颞部、眶部跳痛或钻痛。可伴有眼结膜充血、流泪及流鼻涕等症状。发作持续时间一般不超过1小时。此类头痛临证时要与三叉神经痛相鉴别。针灸治疗本症有良效。取穴合谷、外关、风池、太阳、攒竹、丝竹空、鱼腰。采用泻法或平补平泻手法。

3. **血管舒张功能障碍性头痛** 此型头痛包括内容较广，患者多伴有自主神经功能紊乱、高血压、脑供血不足、低血糖状态等，常发作于应用脑血管扩张药后。其头痛的特点是头痛部位不固定。另外，妇女可有月经期头痛及夏季头痛。针灸宜经络辨证，循经取穴，可缓解病情或减轻症状。治疗主要应针对病因治疗，消除致病因素后，大多数患者头痛症状可自行缓解。

（《家庭中医药》2010年第6期29页）

热针疗法简介

运用 GZH 型热针仪针灸治疗的方法称为热针疗法。GZH 型热针仪是一种新型的针灸治疗仪器，由仪器和特制的热针两部分组成。热针的外观与普通针灸针基本相同，但热针通过特种电阻材料处理，在针柄上安有一个针柄电极，在针刺入人体后接通热针仪，电流通过针内的电阻转变为电能，针体即可均衡发热，仪器面板上显示热针温度，热针温度可在 30 ~ 80℃范围内任意调节，并保持恒定的温度。它的主要特点是能提高并控制针体的温度，起到针刺、灸疗、温针灸、火针等综合治疗效应，又易于量化控制。

GZH 型热针仪于 1981 年开始应用于临床，至 2000 年 12 月，治疗患者 10.8 万余人次，治疗主要病种 29 种。根据已发表的论文列举主要病种疗效统计如下：热针治疗肩周炎，治愈率 83%，总有效率 96.6%；热针治疗肥大性脊椎炎，显效率 68.3%，总有效率 96.4%；热针治疗坐骨神经痛，治愈率 61.1%，总有效率 97.2%；热针治疗哮喘，显效率 59.4%，总有效率 96.9%；热针治疗腰椎间盘突出症，治愈率 64.1%，总有效率 97.7%。临床分组对照观察表明，GZH 型热针仪能够提高针灸治疗某些病证的临床疗效。2009 年 6 月，国家中医药管理局确定"热针治疗腰椎间盘突出症技术"作为国家中医药管理局第四批中医药适宜技术推广项目，在全国推广应用。

通过临床运用和病例观察表明，GZH 型热针仪有下列实用价值：

（1）热针仪具有针、灸、温针等综合治疗效应，因而能较迅速地起到温经活络、祛湿散寒的治疗作用。

（2）"烧山火"手法使针下产生"热"感，即能起到补阳除寒作用。热针能直接使针周产生热度，因此热针不仅具有"烧山火"的治疗功效，而且作用更为直接、迅速。

（3）传统温针灸时病人感觉到的温热感是针柄上燃烧艾绒产生的红外线辐射到穴周皮肤上所致。而热针仪是使针身均匀发热，热力直接作用于体内穴位。由于热针是在体内产生热效应，故更能起到温经活络、疏通气血的治疗效果。

（4）热针可起到火针的治疗作用，且具有操作简便、使用安全的优点。

（5）热针直接作用于经络腧穴，有异于一般理疗通过体表向体内传递热效应的方法。一般病人均可在针下和针周产生热感，得气较好的病人还会出现热感沿经络传导的现象。热针仪的临床运用对经络实质和针灸机理的研究亦有所裨益。

GZH 型热针仪 1985 年通过云南省科技成果鉴定，并取得产品生产许可证，先后由国营西南仪器厂、昆明市金马仪器厂、云南中灵仪器厂批量生产。1988 年，"GZH 型热针仪的研制及临床应用"获昆明市科学技术进步二等奖。1991 年，"GZH 型热针仪的研制及临床应用"获国家中医药管理局科学技术进步三等奖。1996 年 11 月，"GZH 型热针电针综合仪的研制及热针作用机理的临床研究"获云南省科学技术进步三等奖。1997 年 GZH 型热针仪——热针电针控制装置获国家发明专利（专利号：ZL9621014.9）。GZH 型热针仪另获云南省春城杯专利发明二等奖、云南省优秀发明二等奖、加拿大中医药针灸学会优秀发明奖等。

热针疗法的适应证、禁忌证及注意事项：

（1）适应证：①适宜于中医辨证为寒证、虚证患者。如风寒型感冒，咳嗽、寒哮或虚性哮喘，寒湿和脾胃虚弱型泄泻，寒性胃脘痛，寒湿凝滞或气血瘀滞的痛经、闭经，风寒湿痹，骨痹，肌痹等。②颈椎病、肩关节周围炎、腰肌劳损、腰椎间盘突出症、梨状肌综合征、风湿性关节炎、类风湿性关节炎、中风后遗症、截瘫等。

（2）禁忌证：①外感热病、风温肺热病、胃热炽盛的胃脘痛、吐血、便血、湿温、消渴、热淋等。②急性传染病、皮肤感染性疾病、高热或发热病人、心脏病或心功能不全的患者、有自发性出血或凝血机制较差的患者。

（3）注意事项：①患者在饥饿、疲劳、精神过度紧张时，不宜施行热针。身体瘦弱、气血亏虚的患者，应选用卧位，针刺手法宜轻，热针温度宜低。②热针部位最好选取腰、骶、股、腿、肩、臀等肌肉较丰厚的腧穴。头面部、胸部、四肢末梢部位一般不宜选用热针。③女性怀孕期、月经期一般不用热针。小儿和儿童不宜施用热针。④胸、胁、背、腋、缺盆及重要脏器部位的腧穴，不宜选用热针，以免伤及内脏，发生意外。⑤热针治疗患者，体位要舒适，针温不宜过高，时间不宜过长，谨防灼伤肌肤组织。热针治疗时不可移动体位，防止输出导线脱落短路，造成弯针、折针，发生不良后果。

（《云南老年报》2010 年 10 月 25 日第 2351 期）

热针脊椎九宫穴的临床运用

脊椎九宫穴是管正斋老中医在家传穴的基础上总结的经验穴组之一，具有取穴独特、针法特殊、适应证广、疗效显著的特点。

1. **脊椎九宫穴取穴法**　沿脊椎自上至下仔细压诊，寻找最明显的压痛点，参阅脊椎 X 线摄片或 CT 片确定病变椎节。以压痛点最显著的病变椎节棘突间定为中宫，沿督脉在中宫上下棘突间各定一穴，分别称为乾宫、坤宫，然后夹乾宫、中宫、坤宫旁开 1～1.5 寸，依次取巽、兑、坎、离、艮、震六宫穴。因取穴定位是按伏羲八卦九宫方位图，故称"脊椎九宫穴"，简称九宫穴。

2. **九宫穴的针刺方法**　根据中宫定位，采取俯卧位或侧卧位。进针时应尽量使中宫部位棘突突起，椎间隙加大，以利于进针。进针顺序为先针中宫，次针乾宫、坤宫，直刺或略向上斜刺 0.8～1.2 寸，然后按巽、兑、坎、离、艮、震六宫穴依次进针，针尖斜向椎体，进针 1.5～2 寸。获得针感后，行捻转补泻手法，九宫穴的行针顺序与次数按"洛书九宫数"施行，即"戴九履一，左三右七，二四为肩，六八为足，而五居中"，留针30 分钟，行针 3 次。采用热针治疗的患者，得气一度行针后，坎、离宫热针，留针 20 分钟。

3. **九宫穴的主治范围**　九宫穴主要以治疗脊椎病变为主，如风湿性、类风湿性脊椎关节炎，脊椎外伤，棘上及棘间韧带损伤，颈椎病，胸、腰椎骨质增生，腰椎间盘突出症等；亦适应于腰背扭伤及腰肌劳损、脏腑病、妇科病、泌尿生殖系统疾病等。

4. **脊椎九宫穴针刺注意事项**

（1）针刺乾宫、中宫、坤宫穴位时，进针宜慢，勿刺过深，不宜行提插补泻手法，正常针感是局部酸胀或酸胀麻电感沿脊柱向下方或上方传导。如进针困难，要调整进针方向。若在进针过程中针下阻力突然消失，出现落空感时，说明针尖已进入椎管内之硬膜外腔，应迅速退针少许，不可继续进针。若进针过程中患者突然出现肢体抖动，应立即将针提起，谨防刺伤脊髓。

（2）针刺巽、兑、坎、离、艮、震六宫时，针尖应略向椎体方向斜刺。如果紧贴椎板外缘进针，针体必将通过脊神经的后支或其附近，当针尖触及神经时，局部会有放射样触电感，此时应稍许退针，调整针尖方向，以免造成外周神经损伤。如果针尖向椎体方向斜刺角度过大，针体可能穿过棘间韧带而达对侧，或穿过黄韧带等组织而进入椎管。当针尖触及硬脊膜时，针下常有紧、硬的抵触感，若穿透硬脊膜，阻力会突然消失，此时应立即退针，以免损伤蛛网膜和脊髓。取十二胸椎以上的九宫穴，尤应注意取穴准确、针尖方向和针刺深度，严防刺伤内脏或引起气胸。

（《中国中医药报》2010 年 11 月 19 日第 3418 期）

传承篇

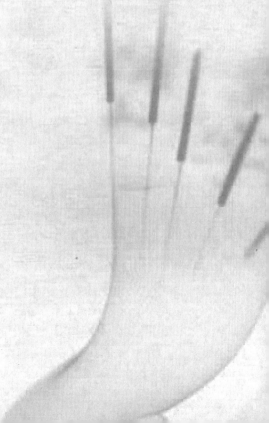

第一章　管傲然

作者简介

管傲然，男，1972 年 8 月生；昆明医科大学医学硕士，昆明市延安医院主任医师；全国名老中医管遵惠的学术继承人，管氏针灸学术流派第五代主要传承人。

管氏补泻手法学术特点

针刺手法是针灸学的重要组成内容，是针灸疗法获取疗效的重要条件。针刺补泻手法是针灸临床最精细的操作技巧。《灵枢·官针》说："故用针者，不知年之所加，气之盛衰，虚实之所起，不可以为工也。"指出不明年、气的盛衰，不根据虚实而施补泻，不能算是医术高明的医生。《难经·七十三难》曰："补者不可以为泻，泻者不可以为补。""实实虚虚，损不足而益有余"，都会给患者带来不良后果。为此，《灵枢·邪气藏府病形》郑重告诫："补泻反则病益笃。"《金针赋》说："须要明于补泻，方可起于倾危。"均强调了补虚泻实的原则是不能违背的。《备急千金要方》说："凡用针之法，以补泻为先。"明代医家马莳真知灼见地指出："针灸不灵，是手法不明。"故历代医家均十分重视针刺手法的研究。

一、管氏针刺手法之渊源

《黄帝内经》开创了针刺手法的先河。《灵枢经》论述的疾徐、迎随、呼吸、开阖 4 种针刺手法，奠定了针刺补泻手法的理论基础，成为后世各种针刺手法的基本依据。继《黄帝内经》之后的《难经》，强调了左右手的配合，并以阴阳五行学说为指导，创立了配穴补泻方法。春秋战国至三国时期的名医高手，经过医疗实践丰富了针刺手法，基本形成了针刺手法的理论体系。

自宋至清是针灸学家和针灸专著辈出的全盛时期。在这一历史阶段，各针灸流派百家争鸣，在针灸学术上形成了百花齐放的繁荣局面。针灸手法获得了很大的丰富和发展。

金人何若愚、金元窦汉卿，他们较早地对针刺手法进行了系统的研究，堪称是对针刺手法贡献较大的医家。明·陈会的《神应经》（主张针刺补泻，要区别男女、左右；倡导凡病"平补平泻"，先泻后补为宜）、高武的《针灸聚英》（崇尚《黄帝内经》《难经》针刺手法，否定元明以来医家的通气、按气、行气及综合手法）、李梴的《医学入门》（独创南丰李氏补泻法，认为神针大要有四法：一穴法，二开阖，三迎随，四飞经走气。补泻手法依据呼吸、阴阳、男女、左右而施）、杨继洲的《针灸大成》（主要有下手八法、杨氏12种单式手法、24种复式手法），是当时各具特色的针灸流派的主要代表。他们的学术观点对后世针灸学术的发展产生了积极深远的影响。

管氏针灸五代相传。第一代管家岱（1844—1912年），山东高密人，生于清道光二十四年；擅长针灸，是管氏针灸开山鼻祖。第二代管庆鑫（1864—1939年），生于清同治三年，为齐鲁名医，擅长针灸、中医内科、妇儿科，主要在高密、济南等地行医。第三代管正斋，主任医师、教授、著名针灸学家；出身于中医世家，北京大学毕业，留学日本，是"中国针灸学研究社"创建人之一。中华人民共和国成立后，管正斋先后担任云南中医进修学校、云南省"西医学习中医研究班"、云南省中医研究班教师；受聘于云南中医学院，承担《黄帝内经》《针灸学》教学；对经络辨证、针刺手法、舌针、耳针、过梁针、子午流注、灵龟八法等均有创新和发展，奠定了管氏针灸学术流派的理论基础。第四代传人管遵惠、管遵信、管遵宽等，继承和发展了管氏针灸学术流派的理论，创新和发展了管氏特殊针法，完善了管氏针灸学术流派的学术思想，提炼和践行了管氏针灸的传承理念，形成了学术特点鲜明的管氏特殊针法学术流派。管氏针刺手法遵循《内经》《难经》的针刺手法理论；在补泻手法操作方面，主要吸取了《针灸大成》杨氏手法特点，形成了从学术理论到临床操作均独具特色的管氏针刺手法体系。

二、管氏基础补泻手法

1. **补法** 乘患者呼气时进针；入皮后，缓慢分几度捻进；行针时，着力在针尖，插的手法多，提的手法少；捻针时，拇指向前用力重而急，拇指向后用力轻而缓，针感缓和而感应较小；留针时间短或不留针；乘患者吸气时出针，出针时快而轻；出针后揉按针孔。

2. 泻法　乘患者吸气时进针；入皮后，进针疾速，很快地插到所需的深度；行针时，提的手法多，插的手法少；捻针时，拇指向后用力重而急，拇指向前用力轻而缓；留针时间长，在留针过程中加强手法捻转行针，力求感应较重和循经感传；乘患者呼气时出针，针缓慢并摇大针孔；出针后不按揉针孔。

三、高等院校教材所载补泻手法

《全国中医药行业高等教育"十三五"规划教材针灸学》载毫针单式补泻手法：①捻转补泻。针下得气后，拇指向前用力重、向后用力轻者为补法，拇指向后用力重、向前用力轻者为泻法。②提插补泻。针下得气后，先浅后深，重插轻提，以下插用力为主者为补法；先深后浅，轻插重提，以上提用力为主者为泻法。③徐疾补泻。进针时徐徐刺入，疾速出针者为补法；进针时疾速刺入，徐徐出针者为泻法。④迎随补泻。此处指针向补泻。进针时针尖随着经脉循行去的方向刺入为补法，针尖迎着经脉循行来的方向刺入为泻法。⑤呼吸补泻。在患者呼气时进针、吸气时出针为补法，在患者吸气时进针、呼气时出针为泻法。⑥开阖补泻。出针后迅速按闭针孔为补法；出针时摇大针孔而不按为泻法。⑦平补平泻。进针得气后均匀地提插、捻转，即为平补平泻。在上述单式补泻手法中，捻转补泻和提插补泻是基本的补泻手法。

四、管氏针刺手法特点分析

1. 针刺手法整体观　管氏针刺手法的《针刺十要》："辨证明，虚实清，别经脉，定腧穴，量深浅，审部位，视禀赋，合时令，参舌脉，查针具。"此为管氏针刺手法的重要内容。《针刺十要》较全面地提示了针刺施术的注意要点，强调针刺手法不仅仅是单纯的操作技巧，而是针灸临床辨证论治的重要组成部分，突出体现了管氏针刺手法整体观的学术特点。

2. 管氏针刺手法之灵魂：治神　《素问·宝命全形论》："凡刺之真，必先治神。"《灵枢·九针十二原》："粗守形，上守神。"实施针刺手法的关键，须先聚精会神，了解脏腑的虚实、脉舌的变化，然后下针；必须注重病人的精神活动，以及气血盛衰的情况。神乃情气所化，不仅是人体生命活动的外在表象，而且具有主宰和调节人体各种功能活动及意识思维活动的重要作用。

3. 管氏针刺手法的核心：调气　《灵枢·终始》：凡刺之道，气调而止。针刺的原则以达到调和脏腑阴阳之气为目的。调气包括候气、催气、得气、守气、运气等内涵。

（1）候气：《灵枢·九针十二原》曰："刺之而气不至，无问其数。"《素问·离合真邪论》："静以久留，以气至为故，如待所贵，不知日暮。"针刺没有得气，应当继续施行手法，以求气至；留针时候，要冷静虔诚，以达到气至为度。

（2）催气：气未至者可采用循、扪、搓、捻、颤、摇、飞、弹等手法以催气至，若仍不至者当留针以候气至；留针后再用提捻法、循摄法，一般即可得气。

（3）得气：《灵枢·九针十二原》："为刺之要，气至而有效，效之信，若风之吹云，明乎若见苍天。"得气是施行各种补泻手法的前提。所谓得气就是指针下所感觉得到的气感，在医者应感到针下沉紧如鱼吞钩饵之状，在患者则有酸、麻、胀、重等感觉。

（4）守气：《素问·宝命全形论》："经气已至，慎守勿失，深浅在志，远近若一，如临深渊，手如握虎，神无营于众物。"经气已到，运针应专心一意，或补或泻，慎守其法。

（5）运气：运气是通过补泻手法达到调气的目的。《灵枢·九针十二原》说："凡用针者，虚则实之，满则泻之，菀陈则除之，邪盛则虚之。"《灵枢·经脉》："盛则泻之，虚则补之，寒则留之，热则疾之，陷下则灸之，不盛不虚，以经取之。"

各种补泻手法的施用要以针下气感之虚实状态为凭，其行针深浅、角度、力度、幅度的大小等均应以针下气感松紧柔韧、不僵不懈为宜；病人当以针后感到轻松舒适为度。

调气的内涵是采用各种手法令其得气，掌握气至的时机，依据邪正虚实而施行补泻手法而调和气血，补虚泻实，疏通经络，平衡阴阳。

4. 管氏基础补泻手法（初级补泻手法）　管氏基础补泻手法从进针、行针、捻针、留针、针感反应、出针6个手法重点环节（手法单元）做了由博返约的归纳提炼，内容包含呼吸补泻、疾徐补泻、提插补泻、捻转补泻、开阖补泻和针感反应等单式补泻手法的核心关键，内容简明扼要，操作层次清楚，具有易学实用的特点。

五、结语

简述管氏针刺手法渊源，比较管氏基础补泻手法与针灸学教材单式补泻手法的异同，从针刺手法的整体观、管氏针刺手法之灵魂、针刺手法的核心等方面，分析探讨管氏针刺手法的学术特点。

[发表于《中华中医药杂志》，2020，35（2）：553 – 555.]

管遵惠针刺手法学术特点探析

管遵惠，男，1943 年生，山东高密人；主任医师，教授，享受国务院政府特殊津贴；云南省名中医，第二批、第三批全国老中医药专家学术经验继承工作指导老师，国家中医药管理局确定的 2011 年全国名老中医传承工作室建设项目专家。2012 年 12 月，国家中医药管理局公布全国第一批64 家学术流派传承工作室，管遵惠被确定为"管氏特殊针法学术流派传承工作室"项目负责人。其发表学术论文 140 余篇；获国家发明专利 1 项；获国家级、省部级、地市级科学技术进步奖 13 项；主要学术专著有《论经络学说的理论及临床运用》《杏轩针经》《热针疗法》《杏林采叶》《管氏针灸经验集》《中国现代百名中医临床家丛书——管遵惠》《管氏针灸经络辨证针灸法》《管遵惠针余笔谈》《管氏特殊针法集萃》《管氏针灸学术流派管氏针灸三代传人医学论文选粹》等 18 部。

管遵惠继承和发展了其父管正斋的学术思想，提炼和践行了管氏针灸的传承理念，形成了学术特点鲜明的管氏特殊针法学术流派。现将管遵惠教授针刺手法的学术特点探讨分析如下。

一、管氏下针十法

"下针十法"包括进、退、捻、留、捣、弹、搓、努、盘、飞，是管氏针刺手法的重要组成部分。它不同于明·高武的"神针八法"（安神定志、按穴进针为一法，龙虎交战为二法，随咳进针为三法，行针催气为四法，凤凰展翅为五法，饿马摇铃为六法，晕针热汤服之为七法，消除滞针为八法）；亦有别于杨继洲的"下手八法"（揣、爪、搓、弹、摇、扪、循、捻）。"下针十法"精辟概括了管氏针刺基本手法，是针刺补泻手法的基础。

进：医患均应定息，审定穴位，以爪切之，选穴准确，进皮贵速；进针后，按其补泻慢进或快进。

退：分三部按部缓退或捻转提针；亦可按其补泻疾退或徐退。

捻：大指向前、示指向后捻针，左转为补；大指向后、示指向前捻针，右转为泻。轻度捻转行针，有候气、催气、行气作用。

留：留就是进针后将针留置于穴内，让针停留一定时间后出针。一般分为"静留针法"（静留以待气至）、"动留针法"（行针后复留针）、"提留针法"（由深至浅，留后出针）。

捣：针刺达穴内一定深度后，在原处轻出重入，不断提捣，使针尖在原位上下小幅度提插和旋转。捣时应以腕关节的震颤为主，犹似雀啄食般快速进退。捣法主要用以催气、行气，有加强针感，使气留针下不去的作用。

弹：分弹叩穴位法和弹叩针柄法。弹叩穴位法是以中指弹叩要刺的穴位，使脉络气血随弹叩而充实。弹叩针柄法是用示指或拇指轻轻弹叩刺入穴内的针柄尾部，使针体震颤。该法有催气、导气和加强补泻的作用。

搓：搓法一般是由示指末节横纹开始，用拇指如搓线样向前搓至示指端，以针下沉紧有被肌肉缠着感为度；由示指末节横纹向示指端搓，为左、为内、为补，常可产生热感；由示指端向示指末节横纹搓，为右、为外、为泻，时有产生凉感。亦可将针朝一个方向搓转，有进而无退，使肌纤维适度地缠住针体，再行"拽拉升提"或"拽拉行气"手法。

努：努法又称弩法。得气后将针稍提，用拇、示指夹持针柄，中指侧压针身使针体弯曲成弩弓之状，有行气引气作用。另一种是用拇、示指捻动针柄，中指侧压针身使之成弯弓状的努法，又名飞针法。

盘：盘法主要用于腹、腰及四肢肌肉肥厚的部位。针刺到腧穴深部（地部），行针得气后，将针提至人部或天部，将针扳倒，与皮肤呈 25°～45°角，缓慢圆形盘旋，一般向左顺时针盘按转动为补；反之，向右逆时针盘提转动为泻。

飞：用拇、示指两指捻搓针柄，一搓一放，一合一张，如飞腾之象，又称"凤凰展翅"手法。此法主要用于催气、行气、疏导经气和轻泻手法。

二、管氏初级补泻手法

1. 补法　在患者呼气时进针。入皮后，缓慢分几度捻进。行针时，着力在针尖，插的手法多，提的手法少。捻针时，拇指向前用力重而急，拇指向后用力轻而缓，针感缓和而感应较小。留针时间短或不留针。在患者吸气出针，出针时快而轻，出针后揉按针孔。

2. 泻法　在患者吸气时进针。入皮后，进针疾速，很快地插到所需的深度。行针时，提的手法多，插的手法少。捻针时，拇指向后用力重而急，拇指向前用力轻而缓。留针时间长，在留针过程中加强手法捻转行针，力求感应较重和循经感传，在患者呼气出针。出针缓慢并摇大针孔，出针后不按揉针孔。管氏初级补泻手法，从进针、行针、留针、出针做了由博返约的归纳提炼，内容简明扼要，操作层次清楚，具有易学实用的特点。

三、管氏高级补泻手法

管氏高级补泻手法，主要包括"飞经走气四法"（青龙摆尾、白虎摇头、苍龟探穴、赤凤迎源）及"两仪生化六法"（阳中隐阴、阴中隐阳、龙虎交战、子午捣臼、龙虎升降、凤凰展翅）。现分析管遵惠教授"太极纯真补泻法"，即"烧山火""透天凉"的具体操作，探讨管老手法之特点。

（一）烧山火

1. 适应证　烧山火能补阳除寒，适用于一切虚寒证，有"增阳"的作用。

2. 手法操作　行降阴法：用左手押准穴位，右手持针刺入穴内。将针分3次依次地刺入，先进至皮下天部，次进至人部，再进至地部，最后再由地部直接提出于皮肤外面。针刺先浅后深，使针力着重于深部，徐内疾出。针体进入穴内后，由浅部徐缓地微捻纳入深部，再由深部疾速捻退到浅部，上下往来，以气调为度，可以使之实，为补，即针尖徐进，由浅而深，引阳气由外入内，为补。因为要达到阳气入里、充满腠理的目的，就须从阳（外）引阴（内），将天部所生的阳气逐层引入地部，使阳热胜过阴寒，故曰"降阴"。在酸麻胀重感觉的基础上捻针时，使指力向下，将针向左方捻转，每次180°~360°，即按持针的右手（刺手）拇指进前、示指退后的捻转方向反复行之，即产生热的感觉。

• 慢提紧按：此"紧"字的含义，作"重"字解。"慢"字的含义，作"轻"字解。进针在天人地部提插针时，要重插轻提。

行九阳数（《周易》：单数、奇数为阳。九阳为老阳，七数为少阳）：进针在天人地部捻转（或提插）时，针尖向下压插，使力在针尖，每部各捻转（或提插）3次，三三得九，为九阳数（亦可在每部各行九阳数），可少停，反复行之。管教授在行九阳数时强调实效，不拘泥于古数，注重患者体质、敏感程度等客观情况，临床上有时仅用九数，有时用二十七数……灵活运用。

随而济之：针刺方向随顺经气的运行而补其气，如手之三阴经及足之三阳经经气从上而下运行，于进针后捻插时使酸麻胀重感觉向下感传，与经气的去路相顺。管教授不仅重视针刺方向顺经行气，更强调针感顺应经气，并且巧妙地应用押手循按、阻压等辅助手法，屡能达到针感顺经之目的。

行震刮术：先用左手拇、示指固定针体，再用右手拇指向下震刮针柄，震刮30~60次，即可产生热的感觉。

在患者呼气进针，吸气出针。出针后，立即以指（或棉球）按揉针孔，即于出针之时速按揉针孔，以挽正气，使真气存留，不让已入之阳气外逸。故闭针孔是务使正气内存，仍合于引阳入内为补的原则。

（二）透天凉

1. **适应证**　透天凉能泻阳除热，适用于一切实热证，有"滋阴"的作用。

2. **手法操作**　行升阳法：押手及刺手操作均同烧山火。此系将针直刺入地部，然后分3次作阶梯状经人部、天部提出皮肤外面，先深后浅，使针力着重于表层，疾内徐出。一是指由浅部疾速捻入深部，再由深部徐缓地微捻退至浅部，上下往来，以气调为度，可以使之虚，为泻。即急速刺入，徐徐分层退出，引邪气外出而发散，为泻。二是因为要阴气隆至，则必须在阳邪已退之后，阴盛于阳才能达到目的，故须从阴（内）引阳（外），将亢盛的火气由地部逐层引导至天部而散泄之，阳去阴至，故曰"升阳"。

在酸麻胀重感觉的基础上捻针时，使指力向上，将针向右方捻转，每次90°~180°，即按持针的右手（刺手）拇指退后、示指向前的捻转方向反复操作，即可产生凉的感觉。

紧提慢按：在地、人、天部提插针退针时，要重提轻插。

行六阴数（《周易》：双数、偶数为阴，六数为老阴，八数为少阴）：在地、人、天部捻转（或提插）退针时，针尖向上提起，使力在针体，每部各捻转（或提插）两次，二三得六，为六阴数（亦可在每部各行六阴数），可少停，反复行之。

迎而夺之：针刺方向与经络的循行流注方向相反，如手之三阳经及足之三阴经经气从下向上运行，于针刺及捻转提插时使酸麻胀重感觉向下感传，与经气来路相逆。

行震刮术：先用左手拇、示指固定针体，再用右手示指（或拇指）向上震刮针柄，震刮30~60次，即可产生凉的感觉。

在患者吸气时进针，呼气时出针。出针时，将针摇动，以扩大针孔，起针后不按揉针孔。于出针之时，摇大其穴，不按揉针孔，以散邪气。故开针孔是为了更有效地宣泄阳邪，使阴气大至，仍合于导阴外出为泻的原则。

四、管氏针刺手法特点的探讨

管教授独特的捻转手法是其针刺手法的主要特点。管教授强调，补泻手法要重视押手（左手）的配合；刺手（右手）要力求做到"重力度，分频率，有层次，要连贯，需柔和"的手法要点。管教授的捻转手法贯穿于管氏初级补泻手法、管氏高级补泻手法的始终，管教授还将捻转手法运用于一些特殊手法中，如管氏"凤凰理羽""凤凰展翅"等复杂的针刺手法，形成了较具特色的管氏针灸学术流派的手法特点。

［发表于《上海针灸杂志》，2016，35（2）：131 – 133.］

第二章　管薇薇

作者简介

管薇薇，女，1974年10月生；美国佛罗里达大学康复医学及物理治疗博士，美国针灸学硕士；全国名老中医管遵惠的学术继承人，管氏针灸学术流派第五代主要传承人。

管氏九宫穴临床经验

管氏针灸五代相传，管氏特殊针法学术流派是国家中医药管理局公布的全国中医学术流派之一，正在进行第二轮建设。

集，即集中；合，即联合。故"集合"是指集中联合使用之意。"集合穴"是指对某些病证或特定部位的疾病有特殊疗效的几个穴位的组合。管氏集合穴中，有双穴集合，如攒眉穴；有三穴集合，如飞翅三穴；有六穴集合，如阴阳六合穴；有九穴集合，如脊椎九宫穴等[2]。现选介4组九宫穴的针灸临床经验。

一、颈椎九宫穴

1. 组成　颈中宫、颈乾宫、颈坤宫、颈巽宫、颈兑宫、颈坎宫、颈离宫、颈艮宫、颈震宫。

2. 位置与刺灸法　颈椎九宫穴位于颈椎及颈椎旁。在 C_{4-5} 椎节棘突间定为中宫，沿督脉在中宫上下棘突间各定一穴，$C_2 \sim C_3$ 定为乾宫，$C_6 \sim C_7$ 定为坤宫，然后夹乾宫旁开1.3寸，定取巽宫、兑宫，夹中宫旁开1.5寸，取坎宫、离宫，夹坤宫1.3寸，取艮宫、震宫穴。进针时患者采用正坐位或俯卧位，使椎间隙加大。进针顺序为先针中宫，次针乾宫、坤宫，直刺0.5~0.8寸，然后按巽、兑、坎、离、艮、震六宫依次进针，直刺进针0.5~1寸。获得针感后，行捻转补泻手法，九宫穴的行针顺序与次数按"洛书九宫数"施行，即"戴九履一，左三右七，二四为肩，六八为足，而五居中"。

3. 主治　颈椎病变，如颈椎病、痉挛性斜颈、颈部肌筋膜炎、颈椎退行性骨关节病等。

4. **典型病案**　患者某男，20 岁。2017 年 5 月 8 日初诊，颈项扭转痉挛伴躯干扭转 7 个月。患者于 2016 年 10 月中旬出现颈部不自主痉挛扭转，间断性发作，逐渐加重，发作时躯干伴随扭转，严重影响学习生活，辍学就医。经多方治疗无效。刻下症：颈项扭转痉挛伴躯干扭转，脉浮紧，舌暗红，苔白根腻。西医诊断：痉挛性斜颈；中医诊断：痉证。辨证：风寒湿邪，壅滞脉络，气血运行不利，经脉拘急，经筋痉挛而致病。病位：督脉、足太阳、手太阳、手少阳、足少阳、足厥阴经。治疗：主穴取颈椎九宫穴；配穴取风池、大椎、大杼、天容、压肩、天髎、扶突、百会、四神聪。手法：捻转泻法，凤凰展翅手法。隔日 1 次，针治 15 次后，颈项持续扭转痉挛渐呈间断发作，静止时头颈躯干短时可以转正；治疗 30 次后，颈项扭转痉挛明显好转，仅有间断性发作，生活可以自理，可散步和看电视。治疗 40 次后，头项及躯干扭转痉挛症状完全消失。8 月 25 日家人陪同其至外地旅游 1 周。9 月 4 日，又巩固治疗 5 次，患者痊愈返校复读。

按：患者感受邪气，致邪壅经络，致经筋拘挛。诚如《金匮要略方论本义·痉病总论》云：“脉者人之正气、正血所行之道路也，杂错乎邪风、邪湿、邪寒，则脉行之道路必阻塞壅滞，而拘急踡挛之证见矣。”主穴取颈椎九宫穴，祛湿散寒，祛风止痉；采用捻转泻法、凤凰展翅手法，疏经通络，行气活血。

二、脊椎九宫穴

1. **组成**　中宫、乾宫、坤宫、巽宫、兑宫、坎宫、离宫、艮宫、震宫。

2. **位置与刺灸法**　脊椎九宫图见图 2 - 2 - 1。脊椎九宫穴位于脊柱及脊旁。沿脊椎自上而下寻找最明显的压痛点，确定病变椎节，以压痛最明显的病变椎节棘突间定为中宫，沿督脉在中宫上下棘突间各定一穴，分别称为乾宫、坤宫，然后夹乾宫、中宫、坤宫旁开 0.5～0.8 寸，依次取巽、兑、坎、离、艮、震六宫穴。进针时患者采用俯卧位，使椎间隙加大。进针顺序为先针中宫，次针乾宫、坤宫，直刺或略向上斜刺 0.8～1.2 寸，然后按巽、兑、坎、离、艮、震六宫依次进针，针尖斜向椎体，进针 1.5～2 寸，获得针感后，行捻转补泻手法，九宫穴的行针顺序与次数按“洛书九宫数”施行。

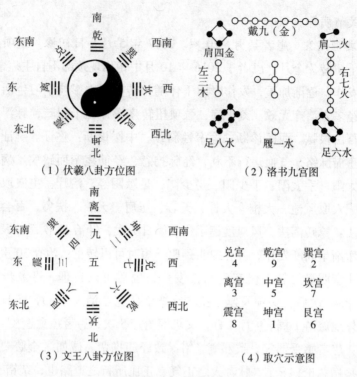

（1）伏羲八卦方位图　　　　　　（2）洛书九宫图

（3）文王八卦方位图　　　　　　（4）取穴示意图

图 2 - 2 - 1　脊椎九宫图

3. **主治**　各种脊椎病变，如颈椎病、腰椎间盘突出症、脊椎退行性骨关节病等。

4. **典型病案**　患者某女，45 岁。1989 年 2 月 21 日入院。反复腰骶疼痛 6 年，伴左下肢放射性剧痛 2 个月。患者于 1983 年 1 月提物上车时扭伤腰部，出现腰痛，活动受限，经外敷内服中药症状缓解，但遇劳累反复发作。1989 年 1 月患者因劳累诱发腰骶及左下肢剧烈疼痛，不能站立、行走及下蹲，咳嗽及排便时左下肢放射性剧痛。查体：腰椎左侧弯，$L_4 \sim S_1$ 压痛，左侧腰肌压痛，左侧环跳、承扶、阳陵泉、承山等穴压痛，左下肢直腿抬高试验（＋），角度 <30°，颈胸试验（＋），左跟腱反射消失，左小腿外后侧及足跗部皮肤麻木，触、痛觉减退。1989 年 3 月 2 日 CT 扫描示：$L_5 \sim S_1$ 椎间盘向左后脱出，突度约 1.1cm，压迫硬膜囊及左侧神经根；$L_{4 \sim 5}$ 腰椎间盘轻度膨出。舌淡红夹瘀，苔薄白，脉细涩。诊断：腰椎间盘突出症；辨证：气滞血瘀，脉络瘀阻。治疗：采用热针取脊椎九宫穴治疗，以 $L_5 \sim S_1$ 间棘突间定为中宫，依次取九宫穴。每日 1 次，治疗 30 次后

患者腰腿疼痛消失，腰部俯仰活动自如，全部症状及阳性体征消失，恢复工作，至今未再复作。

按：本案患者采用热针脊椎九宫穴，直接作用于棘上韧带、棘间韧带和黄韧带，增强了韧带的修复能力，起到保护脊椎过度前屈和使脊椎复位的作用，有利于髓核的回纳和破裂纤维环的修复，同时热针在体内的热效应加速了局部蛋白质的分解和椎间盘的变性，促使突出组织萎缩变小，减轻或消除对脊髓硬膜和神经根的压迫刺激。

三、补肾九宫穴

1. 组成   命门，肾俞，腰阳关，腰眼，肾原，次髎。

2. 位置与刺灸法   见图2-2-2。穴位位于脊柱及脊旁。先针中宫（腰阳关）：中宫位于后正中线上，第4腰椎棘突下凹陷中，约与髂前上棘相平。次针乾宫（命门）：乾宫位于后正中线上，第二腰椎棘突下凹陷中。再针坤宫（肾原）：坤宫位于第二骶椎棘突下凹陷中，约当次髎穴之间的后正中线上。然后依次取坎卦（腰眼）、离卦（腰眼）、巽卦（肾俞）、兑卦（肾俞）、艮卦（次髎）、震卦（次髎）。获得针感后，行捻转补泻手法，九宫穴的行针顺序与次数，按"洛书九宫数"施行。

3. 主治   头晕、耳鸣、耳聋、腰酸等肾虚病证，慢性肾功能衰竭；遗尿、遗精、阳痿、早泄、不育等生殖泌尿系统疾患；月经不调、带下、多囊卵巢综合征、不孕症等妇科病证。

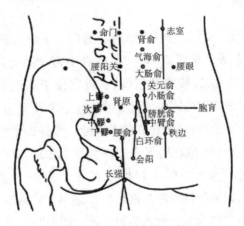

图2-2-2   补肾九宫图

4. 典型病案　患者某女，64 岁，2005 年 1 月 16 日初诊。患者 1968 年出现水肿，1969 年当地医院诊断为肾盂肾炎。30 余年来，下肢水肿时轻时重。1992 年发现左肾萎缩（8.1cm×3.7cm×1.9cm），1993 年右肾萎缩（7.4cm×3.9cm×2.1cm）。检查：下肢凹陷性水肿，面色萎黄，乏力，纳差。脉沉细，舌质紫暗，苔滑根腻。2005 年 1 月 11 日化验结果：肌酐 214μmol/L，尿素氮 11.2mmol/L，尿酸 444μmol/L，葡萄糖 4.9mmol/L。西医诊断：慢性肾功能衰竭（失代偿期）。中医诊断：水肿，虚劳。辨证：脾肾阳虚，水湿停聚。治疗：主穴采用针刺"补肾九宫穴"，配合灸疗（肾俞、水分、关元），给予中药方剂（实脾饮、大补元煎加减），灯盏花素注射液（干粉）10mg、维生素 B_{12}0.5mg 小剂量穴位注射。每日治疗 1 次。治疗 1 个月后水肿完全消失，患者精神明显好转，饮食正常。2 月 17 日生化检查结果：肌酐 164μmol/L，尿素氮 9.5mmol/L，尿酸 432μmol/L。又治疗 1 个月后，患者自觉一切正常。3 月 29 日生化检查结果：肌酐 125μmol/L，尿素氮 8.8mmol/L，尿酸 465μmol/L。尿常规检查结果正常。又巩固治疗 1 个多月，全部症状消失，临床治愈。

按：患者针刺主穴补肾九宫穴，采用捻转提插补法，配合灸肾俞、水分、关元，益肾补气，温阳利水。中药方剂以实脾饮、大补元煎加减化裁，健脾益肾，气血双补。加用灯盏花素注射液、维生素 B_{12} 小剂量穴位注射，主穴取肾俞、脾俞、章门、京门，以补肾健脾，疏经通络。

四、培元九宫穴

1. 组成　气海，关元，中极，大巨，胞门，子户，子宫。

2. 位置与刺灸法　见图 2-2-3。先针中宫（关元）：中宫位于前正中线上，脐下 3 寸。次针乾宫（气海）：乾宫位于前正中线上，脐下 1.5 寸。再针坤宫（中极）：坤宫位于前正中线上，脐下 4 寸。然后依次取坎卦（胞门）、离卦（子户）（穴位在脐下 3 寸，旁开 2 寸左为胞门，右为子户）、巽卦（大巨）（穴位在脐下 2 寸，旁开 2 寸）、兑卦（大巨）、艮卦（子宫）（穴位在脐下 4 寸，旁开 3 寸）、震卦（子宫）。获得针感后，行捻转补泻手法，九宫穴的行针顺序与次数按"洛书九宫数"施行，即"戴九履一，左三右七，二四为肩，六八为足，而五居中"。

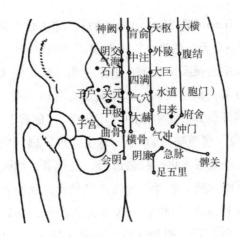

图 2 - 2 - 3　培元九宫图

3. **主治**　月经不调、带下、多囊卵巢综合征、不孕症等妇科病证。头晕、耳鸣、耳聋、遗尿、遗精、阳痿、腰酸等肾虚病证。

4. **典型病案**　患者某女，31岁，2010年5月10日初诊。患者于2008年10月流产后出现月经不调，月经量少，淡红，夹有血块，经期延长，2~3个月行经1次，最长闭经4个月。服用药物等治疗1年余无效。2010年3月24日实验室检查：人绒毛膜促性腺激素（HCG）（-），黄体生成素/促卵泡激素（LH/FSH）3.35，血浆黄体酮（P）0.53ng/mL，泌乳素（PRL）75.87ng/mL，雌二醇（E_2）45pg/mL。B超检查示后位子宫6.86cm×5.13cm×6.32cm，子宫内膜（EM）0.4cm，左卵巢（LOV）28.3mm×16.4mm，右卵巢（ROV）40.3mm×32.2mm，卵巢可见12个囊性暗区，最大者位于右侧卵巢，直径为1.42cm。脉沉细，舌暗红夹瘀，少苔。西医诊断：多囊卵巢综合征；中医诊断：月经不调，闭经。辨证：肝肾不足，气血失和，经络阻滞，气滞血瘀，冲任失调，瘀阻胞宫。治疗：主穴取培元九宫穴、补肾九宫穴，交替取穴；配穴取筑宾、三阴交、血海、地机、太溪、太冲。平补平泻，或泻法，因穴而异。治疗1个月后，月经来潮，量少，色暗红，无血块。治疗3个月后，又闭经1个月。治疗8个月后，月经基本正常，分别间隔27、28天来潮，量中，色暗红，无血块。患者自觉已恢复到患病前健康水平。2012年5月16日实验室检查：LH/FSH 0.45，P 0.1ng/mL，PRL 22.85ng/mL，E_2 385pg/mL。B超检查示后位子宫，大小4.3cm×4.1cm×3.8cm，EM 1.68cm，LOV 36.5mm×

13.0mm，ROV 38.0mm×22.5mm。停止治疗。随访 6 个月，患者月经周期 26~28 天，行经 5~6 天，色暗红，无血块。

按：多囊卵巢综合征系下丘脑 – 垂体 – 卵巢轴功能失调造成的持续性无排卵引起的内分泌失调性疾病。临床表现为月经不调、闭经、不孕、肥胖、多毛等。根据证候其归属中医的"不孕症""闭经""月经不调""崩漏""肥胖""癥瘕"等范畴。《难经·六十六难》曰："脐下肾间动气者，人之生命也，十二经之根本也，故名曰原。三焦者，原气之别使也，主通行三气，经历于五脏六腑。原者，三焦之尊号也，故所止辄为原。五脏六腑之有病者，皆取其原也。"故取主穴培元九宫穴、补肾九宫穴，配取太溪、太冲等穴，补益肝肾，调和气血，疏通冲任，活血化瘀，疏经通络，温补胞宫。

五、小结

本文介绍了颈椎九宫穴、脊椎九宫穴、补肾九宫穴、培元九宫穴的组成、取穴位置、刺灸法，以及管氏特殊针法学术流派的学术思想及集合穴的临床运用经验。

［发表于《中华中医药杂志》，2019，34（10）：4482 – 4485.］

十二经病候理论的临床运用

《灵枢·经脉》所载的十二经"是动""所生病"病候，是按十二经脉分经归纳的症候群，它是经络学说的一个组成部分，是经络辨证的重要依据。

十二经病候对疾病的证候做了系统地、完整和详细的论述，这些疾病与证候的出现，是脏腑经络病变的反映；同时出现的和某个疾病在不同阶段所出现的个别证候和体征之间，具有内在的联系，包括病理上的联系和治疗上的联系。根据十二经脉病候辨证论治，是经络辨证针灸法临床运用的重要内容。

一、分析病候，辨证论治

如耳聋"手太阳小肠经……是主液所生病者，耳聋""手少阳三焦经……

耳聋，浑浑焞焞"，两条经脉的病候都有耳聋的证候，但病候的描述提示了辨证的区别：手太阳经的耳聋是听觉失聪，听力下降；而手少阳经的耳聋是听觉模糊，烘烘作响，耳闭昏闷。故手太阳小肠经发生病变而致的耳聋，治疗应循经取穴，主穴取后溪、腕骨、听宫。手少阳三焦经脉气变动失常出现的耳聋，治疗应循经取穴，当取主穴外关、中渚、翳风、角孙、耳门。按十二经病候辨证论治时，还要遵循"经脉所过，主治所及"的循经取穴规律。"足少阳胆经……其支者，从耳后入耳中，出走耳前，至目锐眦后。"故耳聋，还当取听会、完骨、风池、丘墟、侠溪。《灵枢·经脉》说："为此诸病，盛则泻之，虚则补之，热则疾之，寒则留之，陷下则灸之，不盛不虚，以经取之。"既要根据十二经病候辨证分经；又要参照四诊舌脉辨证施治，才能体现出经络辨证针灸法的真谛和特点。

　　归纳总结十二经病候，提示了辨证施治的方法。如"嗌干"一症，出现在3条经脉的病候中。足少阴肾经"是主肾所生病者，口热，舌干，咽肿，上气，嗌干及痛"。手少阴心经"是动则病，嗌干，心痛，渴而欲饮，是为臂厥"。足厥阴肝经"是动则病，腰痛不可以俯仰，丈夫㿉疝，妇人少腹肿，甚则嗌干"。

　　足少阴肾经的嗌干症有口热、舌干等症。肾为少血多气之经，如肾精不足，肾阴不能上润咽喉，虚火上炎，即出现咽肿、嗌干及痛。此属阴虚证。治宜滋阴降火，养阴清热。主穴取太溪、照海、复溜。施以补法或阴中隐阳手法。

　　手少阴心经之嗌干症，渴而欲饮，而非大渴引饮，伴有心痛，当属心阴虚，血不养心，阴虚不能制阳，心火上炎，故嗌干，心痛，渴而欲饮。手少阴心经为少血多气之经，故治宜补血养阴，清心降火。主穴取少府、神门、通里。施以补法或阴中隐阳手法。

　　足厥阴肝经脉气变动失常，因足厥阴经脉"上贯膈，布胁肋，循喉咙之后，上入颃颡"，故出现嗌干证候。如肝火上炎、肝阳上亢的实证，可致口苦口干，咽干咽痛；如肝血亏虚，肝阴不足，阴虚火旺，症见口燥嗌干。"经脉所过，主治所及"，主穴取行间、太冲、曲泉。临证时还当参阅脉舌及证候，辨证施治。

　　《灵枢·经脉》说："为此诸病，盛则泻之，虚则补之，热则疾之，寒则留之，陷下则灸之，不盛不虚，以经取之。"既要根据十二经病候辨证分经，又要参照四诊舌脉辨证施治，才能体现出经络辨证针灸法的真谛和特点。

案1　耳聋、耳鸣

杨某，女，40岁，商务经理，2004年3月22日初诊。

主诉：耳聋耳鸣16天。患者因工作劳累，家事繁忙，情绪激动，突发耳聋耳鸣。经某医院诊断为"感音性耳聋"，经住院治疗12天，左耳听力有进步，右耳仍耳聋耳鸣。出院针灸治疗。现症见：头晕目眩，心烦失眠，腰膝酸软，耳鸣如蝉，入夜更甚。电测听：右耳骨传导、气传导40～50分贝；左耳骨传导、气传导70～80分贝。脉细弦，舌质红，苔薄黄。

经络辨证：《灵枢·口问》曰"耳者宗脉之所聚也"。手太阳、手少阳经气逆乱，脉络闭阻，精气不能上充于耳，故耳聋、耳鸣。头晕目眩，腰膝酸软，是肾虚之征；心烦失眠，脉细弦，舌质红，苔薄黄，是阴虚火旺、心肾不交之象。证属：肾虚肝旺，经气逆乱，脉络闭阻，清窍失荣。病位：手太阳、手少阳、足少阳、足少阴、足厥阴经脉。

诊断：耳聋、耳鸣（神经性耳聋、耳鸣）。

治则：调和气血，疏经通络，濡养清窍。

治疗：取穴听宫、听会、耳门、翳风、风池、外关、太溪、太冲、心俞、肝俞、肾俞。太冲、肝俞行泻法；太溪、肾俞行补法；其余腧穴行平补平泻手法。每次4～6穴，每日1次。治疗6次后，左耳听力恢复，右耳听力进步，耳鸣减轻。改为隔日1次，治疗24次，听力基本恢复。3月后电测听复查，听力正常。

按：《灵枢·经脉》曰"小肠手太阳之脉……是主液所生病者，耳聋""三焦手少阳之脉，是动则病，耳聋，浑浑焞焞"。听宫是手太阳经穴，耳门、翳风、外关是手少阳经穴，按循经取穴。"胆足少阳之脉，其支者，从耳后入耳中，走出耳前。"故取听会、风池；肝胆相表里，肝主疏泄，故泻原穴太冲、肝俞；肾开窍于耳，故补肾经原穴太溪、肾俞、心俞，以补肾益精，交通心肾。

案2　喑哑

李某，女，45岁，教师，2001年11月16日初诊。

声音嘶哑1年，加重并发音困难1个月。1年前患者母亲病故，患者劳累悲伤，出现口燥咽干，声音嘶哑，神倦乏力。经专科检查，诊断为

"结节性声带炎"。经中西药物治疗，收效不显。近半年来，月经量少，闭经2个月，眩晕，盗汗。近1个月发音困难，某医院会诊诊断为慢性结节性声带炎，左声带麻痹。舌质红，少苔，脉细数。

经络辨证：《灵枢·经脉》曰"大肠手阳明之脉，口干……喉痹"。肺与大肠相表里，肺主气，肺气虚，故神倦乏力；肺系连于喉咙，宗气鼓动无力，肺气不宣，气道不畅，故声音嘶哑。足少阴"入肺中，循喉咙"，肺肾阴虚，阴虚火旺，会厌失于濡养，故口燥咽干，发音困难。月经量少，经闭，眩晕，盗汗，舌质红，少苔，脉细数，乃肾阴亏虚证候。证属：肺肾阴虚，声门失养。病位：手太阴、足少阴经脉，喉。

诊断：喑哑。

治则：补肺益肾，疏经通络。

治疗：取穴天突、人迎、合谷、列缺、太溪、廉泉、水突、扶突、支沟、照海。轮换取穴，隔日1次，针刺补法，15次为1个疗程。1个疗程后病情有所好转，5个疗程后病情渐愈。

按：《灵枢·经脉》曰"肾足少阴之脉……口热，舌干，咽肿，上气，嗌干及痛"。喉属肺系，肺脉通于会厌，故喑哑与肺、肾关系密切。《仁斋直指方》曰："肺为声音之门，肾为声音之根。"肺与大肠相表里，取合谷、列缺，原络配穴，补肺理气；肾经原穴太溪、荥穴照海具有滋肾阴、清虚热功效；取水突、扶突、人迎，疏调阳明，活络开音；支沟为手少阳三焦经经穴，有清三焦、降逆火、濡咽喉之效。《灵枢·忧恚无言》曰："喉咙者，气之所以上下者也。会厌者，声音之户也。"廉泉、天突为任脉、阴维脉之会穴，具有启会厌、开声音之效。

二、症状分析，辨证论治

临床上某些疾病的症状可根据十二经病候加以辨别，分经论治，如以呼吸急促甚至张口抬肩为特征的喘证，手太阴和足少阴经病均可发生呼吸困难。手太阴经病候："是动则病，肺胀满，膨膨而喘咳，缺盆中痛，甚则交两手而瞀，此为臂厥。是主肺所生病者，咳，上气，喘渴，烦心，胸满……"而足少阴经病候："是动则病，饥不欲食，面如漆柴，咳唾则有血，喝喝而喘，坐而欲起，目䀮䀮如无所见，心如悬若饥状，气不足则善恐，心惕惕如人将捕之，是为骨厥。"根据两经病候对喘证加以辨别，前者主要是肺气不宣所引起的实喘；后者则是肾不纳气，咳逆气短，虚证之喘息。前者临床多见于支气管哮喘、支气管扩张的患者，后者常见于慢性支气管炎、肺气肿、心功能不全的患者。辨证清楚，利于分经论治。前者取穴以肺俞、膻中、尺泽、列缺为主，针刺用泻法，不灸；后者取穴则以肾俞、气海、肺俞、膏肓俞、足三里、太溪、太渊为主，针刺用补法，加灸。可见，依据十二经病候，便于掌握病位，辨证论治。

案3　风寒咳嗽（上呼吸道感染）

孙某，女，25岁，教师，2006年4月11日初诊。

患者郊外旅游淋雨后，咳嗽，咽痒，声重有力，咯痰清稀，色白，伴恶寒，发热（体温38.2℃），头痛，鼻塞，流清涕，舌苔薄白，脉浮紧。

经络辨证：风寒犯肺，郁于气道，肺气不能宣畅，故见咳嗽咽痒，声重有力，咳痰清稀，色白。肺与大肠相表里，手阳明经"上夹鼻孔"，故鼻塞，流涕。风寒外束肌腠，故伴恶寒、发热、无汗、头痛等症。舌苔薄白、脉浮紧，为风寒在表之征。证属：风寒袭肺，肺失宣肃；病位：手太阴肺经。

诊断：风寒咳嗽（上呼吸道感染）。

治则：疏风散寒，宣肺止咳。

治疗：肺俞、列缺、合谷、尺泽、少商、大椎、外关。浅刺泻法，留针，肺俞拔罐。治疗1次后，汗出热退，咳嗽减轻，头痛、鼻塞明显好转。治疗3次，咳嗽已止，诸症消失，病愈。

按：手太阴肺经病候"是动则病，肺胀满，膨膨而喘咳"。肺主皮毛，司一身之表，故宜浅刺。手太阴与手阳明相为表里，取其络穴列缺、原穴合谷，配以肺俞，具有宣肺解表之功，肺气通调，清肃有权，肺功能得以恢复。尺泽、少商清泄肺热，消肿利咽。于大椎、外关穴行泻法，疏泄热邪，邪从外泄，发热自解。

案4　痰湿咳嗽（慢性支气管炎）

李某，男，65岁，农民，2005年11月10日初诊。

患者反复咳嗽近10年，加重2周。咳嗽痰多，咳声重浊，痰白而黏，伴胸脘痞闷，胃纳减少，舌苔白腻，脉象濡滑。

经络辨证：肺失宣降，故反复咳嗽。脾失健运，水湿不化，聚湿为痰，痰浊上渍于肺，阻碍肺气，故咳嗽痰多，咳声重浊，痰白而黏。水湿不化，内停中焦，气机不畅，故胸脘痞闷，胃纳减少。痰湿内盛，故出现舌苔白腻，脉象濡滑。证属：痰湿蕴肺，肺失宣降。病位：手太阴、足太阴经。

诊断：痰湿咳嗽（慢性支气管炎）。

治则：健脾化湿，宣肺止咳，祛湿化痰。

治疗：定喘、尺泽、列缺、丰隆，行泻法；肺俞、脾俞，行平补平泻法；太白、足三里，行补法；风门、肺俞、脾俞、胃俞，拔罐。针治1次后，即感咳嗽减轻，治疗10次后，咳嗽次数明显减少，痰液清稀。治疗36次，冬春季，咳嗽未复发。

按："肺手太阴之脉，是动则病，肺胀满，膨膨而喘咳……是主肺所生病者，咳，上气喘喝……""脾为生痰之源，肺为贮痰之器。"肺俞、脾俞健脾化痰；脾经原穴太白、胃经合穴足三里补土生金，以健脾化湿，补益肺气；丰隆为祛痰除湿效穴，以运中焦脾胃之气，使气行津布，痰湿得化，而肺脏自安；定喘为止咳定喘验穴，尺泽为肺经合穴，列缺为手太阴络穴，均有止咳化痰之效。

案5　哮喘（喘息型慢性支气管炎并发肺气肿）

梁某，男，61岁，工人，1987年7月28日初诊。

患者咳嗽胸闷气喘20年，加重10年。患者1967年因感冒引起咳嗽，当时由于病情较轻，服用镇咳药后咳嗽即止，但一遇感冒即咳嗽吐痰，胸闷气喘，闻及异味也感胸闷不适，虽然经常医治，但病情反复发作。尤其近10年来，每逢入冬或感寒受凉，咳喘加重，严重时喉中痰鸣，不能平卧。去年冬季因喘重而住院治疗，X线胸部透视检查示"两肺透明度增强"，诊断为"喘息型慢性支气管炎并发肺气肿"。经中西医药治疗，收效不显。现症见：语言无力，咳声低弱，喘促短气，动则喘甚，胸闷汗出，张口抬肩，形寒肢冷，舌质淡紫，脉虚沉细。

经络辨证：足少阴肾经"其直者，从肾上贯肝膈，入肺中"。肺主呼气，肾主纳气。肺虚则气无所主，故喘促短气，语言无力，咳声低弱。肺气虚弱，卫外不固，故动则汗出。咳喘日久，必累及肾，肾为气之根，下元不固，不能纳气，故喘促短气，张口抬肩，不能平卧。病延日久，肾阳既衰，卫阳不固，故形寒肢冷。舌质淡紫，脉虚沉细，是肾气虚弱之征。

证属：肺气虚弱，肾虚失纳。病位：手太阴、足少阴经脉。

诊断：哮喘（喘息型慢性支气管炎并发肺气肿）。

治则：补肺定喘，益肾纳气。

治疗：取穴肺俞、大椎、风门；肾俞、关元、太溪；尺泽、太渊。行平补平泻手法，背俞拔罐。针灸治疗后，哮喘渐平。该患者连续 3 年在夏秋季节治疗，共针灸 132 次，哮喘治愈，体质增强，远期疗效巩固。

按：肺俞具有调肺气、补虚损之功；风门有益气固表、祛风解表之效；大椎清热解毒，肃肺调气；三穴合用，有平喘作用，缓解期有调节和改善肺功能之功，能预防哮喘反复发作。肾俞补益肾气，壮水益火；关元是任脉与足三阴经之会穴，具有培肾固本、补原纳气作用；太溪属肾经原穴，滋肾阴，壮元阳，补肾气；尺泽、太渊是手太阴经的子、母穴，子母同用，一补一泻，可调节肺经虚实，治疗咳嗽有较好效果。

［发表于《针灸临床杂志》，2012，28（8）：49－51.］

第三章　姜云武

作者简介

姜云武，1963 年 9 月生，云南中医药大学教授，全国名老中医管遵信学术继承人，管氏针灸学术流派第五代主要传承人。

管遵信临证诊断特点

吾师管遵信教授从事耳针、针灸临床 40 余年，积累了丰富的临证经验，形成了一套完整而独特的理、法、方、穴、术针灸临床诊治方法。笔者潜心跟师临床实践，对导师的诊断方法有了基本认识，兹将导师临证诊断特点总结归纳如下。

一、辨证与辨病结合

导师的诊断特点之一是中医辨证结合西医辨病以明确诊断。中医辨证是指对患者进行详细的望、闻、问、切四诊及用耳郭的视、触、探、耳穴染色等方法检查后，综合临床资料，四诊合参，辨别疾病的寒、热、虚、实及所属病变的脏腑、经脉、络脉、经筋、皮部，做出中医特有的证型诊断。西医辨病是利用现代医学的检查方法及先进的检测手段做出西医诊断。

中医辨证为针灸治疗提供核心指导。西医辨病则注重微观量化指标，能认识疾病的发生、发展、转归等病理过程和变化规律。辨证与辨病相结合，则能对疾病目前病理变化及整个病变过程有基本认识，并能克服某些中医病名过于笼统含糊的缺陷及某些西医病名诊断明确但治疗却较单一的不足。辨证与辨病相结合，可发挥中西医诊治疾病的优势，有利于对疾病本质的认识，有利于提高诊疗水平，有利于中医的现代化发展。

二、重视耳郭诊断

通过分析耳穴产生的反应，来推断病变的脏腑经脉及疾病属性，谓之耳郭诊断。导师在临床中师古而不泥古，大大丰富了耳郭诊断的内容，兹将导师常用耳郭诊断方法总结如下：

1. **耳郭视诊** 耳郭视诊是通过肉眼或放大镜观察耳郭和耳穴的变化，根据耳郭和耳穴的变色、变形、丘疹、血管充盈、脱屑等阳性反应来诊断疾病的方法。通常阳性反应的征象与疾病的征象类似，如急性炎症常见有红肿、浸润、光泽等征象，耳穴的阳性反应也表现为红色、油润、光泽；再如脂溢性皮炎，常有脱皮、油脂外溢等征象，耳穴阳性反应也呈糠皮样脱屑并有油脂。耳穴阳性反应的位置多出现在患病脏腑的相应耳穴，如腰痛患者耳穴腰骶椎常有阳性反应。导师常根据经络学说和藏象理论分析阳性反应，如肝病常在耳穴肝、胰胆有阳性反应，同时在脾、胃等耳穴也会有阳性反应，这是因为肝气不疏可乘脾犯胃，故病理上互相影响的脏腑在其对应耳穴会出现阳性反应。

导师曾会诊过一例外科患者，患者深夜突发腹部剧烈疼痛，发热恶心，腹部压痛广泛，腹肌不紧张，麦氏点压痛及反跳痛不明显，墨菲征（-），白细胞计数不高。当时外科尚不能确定腹痛原因，导师根据耳穴阑尾区出现的红色点状阳性反应及症状体征，拟诊断为急性阑尾炎，建议外科做好阑尾炎手术准备，同时为患者针刺治疗，暂时缓解了疼痛。次晨，患者阑尾炎体征明显，立即进行手术治疗，术后验证了耳郭视诊的诊断符合病情。经过导师许多临床实践证明，耳穴的阳性反应往往较客观体征出现早，因为耳穴能及时反映疾病，故耳郭视诊在临床中是一种及时、简便、有效的诊断方法。

2. 耳穴电探测　耳穴电探测是用耳穴探测仪在耳郭上寻找低电阻点（敏感点），通过耳穴低电阻点分析、诊断疾病的方法。在跟师中观察到一种疾病可能有几个敏感点，一个敏感点可能为某一种疾病所特有，有时一个敏感点又可能为许多疾病所共有，故应将敏感点综合分析。如胃溃疡患者，耳穴胃有敏感点；又因脾胃互为表里脏腑，故脾对应耳穴也有敏感点；溃疡病患者由于迷走神经亢进促使胃酸分泌过多，故耳穴交感也常有敏感点；再据"溃疡病是皮层下中枢功能发生紊乱而引起"的学说，故耳穴神门、皮质下也会出现敏感点。导师临证时常将探测仪所测之敏感点进行综合分析而诊断疾病。

3. 耳穴染色　20 世纪 80 年代，导师经过 5 年研究发现一种诊断疾病的新方法——耳穴染色。耳穴染色法可将患病脏腑的相应耳穴染成紫色，而周围皮肤和无关耳穴则不着色，从而使患病脏腑的相应耳穴直观可见，通过对着色耳穴的分析，推断其病变的脏腑及肢体，从而诊断疾病。

4. 耳穴压痛法　耳穴压痛法是用一定的工具（如探棒、弹簧压力棒、毫针柄等）在耳郭上寻找压痛点，根据压痛点进行疾病诊断的一种耳穴诊断法。人体患病时，相应耳穴常有压痛反应，如胆囊炎、胆石症患者多在胰胆穴出现压痛，痔疮患者常在肛门及直肠穴出现压痛。导师认为压痛敏感点的形成和消失与疾病的发生、发展、转归有一定关系，压痛点在一定程度上能反映机体病理变化，当病变时压痛点呈阳性反应，痊愈时压痛点消失。如牙痛患者可能在耳穴牙、三焦、胃、肾等有压痛反应，经治疗后牙痛消失，其压痛点也随之消失。

耳穴压痛法使用工具简单，临床应用方便简捷，压痛敏感点对于辅助诊断及提供刺激点均有较大意义。

导师常用上述 4 种耳郭诊断方法，此外也用耳穴触诊、日光反射等其他耳穴诊断方法。导师常将这些方法配合应用。如在耳穴视诊及电探测的基础上使用耳穴压痛法，使寻找的敏感点更精确。导师也常将各种耳穴诊断方法同时使用，数法同用则可寻找反映疾病的低电阻点、着色点、压痛点等多种耳穴阳性反应，通过对阳性反应的综合分析而科学地诊断疾病。

综上所述，导师临证诊断特点是辨证与辨病结合，发挥中西医各自诊断优势；同时导师重视耳郭诊断，常将耳穴视、触、探及染色等多种诊断方法融合应用于临床中，既提高了诊断水平，又为治疗选取刺激点提供了直接客观的指导依据。

[发表于《云南中医中药杂志》，1998，19（4）：5-6.]

<h2 style="text-align:center">管遵信针灸治疗的主要特点</h2>

管遵信导师在中医辨证论治原则指导下进行针灸施治，指出在辨证求因、审因论治、治疗法则确定的前提下，针灸治疗的关键在于选穴、取穴、针刺手法几个方面。笔者认为这几方面可体现导师针灸治疗的主要特点，故进行了总结归纳，兹论述如下。

一、选穴特点

在辨证治法确定的基础上，选取腧穴组合成方是针灸施治的基础，也是取效的关键之一，导师的选穴组方主要有3个特点。

1. 辨证选穴　选穴以辨证立法为依据，在辨证的基础上确立治法，依法选取腧穴，再配合适当的刺灸法组合成方。因为腧穴的性能各不相同，有补虚为主的穴，如关元、足三里、膏肓、命门、气海、太溪等；有泻实为主的穴，如十二井穴、十宣穴、涌泉、人中等；有解表穴，如风池、风门、列缺、合谷、大椎等；有祛瘀穴，如血海、膈俞等；有宁心安神穴，如心俞、厥阴俞、神门、内关等。刺灸方法多种多样，作用各异，如灸法能温经散寒，刺血能祛瘀泻实，透天凉手法有清热之功。故临床选取何穴、配用何种刺法，是由"证"和"法"决定的。如心肾不交的失眠选神门、太溪、安眠三穴配针刺补法而成方，其中神门宁心安神，太溪滋补肾阴，镇静安神，三穴相配交通心肾、宁神安寐，可见导师针灸选穴有理有据、有法可依。

导师辨证选穴时还注意整体与局部、阴经与阳经穴位的配伍，如治疗肾精亏虚的足跟痛，选取补肾益精的太溪、三阴交、阴谷及扶助肾阳的命门，根据阴阳互根之理，选穴注意阴阳经经穴的配伍，乃"善补阴者必于阳中求阴，则阴得阳升而泉源不竭"之意，且左右穴同用，此为从整体选穴，同时选取病变局部的申脉、照海、阿是穴疏调局部经气。

导师选穴还参考针灸成方。其在辨证选穴的基础上，借鉴针灸成方灵活应用于临床，从而提高疗效。如《标幽赋》载"胸满腹痛刺内关，胁疼肋痛针飞虎"，临床中凡胸、腹满闷疼痛者在辨证选穴的基础上加内关，胁肋疼痛者加支沟；《玉龙赋》载"伤寒无汗，攻复溜宜泻；伤寒有汗，取合谷当随"，凡外感风寒表实无汗者加泻复溜，有汗者加补合谷。

2. 循经选穴　在经络诊断辨别病经的前提下，循病变所属经脉选取该经穴位配以适宜的针刺法而成方。如头痛一病，痛在后头，连及项背为太阳头痛，循手足太阳经选取天柱、昆仑、养老穴；如痛在前额，痛连眉棱骨为阳明头痛，循手足阳明经选取内庭、合谷、头维穴；如痛在头侧，痛连头颞为少阳头痛，循手足少阳经选取足临泣、中渚、颔厌；如痛在颠顶，痛连目系为厥阴头痛，循手足厥阴经选取太冲、大陵，局部选百会或阿是穴。循经远端选穴可疏通经脉之气。根据"实则泻之，虚则补之"的原则，再配合相应的补泻手法。

3. 局部选穴　以局部表现为主的病证，就近选取局部的腧穴或阿是穴并配合适宜的刺法而成方。如腕背的腱鞘囊肿，火针针刺阿是穴（囊肿正中点），挤放其内黏液。再如肱骨外上髁炎，火针针刺曲池、手三里、阿是穴；拇指腱鞘炎用温针针刺鱼际、阿是穴。局部选穴直接疏调病变局部的经脉气血。

上述3种选穴方法可独立应用，也常配合应用，由临床病证决定。例如：患者仅有太阳经头痛的表现，按上述循经选穴即可，如太阳头痛伴恶寒、鼻塞流清涕、舌淡苔薄白、脉浮紧，属外感风寒的太阳头痛，治宜解表散寒、通经止痛，在循太阳经选穴的基础上，加泻列缺、合谷、风池（加灸）以解表散寒。

二、取穴特点

在针灸处方穴位确定的基础上，针刺时取准穴位是取得疗效的又一个关键。导师的取穴有两个特点：

1. 注重临床取穴　导师认为针灸取穴应为临床服务，不能生搬硬套照书上描述的位置去度量穴位。"穴者，洞也。"应在肌肉最凹陷处及骨孔间取穴施针。导师取穴时在解剖定位的基础上，常用手指反复切循按摄，仔细寻找施针的最佳部位。如取环跳穴，在解剖定位的区域内，用手指在股骨大转子与臀大肌之间切按，在穴区内肌肉最凹陷处下针，常常针感传至足部，治疗坐骨神经痛等下肢病变疗效甚佳。治疗耳疾取听宫，患者张口时在其耳屏前最凹陷处进针。取悬钟治疗腰背痛，应在外踝上 3 寸、腓骨后缘处进针。用胆囊穴治疗胆囊疾患应在阳陵泉穴下 1 寸左右找到条索状的阳性反应物处施针。头维穴治疗偏头痛疗效好，如能在额角处隆起的高骨（蝶囟）下凹陷处进针，则疗效明显优于按头维穴的解剖定位而取的穴位。申脉穴应针在内踝下缘内侧骨缝中。

2. 取穴以体表标志及骨度分寸为依据　导师谓体表标志是在体表客观存在的显而易见的较为固定的标志，因而是取穴的主要依据。如迎香穴总是在鼻唇沟中定取，少商一定要在指甲角旁寻找，天宗穴无论在人体处于何种体位、肩胛骨如何移动时，均应以肩胛冈为标志，在肩胛骨冈下窝中取穴。人有高矮，体有胖瘦，取穴必须依照患者自身相应部位的骨度分寸，不能用医者手指比量全身各部穴位。

总之，导师临证取穴准确、灵活，以中"气穴"为目的。因为腧穴不是孤立在体表的点，而是脏腑、经络气血输注于体表的特殊部位，是与人体生理、病理密切联系的"有机点"。在生理状态下，脏腑气血通过经络输注于体表穴位，濡养四肢百骸、五官九窍；在病理情况下，脏腑之疾则循经脉循行路线反映于体表腧穴。因此，刺激腧穴，通过经络之气与五脏六腑、肢体官窍发生联系，从而起到协调阴阳、扶正祛邪、疏通经络的作用，即"引气远入抽病也"。

三、重视针感

针感是指针刺入腧穴后，通过施用捻转提插等手法，针刺部位所产生的经气感应，也称"得气"。得气时患者在针刺部位有酸、麻、胀、重、热等感觉，这种感觉可向远端扩散传导，同时术者持针的手下有徐和或沉紧的感觉。如果针刺不得气，则患者无酸、麻、胀、重等感觉，而术者也感到针下空虚，如刺到棉花上一样。正如窦汉卿在《标幽赋》中所言："轻滑慢而未来，沉涩紧而已至……气之至也，如鱼吞钩饵之浮沉；气未至也，如闲处幽堂之深邃。"

导师在临证中十分重视针感，认为针感对治疗疾病有重要的意义。导师认为得气的快慢、强弱与疗效的关系密切，得气快者取得疗效则快，得气慢者取得疗效则慢，得气强者疗效佳，得气弱者疗效不明显，不得气就可能无疗效。导师的这种观点源于《灵枢·九针十二原》："为刺之要，气至而有效，效之信，若风之吹云，明乎若见苍天。"

临床中针刺不得气的原因很多，导师认为影响得气的原因主要与医、患两方面的因素有关。缘于患者的因素是与患者体质、疾病状况有关，一般身强力壮、病属实证者易得气，而年老体弱、病属虚证者难得气；缘于医者的因素与术者取穴是否准确、手法是否适宜有关系。取穴准确者易得气，反之则不易得气；针刺深度、方向、角度不当者，不易得气；补泻手法有误者不易得气。因患者因素不易改变，故要促使得气主要在于提高术者的针刺技术。

为了促使针刺得气，导师认为针刺手法熟练度很关键，强调取穴刺穴准确、补泻手法适宜，以刺中"气穴"、得"谷气"为目的。如针刺的深度不够、方向偏斜均应重新调整，以促使得气。在跟师中曾遇患者焦某，女，44 岁，形体肥胖，体质量约84kg，患者腰部软组织挫伤，用 2 寸毫针刺肾俞尚未得气，此乃针刺深度不及穴位，后改用 3 寸长针刺穴方得气。针刺深度仅差 1～2mm，都可能不得气，故应注意。如因补泻手法不当者，应分析辨证是否准确，补泻操作是否无误，是否犯虚虚实实之戒。

此外，导师还用以下方法促使得气：①行针催气。反复行使针刺补法，以激发经气，促使气至。②留针候气。将针安静地留置在穴位内，等候得气，如《素问·离合真邪论》所言："静以久留，以气至为贵，如待所贵，不知日暮。"如静候 3～5 分钟不得气，再行针催气，如此留针、行针反复操作，直至得气。③探穴寻气。使针在穴位内向各个不同方向轻微地提插探刺以寻气，提插幅度在 0.5cm 内，针尖在穴位内偏斜的范围在直径为 0.3cm 的圆周内，有如乌龟探穴四方钻剔一般，主要是探索针感，促使得气。④飞法促气。针刺入穴位深部，用拇、示两指持针柄，向逆时针方向捻转360°，一捻一放，五指展开，如凤凰展翅状，此法可促使得气。⑤以气助气。在未得气穴位附近，寻找其本经已经得气的穴位，一手均匀提插捻转，且针尖要向尚未得气的穴位稍倾斜，促使针感向未得气的穴位传导，同时在未得气的穴位上用另一只手再度行针以接应传导之气，以他穴之气助我穴之气、激发我穴的经气感应而促使得气。如针阳陵泉穴不得气，可借助已得气的环跳之针感而促使得气。这些促使气至的方法是导师在明代陈会《神应经》所言的催气法及历代医家所言的"龙""虎""龟""凤"等法的基础上简化而来，避免了操作的烦琐，在临床有较高的使用价值。

四、补泻手法要点

针刺补泻是针刺手法中最重要的部分，是针灸临床中最精细的操作技巧，也是获得疗效的关键。历代医家均重视补泻手法，如《灵枢·九针十二原》说："虚实之要，九针最妙，补泻之时，以针为之。"《千金方》也言："凡用针之法，以补泻为先。"《金针赋》言："须要明于补泻，方可起于沉疴。"但历代针刺手法流派多、观点多，且复杂烦琐，后世难学难操作，临床不完全适用。导师在深研历代有关论述、继承家传、结合自己多年临床经验的基础上，形成了一套易于操作、行之有效的补泻手法。笔者经过跟师模仿学习、反复的实践和思索，对该套补泻手法进行了总结，兹将其要点论述如下。

1. **补法要点**　捻转进针入皮下，依次按穴位的天（上）、人（中）、地（下）三部行针下降。首先在天部施行捻转法，行针时使针向左方捻转，每次 180°～360°，术者针刺的右手拇指向前进、示指向后退捻动针柄，使指力向下，在此部捻转 3 次。再将针分别插入人部和地部，在两部均分别重复在天部的操作，三部行针完成，为行针一度。之后将针提至天部，再重复操作，一般行针三度，将针留于地部。在天、人、地三部提插针时行紧按慢提法，即重插轻提，下插时用力重，上提时用力轻，着力在插。留针 15～20 分钟，出针时按揉针孔。该法有补虚作用，适用于虚证。为了方便记忆，其要点归纳为：推气入内，扶助正气，先浅后深，三进一退，左捻用力，重插轻提，着力在针尖，行九阳数，留针地部，出针按孔。

2. **泻法要点**　捻转进针入皮下，将针直刺入地部，按穴位的地、人、天三部行针。首先在地部施行捻转提插法，行针时使针向右方捻转，每次 90°～180°，术者针刺的右手拇指向后用力大、示指向前用力轻地捻动针柄，在捻转的同时合用提插，上提时用力重，下插时用力轻，使指力向上，着力在针体，在此部捻转 2 次，再将针提至人部和天部。这两步分别重复操作，三部行针完成为行针一度。之后将针插至地部，再重复操作，一般行针三度，将针留于人部。在天、人、地三部提插针时行紧提慢按法，即重提轻插，着力在提。该法有泻实作用，适用于实证。其要点归纳为：引气向外，泻散邪气，先深后浅，一进三退，右捻用力，轻插重提，着力在针体，行六阴数，留针人部，出针不按孔。

导师在临床中灵活掌握补泻的量，根据病人体质、正邪盛衰等具体情况灵活增减行九阳数、六阴数及"度"数的量，强调实效，不拘于古数，总以达到补虚泻实为目的。

[发表于《云南中医中药杂志》，2000，21（5）：2−5.]

第四章　管钟洁

作者简介

管钟洁，1971年1月生，北京正安美仓中医诊所主治医师，硕士。全国名老中医管遵信学术继承人，管氏针灸学术流派第五代主要传承人。

针刺耳穴治疗心律失常39例

正常心律起源于窦房结，频率每分钟60～100次（成人），比较规律。当心脏自律性异常或激动传导障碍时，可导致心动过速、过缓、心律不齐或异位心律，统称为心律失常。笔者攻读研究生时，得到家父管遵信教授的指导，用针刺耳穴的方法治疗期前收缩、阵发性心动过速、房颤等共39例，获得满意疗效，总结如下。

一、临床资料

本组收治心律失常患者39例，均为门诊病例，男25例，女14例；年龄最小9岁，最大70岁，以中青年居多，22～50岁有29例，占74.36%；其中期前收缩28例，阵发性心动过速8例，心房纤维颤动3例。全部病例均经心电图确诊，并且经过中西医药物治疗无明显疗效，要求耳针治疗。

二、治疗方法

取穴：心，交感，神门，枕，皮质下。因器质性疾病导致心律失常，加小肠、耳迷根；合并神经衰弱者，加肾；合并内分泌紊乱者，加内分泌；合并高血压者，加耳背沟。

方法：取 0.40mm×13mm 毫针，在所取耳穴处找到敏感点针刺，针刺深度以刺入耳软骨而不刺透为度。每天治疗 1 次，每次取一侧耳穴，两耳交替。10 次为 1 个疗程。心律恢复正常后，改用耳穴压丸法巩固疗效。

三、疗效观察

1. 疗效标准　期前收缩疗效标准：临床症状消失，经多次心电图检查均无期前收缩出现，随访 6 个月以上无复发为痊愈。临床症状明显减轻，经多次心电图检查，期前收缩减少 30% 以上为有效。临床症状和期前收缩减少不明显或加重为无效。

阵发性心动过速疗效标准：临床症状消失，半年以上不出现心动过速为痊愈。临床症状明显减轻，心动过速发作次数减少、时间变短达 30% 以上为有效。临床症状、心动过速的发作次数和时间均无明显改善或加重为无效。

心房纤维颤动疗效标准：临床症状消失，半年以上不出现心房纤维颤动为痊愈。临床症状减轻、心房纤维颤动的发作次数和时间减少 30% 以上为有效；临床症状、心房纤维颤动的发作次数和时间均无明显改善或加重为无效。

2. 治疗结果　治疗后 1 年随访，28 例期前收缩患者，治愈 13 例，有效 12 例，无效 3 例。8 例阵发性心动过速患者，治愈 5 例，有效 2 例，无效 1 例。3 例心房纤维颤动患者，痊愈 1 例，有效 1 例，无效 1 例。

四、体会

本组患者所见证型主要是心虚胆怯证、气阴两虚证、痰火扰心证、心阳不振证、心脾两虚证、气虚血瘀证、阳虚水气凌心证。

期前收缩常见的证型有心虚胆怯证、气阴两虚证、心阳不振证、心脾两虚证。

阵发性心动过速和心房纤维颤动常见的证型是痰火扰心证、气虚血瘀证、阳虚水气凌心证。列入本组统计的 3 例均为阳虚水气凌心证。

本组 3 例阳虚水气凌心证都是肾衰伴有水肿的患者，其中痊愈的 1 例是女性患者，肾衰尿毒症期伴高度水肿、心衰、房颤，耳针40分钟后，心律恢复正常心律，留针1小时出针。此后以治疗肾衰为主，直到其1年后去世，没有再出现房颤。虽然仅仅是1例，却展示了一个可喜的苗头，在危重患者出现房颤时，针刺耳穴也可以获得令人难以置信的效果。

耳穴心，可活血化瘀，补心气，扶心阳，增强心脏功能。交感穴滋阴潜阳，现代医学研究发现，其可调整自主神经，治疗心律失常。神门穴镇静安神，是治疗心律失常的经验穴。枕穴镇静安神而无催眠作用，加强神门穴的作用。小肠穴取"心与小肠相表里"之意，也是治疗器质性心脏病的经验穴。耳迷根穴是近代研究和命名的耳穴，可以调节迷走神经，常用于内脏止痛，纠正心律。肾穴是强壮穴，补肾益气，益髓填精，临床应用很广泛，常用于治疗心肾不交、水火不济引起的失眠、神经衰弱、腰膝酸痛、乏力、性功能减退等。皮质下穴是近代研究和命名的耳穴，可以调整大脑皮质的功能，平衡兴奋与抑制，是治疗高级神经中枢引起的各种疾病的主穴，对治疗心律失常、神经衰弱等有很好的疗效。内分泌穴也是近代研究和命名的耳穴，可调整机体的内分泌。耳背沟穴以前叫降压沟，是治疗高血压的经验穴。

本组患者都经过中西医治疗，因疗效不佳而行耳穴治疗，治疗有效率87.2%，临床治愈率48.7%。心律失常是临床常见病之一，随着人民生活水平的提高，发病率不断增加，采用单纯西药抗心律失常药物治疗可转复，但易复发，同时易致新的心律失常。用耳穴调整气血阴阳，恢复脏腑功能，可提高疗效，缩短疗程，延缓复发，改善患者生活质量，有较好的远期疗效。针刺耳穴治疗心律失常有效率高，无不良反应，简单经济，实用安全，值得推广。

[发表于《云南中医中药杂志》，2010，31（1）：51.]

耳穴注射治疗胰腺癌疼痛案

于某某，女，64岁，退休工人，1999年4月15日就诊。

住院号：44544。现病史：患者于1998年3月出现厌食、恶心、乏力、全身黄染，在北京协和医院确诊为胰腺癌晚期，行胆总管－空肠吻合术后，放置化疗泵化疗1年。1年后患者出现全身乏力、神倦、嗜卧、纳少、恶心呕吐、吐胃内容物，因呕吐日渐频繁遂来我院求治。入院时尚无腹痛。入院后逐渐出现腹痛，以胀痛为主，呈阵发性，并日渐加重，辗转不宁。故自 5 月 4 日起每日肌内注射 1 次哌替啶 50mg。因不能 24 小时有效控制疼痛，自 5 月 6 日开始予哌替啶 50mg 每天肌内注射 2 次，但镇痛时间越来越短。后患者肌注 1 次哌替啶只能镇痛约 6 小时，并且在 6 小时之内仍有 3～4 次阵发性腹痛，6 小时之后疼痛程度、频率逐渐加大。于是考虑给予耳穴穴位注射治疗。取穴：耳穴神门、耳迷根。用 1 次性皮试注射器抽取哌替啶 0.1mL 行耳穴穴位注射，剩余哌替啶药液仍行肌内注射。每次取一侧耳穴 1 个，双耳 4 个穴位交替使用。第一次取左耳神门穴，在上午 9 时治疗，治疗后患者自述镇痛快，至当天 17 时仍无明显腹痛。次日主动要求穴位注射，取右耳神门穴。治疗完毕，患者即刻安静入睡约 2 小时，入夜也未述疼痛，故当天夜间未用哌替啶（即当日只用了 50mg 哌替啶）。次日取耳迷根穴，也有良好的镇痛作用，但镇痛效果和时间不及神门穴，所以当日分别于早晚各行肌肉注射哌替啶 50mg 治疗 1 次。以后均取耳穴神门治疗，每次都能有效镇痛 12 小时以上（每日坚持 12 小时治疗 1 次，以使患者 24 小时无痛苦，但偶因患者未述疼痛而只治疗 1 次）。如此坚持治疗 5 天。患者死亡当天，上述治疗镇痛时间、效果明显降低，1 次治疗镇痛时间不足 6 小时。当夜，患者死亡。

按语：癌肿疼痛是临床常见症状，主要有阵发性疼痛、灼痛、放射痛等。一般随病情发展而逐渐加重，给患者带来极大痛苦。西医多给予镇痛药如吗啡、哌替啶、芬太尼等治疗，但通常只能暂时止痛，用药量随病情发展日渐增多，并且有成瘾性和明显的毒副作用。中药目前也尚无较有效的镇痛剂。耳针治疗癌肿疼痛 1970 年曾有过报道，但近年来少有报道。本案耳穴注射配以肌内注射镇痛剂治疗癌肿疼痛的效果显著，具有用药量少、镇痛时间长等特点。耳神门穴具镇静、安神、止痛、消炎等作用，是耳针麻醉的常用穴。耳迷根穴具止痛、安蛔等作用，对内脏疼痛效佳，考虑到阵发性疼痛多为肿瘤所致胃肠、胆道等梗阻引起，故选用此穴。通过对本例患者的治疗，表明耳穴神门、耳迷根穴位注射配以肌内注射哌替啶对阵发性癌肿疼痛有良好的镇痛作用，尤以耳神门穴疗效显著。

[发表于《中国针灸》，2001，21（1）：40.]

第五章　左　政

作者简介

左政，1975年3月生，博士，云南中医药大学教授，全国名老中医管遵信学术继承人，管氏针灸学术流派第五代主要传承人。

肾病综合征分阶段论治的临床体会

肾病综合征是由多种病因、病理和临床疾病所引起的一组综合征。本病最基本的特征为大量蛋白尿、高度水肿、高脂血症、低蛋白血症（≤30g/L），即所谓"三高一低"。该病属中医学"水肿"等范畴。笔者在总结国家级名老中医管遵信教授治疗肾病综合征的基础上，结合自己的临床实践，运用隔药饼灸配合中药汤药治疗本病，对不同阶段服用激素的肾病综合征患者进行辨证论治，收到较好效果。现阐述如下，以飨同道。

一、隔药饼灸配合中药汤药治疗

（一）无（少）尿期（大剂量使用激素阶段）

尿量<200mL/d为无尿期，尿量<500mL/d为少尿期。该阶段患者多口服大剂量激素（泼尼松≥60mg/d）治疗，由于激素为阳热之品，患者常出现阴虚火旺现象。患者表现为水肿较甚，以下肢腰背为主，或伴有腹水，胸腔积液，小便不利，食少纳呆，舌淡黄胖，苔黄腻，脉沉细数。若伴有胸腔积液则咳喘、气短、不能平卧。此时多为阴虚火旺、脾虚不能治水、水湿泛溢肌肤。治宜温补脾肾，利水消肿，滋阴清热。采用隔药饼灸配合中药汤药治疗：

1. 隔药饼灸　取穴：Ⅰ组取肾俞、脾俞；Ⅱ组取足三里、水分（重灸）、关元。灸饼制作：将肾炎灸粉（黄芪、党参、熟地、炙淫羊藿、杜仲，按3∶3∶2∶1∶2比例配方）碾细成粉状制成，灸饼由管遵信医馆提供。用20mL注射器去头后制成灸饼模具。将上述灸粉用2%利多卡因调匀成糊状后，置于注射器模具中压紧，后推出厚度2~3mm药饼，用细线切割，制成直径（2.0±0.2）cm的圆形薄饼。艾炷制作：用天平称取细艾

绒 200mg，将细艾绒填塞入艾炷模具，制成炷底直径约 1.0cm、炷高
1.0cm 大小艾炷。操作：取穴定位后，将灸饼置于穴位上，艾炷放在药饼
上施灸，一般每炷燃尽至无热感为度，5~6 分钟。在施灸的过程中如患者
感觉太热受不了，可将灸饼连同艾炷拿起片刻再继续。每天灸一组穴位，
每穴灸 3 壮，两组穴位交替，5 次为 1 个疗程，疗程间休息 2 日，再进行
下个疗程。灸后如出现水疱，保持皮肤清洁干燥，避免感染。

2. **中药汤剂** 常以五味消毒饮（金银花 10g，连翘 10g，蒲公英 20g，
紫花地丁 20g，野菊花 6g，天葵子 6g）为基本方，清热解毒，利尿通淋，
配合滋阴降火药，如生地黄 20g，玄参 15g，知母 15g，龟甲（先煎）15g，
地骨皮 15g，枸杞子 20g，旱莲草 15g，女贞子 15g。若水肿严重者可加白
茅根 20g，冬瓜皮 15g，茯苓 20g，泽泻 20g，牛膝 10g，车前子 30g。此时
患者多伴气虚，可加黄芪 30g，党参 30g。每天服 1 剂，服用几剂后，水肿
不消反而出现畏寒、肢冷、小便仍少。此时热退阳虚，中药改为制附片
10g，干姜 10g，肉桂 8g，黄芪 50g，党参 50g，猪苓 20g，泽泻 20g，牛膝
10g，车前子 30g，土茯苓 15g，桂枝 10g，白术 20g，蒲公英 30g，紫花地
丁 15g，天葵子 6g。5 日为 1 个疗程，休息 2 日，进行下个疗程。

（二）多尿期（激素减量阶段）

此期的尿量可多达 2500~4000mL/d。此时热相已退，水肿迅速消退。
患者多表现为肢体水肿不甚，小便不利，面色萎黄，少气乏力，精神萎
靡，食少纳呆，腰部酸困，舌淡胖嫩或边有齿痕，苔白腻或白滑，脉缓无
力。由于脾肾阳虚，并且极度亏虚，所以常用附子地黄汤或四逆汤为主加
减，急救肾阳，采用隔药饼灸配合中药汤药治疗。

1. **隔药饼灸** Ⅰ组取穴：肾俞、脾俞；Ⅱ组取穴：足三里、关元。采
用肾炎灸粉，药饼制作、灸法及疗程同无（少）尿期。

2. **中药汤剂** 基本方为：黄芪 50g，党参 50g，白术 20g，防风 10g，
制附片（先煎）30g，干姜 15g，肉桂 5g，山茱萸 30g，猪苓 20g，泽泻
20g，牛膝 10g，车前子 30g，土茯苓 30g。若服用几剂后，脾肾阳虚仍明
显，制附片（先煎）加到 60~120g，干姜用 20g，肉桂用 6g。随症加减：
尿浊，加萆薢 20g，金樱子 20g，芡实 20g，刺蒺藜 20g，苏叶 10g；头面水
肿，加炙麻黄 10g，杏仁 10g，牛膝 10g；血尿明显，加大蓟 10g，小蓟
10g，仙鹤草 10g，白茅根 10g；血瘀者加桃红 15g，红花 15g，益母草 15g。

5 日为 1 个疗程，休息 2 日，再进行下个疗程治疗。

（三）恢复期（激素维持量、停服阶段）

经治疗病情缓解的患者，激素减至维持量，此时疾病属肾病综合征的缓解期，临床表现为面部或下肢轻度水肿，小便不利，腰膝酸软，头晕耳鸣，心烦少寐，咽痛时发，咽干口燥，大便秘结，舌红苔薄白腻或薄黄，脉弦细数。肾病综合征完全缓解后，主要是巩固疗效，防止复发，常用参芪地黄汤加减，采用隔药饼灸配合中药汤药治疗。

1. 隔药饼灸　Ⅰ组取穴：肾俞、命门、脾俞（脉弦者改用肝俞）；Ⅱ组取穴：足三里、关元。采用肾炎灸粉，药饼制作、灸法及疗程同无（少）尿期。

2. 中药汤剂　常用参芪地黄汤加减。如黄芪 50g，党参 50g，熟地 20g，山萸肉 30g，山药 20g，牡丹皮 10g，茯苓 20g，金樱子 20g，芡实 20g。随症加减：尿浊，加萆薢 20g，刺蒺藜 20g，苏叶 10g；头面水肿，加炙麻黄 10g，杏仁 10g，牛膝 10g；血尿明显，加大蓟 10g，小蓟 10g，仙鹤草 10g，白茅根 10g。小儿可以合四君子汤（党参 20g，白术 15g，茯苓 15g，甘草 3g）等。复发的因素很多，主要是感染、感冒，或停服激素产生反弹，再次出现水肿和蛋白尿。为此，可以长期服用玉屏风散（黄芪 50g，白术 25g，防风 10g），防范感冒。因激素引起的不良反应，患者常遗留有肾阴虚，可间或服用六味地黄丸。久病必瘀，可配合用活血化瘀、益气利水之药，如桃红 15g，红花 15g，益母草 15g，猪苓 20g，茯苓 20g，白术 20g。若仍有水肿者加用泽泻 15g，猪苓 20g，茯苓换成茯苓皮。5 日为 1 个疗程，休息 2 日，再进行下个疗程治疗。

二、典型病例

李某，男，20 岁，未婚，2012 年 7 月初诊。两年前患者无明显诱因出现颜面及下肢水肿，小便量减少。到某空军医院住院诊治，诊断为"肾病综合征"。服用"泼尼松"每日 10 片（50mg/d）治疗。2 周后水肿消退。出院后，停服泼尼松，再度出现水肿。后再次到某空军医院治疗，病情不见好转，水肿漫及全身，转到云南省第一人民医院治疗。检查：白细胞 14.78×10^9/L，尿蛋白定量 5018mg/24h，血沉 27mm/h，血尿酸 694μmol/L；X 线胸片示双侧胸腔积液；全身高度水肿。继续服用泼尼松 50mg/d 治疗。

但每当泼尼松减量后，均反复出现水肿。两年来，水肿反复发作 4 次，病情越来越重，到第 4 次反复时，患者走路困难。2012 年 7 月 15 日，经人介绍来管遵信医馆求治。刻下症：下肢轻度凹陷性水肿，满月脸，肥胖体型，心率 104 次/分。生化检查结果：尿蛋白 0.3g/L，肌酐 198μmol/L，尿素氮 9.3mmol/L，尿酸 391μmol/L。服用泼尼松，每日 6 片。血压 110/80mmHg。脉滑数，舌暗红，苔白腻。诊断：肾病综合征；肾功能不全，失代偿期。中医辨证：脾肾气虚，湿热羁留，水湿内停。治宜清热解毒，利尿通淋，配合滋阴降火药。采用隔药饼灸配合中药汤药治疗。隔药饼灸（用肾炎灸粉）取穴：Ⅰ组取肾俞、脾俞；Ⅱ组取足三里、水分、关元。每天灸一组穴位，每穴灸 3 壮，两组穴位交替。中药汤剂以五味消毒饮加减：金银花 10g，连翘 10g，蒲公英 20g，紫花地丁 20g，野菊花 6g，天葵子 6g，旱莲草 15g，女贞子 15g，猪苓 20g，泽泻 20g，牛膝 10g，车前子 30g 等。治疗一个半月后，患者进入多尿期，每天小便量大于 3000mL，水肿减轻，饮食、睡眠、大小便可。此时多表现脾肾阳虚，以附子地黄汤为主加减，急救肾阳。治疗改为隔药饼灸（肾炎灸粉）。取穴：Ⅰ组为肾俞、脾俞；Ⅱ组为足三里、关元。中药汤剂：黄芪 50g，党参 50g，白术 20g，防风 10g，制附片（先煎）30g，干姜 15g，肉桂 5g，山茱萸 30g，猪苓 20g，泽泻 20g，牛膝 10g，车前子 30g。嘱患者逐渐减少泼尼松剂量，每周减少 1 片，在减少泼尼松用量期间，病情没有反弹，水肿、蛋白尿、肾功能等反而有所好转，后停服激素。尿蛋白 0.1g/L，水肿明显减轻，满月脸有所好转。面部稍感刺痛，触之皮肤粗糙，继续治疗。此时疾病属肾病综合征的缓解期，肾病综合征完全缓解后，主要是巩固疗效，防止复发，予以隔药饼灸（肾炎灸粉）治疗。取穴：Ⅰ组取肾俞、命门、脾俞（脉弦者改用肝俞）；Ⅱ组取足三里、关元。中药以参芪地黄汤加减：黄芪 50g，党参 50g，熟地 20g，山萸肉 30g，山药 20g，牡丹皮 10g，茯苓 20g，金樱子 20g，芡实 20g 等。2013 年 1 月 13 日生化检查结果：尿常规、肾功能正常，患者自觉已经完全恢复，外出 1 周没有感到疲劳。嘱患者注意休息、避免感冒。在工作之余用隔药饼灸善其后，巩固疗效。

三、体会

肾病综合征属中医"水肿""虚劳"等范畴，病机呈现脾肾两虚及湿热、水湿、瘀血、热毒等本虚邪实特征。本病由于长期大量白蛋白漏失，使脾肾虚损更为严重，脏腑功能紊乱加重，造成湿邪留滞。西医对肾病综合征目前无满意治疗方案，该类患者易病情迁延或复发，其病理类型绝大多数为系膜增生、局灶节段硬化、膜性肾病。目前临床上治疗肾病综合征主要采用激素配合免疫抑制剂治疗，关于激素治疗引起各种肾外不良反应已有很多报道，有研究证明激素可加重蛋白尿，影响肾血流动力学，促进肾小球硬化及肾功能减退。免疫抑制剂的不良反应近年日益受到重视，常见有月经失调、白细胞减少、精子活动度及数量减少等，但与药物剂量呈正相关。

采用隔药饼灸配合中药汤剂治疗肾病综合征，对于肾病综合征发病的不同阶段进行辨证论治。本病早期患者表现为高度水肿，伴有腹水、胸腔积液，脉多为沉细数，舌淡黄胖，苔黄腻。此时因多数患者服用大剂量激素，易耗阴液，故临床表现为阴虚火旺、脾虚不能治水、水湿泛溢肌肤，治宜滋阴清热利水。隔药饼灸选用：Ⅰ组取穴肾俞、脾俞；Ⅱ组取穴足三里、水分、关元，并且重灸水分消肿利湿。中医理论认为，隔药饼灸能治疗虚寒、虚损及陷下证候。许多学者研究证实，艾灸的热疗效应和艾叶焦油的化学成分等对经穴的刺激作用，能激活血管的自律运动，改善局部微循环，使微循环血流量增加。中药常用五味消毒饮加减。中期水肿消退，此时多表现为阴阳气血两虚（尤其为脾肾阳虚），患者出现乏力、欲睡等症。由于脾肾阳虚，并且极度亏虚，采取隔药饼灸治疗选取：Ⅰ组取肾俞、脾俞，Ⅱ组取足三里、关元，温补脾肾之阳。中药改为附子地黄汤或四逆汤为主加减，急救肾阳，且可重用附子。有学者认为肾病综合征与免疫失调有关，而脾肾与机体的免疫功能密切相关，且该病多为脾肾阳虚，认为温补脾肾是治疗难治性肾病综合征的治疗大法，主张重用桂附以扶正固本，振奋脾肾阳气，以利水消肿，消除蛋白尿。后期经过治疗，患者病情缓解，此时病情属肾病综合征的缓解期，临床表现为肝肾阴虚。治以补益肝肾为主，以参芪地黄汤加减。

总之，单用激素效果不理想，在使用激素治疗后，由于外源性激素的作用，使机体自身调节功能紊乱，往往导致湿邪久羁、蕴而化热，致使病情迁延反复。加用免疫抑制剂虽有一定的疗效，但该类药物存在肝损害、骨髓和性腺抑制、致癌、致畸等不良反应，使许多患者治疗效果不满意。

采用隔药饼灸配合中药汤剂治疗肾病综合征有较好疗效，既有扶正固本的作用，又有调节免疫功能、提高肾脏免疫的作用，故对消除蛋白尿、恢复肾功能、降低胆固醇及防止复发皆有积极意义，值得深入总结和研究。

〔发表于《中医学报》，2017，32（7）：1282 - 1284.〕

管氏肾病四联疗法治疗慢性肾功能衰竭疗效观察

慢性肾功能衰竭（chronic renal failure，CRF）为多种慢性肾脏疾病晚期肾功能严重受损导致的一系列临床综合征，是临床难治病证，预后差。在我国，2005 年肾脏替代治疗患者已达到 5.9 万例，每年医疗投入约 60 亿元人民币，仅北京、上海每年需血液透析的新患者约为 4000 例，仅此一项每年的医疗费用约为 4 亿元人民币。国家级名中医管遵信教授作为针灸耳针学的代表性人物，五十多年来一直致力于针灸、耳针的临床及科研，擅长用针灸、中医药和耳针治疗疑难杂症和常见病、多发病，治疗许多中西医难治之病有独到之处。管老自己患有慢性肾功能衰竭，他用 4 种方法在自己身上试治，经过反复组合、验证、研究、实践，创立了管氏肾病四联疗法。笔者有幸师从管老，体会颇深，现将管老治疗肾病经验介绍如下，以飨同道。

一、临床资料

1. 一般资料　选取 2009 年 3 月至 2013 年 3 月管遵信医馆及云南省中医医院门诊诊治 CRF 患者 80 例，按照就诊时间与门诊序列号相加之和取尾数，对照随机数字表随机分为观察组、对照组，每组 40 例。其中，观察组，男 24 例，女 16 例；年龄 17.3 ~ 62.6 岁，平均（40.1 ± 1.4）岁；病程 1.6 ~ 15.7 年，平均（3.2 ± 2.3）年；属 CRF Ⅰ 期者 11 例，Ⅱ 期者 23 例，Ⅲ 期者 5 例，Ⅳ 期者 1 例。对照组男 26 例，女 14 例；年龄 16.5 ~ 61.2 岁，平均（41.2 ± 1.1）岁；病程 1.7 ~ 12.7 年，平均（4.4 ± 5.3）年；属 CRF Ⅰ 期者 10 例，Ⅱ 期者 26 例，Ⅲ 期者 3 例，Ⅳ 期者 1 例。两组患者性别、年龄、病程等一般资料比较差异无统计学意义，具有可比性。本研究方案经云南中医学院第一附属医院（云南省中医医院）伦理委员会批准。

2. 诊断标准和分期标准　参照王海燕主编《肾脏病学》的诊断标准，符合下列条件可以诊断 CRF：①确切的肾脏病史；②慢性肾衰竭的临床表现；③肾功能损害。分期标准参照《原发性肾小球疾病分型与治疗及诊断标准座谈会纪要》制定的 CRF 分期标准：Ⅰ期（肾功能代偿期）：肌酐（Scr）133～177μmol/L，肾小球滤过率 80～50mL/min（临床常用内生肌酐清除率代表 GFR）；Ⅱ期（肾功能失代偿期）：Scr 178～442μmol/L，GFR 49～20mL/min；Ⅲ期（肾功能衰竭期）：Scr 443～707μmol/L，GFR 19～10mL/min；Ⅳ期（尿毒症期或肾衰终末期）：Scr＞707μmol/L，GFR＜10mL/min。

3. 纳入标准　①符合 CRF 的西医诊断和分期标准，且感染、酸中毒、电解质紊乱、高血压等加重因素得到有效控制；②年龄 40～65 岁，本人及其家属同意参加本研究，并能接受肾病四联疗法，且签署知情同意者；③1 周内未服用其他相关治疗药物或采用相关治疗方法者。

4. 排除标准　①透析超过 2 年的 CRF 患者；②6 个月内有合并心脑血管、肝和造血系统等严重疾病者，以及糖尿病酮症酸中毒、精神病患者；③未按规定服药，无法判断疗效，或资料不全者。

二、治疗方法

（一）观察组

采用管氏肾病四联疗法治疗，包括隔药饼灸、耳针、穴位注射及联合中药汤药治疗。

1. 隔药饼灸　Ⅰ组取穴：肾俞、脾俞（脉弦者改用肝俞）；Ⅱ组取穴：足三里、关元。灸饼制作：将肾衰灸粉（黄芪、党参、熟地、炙淫羊藿、山茱萸，按 3∶3∶2∶1∶1 比例配方）碾细成粉状制成，灸饼由管遵信医馆提供。用 20mL 注射器去头后制成灸饼模具。将上述灸粉用 2% 利多卡因调匀成糊状后，置于注射器模具中压紧，后推出厚度 2～3mm 药饼，用细线切割，制成直径（2.0±0.2）cm 的圆形薄饼。艾炷制作：用天平称取细艾绒 200mg，将细艾绒填塞入艾炷模具，制成炷底直径约 1.0cm、炷高 1.0cm 大小艾炷。操作：取穴定位后，将灸饼置于穴位上，艾炷放在药饼上施灸，一般每炷燃尽至无热感为度，5～6 分钟，在施灸的过程中如患者感觉太热受不了，可将药饼连同艾炷拿起片刻再继续。每天灸一组穴位，每穴灸 3 壮，两组穴位交替，5 次为 1 个疗程，疗程间休息 2 日，再进行下个疗程治疗。灸后如出现水疱，保持皮肤清洁干燥，避免感染。

2. 耳针　取穴：肾、交感、肾上腺、肺、皮质下、缘中。针刺方法：应用 0.04cm×1.5cm 毫针针刺，进针时术者用左手拇示二指固定耳郭，中指托着针刺部的耳背，然后用拇、示、中三指持针，慢刺法刺入皮肤 0.3~0.4cm 即可，得气为度，即患者出现酸、胀、痛等针刺感应。留针 30 分钟。起针时，左手托住耳背，右手起针，并用消毒干棉球压迫针眼，以免出血。每次针一侧耳穴，两耳交替。每天治疗 1 次，5 次为 1 个疗程，休息 2 日，再进行下个疗程治疗。多数患者用耳穴针刺法，少数特别怕痛的患者，可用耳穴压丸法。用 75% 酒精棉球擦洗耳郭，以去脂、消毒，用王不留行籽、胶布在耳压板上制成 0.8cm×0.8cm 方块，取穴、疗程同耳针，每次贴一侧耳穴，隔日一换，两耳交替，嘱患者每天按压 3~5 次。

3. 穴位注射　取穴：肺俞、脾俞、志室、肾俞、三焦俞、气海俞、曲池、阴陵泉、足三里、三阴交。每次背俞穴取 2~3 个穴位，上下肢各取 1 个穴位，用黄芪注射液（神威药业有限公司，国药准字 Z13020999）10mL，利多可因注射液（上海禾丰制药有限公司，国药准字 H20023777）1mL 备用。用 5mL 注射器取上述两种药液混合，刺入穴位约 2.5cm，有酸胀感后回抽无回血，每穴注入 0.5~1mL 药液。穴位交替使用，每日治疗 1 次，5 次为 1 个疗程，休息 2 日，进行下个疗程治疗。

4. 中药汤剂　基本方为：肾衰 1 号 120g（黄芪 30g，党参 30g，黄精 30g，炙杜仲 10g，炙淫羊藿 10g，鹿仙草 10g），其中黄芪、党参均增至 80g，水蛭 10g，丹参 20g，白花蛇舌草 20g，茯苓 30g，泽泻 20g，牛膝 20g，车前子 30g，猪苓 20g，桂枝 10g，白术 20g，金樱子 20g，芡实 20g，白茅根 30g，小蓟 20g，苏叶 10g。随症加减：眩晕、头痛、血压高，加桑寄生 10g，决明子 20g，夏枯草 20g，牛膝 20g；大便不畅，加枳实 10g，生地 20g；便秘，加枳实 10g，大黄 4g，制白附片 3g；恶心呕吐，加法半夏 20g，生姜 10g，茯苓 15g，陈皮 6g；合并心力衰竭，加生脉散（人参 15g，麦冬 12g，五味子 10g）合当归 15g，巴戟天 10g，知母 10g，黄柏 10g，肉桂 3g；水肿、尿少，加桑白皮 15g，冬瓜皮 20g，茯苓 20g，泽泻 20g，猪苓 20g，车前子 30g，或土茯苓 30~60g，车前子 30g；尿浊，加萆薢 20g，白茅根20g；头面浮肿，加炙麻黄10g，杏仁10g，牛膝10g；血尿明显，加大蓟10g，小蓟10g，仙鹤草10g，白茅根10g。每日1剂，5日为1个疗程，休息2日，进行下1个疗程治疗。

观察组采用管氏肾病四联疗法治疗6个月，6个月后进行疗效评定。治疗期间嘱患者进食低蛋白、低磷饮食，蛋白质与热量的摄入量同对照组。

（二）对照组

低蛋白、低磷饮食，蛋白质的摄入量为0.4～0.6g/（kg·d），热量摄入为125～167J/（kg·d），配合雷米普利降压治疗（北京安万特制药有限公司，国药准字H20060766）2.5mg，口服，每日1次，或贝那普利（北京诺华制药有限公司，国药准字X2000292）10mg，口服，每日1次，对高血压患者和血压控制不稳定者可加用氨氯地平［辉瑞制药有限公司（大连），国药准字H10950224］5mg，口服，每日1次，或倍他乐克（AstraZeneca AB，国药准字J20100098）12.5～25mg，口服，每日两次，使收缩压维持在120～150mmHg，舒张压维持在75～85mmHg，水肿明显者以氢氯噻嗪（常州制药厂有限公司，国药准字H32021683）25mg，口服，每日3次，对于CRFⅡ期以上的患者，可用吸附剂包醛氧化淀粉（天津天大领先制药有限公司，国药准字H10880001）1包（5g），口服，每日3次，纠正酸中毒、贫血、水电解质紊乱。对照组治疗6个月，6个月后进行疗效评定。

三、疗效观察

1. 观察指标　将头昏、倦怠乏力、腰膝酸软、畏寒肢冷、纳呆、恶心、呕吐、水肿、脘腹胀满、皮肤瘙痒、大便不实、大便干结、夜尿清长共13项症状、体征，根据程度分为轻、中、重3级，分别计1、2、3分，于治疗前后统计；全自动生化分析仪（美国贝克曼公司）检测各组治疗前后血清肌酐（Scr）、血尿素氮（BUN）、内生肌酐清除率（Ccr）；治疗前后24h尿蛋白定量检测。

2. 疗效评价标准　参照1987年第三次全国中医肾病学术会议通过的CRF拟定的标准判定。显效：头昏、倦怠乏力、腰膝酸软、畏寒肢冷、纳呆等临床症状、体征均明显改善，上述积分减少≥60%，Ccr增加≥30%，或 BUN、Scr 下降≥30%；有效：头昏、倦怠乏力、腰膝酸软、畏寒肢冷、纳呆等临床症状、体征均明显改善，上述积分减少 30% ~ <60%，Ccr 增加 20% ~ <30%，或 BUN、Scr 下降 20% ~ < 30%；无效：头昏、倦怠乏力、腰膝酸软、畏寒肢冷、纳呆等临床症状、体征无改善或加重，Ccr 增加 <20%，或 BUN、Scr 下降 <20%。

3. 统计学处理方法　采用 SPSS13.0 统计软件包进行数据分析，计数资料构成比用 x^2 检验，两组显效率、总有效率之间比较用非参数两样本率比较，检验水准 $a = 0.05$。计量资料用均数 ± 标准差（$\bar{x} \pm s$）表示，组内比较用配对 t 检验，组间比较用独立样本 t 检验。$P < 0.05$ 为差异有统计学意义。

4. 治疗结果

（1）两组患者治疗后疗效比较（见表 2 - 5 - 1）

表 2 - 5 - 1　两组慢性肾功能衰竭患者临床疗效比较　例（%）

组别	例数	显效	有效	无效	总有效率（%）
观察组	40	20（50.0）△	13（32.5）	7（17.5）	82.5
对照组	40	10（25.0）	8（20.0）	22（55.0）	45.0

注：与对照组比较，$^{\triangle}P < 0.05$。

由表 2 - 5 - 1 可见，两组显效率比较，$x^2 = 4.94$，$P < 0.05$，总有效率比较，$x^2 = 6.23$，$P < 0.05$，差异均有统计学意义，提示观察组显效率、总有效率均优于对照组。

（2）两组患者治疗前后 Scr、BUN、Ccr、24h 尿蛋白定量变化比较（见表 2 - 5 - 2）

表 2 - 5 - 2　两组慢性肾功能衰竭患者治疗前后肾功能及 24 小时尿蛋白定量（$\bar{x} \pm s$）

组别	例数	时间	Scr（μmol/L）	BUN（mmol/L）	Ccr（mL/min）	24 小时尿蛋白定量（g/24h）
观察组	40	治疗前	284.78 ±114.31	15.15 ±1.34	37.12 ±5.42	2.89 ±3.72
		治疗后	145.76 ±61.82△▲	10.78 ±7.72△▲	45.65 ±7.00△	1.65 ±8.12[1]△▲
对照组	40	治疗前	293.18 ±63.43	14.15 ±2.14	36.97 ±3.67	2.43 ±6.81
		治疗后	244.78 ±41.92△	12.34 ±5.32△	44.21 ±3.51△	2.05 ±8.42△

注：与同组治疗前比较，$^{\triangle}P < 0.05$；与对照组治疗后比较，$^{\blacktriangle}P < 0.05$。

由表 2 可见，观察组与对照组治疗前各项指标比较，差异无统计学意义（$P > 0.05$），具有可比性；两组各项指标治疗前后组内比较差异均有统计学意义（$P < 0.05$）；治疗后组间比较，Scr、BUN、24h 尿蛋白定量水平均降低，差异均有统计学意义（$P < 0.05$），Ccr 升高，差异无统计学意义（$P > 0.05$）。提示治疗后两组肾功能均得到改善，观察组 Scr、BUN、24h 尿蛋白定量改善程度优于对照组，但 Ccr 改善程度不明显。

四、讨论

CRF 为多种慢性肾脏疾病晚期肾功能严重受损导致的一系列综合征，是世界公认的难治病，病程绵长且后期替代治疗给社会与家庭均带来极大经济负担，严重威胁着患者的生命与健康。西医认为 CRF 是慢性、进行性、不可逆的疾病，其终末期为尿毒症。血液透析、腹膜透析、肾移植是目前西医治疗的方法，透析对肾衰竭没有治疗作用，只是代替肾脏排出体内的一些代谢废物，根据"用进废退"法则，透析时间长了，肾脏会萎缩、废用。CRF 属于中医"水肿""溺毒""癃闭""关格""腰痛""虚劳"等范畴，临床往往累及多个脏腑，其病位常在脾、肾两脏。从辨证识病的角度审视肾病，病机为虚实夹杂，寒热交错。经临床治疗统计，脾肾气虚占 23.33%，脾肾阳虚占 26.00%，肝肾阴虚占 21.43%，气血两虚占 18.14%，其他占 11.10%，如水湿内停、湿浊困阻、湿热蕴结、阳明实热、瘀血内阻等，说明慢性肾衰竭有着明显的脾肾两虚症状。恶心、呕吐、大便秘结、水肿、舌苔厚腻、白腻、黄腻等症状又反映了邪实的一面，正虚为本，邪实为标，由虚致实。

管氏肾病四联疗法是用隔药饼灸、耳穴疗法、穴位注射、中药汤剂 4 种治疗方法联合应用治疗肾病的方法。治疗初期，4 种方法缺一不可，如果自行放弃其中任何一种疗法，疗效均会受到影响。此法一般要坚持治疗 2~3 个月方能见效。该疗法治疗 CRF 充分体现了中医学辨证论治、整体观念、因地制宜、据病施方的思辨特点。

隔药饼灸是中医针灸疗法的重要组成部分，它借助艾灸的温热效应和药物的作用，达到治疗疾病的目的。中医理论认为，隔药饼灸能治疗虚寒、虚损及陷下证候。施灸时，将艾炷直接放在药品制成的药饼上施灸，施灸后可能发疱也可能不发疱，发疱时局部组织经烫伤后产生无菌性炎症，结痂后形成瘢痕。通过艾灸的热力作用，将药物的有效成分透过皮肤渗入腧穴，将艾灸与腧穴、药物辩证结合，从而产生隔药饼灸的综合效应。有学者认为灸法是过温通经脉，镇痛消炎，增强或调节免疫功能而实现其治疗作用。国外研究表明，肾内缺氧可以直接参与肾间质纤维化致肾功能衰竭。英国学者提出的"慢性低氧学说"是目前医学界的研究热点，该学说提出肾小管间质的慢性低氧缺血是促进肾脏疾病进展致肾衰的重要原因。许多学者研究证实，艾灸的热疗效应和艾叶焦油的化学成分对经穴的刺激作用，能激活血管的自律运动，改善局部微循环，使微循环血流量增加。灸疗可引起施灸局部的皮肤中过氧化脂质显著减少。艾灸时的红外线辐射，既可为机体细胞代谢活动、免疫功能提供必要的能量，也可为能量缺乏的病态细胞提供活化能量，并有利于生物大分子氢键偶极子产生受激共振，从而产生"得气感"，同时又可借助反馈调节机制，纠正病理状态下的能量信息代谢的紊乱，调控机体免疫功能。因此，艾灸通过增强机体非特异性和特异性免疫功能，增强肾小球的滤过功能，促使肾单位再生，恢复肾功能，是一种安全、有效、经济、无不良反应的治疗方法。穴位注射就是用黄芪注射液注射到不同穴位，针药并用，能起到事半功倍的效果。耳穴诊治疾病的原理，是通过多条途径（经络、神经、体液、内分泌、免疫等系统）、在多个层次上（组织学、形态学、分子生物学、基因学、分子生物学等）进行多方面的调衡，使阴阳平衡，从而治愈疾病。把耳穴疗法引入肾衰治疗，加强了四联疗法中其他疗法的作用，提高了疗效。中药汤剂以"肾衰1号"为基础，再根据病人当时的临床症状、舌、脉和化验指标，进行辨证论治，四诊合参，使用相应的方剂加减，中药治疗肾衰竭已有很多报道，在此不再赘述。管老治疗肾病辨证用药多注重瘀血。

从管老十多年的临床实践及本研究结果来看，在肾衰的早中期，管氏肾病四联疗法可以明显减轻甚至消除 CRF 患者的症状，不同程度地改善肾功能指标（控制、降低 Scr、BUN，提升 Scr），改善患者生活质量，延缓肾衰进程，防止尿毒症的发生，从而延长生命。对于我国这样的发展中国家，降低慢性肾衰竭的患病率和死亡率，改善患者生活质量，节省医疗开支等，具有现实意义。本研究结果证实该疗法治疗慢性肾功能衰竭疗效优于西药治疗，能够改善肾功能、临床症状及体征，提高患者生活质量，是临床治疗 CRF 的一个有效方法，值得临床应用推广。然而该疗法是通过什么机制对肾单位发生作用？其干预肾单位的靶点在哪些方面？这些仍需要进一步研究。

[发表于《中国针灸》, 2014, 34 (7): 641 -645.]

第六章　刘海静

作者简介

刘海静, 1973 年 7 月生；博士, 云南中医药大学教授；全国名老中医管遵信教授传承博士后, 管氏针灸学术流派第五代主要传承人。

管遵信教授治疗慢性肾功能衰竭经验探析

管遵信教授系云南省首批名中医, 自幼师从其父管正斋（著名中医针灸专家, 中国针灸学研究社创办人之一）学习针灸, 从事医、教、研 50 余年, 临床经验丰富, 是中国耳针学创始人之一。后因自己患病的机缘, 管遵信教授遂倾心于肾病研究, 基于对肾病错综复杂的病机及现代医学的认识, 在充分考虑患者身体状况及治疗时间成本基础上, 结合自己临床经验, 选择将隔药饼灸、穴位注射、耳针、中药汤剂 4 种疗法进行有机组合, 创立"管氏肾病四联疗法", 又充分认识情绪对疾病的重要影响, 将"乐疗"引入慢性肾功能衰竭（以下简称"慢性肾衰"）的治疗, 形成"管氏肾病五联疗法"。笔者有幸侍诊左右, 亲听教诲, 受益匪浅。现就管教授相关经验做一简要总结, 供同道临证参考。

一、病因病机

慢性肾衰是由多种肾脏疾患引起的慢性持久性肾功能减退, 导致代谢产物在体内潴留, 电解质及酸碱平衡失调, 呈现全身多系统症状的临床综合征。管老认为, 慢性肾衰竭的发展变化极为复杂, 临床表现特点不尽相同, 但其基本病机是脾肾阳虚, 气化升降功能失常, 致浊邪潴留, 壅塞三焦, 且互为因果, 形成恶性循环。其病程演变的一般规律起始为脾肾功能出现不同程度的减退或失调, 升清降浊功能紊乱, 浊阴郁滞, 日久化热酿毒，进而使气血阻滞，正气亏耗，并发展为脾肾阳虚，阳损及阴；阴损初期便是气阴两虚，可能进一步发展为肝肾阴虚，终致阴阳俱虚，精气耗竭，气血离守，脏腑功能全面衰败，病情危笃。病程中常呈现虚实夹杂、寒热交错、兼证繁多等特点。

二、管氏肾病五联疗法

管氏肾病五联疗法由隔药饼灸、穴位注射、耳针、中药汤剂、"乐疗"组成。

（一）隔药饼灸

1. 药饼制作　用清水调和肾衰灸粉（附片、大黄、仙茅、麝香等），干湿适中，制成直径约2.8cm、厚度0.8～1cm药饼。

2. 艾炷制作　用木制圆锥形艾炷模具制作底部直径约2.5cm、高约2.5cm艾炷。

3. 取穴　一组：肾俞、脾俞（或肝俞）、命门；二组：中脘、关元、足三里（双侧）。两组交替施灸，病重者可同时灸。

4. 操作方法　将药饼置于穴位上，艾炷置于药饼上，点燃艾炷，燃尽艾炷，每穴灸3壮，每日1次。艾灸的程度可根据患者耐受度而定，是否灸起水疱则以灸后患者感到舒服、精神好为准。

（二）穴位注射

1. 常用穴位　一组：肝俞、脾俞、肾俞、曲池、足三里（均为双侧）；二组：肺俞、心俞、气海俞、手三里、三阴交（均为双侧）。每日1组，两组交替使用，可随证加减。

2. 注射液　黄芪注射液和当归注射液交替使用，每次4mL。

3. 操作方法　用5mL注射器配5号针头抽取药物，穴位常规消毒，进针后轻微捻转提插使局部得气，回抽无血即可缓慢注入药物，每穴可注0.4mL，起针后用无菌棉球按压片刻以防出血。隔日1次。

（三）耳针

1. 主穴　交感、皮质下、肾、肾上腺。随症加减：血压高加耳背沟；纳差、恶心、呕吐加脾、胃；失眠、心悸加心；皮肤瘙痒、脱发加肺。

2. 操作方法　应用0.04cm×1.5cm毫针针刺，进针时，术者以左手拇、示二指固定耳郭，中指托针刺部的耳背，右手持针用慢刺法刺入穴位

0.3~0.4cm 即可，留针 30 分钟。每次针一侧耳穴，两耳交替，每日 1 次。怕痛患者可改用耳穴压丸法。

（四）中药汤剂

基本方：黄芪 120g，党参 120g，黄精 30g，炙杜仲 10g，炙淫羊藿 10g，鹿仙草 10g，水蛭 10g，丹参 20g，白花蛇舌草 20g，茯苓 30g，泽泻 20g，牛膝 20g，车前子 30g，猪苓 20g，桂枝 10g，白术 20g，金樱子 20g，芡实 20g，白茅根 30g，小蓟 20g，紫苏叶 10g，水煎服，每日 1 剂。临床可辨证对药量、药味酌情调整。

（五）乐疗

练习方法包括动疗和静疗，具体操作方法如下。①动疗：在睁眼活动时，包括劳动、工作、做家务、文体活动等，要求做到脸上微笑、心里念谢、行善改过、促进三和（人与社会和谐，人与自然和谐，人体内心与身和谐）。②静疗：在闭目养神、休息、养病时，要求做到面带笑意、心里念谢、明理思过、心平气和。可取坐、卧、站的自然姿势，以舒适为度。要求患者每日静疗不少于半小时，病重或体虚时，静疗宜达 8 小时。每周组织患者做 2 次以上团体乐疗，交流练习经验和体会。

三、典型病例

患者，男，55 岁，2014 年 5 月 26 日初诊。2014 年 1 月 4 日，患者在外院行肾穿刺检查示"符合系膜增生性 IgA 肾病伴部分肾小球新月体形成及硬化"。2014 年 5 月 21 日，肾功能检查示：肌酐（Cr）235μmol/L，尿素氮（BUN）12.6mmol/L，尿酸（UA）163.7μmol/L，胱抑素-C（cys-C）2.34mg/L。尿液分析示：尿潜血（ERY）（+++），尿蛋白（PRO）（+++）。诊见：腰酸，乏力，恶心，时有呕吐，以干呕为主，手心热，纳眠可，二便尚可，舌暗淡，苔白腻，脉稍弦滑。既往曾行心脏支架植入术。西医诊断：IgA 肾病，慢性肾衰（失代偿期）。中医辨证：气阴两虚，湿毒潴留。采用"管氏肾病五联疗法"治疗 4 个月后，患者已无不适。复查：Cr 132μmol/L，BUN 14.0mmol/L，UA 333μmol/L，ERY（+），PRO（±）。守法治疗年余，患者病情稳定。

按：IgA 肾病是免疫性疾病，临床以血尿为主，重症多兼蛋白尿。血尿迁延必致气虚体弱，精血下泄，日久必耗气伤阴。本病迁延日久必致肾功能衰竭,气阴两虚为其基本病机。随着病情进展,终将致气血阴阳俱虚。本案患者腰酸、乏力、恶心、时有干呕、手心热,证属脾肾气阴两虚,湿浊内蕴化热,湿热浊毒上泛中焦,升降失常。管教授认为,本案虽为气阴两虚,但湿浊中阻,呕恶频作,若进温补滋腻之属,不仅难以受纳,且徒增湿助热,使其胶结难解,加重病情。故治应补益脾肾,以固本为首务,针药兼用。本案治疗以隔药饼灸贯穿全程,且用穴固定。加入乐疗,是通过品德、性格和心态的全面修养和调整,使患者保持"乐""善"心态,克服疾病产生的负性情绪对机体康复的不良影响。本案治疗过程中,患者一直坚持乐疗,使情绪得到极大改善。总之,本案针、灸、药并举、心身同治,疗效卓著。

四、讨论

管老认为,慢性肾衰虽定位于脾肾两脏,但因脾肾衰败,水毒潴留,气化障碍严重,从而出现种种危重病象,五脏六腑均可受累,故治疗须总览全局。"管氏肾病五联疗法"重视整体,注重调衡。其中针刺可疏通经脉、调和血气、平衡阴阳。《医学入门》所谓:"虚者灸之,使火气助元气也;实者灸之,使实邪随火气发散也;寒者灸之,使其气复温也;热者灸之,使热邪随火气发散,火就燥之义也。"表明灸法同样具有温通与温补的调衡作用。总之,针灸最大优点在于双向调节,即阳虚者可扶阳,阴亏者可救阴,且扶阳而不伤阴,救阴而不伤阳。穴位注射法将针刺与药物的作用相结合,更通过药物的吸收延长了对穴位的刺激时间,其效较针刺更著。针灸是以激发人体所固有的生理功能为主,若人体功能衰竭至一定程度时,针灸则不足发挥补充支援的积极作用,此时恰是汤药的优势所在。

另一方面,疾病本身就是有害的刺激因素,可引起患者剧烈的心理反应,使其处于强烈持久的恐惧、忧郁、焦虑、颓废等消极的情感状态中,并产生失落感、不安全感等。这种精神情感状态又进一步干扰患者的内环境平衡,削弱机体的防御机制,以致在心身之间形成一种恶性循环。因此,建立良性心身循环是治疗取效的重要一环。研究表明,积极向上的情绪与较少的疼痛、症状及更高水平的健康有关,对减少身体疼痛和恢复身体功能也有重要作用。管教授在多年诊治肾病的临床中,深切体会到这类患者背负着沉重的思想包袱,对治疗失去信心甚至绝望,严重影响了针药疗效的发挥。为此，基于中医"形神合一"的整体生命观，心身同治，将"乐疗"引入肾病的治疗，培养患者"乐""善"的心态，以此改善消极情绪与疾病之间的恶性循环，建立以"乐""善"为主导的积极情绪与健康之间的良性循环。

总之，"管氏肾病五联疗法"针、灸、药并举，心身同治，用针灸以通经络、调平衡、促功能，用药以补不足、泻有余。正所谓"知针知药，固是良医"。

[发表于《中国中医药信息杂志》，2017，24（3）：101-103.]

管遵信名老中医论治慢性肾功能衰竭的学术思想

我国著名针灸学家、国家级名老中医管遵信教授临证五十余载，潜心研究肾病治疗15年，创立"管氏肾病五联疗法"，针、灸、药并举，心身同治，治疗早中期慢性肾功能衰竭（以下简称慢性肾衰）取得了突出的疗效。笔者有幸随管教授学习，现将其治疗慢性肾衰的学术思想述要如下，以飨读者。

一、立足整体，注重调衡，以平为期

整体观是中医思维最重要也是最基本的特色之一。管教授强调人体本身就是一个和谐统一的有机整体，形与神，身与心，阴与阳，气与血，脏腑与经络，各体系内部及各体系之间相互影响、相互作用、相互依赖、相互制约，这种整体联系贯穿并体现于临床的各个方面，诸如生理、病理、诊断、治疗等。人体正常的生理活动是阴阳相对平衡的状态，即所谓"阴平阳秘，精神乃治"。疾病的产生则是由于各种因素导致的人体气机紊乱、阴阳平衡失调造成的，而治疗疾病的过程就是用相应的方法调整人体功能，使之达到协调、平衡、稳定的状态。正如《素问·至真要大论》所言："谨察阴阳所在而调之，以平为期。"

管教授认为，慢性肾衰的病机变化极为复杂，病程中常常呈现出虚实夹杂、寒热交错、兼证繁多等特点。慢性肾衰病程演变的一般规律，起始为脾肾功能出现不同程度的失调或减退，升清降浊之功紊乱，浊阴郁滞，日久化热酿毒，进一步使气血阻滞，正气亏耗，从脾肾气虚发展为脾肾阳

虚，阳损及阴，阴损初期便是气阴两虚，可进一步发展为肝肾阴虚，因阴阳互根，最后阴阳俱虚，精气耗竭，气血离守，脏腑功能全面衰败，病情危笃。本病虽定位于脾肾两脏，但疾病后期由于水毒潴留，或上犯脾胃，或扰动肝风，或蒙蔽清窍，或入营动血，或水毒凌心射肺，从而出现种种五脏六腑受累危象。因此，在治疗上必须有纵览全局的眼光。管教授临床立足于整体，从脏腑、经络、阴阳、气血入手，察其不衡以调之，以平为期。"管氏肾病五联疗法"就是管教授"立足整体，注重调衡，以平为期"思想的主要体现。

（一）取法——针、灸、药并举，重用灸法，身心同治

鉴于本病气血阴阳俱伤、虚实夹杂、寒热交错、兼证繁多等病机特点，治疗过程中病理变化非常微妙，温补则燥，则助邪热，重竭气阴，滋腻柔润，则碍脾胃，更长湿浊，如临证中常见温补之后出现口干舌燥、牙龈出血、出血等症，也有滋阴之后出现脘闷纳呆、呕恶加重等证候。管教授综合应用针、灸、药，3 种疗法相互配合，各司其职，取长补短。治身与疗心同施，身心同治。管教授"五联疗法"中一联为灸、两联为针、一联为药、一联为心理调摄。

针与灸本来是两种性质不同、作用方式不同的治疗方法，各有所长。《灵枢·官能》中指出："针所不为，灸之所宜。"《医学入门》中说："药之不及，针之不到，必须灸之。"然而针灸向来并称，两者之间有着不可分割的内在联系与共同的基础。现代研究表明，针灸作用均具有整体性、良性、双向性的特点。其作用机制都是通过"神经－内分泌－免疫"系统，进行多水平、多途径的复杂调节。

《灵枢·九针十二原》："欲以微针通其经脉，调其血气。"《灵枢·根结》："用针之要在于知调阴与阳。"针刺可以疏通经脉、调和血气、平衡阴阳，早已是医家的共识。古代有关文献曾多次指出："虚者灸之，使火气助元气也；实者灸之，使实邪随火气发散也；寒者灸之，使其气复温也；热者灸之，使热邪随火气发散，火就燥之义也。"表明灸法同样具有温通与温补的调衡作用。可见针灸作用的最大优点在于双向调节，即阳虚者其效可以扶阳，阴亏者其效可以救阴，且扶阳而不伤阴，救阴而不伤阳。汤药不能与之相比。然而针灸是以激发人体所固有的生理功能为主，在人体功能衰竭至一定程度时，针灸这种激发方式已不足唤起机体反应，

不能发挥补充支援的积极作用，此时则恰恰是汤药的优势所在。因此，管教授主张针、灸、药并举，用针灸以通经络、调平衡、促功能；用药以补不足、泻有余、调物质。正所谓"知针知药，固是良医"。

《素问·上古天真论》说："能形与神俱，而尽修其天年。"形，指形体；神，指精神。俱，偕也，有共存、协调之意。《灵枢·天年》说："五脏安定，血脉利和，精神乃居，故神者，水谷之精气也。"指出了生命活动（生理）和精神（心理）活动有共同的物质基础。生理和心理密切联系，相互影响。当疾病过程中出现脏腑失调等病理时，就会表现出异常的情志活动。例如《灵枢·本神》指出："血气有余、肝实者善怒，血气不足、肝气虚者善恐；神有余、心气实者善喜；神不足、心气虚者善悲。"《理虚元鉴》指出："虚劳之人，其性情多有偏重之处，每不能撙节其精神，故须各就性情所失以为治。"疾病，特别是那些严重威胁人类生命或者带来诸多痛苦的病证，本身就是刺激因素，可引起患者剧烈的心理反应，使之处于强烈持久的恐惧、忧郁、焦虑、颓废等消极的情感状态，并产生失落感、不安全感等。这种精神情感状态又进一步干扰了患者的内环境平衡，削弱机体的防御机制，以致在心身之间形成一种恶性循环。那么打破这个恶性循环，建立良性心身循环是治疗取效的重要一环。现代大量研究表明，积极情绪与较少的疼痛、症状和更高水平的健康有关。积极情绪对减少身体疼痛和恢复身体功能有重要作用。拥有积极情绪是远离各种疾病和尽快恢复健康的有效途径。

管教授在十余年诊治肾病的临床中，深切体会到肾病患者都背负着沉重的思想包袱，心理压力大，对治疗失去信心甚至绝望，非常影响针药疗效的发挥。于是治疗立足中医"形神合一"的整体生命观，心身同治，将"乐疗"引入肾病的治疗，培养"乐""善"的心态，以此打破消极情绪与疾病之间的恶性循环，建立以"乐""善"为主导的积极情绪与健康之间的良性循环。

（二）用穴——调衡脏腑，重用俞募

"管氏肾病五联疗法"中的隔药饼灸和穴位注射都用到了体穴。本病的病位非常广泛，虽以脾肾为主，但晚期五脏六腑均可受累，在疾病发展的任何一个阶段都不能忘记中医的整体观，管教授在用穴方面更具特色，治疗重用命门、关元，以激发人体原动力，同时重用五脏背俞穴，调整脏腑气血功能，并配以相应募穴。《灵枢·卫气》云："气在胸者，止之膺与背俞。气在腹者，止之背俞。"《难经·六十七难》："阴病行阳，阳病行阴。故令募在阴，俞在阳。"说明脏腑之气可以通过气街与其俞、募穴相联系。俞募相配，更有利于发挥其协同作用，调衡一身脏腑阴阳。

隔药饼灸的处方基本固定，一组为脾俞（或肝俞）、肾俞、命门，一组为中脘、关元、足三里，两组隔日交替使用，或都用。穴位注射常用穴位有肝俞、肾俞、脾俞、肺俞、心俞、三焦俞、气海俞、膏肓、京门、期门、中府、章门、中脘、气海、关元、曲池、内关、手三里、足三里、三阴交、太溪等。每次取背俞穴 2～4 个，四肢穴每次各取 1～2 个。其他穴根据临床症状临证加减。主阴之穴与主阳之穴同用，从阳引阴，从阴引阳。调理脏腑，注重脏腑之间的生克制化，多脏同治，脏腑互调。

（三）遣药——用药中和，固护脾胃，善调阴阳

《黄帝内经·素问》云："胃者，平人之常气也，人无胃气曰逆，逆者死。""胃者，五脏之本也。"所以百病皆可以因脾胃虚而生。脾胃受损，五脏六腑难以荣养，而诸病从生，百药亦难以施用。管教授临证非常注重固护脾胃，在方剂中经常用炒谷芽、炒莱菔子、砂仁、鸡内金、麦冬、玉竹、大枣、甘草等和中养阴益气之品。尤其本病病程较长，需要长期服药，他强调用药务必中和，不温不燥，不滞不腻，且少用峻烈，若遇紧急情况，如患者水肿严重，危及心肺的时候，必须用逐水峻药，如甘遂、芫花等，也应中病即止，不宜使用时间过长，以防伤正。

管教授认为，肾为先天之本，是元阴元阳寄居之所，也是脏腑气化功能的原动力，对于慢性肾衰而言，虽然病机复杂，但总以肾阴阳失衡为根本。对于长期使用激素治疗的患者，肾阴、肾阳的变化更加微妙，管教授在减停激素的过程中，辨证精确，用药灵活，堪称经典。糖皮质激素属于免疫抑制剂，中医认为其属于强阳之物，纯阳燥热之品极易耗阴，长期使用激素的患者会造成阴虚阳亢。管教授治疗时先以清热为主，选方为五味消毒饮加减。在激素减量过程中时配伍补肾阳中药，如淫羊藿、肉苁蓉、锁阳等，在补肾阳的同时，注意配伍清热解毒、消肿散结、利水通淋的药物，如天葵子，才能有助于减少机体对激素的依赖，以防止激素减停过程中的症状反弹。将激素造成的阳亢假象消除后就转入第二个阶段，以滋阴扶阳、渗湿利尿为主。各方面情况开始好转后，进入第三个阶段，此时以滋阴为主，选方为六味地黄丸加减，即所谓"善补阳者，必于阴中求阳"，以达到阳中求阴、阴中求阳，从而使机体"阴气和平，阳气闭秘"。

二、辨治重视中西医结合、病证结合

管教授学贯中西，一向重视中西医结合，临证注重"病证结合"，认为辨病有助于从整体、宏观把握疾病的病位、病势及发展变化规律，从疾病全过程、特征上认识疾病的本质，抓住疾病的基本矛盾；辨证则可为辨病提供分析、认识疾病生理、病理演变规律的方法和导向，抓住当前的主要矛盾。辨病与辨证相结合，既能抓住疾病发展过程中的共性，又可照顾到其特殊性。同时将西医的实验室检查结果纳入中医的辨证之中，这样既有利于疾病的早期发现和早期诊断，也有利于判断病情进展和分析疗效，还能在一些疾病无证可辨的情况下（如早期患者虽有血肌酐增高，伴大量蛋白尿，但常无任何症状，有些患者是通过体检才发现）为中医论治提供依据。在慢性肾衰的诊治过程中，管教授"重视中西医结合、病证结合"的思想主要体现在以下几方面：

（一）分期辨治

管教授临床对慢性肾衰常常按现代医学对慢性肾衰的不同分期进行辨治，这也是病证结合的一种模式。

管教授根据血肌酐浓度分期用药，发现 Cr 浓度低于 $443\mu mol/L$ 时，即西医分期的肾功能不全代偿期和肾功能不全失代偿期，临床多见脾肾气虚证和脾肾阳虚证，初期以脾肾气虚证为主，治疗以补脾肾之气为主，以参芪地黄汤加味［黄芪、党参（太子参）、熟地、山茱萸、山药、茯苓、牡丹皮、泽泻、白术］为主治疗。脾肾阳虚证是脾肾气虚证的进一步发展，治疗以补脾肾阳气为主，以真武汤加味（茯苓、白术、白芍、生姜、附子、肉桂、仙茅、巴戟天、肉苁蓉等）为主。Cr 浓度高于 $443\mu mol/L$ 时，即西医分期的肾功能衰竭期和尿毒症期，这一阶段往往出现阴虚证、气阴两虚证，此时气血阴阳都要补，治以归芍六君子汤加味（白术、茯苓、党参、白芍、当归、黄芪、熟地、山茱萸、山药、枸杞子、菟丝子、女贞子、旱莲草）为主。继续发展出现肝肾阴虚证，治疗以杞菊地黄丸加味（熟地、山茱萸、山药、茯苓、牡丹皮、泽泻、枸杞子、菊花、菟丝子、五味子、女贞子、旱莲草）。最后发展到阴阳两虚证（多见于尿毒症期），治以阴阳双补，方用地黄饮子加味（熟地、山茱萸、肉苁蓉、巴戟天、附子、肉桂、五味子、茯苓、白术、女贞子、菟丝子、枸杞子、旱莲草）。管教授强调，不论病属何期，都要注意湿浊和血瘀等实邪的处理，"久病必瘀"，可用解毒活血汤，湿浊可酌情使用五苓散或温胆汤。

（二）根据原发病的不同分病辨治

慢性肾衰竭是由多种肾脏疾患引起的慢性持久性肾功能减退，导致代谢产物在体内潴留，水电解质及酸碱平衡失调，呈现全身多系统症状的临床综合征。临床上常见的慢性肾衰竭原发病有慢性肾小球肾炎、糖尿病肾病、乙肝病毒相关性肾病、IgA 肾病、过敏性紫癜性肾炎、狼疮性肾炎、高血压肾损伤、药物性肾损伤等。原发病不同，其病理机制不同，进入慢性肾衰的临床表现和预后亦有所不同。管教授认为临床针对慢性肾衰原发疾病辨病用药，有助于提高疗效。如针对糖尿病肾病导致的慢性肾衰，因其在血液流变学异常和微循环障碍方面相对较重，治疗时活血化瘀药力量应加大，如加用水蛭、桃仁、红花、丹参、川芎等。管教授师还自制降糖茶辅助降糖。对于以 IgA 肾病、狼疮性肾炎、过敏性紫癜性肾炎等免疫相关性肾病为原发病的慢性肾衰，均有发病年龄小、先天禀赋不足的共性特征，病情易反复，管教授治疗时重培补后天以滋养先天，强调此类疾病贵在缓图，切忌贪功冒进。同时注重调节患者机体免疫力，重用免疫调节作用较强的灸法。另外，临床还要兼顾不同病种进行有针对性的治疗。如 IgA 肾病多属脾肾气阴两虚，湿浊内蕴化热。过敏性紫癜性肾炎以肾阴亏虚为本，热瘀阻络为标，治以滋肾养阴，兼清热解毒、活血化瘀。狼疮性肾炎也以肾阴亏虚为本，但热毒更盛，治疗上以滋阴清热解毒为主。

管教授重视中西医结合、病证结合，善于吸纳现代医学的研究成果为我所用，但始终坚持运用中医理论和思维方式，衷中参西。管教授的学术思想体系是科学的、严谨的，又是开放的、包容的，"管氏肾病五联疗法"是在系统科学的指导下产生的，5 种疗法各取所长。

［发表于《中国医药导报》，2016，13（25）：108 - 111.］

第七章　陈晓梅

作者简介

　　陈晓梅，1970 年 2 月生；昆明市西山区陈晓梅中医诊所副主任医师；全国名老中医管遵信学术继承人，管氏针灸学术流派第五代主要传承人。

管氏肾病四联疗法治疗慢性肾功能衰竭 322 例疗效分析

　　慢性肾功能衰竭（以下简称慢性肾衰）为各种原发性和继发性肾脏疾病持续进展的共同转归，是慢性、进行性、不可逆的疾病，近年来，其发病率逐年上升，终末期为尿毒症。血液透析、腹膜透析、肾移植是目前西医治疗该病的方法，透析对慢性肾衰没有治疗作用，只是代替肾脏排出体内的一些代谢废物，根据"用进废退"法则，透析时间长了，肾脏就会萎缩、废用；而肾移植费用高昂，还存在排异问题，并且肾源奇缺，我国肾源只能满足 1% 的临床需要。作为一代名医，管遵信教授倾其毕生精力，创立了"管氏肾病四联疗法"，11 年来管遵信医馆已经治疗慢性肾衰病人 797 余例，有治疗前后化验指标对比、列入统计的 322 例，获得了满意效果，具体报道如下：

一、临床资料

　　1. 入选标准　所选患者来源于管遵信医馆的门诊患者，并符合以下条件：①肌酐（Cr）> 133μmol/L，尿素氮（BUN）> 7.1mmol/L；②神志清楚，能配合治疗；③不伴有传染性疾病、精神病及中毒性疾病；④有治疗前后化验指标对比、能判断疗效者。

　　2. 一般资料　797 余例肾衰患者，资料完整，有化验指标可以进行治疗前后比较者 322 例，其中男 166 例，女 156 例；年龄最小 12 岁，最大 82 岁；血 Cr 最低 146μmol/L，最高 1436μmol/L，16.8% 的患者处于代偿期（Cr 133 ~ 177μmol/L），26.4% 的患者处于失代偿期（Cr 178 ~ 442μmol/L），16.4% 的患者处于肾衰竭期（Cr 443 ~ 707μmol/L），40.4% 的患者处于尿毒症期（Cr > 707μmol/L）。

二、治疗方法

1. 治疗方法 用"管氏肾病四联疗法"治疗。①隔肾衰药饼灸：一组取肾俞、脾俞（脉弦者改用肝俞）；二组取足三里、关元。②耳穴疗法：针刺或耳穴压丸，取穴肾、肝、脾、交感、神门、皮质下、内分泌、缘中，血压高者加耳背沟，不高者加肾上腺。③穴位注射：药物用黄芪注射液 2mL、复方丹参注射液 2mL、利多卡因 1~2mL；穴位取肾俞、志室、肝俞、脾俞、三焦俞、气海俞、足三里、三阴交、太溪、内关，每次选 3~4 个穴位。④中药：以"肾衰 1 号"（黄芪、党参、杜仲、淫羊藿等）为基础，再根据患者的临床症状、舌、脉和化验指标，辨证用药。4 种治疗方法联合应用。

2. 观察指标和方法 观察指标主要为肾功能［以血 Cr 为主，参考 BUN 和尿酸（UA）］和尿常规（以尿蛋白和尿潜血为主），并参考临床症状，如小便量、水肿、贫血、饮食、大便、睡眠、精神状况等，要求每个患者固定在一个省（或市）级正规医院化验。

三、疗效标准及治疗结果

1. 疗效评定标准 参考《实用肾脏病学》有关标准，临床治愈：血 Cr 下降到 132μmol/L 以下，临床症状消失，恢复正常工作和生活；肾功能显著改善：血 Cr 下降 50μmol/L 以上，临床症状明显改善，可以从事不重的工作和日常生活；肾功能稳定：血 Cr 下降不到 50μmol/L，临床症状有所改善；无效：血 Cr 不下降或上升，临床症状无明显改善，或恶化。

2. 治疗结果 322 例中，临床治愈 31 例，肾功能显著改善 127 例，肾功能稳定 110 例，无效 64 例，显效率 49.1%，总有效率 80.1%。

四、典型病例

案 1 马某某，男，44 岁，已婚，公务员，发现肾功能异常 4 个月，透析 3 个月（38 次）。患者因"胃肠病"经人介绍服用"草药朱砂莲（马兜铃科）"约 20g，服后当天下午出现两次呕吐，次日出现乏力、口中黏液泡沫较多，病证逐日加重。

2007 年 3 月 14 日入住石屏县人民医院，胃镜检查诊为：十二指肠球炎、慢性浅表性胃炎；肾功检查：Cr 643μmol/L，BUN 15.9mmol/L，尿蛋白（+++），诊为急性肾衰。转昆明四十三医院肾病科。肾功检查结果：Cr 707μmol/L，BUN 14.9mmol/L，UA 84μmol/L，尿量 700~800mL/d。诊断为：急性肾功能衰竭；中草药中毒；十二指肠炎；慢性浅表性胃炎。给予血液透析治疗，每周 2 次，治疗 3 个月后，透析后的 Cr 276μmol/L，BUN 7.6mmol/L，UA 300μmol/L。患者对治疗失去信心，经人介绍，来管遵信医馆求治。

2007 年 7 月 7 日来管遵信医馆初诊。主诉较多，面色灰暗，对治疗半信半疑。查体：血压 95/65mmHg，无水肿，脉弦、滑、数，舌淡红，苔薄白腻。刻下症：胃肠不适 10 余年，近几月腹胀，纳差，乏力，精神不佳，每周透析 2 次。诊断：草药中毒性肾功能衰竭，尿毒症期；慢性表浅性胃炎；十二指肠球炎。给予"管氏肾病四联疗法"治疗，每天治疗 1 次。治疗 1 周后，患者自觉各种症状均有明显好转。

患者于 2007 年 7 月 23 日出院，并且停止血液透析和西药的治疗。只用"管氏肾病四联疗法"治疗，每天治疗 1 次。耳穴压丸改用耳针。

2007 年 8 月 8 日肾功检查结果：Cr 203μmol/L，BUN 10.7mmol/L，尿常规正常。治疗 31 天，肾功能明显改善。

患者回石屏县家中自行采用"二联疗法"（隔肾衰药饼灸、中药汤剂）继续治疗 1 个月，2007 年 9 月 22 日肾功能检查结果：Cr 226μmol/L，BUN 7.7mmol/L，UA 411μmol/L。尿常规正常。继续治疗，10 月 24 日肾功能检查结果：Cr 159μmol/L，BUN 7.4mmol/L，UA 355μmol/L。尿常规正常。继续治疗 1 个月，2007 年 12 月 1 日肾功能检查结果：Cr 146μmol/L，BUN 6.8mmol/L，UA 306μmol/L。尿常规正常。继续治疗 3 个月，2008 年 2 月 2 日肾功能检查结果：Cr 134μmol/L，BUN 7.5mmol/L，UA 383μmol/L。尿常规正常。继续治疗 2 个月，2008 年 5 月 1 日 B 超检查结果：肾、肝、胆、胰等均未见异常，肾功能和尿常规正常。共治疗 215 天痊愈。随访 3 年，肾功能正常。

案 2 章某某，男，40 岁，云南省丽江市永胜县三川镇人。患者于 3 年前感腰痛，经 B 超检查诊为"双肾结石""膀胱结石"，遂行体外震波碎石，但结石未出。于 2007 年 9 月在丽江市人民医院行腹腔镜手术，取出左肾及膀胱结石，术后一直无特殊不适。2010 年 7 月患者颜面水肿，自服中西药治疗无效，2010 年 12 月 3 日在丽江市人民医院检查结果如下：Cr 1191μmol/L，BUN 30.95mmol/L，UA 652μmol/L，尿蛋白（++）（0.1g/L），尿潜血（++）（80cell/ul），尿白细胞（++）（80cell/ul），并开始行透析治疗，每周 1 次。2010 年 12 月 6 日经老乡介绍来医馆求治，初诊时症状：全身乏力，纳可眠差，大便可，小便黄，有泡沫，血压 130/90mmHg，舌质暗淡苔薄白，脉弦滑数。检查结果：Cr 759μmol/L，BUN 42.7mmol/L，UA 684μmol/L。诊断：肾功能不全（尿毒症期）；双肾结石。用"管氏肾病四联疗法"治疗。12 月 8 日因尿闭诊为尿路结石，并行膀胱造瘘导尿。坚持四联疗法治疗 53 天后，自觉症状明显好转，自行于 2010 年 1 月 31 日停止透析。继续用四联疗法治疗 1 个月后（2011 年 2 月 11 日）肾功能化验结果：Cr 470μmol/L，BUN 18.4mmol/L，UA 678μmol/L，尿蛋白（++），尿潜血（++）。肾功能明显改善。治疗 65 天，Cr 下降至 289μmol/L，肾功能 4 期降为 3 期。继续治疗，2011 年 2 月 27 日自觉精神状态好转，无特殊不适，肾功能化验结果：Cr 428μmol/L，BUN 18.03mmol/L，UA 585μmol/L，肾功能继续好转。继续治疗 1 个月后，2011 年 3 月 28 日，肾功能化验结果：Cr 393μmol/L，BUN 16.8mmol/L，UA 420mol/L，肾功能继续好转。随访 3 年 Cr 稳定在 360～390mmol/L 之间，症状明显改善。

五、讨论

肾功能衰竭是一种慢性病，治疗的时间较长，患者要有打"持久战"的心理准备，在治疗过程中患者要保持心理健康，乐观自信，适当锻炼身体，合理饮食，起居有常，生活有序，治疗规律，快乐生活，同时戒酒、忌怒、防劳、防感冒等，以达到尽早康复的目的。"管氏肾病四联疗法"具有较强的可重复性，是一套治疗肾衰竭行之有效的方法，并再次证明"肾单位可以再生，肾衰竭可以治愈"。

研究启示：①急性肾功能衰竭治愈的可能性较大，及时用管氏肾病四联疗法治疗，配合透析，根据肾功能的改善、临床症状的好转适时减少或停止透析，防止转变为慢性肾功能衰竭，是治疗急性肾衰竭的关键。②近 10 年治疗肾衰竭患者的经验及病历统计资料表明，采用管氏肾病四联疗法治疗，1 期（代偿期 Scr 133～177μmol/L）治愈率达 58.8%，有效率达 100%；2 期（失代偿期 Scr 178～442μmol/L），有效率达 81%；3 期（肾

衰竭期 Scr 443～707μmol/L），有效率达 77.8%；4 期（尿毒症期 Scr >
707μmol/L），治愈病例极少，但有效率仍可达 62.5%，再次证明"管氏
肾病四联疗法"是治疗慢性肾衰竭行之有效的方法。③治疗时间长，一般
都在 1 年以上；但因肾衰竭患者肾功能比较脆弱，治愈或肾功能显著改善
以后，因违反"肾病四忌"（一忌劳累，二忌感染发烧，三忌肾毒性药物，
四忌高盐高蛋白饮食），病情还可能有恶化或反复的可能。

[发表于《云南中医药杂志》，2014，35（2）：1－3.]

管氏肾病四联疗法治疗肾功能衰竭10年回顾及疗效体会

肾功能衰竭是临床常见的难治病证，我国 2005 年肾脏替代治疗患者已
达到 5.9 万例，仅北京、上海每年需血液透析的新患者约为 4000 例，仅此
一项每年的医疗费用约为 4 亿元人民币。据北京大学第一医院的小样本调
查报告显示，肾功能衰竭发病率占普通人群的 9.4%，按此推算我国肾功
能衰竭患者超过 1 亿人。肾功能衰竭给个人、家庭和社会带来难以承受的
经济负担和社会压力，亟待找到一种花费少、有效的治疗方法。作为一代
名医，管遵信教授倾其毕生精力和学术成就，创立了管氏肾病四联疗法，
获得了满意效果。

一、管氏肾病四联疗法

（一）管氏肾病四联疗法的源流

国家级名中医管遵信教授 14 岁时曾患肾病综合征，经中西医治疗无
效，无奈之下，其父管正斋（云南省首批名中医）用隔饼药灸治愈了其肾
病。2000 年管教授又被诊断为慢性肾功能衰竭，他用隔药饼灸、耳穴疗
法、穴位注射和中药汤剂（简称"四联疗法"）在自己身上试治。经过反
复组合、实验，自己的肾功能衰竭逐渐好转。自己痊愈后，他毅然开办了
"管遵信医馆"，用"四联疗法"治疗肾功能衰竭病人，获得了满意效果。
10 年的临床证明四联疗法可使肾单位再生，恢复肾功能，使透析的人逐渐
减少透析的次数，直至停止透析，打破了肾病不可治的传说。

（二）四联疗法简介

"四联疗法"是用隔药饼灸、耳穴疗法、穴位注射、中药汤剂 4 种治

疗方法联合应用治疗肾病的方法。①隔肾衰药饼灸。取穴：一组取肾俞、脾俞（脉弦者改用肝俞），二组取足三里、关元。②耳穴疗法。针刺或耳穴压丸，取穴肾、肝、脾、交感、神门、皮质下、内分泌、缘中，血压高者加耳背沟，血压不高者加肾上腺。③穴位注射。药物用黄芪注射液2mL、复方丹参注射液2mL、利多卡因1～2mL；穴位取肾俞、肝俞、脾俞、三焦俞、气海俞、足三里、三阴交、太溪、内关。每次选3～4个穴位。④中药汤剂。以"肾衰1号"为基础，再根据病人的临床症状、舌、脉和化验指标，辨证用药。4种治疗方法是个整体，联合应用，缺一不可。

二、四联疗法的治病原理

1. 隔肾衰药饼灸 隔药饼灸是借助艾火的热力将中药的有效成分渗入穴位中，通过经络腧穴的传导，调节脏腑的阴阳平衡，激活肾单位，改善肾功能。隔药饼灸是四联疗法的重要组成部分。研究表明，灸疗能引起施灸局部的皮肤中过氧化脂质显著减少，艾灸时的红外线辐射既可为机体细胞代谢活动、免疫功能提供必要的能量，也为能量缺乏的病态细胞提供活化能，并有利于生物大分子氢键偶极子产生共振，从而产生"得气感"，同时又可借助反馈调节机制，纠正病理状态下的能量信息代谢的紊乱，调控机体免疫功能。因此，艾灸通过增强机体非特异性和特异性免疫功能的作用，从而达到防病治病的功效。

2. 耳穴疗法 管遵信教授通过几十年的实验研究和临床研究，证明耳穴诊治疾病原理，是通过多条途径（经络、神经、体液、内分泌、免疫等等多个系统）、在多个层次上（组织学、形态学、分子生物学、基因学、分子生物学等）进行多方面的调衡，从而治疗疾病。把耳穴疗法引入肾功能衰竭的治疗，加强了四联疗法中其他疗法的作用，提高了疗效。

3. 穴位注射 穴位注射是将提纯的中药注射液，注射到穴位里，达到针灸和药物双重治疗作用。从20世纪70年代周恩来总理提出将针灸治疗机理作为国家重点课题研究以来，至今已有上千篇论文发表，从各个层面论证了针灸的治病原理，不再赘述。

4. 中药 中医治疗肾功能衰竭是按"证"治疗，不同的临床表现归不同的"证"，根据"证"用不同的方法和汤剂治疗。中医治疗肾衰竭已经有数千年历史，近代大量文献报道都证明了中药治疗慢性肾病有效。

三、四联疗法治疗肾功能衰竭的临床疗效统计及疗效分析

10 年来，"四联疗法"治疗肾功能衰竭患者 280 余例，相关资料完整、有治疗前后的化验指标对比者 158 例，其中临床治愈（血肌酐下降到 132μmol/L 以下，临床症状消失，恢复正常工作和生活）14 例；肾功能显著改善（血肌酐下降 50μmol/L 以上，临床症状明显改善，可以从事轻体力的工作和日常生活）66 例；肾功能稳定（血肌酐下降不到 50μmol/L，临床症状有所改善）44 例；无效（血肌酐不下降或上升，临床症状无明显改善，或恶化）34 例。总有效率 78.5%，显效率 50.6%。肾功能衰竭各期患者统计资料表明：Ⅰ期（代偿期 Scr 133～177μmol/L）治愈率 58.8%，有效率 100%；Ⅱ期（失代偿期 Scr 178～442μmol/L），有效率 81%；Ⅲ期（肾功能衰竭期 Scr 443～707μmol/L），有效率 77.8%；Ⅳ期（尿毒症期 Scr >707μmol/L），治愈患者极少，但有效率仍可达 62.5%。四联疗法可延长患者进入透析的时间，即使透析也能改善症状，提高生活质量，部分患者可逐渐减少透析的次数，使患者达到良性生活状态，带病延年。

四、体会

①10 年的临床实践表明，慢性肾功能衰竭患者的血肌酐不太高，处于Ⅳ期以前还没有进行透析时，是四联疗法治疗的最好时机，这时用四联疗法治疗，绝大多数患者可以好转或稳定，一半左右可以获得"显著疗效"，10%左右能达到"基本痊愈"的效果。②急性肾功能衰竭一般是可逆的，虽然肌酐高，但治愈的可能性仍然很大。10 年的经验表明，在急性期配合透析、坚持四联疗法治疗，大部分患者可以痊愈，少数患者转为慢性肾功能衰竭。③慢性肾功能衰竭的治疗时间很长，一般都在 1 年以上，患者要有打"持久战"的心理准备。肾功能衰竭的治疗和调养、肾单位的再生、肾功能的重新组建，是一个漫长的过程，患者要有正确的认识，调动各种积极因素配合治疗，心态平和乐观，适当锻炼身体，合理饮食，起居有常，生活有序，治疗规律，快乐生活，同时戒酒、忌怒、防劳、防感冒等，才能获得预期效果，达到尽早康复的目的。④肾功能衰竭患者早发现、早治疗，越早越好。早期治疗的治愈率超过一半，100%有效。随着时间的推移，疗效越来越差。另外，只用中药治疗早期有效，中期效果

差，晚期的动物实验表明只用中药治疗无效。若用四联疗法治疗，Ⅳ期患者的有效率仍可达62.5%，说明四联疗法是治疗肾功能衰竭的有效治疗方法。⑤已透析的患者减少或停止透析的时机应根据化验指标、临床症状确定，适时延长透析的间隔时间，直至停止透析，不可急于求成。

管教授曾发表过《肾衰可治愈，肾单位可以再生》的文章。10年后，根据详细的临床资料统计分析，进一步证实了"肾单位可以再生"，并再次证明了管氏肾病四联疗法的可重复性和有效性。

[发表于《针灸临床杂志》，2012，28（1）：59-60.]

第八章　汤晓云

作者简介

汤晓云，1959年1月生；云南省中医中药研究院主任医师；全国名老中医管遵信学术继承人，管氏针灸学术流派第五代主要传承人。

小儿常见病耳穴基础方

耳穴在儿科疾病中有着广泛的应用。小儿生机蓬勃，活力充沛，脏气清灵，反应敏捷，且病情单纯，又无七情所伤，故在接受耳穴治疗时往往获效比成人快，易于康复，这充分体现出耳穴在儿科疾病中的优势。

一、退烧基础方

耳穴放血方：耳尖，轮穴1、4、6，轮穴2、3、5。

耳针、耳压方：肺、大肠、肾上腺、内分泌、咽、扁桃体、神门。

方法：选一侧耳郭按摩数分钟，使其充血，常规消毒后，用三棱针在耳尖点刺放血。再选1寸毫针对准耳轮穴1、4、6或2、3、5，直刺至对耳轮体，进针后边行针边嘱患儿做吞咽运动，当患儿述咽部出现硬塞感时出针，放血数滴，每天治疗1次，每次施治一侧耳郭，另一侧耳郭则采用耳针或耳压，两耳交替。再配以双侧少商点刺放血数滴。

该方具有清热利咽之功，适用于小儿外感发热、高烧不退、急慢性咽炎等呼吸系统疾病。耳穴在退烧的同时，调动患儿的免疫功能，增强其抗病能力，在祛邪外出的同时而不损伤正气，祛邪与固本并举。

典型病例：李某，男，4 岁，1997 年 5 月 26 日因外感发热 3 天就诊。患儿 3 天前不慎外感发热，口服"感冒消炎片"、肌注"柴胡注射液"而体温不降。刻下症：体温 38.5℃，咳嗽，咽红，大便干结，小便短黄，舌红苔黄，脉浮数。证系外感风热，治当祛风清热。采用双耳尖点刺放血，再配耳压肾上腺、肺、大肠、内分泌。治疗一个半小时后体温降至 37℃，5 小时后降至 36.5℃，患儿精神好转，咳嗽减轻，饮食增加。第二天体温恢复正常，续治 3 次后痊愈。

二、健脾基础方

耳穴药物注射方：胰胆、脾。

耳压方：胃、胰胆、交感。

方法：选用维生素 B_{12} 和维生素 B_1 注射液各 1mL，抽入注射器中，用 4～4.5 号针头，将针头刺入消毒好的耳穴，推入约 0.1mL 药液，使局部形成一小丘疹。出针时用消毒干棉球轻轻压迫，以免药液外溢出血，剩余药液注入体穴足三里或上巨虚。每天注射 1 次。未注射药液的耳郭采用压丸法，两耳交替。

该方具有健脾开胃之功，适用于小儿厌食、消化不良、腹泻等消化系统疾病。耳穴在健脾的同时促进水谷精微的吸收，增进小儿生长发育。

典型病例：袁某，男，11 岁，因"食欲不振两年余"于 1997 年 11 月 14 日初诊。其母述患儿两年来厌食、偏食、面色萎黄、形体羸瘦、精神萎靡、目光无影、大便完谷不化、舌淡苔白、脉细证属脾胃虚弱之证，治当健脾和胃。管老按上述两种方法治疗 3 次后，患儿饮食增加，每餐饭量由原来的 100g 增至 200g。

三、温肾基础方

耳压、耳针方：肾、膀胱、缘中、尿道、皮质下（上）（即原遗尿点）。

配伍针刺方：中极配三阴交、关元配阴陵泉。

方法：耳压及针刺手法均采用补法，耳穴隔日一换，两耳交替；体穴在行烧山火手法后立即出针，按压针孔，两组体穴轮流交替，每次仅选一组穴位施治。嘱家长每晚为患儿艾灸关元穴 30 分钟。

该方具有温肾止遗之功，适用于小儿遗尿症、乳糜尿、尿频。《灵枢·九论》指出"膀胱不约为遗溺"。《针灸甲乙经》曰"虚则遗溺"。说明遗尿的发病与肾和膀胱相关联，温肾基础方在温肾的基础上达到止遗。

典型病例：刘某，女，10 岁，因"遗尿 7 年"于 1998 年 7 月 2 日初诊。患儿学龄前不分昼夜经常遗尿，上学后白天可自己控制定时排尿，夜间遗尿 2～3 次，曾服中药 1 年而无效，前来诊治。初诊时患儿每晚遗尿 2～3 次，面色㿠白，小便清长而频数，舌淡苔白，脉沉迟无力。证系下焦虚寒之遗尿，治当温补肾阳、固摄下元。按上述方法治疗 3 个疗程（30 次）后，患儿面色转润、遗尿止。

四、健脑基础方

耳针方：心、肾、肝、交感、缘中、皮质下。

方法：每次选一侧耳郭常规消毒后，用毫针对准所选耳穴快速进针，行九阳数后立即出针，两耳交替。配合针刺体穴人中、风府、哑门、风池、足三里、阳陵泉、合谷、外关，每次仅选 3 个体穴，即头部、上肢、下肢各取一穴辅助针刺，行九阳数后立即出针。耳穴、体穴均不留针，每周治疗 2～3 次。

本方具有健脑益智之功，适用于小儿大脑发育不全或者脑炎、外伤、麻醉意外等因素所导致的小儿智力低下，通过刺激耳穴促进大脑发育，改善大脑功能。

典型病例：蔡某，女，9 个月，因"发育迟缓"于 1996 年 10 月 4 日初诊。其母述患儿发育较同龄人迟缓、反应迟钝。同年 5 月 20 日昆明某大医院头颅 CT 提示：颅内颅板下各层面脑质区未见异常密度区，诸脑室有不同程度增大，蛛网膜下腔间隙增宽，脑室、脑沟有增宽、增深现象。患儿证系肝肾不足之五迟。《幼科发挥》曰："胎弱者，禀受于气不足也。"患儿按上法治疗 1 年后（共治 60 次），于 1997 年 10 月 23 日在同一医院同台 CT 复查结果显示：与 1996 年 5 月 20 日 CT 片相比较脑室、脑沟缩小，颅板下蛛网膜下腔不增宽，中线不偏移，CT 诊断意见为脑发育不良较前明显好转。现患儿已会翻身、抬头、站立、学步车内行走。

五、止咳基础方

耳穴埋针方：肺、对屏尖、肾、肾上腺。

耳穴注射方：肺、肾。

方法：每次选一侧耳郭埋针，另一侧耳郭行穴位注射。埋针法：耳常规消毒后，左手固定耳郭，绷紧皮肤，右手用蚊式钳钳住已消毒好的皮内针，在选定的耳穴上将针刺入，用胶布贴将针固定于皮肤上。每次埋针可保留 2~6 天。耳穴注射法：药品选用维生素 B_{12} 1mL，耳郭消毒后，肺、肾二穴各注射 0.1mL 药液，剩余药品注入体穴足三里/丰隆/孔最穴中。

该方具有止咳平之功，适用于小儿气管炎、支气管炎、支气管哮喘。

典型病例：谢某，男，5 岁，因"咳促两天"于 1998 年 9 月 22 日初诊。患儿 1 年前因受寒致咳嗽喘促，此后稍有不慎则复发，每次均需静脉滴注头孢菌素、地塞米松方能控制。刻下症：咳甚，伴喘促，胸片提示"双肺门结构不清，双肺叶纹理粗糙、紊乱"。诊断为"支气管炎"，证系久肺虚之咳喘。管老按上法施治 4 次后，患儿病愈。之后其母述患儿在天冷、穿衣甚少的情况下均未复发，按照以往的情况复发无疑。

六、抗腮腺炎基础方

耳毫针方：肾上腺、对屏尖、面颊。

方法：常规消毒耳郭，进针后行强刺激泻法，留针 1 小时，每 10 分钟行针 1 次。每日治疗 1 次或 2 次（若第 1 次治疗后，体温没降至正常，则每日治疗 2 次）。每次选择一侧耳穴，两耳交替。出针时用手挤压针孔，出血少许，疗效更佳。若无并发症，一般 2~4 日内痊愈。

管老用该法治疗流行性腺炎 113 例，经 1 次治疗痊愈者 21 例，经 2 次治疗痊愈者 57 例，经 3 次治疗痊愈者 23 例，经 4 次治疗痊愈者 5 例，经 5 次治疗痊愈者 2 例，经 6 次治疗痊愈者 5 例。经统计，治疗 3 次以内痊愈率为 89.4%，治疗 3 次以上的显效率为 10.6%。

七、讨论与体会

历代儿科医家有关小儿的论述很多，归纳其病理特点主要表现为传变迅速、脏腑清灵、易趋康复。由于小儿服药困难，针刺时脱衣露背容易感受风寒之邪，加重病情，故耳针疗法在儿科疾病的治疗中具有一定优势。

　　小儿从出生到成年，处于不断生长发育的过程中，无论在解剖、生理、病理、免疫等方面都与成人不同，年龄越小越显著。基于这一点，管老在儿科疾病的治疗中，始终遵循"三不"原则，即不深刺、不强刺、不留针。小儿形气未充，脏腑娇嫩，故在针刺时不可大幅度提插、捻转、强刺，应注意调气，耳穴、体穴均采用补法，在行九阳数后缓缓出针。吾将管老治疗小儿疾病之指导思想概括为取穴少、手法轻、进针浅、不留针。

［发表于《针灸临床杂志》，1999，15（6）：41-43.］

管遵信教授常用耳穴十大基本方

　　导师一生潜心耳针研究，做了大量临床、科研工作，撰写有关耳针书籍8部、论文90余篇。其中以《中国耳针学》为代表作，该书近69万字，是我国耳针界的权威巨作之一。导师除了著书立说、从事科研及教学以外，将时间与精力全部投入了临床工作，深受患者好评。

　　在临床跟师实践中，导师几乎每个病人都要用到耳穴。我们在不断地继承学习、独立思考中，遵循导师的临床思路，总结出常用耳穴十大基本方，现总结如下。

一、抗炎基本方

　　组成：肾上腺、皮质下、内分泌。

　　此方可用于治疗各种炎症。临床上在选用该基本方的同时，应配以相应脏腑、相应部位、表里脏腑的相应穴位。例如，膝关节炎者配以膝、肾；伴有疼痛者配神门、皮质下；呼吸系统感染者当配肺、大肠、内鼻、外鼻。

二、安神基本方

　　组成：神门、皮质下、心、肾。

　　此方为治疗神经衰弱的基本方。这里应当指出，如果患者伴有胃肠功能紊乱，当将神门穴改为枕穴，再加脾和胃。实验证明，神门有抑制胃肠蠕动的作用，而枕穴安神的作用虽较神门穴弱，但其没有抑制胃肠蠕动的作用。此方具有养心安神的作用，适用于治疗神经衰弱综合征，如失眠、多梦、头昏、心悸等症状。

三、止痛基本方

组成：神门、皮质下、交感。

此方适用于治疗各种痛症，也为针刺麻醉的基本方。如果再配上相应部位的耳穴效果会更好。如治疗偏头痛配颞、肝、胰胆；颈椎疼痛者配颈椎、颈、肾、肝；肾绞痛者配肾、膀胱、腹；胃脘痛者配脾、胃；膝关节疼痛者配膝、肾；伴有风湿性疼痛者配肩至锁骨线（即原来的风湿线）。

四、降压基本方

组成：①角窝上、心、耳背沟。②耳尖、结节轮流放血。

此方主治高血压。肝火上亢型配肝、耳背肝、结节；肝肾阴虚型配肾、交感、肝；阴阳两虚型配心、肾；痰湿壅盛型配脾、三焦。

五、前列腺基本方

组成：艇角、膀胱、肾、肾上腺。

此方主治与前列腺及膀胱有关的疾病，如前列腺炎、前列腺增生、膀胱炎、尿潴留等，久病体虚、膀胱虚寒者加灸关元穴；伴有炎症者配肾上腺、皮质下、内分泌；伴有疼痛者配神门、皮质下。

六、胆道系统基本方

组成：胰胆、肝、脾、胃、十二指肠。

这5个穴又名"胃三角"。顾名思义，这组穴是围绕胃穴周围的一组主治胆道系统的基本方，主治胆囊炎、胆石症、胃炎、胃溃疡等。伴有炎症者配肾上腺、皮质下、内分泌；伴有疼痛者配神门、皮质下、交感。

七、抗疲劳基本方

组成：心、脾、肾上腺。

此方用于抗疲劳，对工作、学习、旅游、精神等因素导致的疲劳均适用。对于精神不振、记忆力不集中，或者是竞技综合征亦适用。如头昏者配枕；四肢乏力者配上肢、下肢；耳鸣者配内耳、外耳；失眠多梦者配神门、皮质下；心慌心悸者配心、小肠。

八、强心基本方

组成：肾上腺、皮质下、热穴（标准穴名：腰骶椎，即位于腰骶椎的中点）、心、肾。

此方主要用于治疗心血管系统疾病，抗心律失常，对心功能不全、心慌、心悸、心动过速、心动过缓均有一定疗效。

九、止痒基本方

组成：对屏尖、心、肾上腺。

此方适用于治疗各种皮肤病，具有祛风止痒之功。在临床运用时需配合相应部位的耳穴。如颜面皮肤瘙痒者配肺、面颊；下肢皮肤瘙痒者配下肢；腹部皮肤瘙痒者配肺、腹。

十、平喘基本方

组成：角窝中、对屏尖、肾、肺。

本方适用于呼吸系统疾病，如咳嗽、喘息之症。痰多者加脾、三焦；有炎症者加肾上腺、内分泌、皮质下。

以上常用耳穴十大基本方是在总结导师临床经验的基础上归纳而来。耳穴基本方就像中药方剂一样，临床中需根据患者实际情况灵活加减。要想准确地掌握好耳穴取穴方法，除掌握上述几个基本方以外，还必须掌握以下几点原则：①按相应部位取穴；②按藏象辨证取穴；③按经络学说取穴；④按现代医学理论取穴；⑤按临床经验取穴。只有在掌握好上述几点取穴原则的基础上，才能准确地把握好耳穴配方，才能获得更好的临床疗效。

[发表于《云南中医药杂志》，1998，19（1）：6-7.]

第九章 丁丽玲

作者简介

丁丽玲，1962年7月生；昆明市中医医院主任医师；全国名老中医管遵惠学术继承人，管氏针灸学术流派第五代主要传承人。

管氏经络辨证理论探析

吾师管遵惠系国家级专家、云南省名中医。导师出身于中医世家，家学渊源，衣钵亲传，幼承庭训，加以才思敏捷，而立之年即著书立说，学验俱丰，博采众长，遵古而不泥古，在继承家学及前人经验基础上，对针灸学经典理论及管氏家传针法，研用颇彰，致力于经络学说研究，创立了管氏经络辨证针灸法的理论，总结其临床运用特点，形成了特色鲜明的管氏针灸流派。现将导师经络辨证理论分析探讨如下。

导师针灸临床擅长经络辨证，系统整理和完善了经络辨证理论，所著《论经络学说的理论及临床运用》一书，为经络辨证奠定了基础。

一、对十二经脉病候的论述分析

导师认为，十二经脉在正常情况下起着运行气血、濡养人体组织器官等作用，而当其受到某种致病因子的侵袭，机体的生理功能发生异常变化时，经络就会通过它所联系的有关部位，反映出各种症状和体征来，在古代文献中叫作"病候"。按十二经脉分经归纳的症候群，称为十二经病候。

它是经络学说的一个组成部分，强调十二经病候在辨证论治中的重要意义。中医临床的最大特色是辨证论治。在具体运用中有阴阳、表里、寒热、虚实的八纲辨证，有《伤寒论》的六经辨证，以及《温病学》的卫气营血和三焦等辨证，这些是历代医家在长期与疾病做斗争的过程中不断总结经验，在原有基础上逐步发展而成的。尽管这些辨证方法的论证方法不同，却有一个共同的特点，就是根据"证"——患者的主诉和医生检查所得的一系列证候和体征——来分析其病因和病机。换句话说，辨证论治的主要依据是症候群。因为十二经病候对疾病的证候做了非常系统、完整和详细的论述。这些疾病与证候的出现是脏腑经络病变的反映。这是古人在长期医疗实践中通过对许多疾病的临床观察并反复验证后的朴素纪实。它的作用不仅在于对复杂证候做了系统归纳，更重要的是，它向人们揭示了一个非常重要的道理——即同时出现的和一个疾病在不同阶段所出现的个别证候和体征之间，具有内在的联系，包括病理上的联系和治疗上的联系。正如导师所强调的，人们只有在认识到证候与证候之间具有联系的前提下，才有可能从这一主导思想出发，根据这些外在证候的启示探索内在的病机，才有可能树立起整体观点，从整体研究和处理疾病，辨证论治也才有其客观的依据。否则，把各个证候和体征都看成是各不相干的、孤立的、没有联系的、偶然的现象，那就根本谈不上辨证论治，而只能指导人们走向头痛医头、脚痛医脚、治标不治本的错误道路。由此可见，"八纲""六经""卫气营血""三焦"等重要的辨证方法——作为中医诊断疾病的有力武器——其基本原理与十二经病候的启示有不可分割的关系。

二、对奇经八脉理论临床意义的理解

奇经八脉（督、任、冲、带、阴跷、阳跷、阴维、阳维脉）是经络系统的重要组成部分。因为奇经八脉将十二经脉中某些性质相近的几条经脉联系起来，主要担任着联系、调节、组合和主宰其经脉组合系统的功能，因此奇经的病候概括了各条奇经所统辖的经脉所主病候的某些合并疾病，就像将十二经脉的病候做了分类归纳。这些给我们一个非常重要的启示——即十二经脉中，某些性质相近的经脉在病理上还存在着内在的、更加密切的有机联系，它指导人们在中医辨证时不仅要看到个别的脏腑和经络的病证，还应联系性质相近或相关的脏腑和经络。因此，奇经的理论不仅补充和完善了中医辨证论治的方法，更重要的是，它指导人们全面地分析、观察病情，更好地体现了中医的整体观点，把中医辨证论治提高到一个更高的阶段。

奇经理论复杂多变，掌握较难。因此，许多医家在这方面的阐述和经验的积累不够系统和丰富，作为经络系统中的重要组成部分，尚有待进一步挖掘和提高。

1. 奇经理论在疾病诊断方面的指导意义　奇经病候，实际上就是各条奇经所统辖的经脉的综合证候。因此，在临床上当几条经脉同时出现病变，表现出多种症状时，奇经病候就可以将其症状加以分类组合，对病因病机进行分析，做出诊断——指出主要是哪几条经脉的病变。这不仅适用于一般的病证，对一些复杂的疑难杂症，提供了一种很好的诊断方法。反过来说，某些奇经疾病也许症状并不复杂，但也提示在考虑病因和分析病机时，必须同时注意某些性质相关的经脉和内脏，避免诊断时的片面性。

这在疾病诊断方面有着非常重要的指导意义。如妇科疾病无论从生理还是病理上，都与奇经之冲、任、带有密切联系。如《素问·上古天真论》说"二七而天癸至，任脉通，太冲脉盛，月事以时下，故有子"。《素问·骨空论》说"任脉为病，女子带下瘕聚"。王叔和《脉经》说："任脉也，动，苦少腹绕脐下引横骨，阴中切痛。""冲脉也，动，苦少腹痛，上抢心，有瘕疝，绝孕，遗矢溺……"徐灵胎说："凡治妇人，先明冲、任之脉。"又说"冲任脉皆起胞中，上循背里，为经络之海。此皆血之所从生，胎之所由系，明于冲任之故，则本源洞悉，而后所生之病，千条万绪，可以知其所从起。"（《医略六书》）刘宗厚说："带下以带为病而得名"。从这些论述可以看出，妇科胎、产、经、带在病机上是非常重视冲、任及带脉的关系，把这些疾病归责于冲、任、带脉脉气失调及其所主病证。这些疾病在病理上又与肝、脾、心、肾及胞宫等脏腑、经脉有密切联系，而这些经脉又受奇经冲、任、带脉所统率和主导，这样任、冲、带脉病的性质就包含了这些脏腑及经脉的综合病变。同时，也把妇科疾病所涉及的有关脏腑、经脉及其病理关系，条理清晰地分析出来。这对疾病的辨证论治是有深刻意义的。

2. 奇经理论在药物治疗方面的临床意义　在治疗上导师对于奇经疾病的处方遣药，主要是应用它所统辖的某些作用相近经脉的方药。如导师分析善补任督二脉亏损的龟鹿二仙胶（鹿角、龟甲、人参、枸杞子，熬成胶，酒化服。鹿得天地之阳气最全，善通督脉；龟得天地之阴气最多，善通任脉；人参补气益阳，枸杞子滋阴填精，故善补任、督脉），其主治范围，多属肝肾阴虚、脾肾阳虚、脾肺两虚之证，如病后虚弱、淋漓漏下、阳痿、遗精、早泄、带下、胎漏、小产等症。从药物归经上看，鹿角入肾、肝，龟甲入肾、肝，人参入脾、肺，枸杞子入肾、肝，该方体现了任督两脉与肝、肾、脾、肺的密切联系和对其的统帅关系。药物对奇经疾病的治疗也存在着相对的特异性，历代不少医家也总结了这方面的经验，如《得配本草》记载入奇经的药物有巴戟天入冲脉，鳖甲行冲脉，龟甲通任脉，续断、龙骨治带脉为病，白果通督脉，虎骨入阴阳二跷脉，桂枝走阳维脉等。因此，对药物归奇经的研究是很有临床价值的，它不仅补充完善奇经理论，充实经络学说内容，同时也论证了奇经理论在药物治疗方面的临床指导意义。奇经理论在药物运用和指导临床实践方面有广阔的研究前景，使我们在辨证论治的原则下，开阔了治疗视野，使药物处方的治疗范围在有原则遵循的前提下，不断补充和扩大。进一步挖掘整理奇经理论，并在此基础上对药物处方深入研究，对丰富和发展中医学理论将大有裨益。

3. 奇经理论在针灸疗法方面的临床意义　针灸疗法在指导理论和辨证方法上与药物治疗相同，但在治疗方法的具体实施上，又与药物治疗各异。针灸疗法的基础在穴位，穴位处方是否得当，关系着针灸疗效的优劣。如奇经八脉中，任督二脉分布有其本脉所属的穴位，但是任督二脉的主治范围又包括了任督二脉所统属的经络的合并病证，因此也就扩大了穴位适应证的范围。例如督脉中的哑门穴有治哑作用，但在古代文献所载的督脉病候中并没有哑病的记载，在阳维脉的病候中却列有"不能言"的病证，而哑门正是阳维与督脉的交会穴，这说明奇经理论是针灸疗法指导理论之一，它指出的某些配穴原则在临床上是行之有效的。在具体的配穴方法上，古代医家亦根据奇经理论做出了范例，如八脉交会穴：冲脉病取公孙，阴维脉病取内关，督脉病取后溪，阳跷脉病取申脉，带脉病取足临泣，阳维脉病取外关，任脉病取列缺，阴跷脉病取照海。八脉交会穴是用十二经脉的腧穴治疗奇经疾患的例子，同时指出了经脉的交会穴在针灸临床中的重要意义。另外，导师还在此基础上结合古代哲学理论推衍出"灵龟八法""飞腾八法"——两种以八脉交会八穴为基础按时开穴的配穴法。这两种配穴法的临床价值已被医疗实践所证实。奇经理论在针灸临床上的指导意义和实用价值是无可置疑的。

三、对十二经别临床意义的见解

经络学说虽然以十二经脉为主体，但还须依靠十二经别及其他交叉纵横的多种联系才能使经络系统对人体起着周密的联络作用。导师从十二经别的具体分布分析其作用和临床价值，对其临床意义有两点看法：

1. 加强了十二经脉的表里属络关系　十二经脉的分布循行，有表经和里经的相互配合，阳经为表，属腑络脏，阴经为里，属脏络腑。十二经别则加强了这种联系。导师认为，在针灸临床上，它是取穴处方的重要指导理论之一，如四总穴中的"头项寻列缺"，肺经受邪发热而取合谷、曲池，脾虚运化失常出现腹胀、泄泻等症状而取用足三里，胃气痛取公孙等，都是以表里属络的理论为依据的。同时它也为藏象学说、脏腑辨证等提供了理论依据。

2. 突出了头面部经脉的重要性　在十二经脉中，循行于头面部的经脉主要是阳经，通过经别的循行分布和"六合"关系，阴经气血也上循于头，再加上奇经，从而使人体中的经气集中于头面及五官部位，故《灵枢·邪气藏府病形》说："十二经脉，三百六十五络，其血气皆上于面而走空窍。"这说明头、面、空窍是经气汇集的重要部位。近年来，针刺方法有许多新发展，如耳针疗法应用于诊断和治疗全身肢体及内脏疾患，并应用于针刺麻醉。另外，面针疗法和鼻针疗法在针刺麻醉方面也取得了一定的成绩。这些都说明面部经脉、腧穴的重要作用，其主治病证有较广的适应范围。其理论依据是经络在头部有错综联系，而经别的循行会合是使经气集中于头面部位的一个因素，这对中医临床各科同样有指导意义，它阐明了藏象学说中的"心开窍于舌""肾开窍于耳""肝开窍于目""肺开窍于鼻""脾开窍于口""其华在唇"等理论依据，进而说明头面疾患与脏腑经脉之间的内在有机联系。

四、经络学说在针灸配穴和针刺手法方面的运用

导师认为，针灸治病和中医其他各科一样，必须根据阴阳、五行、营卫气血等基本理论，运用望、闻、问、切等诊断方法来辨证论治，但在施治方法上，针灸疗法又别具特点。针灸治病直接作用于腧穴，通过经络的传导调整人体的营卫气血和脏腑功能，恢复阴阳动态平衡，以达到治愈疾病的目的。针灸配穴处方的恰当与否，是针灸疗效优劣的关键之一。针灸配穴处方的原则在《内经》中已有论述，如《灵枢·终始》："邪客于经，左盛则右病，右盛则左病。"故有"病在左者取之右，病在右者取之左"的取穴原则。导师通过多年临床实践及研究，推衍出25种配穴法。如刚柔配穴法，也叫夫妻配穴法，即天干有阴阳的分别，以阳为夫，以阴为妻，按十干相合与其所代表的经穴相配的一种配穴法。例如取胆经穴治脾经病。一患者腹胀食少，身重体困，面目发黄，皮肤发痒，口渴口苦，发热便溏，小便不利，色赤，脉濡数，苔黄而腻。辨证为湿热蕴脾，按夫妻配穴法，甲己相合，故可取胆经日月、阳辅穴治疗。

在针灸临床上，纵虽辨证正确，配穴恰当，但如手法不当，仍不能获得预期疗效，有时甚至会适得其反，"烧山火""透天凉"手法即在经络理

论指导下调气实施。如行降阴法或升阳法及慢提紧按或紧提慢按，目的在于调气之深浅；捻转手法、行九阳数或六阴数及震刮术，目的均在于行气、催气；随而济之或迎而夺之，在于调气，控制经气传导的走向；随呼吸进出针，意在配合和控制经气的顺逆；出针后揉按针孔，意在存气或泻气。

总之，导师强调针灸配穴处方和针刺手法，是针灸临床上两个关键问题，即在辨证的基础上配穴处方，施行一定的手法，获取预期的针感，才能达到治疗目的。运用经络辨证要有整体观念，必须注意经脉、脏腑与人体各个组织器官的相互联系和相互影响的规律，要全面深入地了解疾病的发展和分析证候的演变过程。经络辨证除了指出经脉脏腑所属的病证外，还应分析其寒、热、虚、实的证候属性，以及经络、脏腑、气血、阴阳的偏盛偏衰，这就必须同时运用八纲、气血等辨证方法，才能在临床上更加全面细致地认识和治疗疾病，这样才能体现出辨证论治的完整性和系统性。

[发表于《云南中医学院学报》，2014，37（6）：74-76.]

"管氏培元九宫"针法治疗功能性阳痿临床观察

阳痿是指正常育龄期男性阴茎持续不能达到或维持足够的勃起以完成满意的性生活，病程在3个月以上，又称勃起功能障碍（ED）。中医学描述为痿而不举，举而不坚，坚而不久，主要由于虚损、惊恐或湿热等原因，使宗筋失养而弛纵，引起阴茎痿弱不起，临房举而不坚。阳痿有功能性和器质性之分，功能性阳痿主要由精神心理因素引起神经系统的生理发生变化所致，排除器质性损害、神经性、血管性、内分泌性、药物因素、外伤等引起。功能性阳痿不仅给患者带来痛苦，严重者还会造成家庭、社会问题。研究显示针灸对功能性阳痿有较好的疗效。管遵惠教授为全国第二批老中医药专家，全国第二批、第三批老中医药专家学术经验继承工作指导老师，国家中医药管理局全国名老中医药专家传承工作室专家，全国中医学术流派传承工作室管氏特殊针法学术流派传承工作室指导专家。笔者运用管遵惠教授经验"管氏培元九宫"针法治疗功能性阳痿取得良好疗效，现报道如下。

一、资料

1. 一般资料　60 例病例均为 2013 年 1 月至 2017 年 12 月云南省昆明市中医医院针灸科门诊收治的功能性阳痿患者，按随机数字表法分为治疗组和对照组，每组 30 例。两组一般资料比较差异无统计学意义（$P > 0.05$）。详见表 2 - 9 - 1。本研究方案经昆明市中医医院伦理委员会批准。

表 2 - 9 - 1　两组功能性阳痿患者一般资料比较

组别	例数	年龄	病程	程度分级（例）		
		($\bar{x} \pm s$, 岁)	($\bar{x} \pm s$, 月)	轻度	中度	重度
治疗组	30	35 ± 7	44.5 ± 7.4	15	11	4
对照组	30	36 ± 6	47.3 ± 6.5	18	8	4

2. 诊断标准

（1）西医诊断标准。依据《男子勃起功能障碍诊治指南》和国际勃起功能指数（IIEF-5）有关标准制定：青中年男性，在性生活时阴茎不能勃起或勃而不坚，不能进行正常性生活，病程≥3 个月，且排除器质性损害、神经性、血管性、内分泌性、药物因素、外伤等引起，方能临床诊断为功能性阳痿。根据 IIEF-5 评分进行程度分级，评分 12 ~ 21 分为轻度功能性阳痿，8 ~ 11 分为中度功能性阳痿，5 ~ 7 分诊断为重度功能性阳痿。辅助以阴茎勃起硬度等级评定标准：Ⅰ级，阴茎体积增大，硬度差；Ⅱ级，较硬，但不能插入阴道；Ⅲ级，能够插入阴道，但不完全坚硬；Ⅳ级，完全坚硬勃起。

（2）中医诊断标准。符合《中医病证诊断疗效标准》中阳痿的诊断标准：阳事不举，举而不坚，滑精，早泄，腰膝酸软，神疲乏力，气短懒言，面色无华，精神萎靡，性欲淡漠，小便频数清长，舌淡胖，苔白，脉沉细无力。具备主症及次症两项以上即可诊断。

3. 纳入标准　符合功能性阳痿西医诊断标准和中医证候诊断标准；年龄在 20 ~ 55 岁之间男性；病程≥6 个月，治疗前 2 周停用其他治疗 ED 的方法或药物；无心、肺、肝、肾功能障碍等严重并发症；夜间睡眠阴茎勃起试验结果正常；知情同意者。

4. 排除标准　有明显的器质性损害；由神经性、血管性、内分泌性、药物因素、外伤等引起；年龄≥56 岁；合并心脑、肝肾及造血系统等严重原发病；精神病患者；因各种原因无法做出临床疗效和安全性判断者；阴茎假体植入者；无固定性伴侣的 ED 患者；配偶患有严重疾病不能配合者；高中以下文化程度，对本研究评价量表存在异议者。

二、方法

1. 治疗组   采用"管氏培元九宫"法治疗。"管氏培元九宫"穴组成为气海、关元、中极、大巨、胞门、子户、子宫穴，具体为乾宫（气海）、中宫（关元）、坤宫（中极）、巽宫（大巨）、兑宫（大巨）、坎宫（胞门）、离宫（子户）、艮宫（子宫）、震宫（子宫）。先针中宫，次针乾宫，再针坤宫。然后依次取坎宫（脐下 3 寸，旁开 2 寸，左为胞门）、离宫（脐下 3 寸，旁开 2 寸，右为子户）、巽宫、兑宫、艮宫、震宫。获得针感后，行捻转补泻手法，九宫穴的行针顺序与次数按"洛书九宫数"施行，即"戴九履一，左三右七，二四为肩，六八为足，而五居中"。针刺前嘱患者排空小便，针刺关元、中极时，针尖向下斜刺，使针感放射至阴茎头部，针刺大巨时使针感传至睾丸部，针刺子宫穴时，针尖向前列腺体方向进针，使针感放散至阴茎部。10 次为 1 个疗程，共治疗 6 个疗程（2 个月）。

2. 对照组   口服复方玄驹胶囊（0.42g × 54 粒/盒，国药准字 Z20060462，浙江施强药业有限公司），每次 3 粒，每日 3 次，连续治疗 2 个月。建议两组患者疗程中每月行性生活 3 ~ 5 次。

三、疗效观察

1. 观察指标   治疗前后由患者填写 IIEF-5 问卷表。

2. 疗效标准   临床治愈：IIEF-5 评分 >22 分；显效：治疗后评分增加 50% 以上；有效：IIEF-5 评分增加 25% ~ 50%；无效：IIEF-5 评分增加 <25%。总有效率 =［（治愈例数 + 显效例数 + 有效例数）/总例数］× 100%。

3. 统计学方法   应用 SPSS23.0 软件对全部资料进行统计学处理，计量资料以均数 ± 标准差（$\bar{x} \pm s$）表示，采用 t 检验；计数资料以例表示，用 x^2 检验。以 $P < 0.05$ 表示差异具有统计学意义。

4. 治疗结果

（1）临床疗效比较。治疗组总有效率为 80.0%，对照组为 70.0%，两组比较差异具有统计学意义（$P < 0.05$）。说明针刺治疗功能性阳痿临床疗效满意。详见表 2 - 9 - 2。

表 2 - 9 - 2　两组功能性阳痿患者治疗后临床疗效比较

组别	例数	治愈（例）	显效（例）	好转（例）	无效（例）	总有效率（%）
针刺组	30	0	10	14	6	80.00▲
对照组	30	0	8	13	9	70.00

注：与对照组比较，▲$P < 0.05$。

（2）两组病例治疗后 IIEF-5 评分比较。两组治疗前 IIEF-5 评分比较差异无统计学意义（$P > 0.05$），具有可比性。治疗后治疗组 IIEF-5 评分高于同组治疗前和对照组治疗后，差异有统计学意义（$P < 0.05$），表明治疗组疗效优于对照组。详见表 2 - 9 - 3。

表 2 - 9 - 3　两组功能性阳痿患者治疗前后 IIEF-5 评分比较（分，$\bar{x} \pm s$）

组别	例数	治疗前评分	治疗后评分
针刺组	30	10.19 ± 3.33	12.62 ± 4.84△▲
对照组	30	9.56 ± 2.87	10.25 ± 4.14

注：与治疗前相比，△$P < 0.05$；与对照组治疗后比较，▲$P < 0.05$。

四、讨论

功能性阳痿是男性学的一种常见病。阳痿证最早记载于《内经》，《素问·痿论》曰："思想无穷，所愿不得，意淫于外，入房太甚，宗筋弛纵，发为筋痿。"《灵枢·经脉》云："足厥阴之筋病，阴器不用，伤于内则不起。"《景岳全书·阳痿》说："火衰者十居八九，火盛者，仅有之耳。"认为阳痿以肾阳虚为多见，以补肾壮阳为大法。说明肾阳在阳痿病中起关键作用。中医认为肾阳为一身阳气之根，古代医家称为"真火""真阳"，有促进机体的温煦、运动、兴奋等功能，而肾藏于腰内，位在下焦，主生殖。若肾阳虚，则生殖功能、性功能减弱或早衰，出现阴部清冷、阳事不举、精薄清冷、精神萎靡、畏寒肢冷等症状。无火者宜温，治疗之法当温补肾阳，采用"管氏培元九宫穴"，有培下元、助气化、温精宫之功。

维持阴茎勃起和增加勃起硬度在改善性生活中的作用哪个更加重要，一直存在争议。研究发现针灸对功能性 ED 有较好的疗效，IIEF-5 评分有明显提高。本方案与该研究结果显示一致。针刺"管氏培元九宫穴"之所以能对治疗阳痿起效，一是"管氏培元九宫穴"的气海、关元、中极、大巨、胞门、子户、子宫等穴靠近生殖神经，与勃起中枢、射精中枢为同神经阶段，针刺有助于调整上述中枢与神经系统，达到治疗目的；二是"洛书九宫数"针法针感较强。《内经》指出："为刺之要，气至而有效。"气至病所是针刺起效的关键所在。采用"洛书九宫数"针法针刺关元、中极时，针尖向下斜刺，可使针感放射于阴茎头部；针刺大巨时，可使针感传于睾丸部；针刺子宫穴时，针尖向前列腺体方向进针，可使针感放散于阴茎部。针刺上述穴位有可能调节促性腺激素水平，加之针感可以到达睾丸部，或可使睾丸激素分泌加强，此乃取效的关键。

[发表于《上海针灸杂志》，2020，39（3）：348-350.]

第十章 黄开云

作者简介

黄开云，1965 年 12 月生；昭通市中医医院主任医师；全国名老中医管遵惠学术继承人，管氏针灸学术流派第五代主要传承人。

管氏针法治疗面瘫 17 例

吾师管遵惠主任医师，云南省名中医，幼承庭训，尽得管氏针灸之精髓。笔者运用管氏针法治疗面瘫 17 例，取得一定疗效，现报道如下。

一、临床资料

1. 一般资料 17 例患者均为 2005 年 12 月至 2006 年 9 月在昭通市中医院康复中心治疗的面瘫患者，1 例为住院患者，其余为门诊患者。Ⅰ型 4 例，Ⅱ型 4 例，Ⅲ型 5 例，Ⅳ型 2 例，Ⅴ型 2 例。

2. 分型　Ⅰ型：起病突然，部分患者于发病前数天，在耳郭后及患侧头面部有轻度疼痛；Ⅱ型：不能做鼓腮、吹哨动作；Ⅲ型：因面颊肌麻痹，食物易滞留于患侧齿颊间；Ⅳ型：患侧鼻唇沟平坦变浅，口角下垂，口涎外流；Ⅴ型：泪液外溢，额纹消失，不能皱额，眼裂扩大。

二、治疗方法

1. 取穴　双侧取穴，主穴取双太阳、双地仓、双下关、双迎香；辅穴取人中、承浆，患侧阳白、四白。

2. 针刺手法　太阳、下关、迎香为双手进针，余穴为单手进针，轻针浅刺，顺施手法，圆柔和缓，补泻在手。每天1次。10次为1个疗程，治疗2~3个疗程后统计疗效。

三、疗效标准与治疗结果

1. 疗效标准　痊愈：鼓腮、吹哨动作正常，双侧鼻唇沟、额纹正常，闭眼对称，说话、嬉笑无异常；缓解：鼓腮、吹哨动作正常，额纹恢复不完全或鼻唇沟恢复不对称；无效：鼓腮透气，口哨不响，口眼㖞斜。

2. 治疗结果　痊愈8例（Ⅰ型4例、Ⅱ型3例、Ⅲ型1例）；缓解6例（Ⅱ型1例、Ⅲ型3例、Ⅳ型1例、Ⅴ型1例）；无效3例（Ⅲ型1例、Ⅳ型1例、Ⅴ型1例）；总有效率82.4%。

四、讨论

面神经麻痹是指面神经在进入面神经管到乳突孔之前发生非特异性炎症，从而引起面神经功能丧失。

本病属中医"面瘫"范畴，病因病机是由正气不足，脉络空虚，卫外不固，内邪乘虚入中脉络，气血痹阻而致。管老在针治面瘫时取穴重阴阳，调平衡，无论是面瘫初起，还是中、后期及后遗症，均取双侧穴位。以循经辨证为纲，如手阳明经地仓穴、下关穴、颊车穴，手太阳经颧髎穴，手少阳经翳风穴等进行局部取穴；以十二经病候为纬，如手阳明经病候突出则取合谷或足三里，手少阳经病候突出则取中渚或下关，注重整体调节，平衡气血阴阳是治疗的关键。人体是对称体，面部经络也是对称分布的，蕴含阴阳平衡之理，针刺同名经络或穴位就能疏调该经络的经气，改善其功能，促进局部病灶的恢复，达到借健侧以补患侧，疗效倍于单侧取穴的功效，双地仓尤能避免"倒借现象"的发生。

管老针刺面瘫均让患者取坐位，管老正坐于对面，双手进针（地仓穴采用拿捏进针），轻针浅刺，顺施手法。管老特别强调针身必须与取穴的局部平面垂直，做到针立（针）身正，不偏不倚，进针手法和缓，针感柔，补泻由心，应之在手，壮阳祛寒数九，养阴润燥数六，或一度，或二三度，总以凤凰理羽收功，达阴阳冲和。力拒面部针穴过多，手法过强，针感过重，刺激过量，导致后遗症较重而不能痊愈。

[发表于《云南中医药杂志》，2007，28（2）：31－32.]

温针灸治疗重症腰椎间盘突出症28例临床研究

非手术疗法治疗腰椎间盘突出症（简称腰突症）可以取得70%的近期治愈率。但纤维环完全破裂，髓核突出，进入椎管内，导致症状较重，其临床疗效多不理想。笔者把这一类型定义为重症腰椎间盘突出症，采用温针灸治疗了28例，现总结报告如下：

一、临床资料

1. 一般资料　56例均为2005年1月至2007年1月收住我科的非中央型重症腰突症，全部经昭通市第一人民医院或外地医院MRI确诊。其中男49例，女7例；年龄32~49岁，平均37.7岁；第二次发病14例，第三次发病27例，第四次发病11例，第五次发病4例；病程最短4个月，最长2.8年；髓核突出在L_4/L_5侧隐窝34例，在L_5/S_1侧隐窝22例。将56例重症腰椎间盘突出症的住院患者随机分为两组，单月患者属治疗组，双月患者属对照组，治疗组和对照组各28例。

2. 诊断标准　①参考胡有谷所著《腰椎间盘突出症》诊断标准，患者主要表现出腰痛伴患侧下肢小腿肌肉萎缩，肌力减退，行走乏力，着力不稳，痛、温、触觉均有一定程度的减弱。②经MRI影像学检查：椎间盘及髓核突出到椎管内，排除结核、肿瘤等。③病史较长，有反复发作或治疗不规范者，因腰部用力不当、喷嚏、用力咳嗽及劳累等因素造成再发。

二、治疗方法

1. **针刺治疗**　①脊椎九宫穴针刺法：以突出的椎间盘所在椎间隙正中为中宫，上一椎间隙为乾宫，下一椎间隙为坤宫，夹乾、中、坤宫左右旁开 1.5～1.8 寸，依次取巽、兑、坎、离、艮、震六宫。乾、中、坤宫用 1.5 寸针灸针，按中、乾、坤顺序直刺 1.2～1.4 寸，针尖达棘间韧带中下层，巽、兑、坎、离、艮、震六宫以 2.5～3 寸针灸针直刺 2.2～2.6 寸，针尖达所在横突。按"洛书九宫数"行震颤补法。②取患肢足阳明胃经的髀关、梁丘、足三里、下巨虚、解溪、陷谷、内庭，以 1～3 寸针灸针按随经循行（从头走足方向）方向依次垂直进针为补法，其中足三里、下巨虚适当深刺，跖趾关节掌屈功能差者重刺三阴交穴，背屈功能差者浅刺八风穴。

2. **温针灸法**　采用苏州市东方艾绒厂生产的清艾条（25g），用刀圆切成 2cm 长，再用针灸针从艾条正中直穿而过，艾条两端须保留针孔，垂直插于针柄上。温针灸九宫穴时，病变在 L_4/L_5 灸坎、离、中宫；病变在 L_5/S_1 灸艮、震、坤宫；温针灸阳明经时，灸足三里、下巨虚、阿是穴。用 95% 酒精点燃艾条，从艾条上端点燃，这是温针灸的要点。

3. **电针治疗**　椎间盘右后突者，坎、离宫和震、兑宫配对；椎间盘左后突者，坎、离宫和艮、巽宫配对；阳明经取穴时髀关、足三里配对，下巨虚、解溪配对。每次治疗 20～25 分钟。

4. **推拿治疗**　于患者腰部夹脊穴行指按揉及分筋、理筋强壮手法，患肢行石家庄民间老中医李默林氏传授的四肢麻木点穴术。下肢取穴：昆仑、太溪、承山、委中、殷门、承扶。按顺序点穴，每次推拿 15 分钟，不做斜扳及整复手法。

5. **疗程**　温针灸、电针及推拿均 10 次为 1 个疗程，每疗程间间隔 3 天。

6. **测量方法**　医护人员各一名，分别在患者入院时测量一次，前期治疗结束时测量一次，后期治疗结束时测量一次。测量点：大腿选髌骨上缘 10cm，小腿选髌骨下缘 10cm 处。测量时按顺序测量 3 次，取每部位的平均数。

三、疗效分析

1. **疗效标准**　显效：腰痛及下肢痛症状完全消失，直腿抬高试验、挺腹试验及股神经牵拉试验均为（－）。患肢肌肉经测量与健侧比较≤5mm，患肢跗趾掌屈和背屈功能与健侧基本一致。有效：腰痛及下肢痛症状完全消失，直腿抬高试验、挺腹试验及股神经牵拉试验均为（－）。患肢肌肉经测量与健侧比较≤10mm，患肢跗趾掌屈和背屈功能与健侧有差距。无效：腰痛及下肢痛症状不完全消失，直腿抬高试验、挺腹试验及股神经牵拉试验均为（＋），患肢肌肉的萎缩无明显改善，患肢跗趾掌屈和背屈改善不明显。

2. 治疗结果及回访　两组临床疗效比较，见表2－10－1。

表2－10－1　两组重症腰椎间盘突出症患者临床疗效比较

分组	例数	显效（例）	有效（例）	无效（例）	总有效率（%）
治疗组	28	6	14	8	71.4%
对照组	28	3	12	13	53.6%

注：$x^2 = 1.1950$，$P < 0.05$。

3. 回访　随访6～18个月，平均9个月。两组的显效患者未复发，治疗组有效患者6例复发，对照组有效患者3例复发。

四、典型病例

阮某某，男，40岁，教师，于2006年6月2日"因腰痛放射至左下肢疼痛麻木8年余，伴左足轻度下垂4个月"以"腰突症"收住我科。患者8年前因教学工作劳累，致腰部疼痛并放射至左下肢小腿外侧，每因天气寒冷或劳累后症状加重，曾于外院住院治疗病情缓解。2002年在昭通市第一人民医院行"腰突症的经皮穿刺切吸术"，症状明显好转。2004年无明显诱因再发，自购药物口服，未到医院就诊。2005年12月因情绪焦虑和生活无规律致腰部剧烈疼痛并放射至左下肢跗趾关节，行走困难，至昭阳区中医院住院行针灸理疗，住院过程中患肢跗趾关节出现麻木，痛、温、触觉降低，病情稍缓解患者即自动出院，上岗教学。2个月后患者自觉左下肢行走乏力，着力不稳，呈加重趋势，故入我院治疗。入院时症见：腰部疼痛，左下肢膝以下疼痛麻木尤甚，左踝关节活动无力，轻度足下垂，行走困难，夜寐不温，纳可眠差，舌质淡夹青紫，苔薄白，脉沉迟。CT示：L_3/L_4、L_4/L_5椎间盘膨出，L_5/S_1椎间盘脱出，后纵韧带钙化。

昭通市人民医院 MRI 示：腰椎骨质增生，L_4/L_5、L_5/S_1 椎间盘退变，伴 L_5/S_1 椎间盘左后下方似挤牙膏状脱出 0.5cm，其下缘髓核组织进入左侧侧隐窝，左侧椎间孔及侧隐窝狭窄，专科检查 L_4/L_5 椎间椎旁压痛，左下肢直抬 55°（+），加强试验（+），余（-）。测量：左大腿 4.85cm、右小腿 3.5cm；左大腿 4.85cm、左小腿 3.3cm。中医诊断：腰腿痛。辨证属督脉气虚，经络痹阻，气血瘀滞。西医诊断：腰突症（重症）。前期治疗按针刺脊椎九宫穴，温针灸坤、艮、震三宫，辅以腰部强壮手法及李默林氏"四肢麻木点穴术"。治疗两个疗程后患者腰痛完全消失，膝以下麻木缓解。第二个疗程结束时患肢跖趾关节掌屈、背屈功能明显改善，着力稳定，行走有力，夜寐足温。测量：左大腿 4.85cm、左小腿 3.4cm。综合分析：前期治疗已取得预期效果，可进行后期治疗。即针刺足阳明胃经穴，温针灸足三里、下巨虚、阿是穴（平绝骨穴，在足阳明经上）。第三个疗程结束时，患者行走正常，患肢跖趾关节掌屈、背屈功能与健侧相比基本一致。测量：左大腿 4.85cm、左小腿 3.45cm。经昆明市人民医院腰骶椎 MRI 复查示：与原片相比，突出到椎管内的椎间盘及髓核稍缩小，椎间孔及侧隐窝狭窄明显改善。现病情已达显效。嘱患者服用中成药金匮肾气丸 3 个月，温补督脉经气，同时进行如游泳、骑自行车及飞雁功等康复锻炼。经回访 8 个月患者已基本康复。

五、讨论

腰椎间盘突出症是腰腿痛的常见病因之一，陶甫将突出椎间盘分为 3 型，即成熟型（纤维环完全破裂，连同髓核一并膨出，占 59%）、幼弱型（占 22%）、中间型（占 19%）。对于幼弱型、中间型的非手术疗法屡有报道。而重症腰椎间盘突出症，有条件的到省级医院做手术治疗获得良效，但花费较多，仍有一部分患者因得不到手术治疗而丧失生活能力。探索有效、经济的非手术疗法仍有必要。

腰突症是现代医学疾病名称，中医学无此病名，但从本病的病因、病理、临床症状及影像学检查，可将其归属于中医的督脉病。《难经·二十九难》云："尺寸俱浮，直上直下，此为督脉，腰脊强痛，不得俯仰……脉来中央浮直，上下动者，督脉也。动苦腰背膝寒。"脊椎九宫穴是辨病辨证的取穴方法，其治疗腰突症的功效肯定，管遵惠教授多有论述。温针灸由于燃烧艾绒的热辐射作用，加以针体的热传导作用，使针体较长时间保持温度升高。

从中医针灸学辨证归经的角度分析，腰突症当属督脉病损，气机痹阻，而重症腰突症是督脉经气受损未能复原，又再发或多次受损造成督脉气亏、瘀血闭阻之证。黄锦芳等认为腰椎间盘突出症的治疗效果与突出部位的病理改变有关，而较严重的突出破裂型，神经根粘连，骨性狭窄主要分布在瘀阻偏重和寒凝偏重两型；神经根水肿，软性狭窄主要分布在湿滞偏重型。治疗前期以温针灸脊椎九宫穴为主，辅以患肢的环跳、秩边、阳陵泉、委中、承山等穴，达到温阳通督、活血祛瘀、启闭通络之功；后期以"治痿独取阳明"温针灸足三里、下巨虚达到补气养血、生肌强筋之功，配合推拿的强壮手法及特殊点穴治疗增强疗效。重症腰突症不适宜做大幅度牵引、重度推拿、斜扳整复等还纳治疗。辨证论治是中医的特色，也是获得良好疗效的保证。针灸治疗疑难杂症重在辨病辨证，辨病则病理清，定位准，针至病所；辨证则统摄整体，病机合拍，治则周详。针刺治疗量、温针灸的程度及前后期疗程的设定都决定着本病疗效的高低。关于本法的现代作用机理，何兴伟等认为可能针灸治疗改善了椎间盘突出病灶局部微循环，促进局部炎性水肿消除，进而解除了神经根受压的状态；另外，针灸治疗抑制了椎间盘突出所致的蛋白多糖和组胺等化学物质的释放，进而促进化学性神经根炎症改善或消除。从临床观察结果来看，温针灸治疗重症腰突症疗效显著，复发率降低，且具有安全、价廉、易于操作等优点，可供临床应用。

［发表于《针灸临床杂志》，2008，24（2）：28－31.］

第十一章 郭翠萍

作者简介

郭翠萍，1965 年 10 月生；昆明市中医医院主任医师；全国名老中医管遵惠学术继承人，管氏针灸学术流派第五代主要传承人。

管氏舌针治疗中风失语56例

中风性失语是比较复杂的病证之一，是脑血管意外并发的主要症状之一，临床上治疗颇感棘手。国家级中医专家、云南省名中医管遵惠主任医师在继承前人经验的基础上，发展和完善了舌针理论和舌针疗法。笔者在近年工作中收集了我科运用管氏舌针疗法治疗中风失语56例，取得满意疗效，现报告如下。

一、临床资料

本组患者均系我科门诊及住院患者，共56例，根据CT并参照《实用中西医结合神经病学》确诊。56例中，男34例，女22例；年龄最小35岁，最大85岁，平均57.6岁；病程最短2天，最长两年半。按中医辨证分为5型，患者除了共有症状失语、一侧或双侧肢体活动不利外，肝阳暴亢型（10例），伴头昏、烦躁易怒、面红目赤；风痰阻络型（12例），伴痰多、口吐白泡沫痰、胸脘痞闷等症；痰热腑实型（5例），伴痰多、胸腹胀满、大便干结等症；气虚血瘀型（14例），伴四肢乏力、面色苍白等症；阴虚风动型（15例），伴头晕、动则汗出、口干不思饮等症。

二、治疗方法

主穴（舌针）：心穴（位于舌面尖部，顶尖后5分，单穴）、肝穴（位于舌面后1/3处，边缘向内5分处，2个穴）、脾穴（位于舌面中央处左右旁开4分处，2个穴）、肾穴（位于舌面中央后3分、外开4分处，2个穴）、聚泉（位于舌面中央处）；金津、玉液、中矩（舌上举，舌根底与牙齿龈交界处）。

配穴：根据辨证与循经配穴，肝阳暴亢型配肩髃、臑会、曲池、外关、合谷、髀关、足三里、三阴交、太冲；风痰阻络型配风池、肩髃、臑俞、曲池、外关、髀关、足三里、丰隆、解溪；痰热腑实型配大椎、肩髃、曲池、支沟、合谷、风市、梁丘、丰隆、太冲；气虚血瘀型配肩前、手三里、孔最、太渊、髀关、血海、足三里、三阴交、太溪；阴虚风动型配肩贞、少海、支正、后溪、髀关、伏兔、阴陵泉、三阴交、太溪、太冲。

治疗方法：舌针每次取 3 ~ 4 个穴，交替使用，针前用过氧化氢或 1：5000 高锰酸钾液漱口。请患者自然伸舌于口外，如针舌底穴位，请患者将舌卷起，舌尖抵住上齿门，将舌体固定，亦可由医者以左手垫无菌纱布，固定舌体于口外。对虚证患者选 0.30mm × 40mm 毫针，在选定的穴位上，拇指向前小幅度捻转 3 ~ 9 次，稍停为一度补法，一般根据病情行三度或九度手法，不留针，进针 1.2 ~ 2.5mm，勿令太深。对实证患者选用 0.35mm × 40mm 毫针，在选定的穴位上进针 2.5 ~ 5mm，拇指向后大幅度捻转 6 次，稍停为一度泻法，一般行四度或六度手法，不留针。配穴每次选用 5 ~ 6 个穴，按常规消毒进针，虚证用补法，实证用泻法。每日 1 次，10 次为 1 个疗程，疗程间休息 2 天，进行下个疗程。

三、治疗效果

根据《中医病证诊断疗效标准》拟定。治愈：语言表达正常，生活能自理，患肢肌力达 Ⅳ ~ Ⅴ 级；显效：交谈有一定困难，借表情动作表达语言，较流利，生活能大部分自理，患肢肌力达 Ⅲ ~ Ⅳ 级；有效：可简单对话，但复述困难，患肢肌力提高 1 级；无效：言语功能未恢复，偏瘫等症无改善。

治疗结果：经治疗 2 ~ 5 个疗程后进行评定，治愈 34 例，显效 11 例，有效 8 例，无效 3 例，总有效率 94.6%。本组患者最少治疗 9 次，最多治疗 55 次，平均 38 次。

四、体会

中风失语症，古人称"风痱""喑痱"，以中老年人多见，多由患者平素心、肝、肾、脾等脏腑阴阳失调，产生风、痰、火、气、血一系列病理变化所致，病因病机比较复杂，临床上治疗比较棘手。导师在长期工作中根据中风失语症的特点，运用舌针，配合辨证及循经取穴，体现中医整体观念、远近结合、标本兼治的思路，调整脏腑阴阳气血，疏利气机，故取得良好的临床疗效。

舌针疗法如同耳针、头针疗法一样，已成为针灸学的一个分支。舌上有丰富的血管、淋巴和神经分布，与脏腑密切联系，故舌作为一个全息体，亦是整个机体的局部缩影。舌诊是中医学望诊的主要部分，几乎所有病证都可不同程度地反映于舌上。随着舌针疗法在临床上的广泛运用，舌针疗法将成为中医疗法不可缺少的一个独立学科。

言语是后天习得，不用则退。本组患者在治疗中未经正规语言训练，但医疗人员及家属为患者积极创造语言环境，鼓励或教其说话、数数、阅读，起到了巩固针刺疗效的作用。目前语言训练尚未普及，失语症患者常因表达和理解的缺陷，不愿与人交流，这种不良心理状态容易导致言语障碍的恶性循环。舌针为主的针刺治疗不仅针对病因治疗，亦能明显改善与语言相关的症状及肢体功能，为语言恢复创造有利条件，同时亦为患者树立了康复信心，积极动口动脑，可加快语言功能的康复。

[发表在《中国针灸》，2008，28（2）：127.]

管氏舌针为主治疗小儿脑性瘫痪经验

小儿脑性瘫痪（以下简称"脑瘫"）是指出生前到出生后一个月内发育期非进行性脑损伤导致的综合征。临床主要表现为中枢性运动功能障碍和姿势异常，可伴有智力低下、惊厥、行为异常、语言障碍等。国家级名老中医管遵惠主任医师在继承前人经验的基础上发展并完善了舌针理论和舌针疗法。简介如下。

一、早期诊断，及时治疗

导师强调早期诊断以辨证论治为主，也倡导辨证与辨病相互结合。婴儿期内出现中枢性瘫痪，治疗以舌针疗法为主。主穴：心穴、脾穴、肝穴、肾穴、中矩、舌柱、金津、玉液。配合头针，取穴益脑十六穴（禁忌：囟门闭合不良）。病情为非进行性者，以舌针疗法为主，配合益脑十六穴。①囟门前三针：前发际上1寸，水平旁开1.5寸，计三穴；向前平刺0.5~0.8寸。②枕骨后三针：后发际2寸、脑户下0.5寸，水平旁开1.5寸，计三穴；向下平刺0.5~0.8寸。③头颞左三针：头左侧，角孙穴上2寸，水平旁开1.5寸，计三穴；向下平刺0.5~0.8寸。④头颞右三针：头右侧角孙穴上2寸，水平旁开1.5寸，计三穴；向下平刺0.5~0.8寸。⑤巅顶四神针：百会穴前后左右各1.5寸，计四穴；向百会方向平刺

0.5~0.8寸。以上十六穴，可根据脑瘫部位选择取穴，亦可全部取穴。运动功能障碍和姿势异常，或伴有智力低下、惊厥、行为异常、流涎、语言障碍等精神神经障碍，以舌针疗法为主，辨证配合益脑十六穴及体针治疗。上肢瘫痪取穴：肩、曲池、支沟、合谷、后溪、八邪、少海、支正、劳宫；下肢瘫取穴：伏兔、风市、阴市、阳陵泉、绝骨、太冲、足三里、三阴交、解溪、跟腱；智能低下、语言障碍取穴：哑门、风府、风池、翳明、天容、人中、承浆、廉泉。

二、临床分型，区别治疗

根据疾病的症状、体征、病变损害的部位情况分为4型。①痉挛型：主要体征为肌张力增高，腱反射亢进，肢体痉挛，巴宾斯基征阳性，有踝震挛，肘、腕及手指屈曲，双下肢足尖着地，伴内收痉挛，呈剪刀步态和马蹄内翻足。采用泻法：选用28号1寸或1.5寸针灸毫针，进针1~2分，拇指向后大弧度捻转6次，稍停，为一度泻法，一般行二度或四度手法，不留针。舌底穴位中矩、舌柱、金津、玉液进针要深，针刺泻法个别穴位可能会出血。②手足徐动型：主要体征为不自主、无目的手足徐动或舞蹈动作，或动作过多，多动不宁，精神紧张时加重，伴有语言障碍或吞咽困难，智力发育迟缓。采用补法：选用30号1寸或1.5寸针灸毫针，在选定的穴位上，拇指向前小弧度捻转3~9次，稍停，为一度补法。一般行一度或三度手法，不留针，捻转时进针0.5~1分许，勿令太深，一般不会出血。③共济失调型：主要体征为步态不稳，动作不灵活，轮替运动失常，指鼻试验障碍，辨距不良，肌张力低下。采用补法为主，配合头针平衡区。④混合型：上述2型或3型并存；或伴有癫痫，智能低下，视、听力障碍等其他精神神经障碍。治疗以辨证论治为主，采用泻法或者补法。导师认为儿童为稚阴稚阳之体，多采用平补平泻手法。

三、善用验穴，提高疗效

舌为心之苗，又为脾之外候。《灵枢·脉度》云："心气通于舌，心和则舌能知五味矣。"心为五脏六腑之大主，脾是"后天之本"，故《灵枢·邪气藏府病形》曰："十二经脉，三百六十五络，其血气皆上面而走空窍……其浊气出于胃，走唇舌而味。"从生理上说，脏腑精气必荣于舌；

以病理而言，脏腑气血病变亦反映于舌，基于舌与全身脏腑器官的整体联系，故舌针具有醒脑益智、通关开窍、补益心脾、调和气血之功。导师在继承前人经验的基础上发展并完善了舌针理论和舌针疗法，整理了24个基础舌穴的定位、配穴方法、针刺方法等。导师认为脑为元神之府，头为诸阳之会。益脑十六穴通调督脉，振奋诸阳经气，起到充实髓海、健脑益智之效。兼以经络辨证，循经取穴，疏经通络，濡养经筋，调补肝肾，强筋壮骨。诸法合用，相辅相成，相得益彰，故能获得较好的临床疗效。国家名老中医管遵惠主任医师在家学的基础上，根据小儿脑瘫的特点，运用舌针，配合头针、体针辨证治疗，体现了中医的整体观念、远近结合、标本兼治的特点。

四、临床验证

本科近年来以管氏舌针为主，配合头针、体针治疗小儿脑瘫150例，其中男77例，女73例；年龄1～3岁60例，3～6岁62例，6～16岁28例。家长诉有较明确诱因者：围生期窒息时间过长72例，早产或低出生体重12例，颅内出血5例，高胆红素血症4例，产后高热抽搐20例，先天愚型7例，遗传基因病5例，原因不明者25例。经60～180次治疗后评定疗效。基本痊愈29例，显效57例，好转54例，无效10例。通过临床分析表明，管氏舌针尤对改善患儿智力、语言功能、惊厥等精神神经症状方面效果显著，对恢复中枢性运动功能障碍亦有治疗作用。

[发表在《云南中医中药杂志》，2011，32（12）：56.]

第十二章　王艳梅

作者简介

王艳梅，1973年4月生；昆明市中医医院副主任医师；全国名老中医管遵惠学术继承人，管氏针灸学术流派第五代主要传承人。

管氏膝痛六宁穴治疗膝骨关节炎38例疗效观察

管氏膝痛六宁穴，为管遵惠主任医师在多年的临床实践中结合家传经验逐步摸索，临床精选出的一组治疗膝关节疾病的有效集合穴。我们在临床中采用管氏膝痛六宁穴和循经取穴两种方法治疗膝骨关节炎 68 例，其中管氏膝痛六宁穴治疗观察组 38 例，循经取穴治疗观察对照组 30 例，并对其疗效进行对比观察，现将对比观察的结果报告如下。

一、临床资料

1. 一般资料　两组均为我院针灸科门诊或住院部患者。将患者随机分为观察组和对照组，观察组 38 例，男 9 例，女 29 例；年龄最小者 4 岁，最大者 79 岁，平均年龄 60.5 岁；病程最短 3d，最长 22 年；双侧患病者 21 例，单侧患病者 17 例。对照组 30 例，男 8 例，女 22 例；年龄最小者 38 岁，最大者 81 岁，平均年龄 59.5 岁；病程最短 11 日，最长 16 年。中医辨证：观察组的 38 例患者中，肾虚髓亏型 21 例，阳虚寒凝型 6 例，瘀血阻滞型 11 例；对照组 30 例患者中，肾虚髓亏型 18 例，阳虚寒凝型 5 例，瘀血阻滞型 7 例。

2. 诊断标准　全部患者均符合国家《中医病证诊断疗效标准》"骨痹"的诊断。

二、治疗方法

1. 观察组　取穴：管氏膝痛六宁穴，由膝内廉、膝外廉、膝下、髌骨、阳陵泉和阴陵泉 6 个穴位组成（其中膝内廉位于平内膝眼水平线，胫侧副韧带上，股骨与胫骨之间的骨缝处；膝外廉位于平外膝眼水平线，腓骨副韧带上，股骨与腓骨之间的骨缝处；膝下穴位于内外膝眼连线，髌骨韧带中点；髌骨穴位于梁丘穴两旁各旁开 1.5 寸）。对照组取穴根据辨证，按传统方法选取 4~6 个穴位治疗。

操作方法：取屈膝位，暴露膝关节，局部皮肤常规消毒后，膝下、膝内廉、膝外廉用 28 号 1 寸毫针，提插进针法快速进针；膝下穴垂直进针；膝内廉、膝外廉采用平刺进针，行《内经·官针》"短刺"手法；阳陵泉、阴陵泉和髌骨穴用 28 号 1.5 寸毫针快速进针后捻转得气。以上诸穴得气后留针 20~30 分钟。两组均加用 6805-Ⅲ 型电针机，采用连续波，频率为每分钟 140 次。隔日治疗 1 次，10 次为 1 个疗程，每个疗程间休息 2 日。1 个疗程后统计疗效。

三、疗效观察

1. *疗效标准* 依照国家《中医病证诊断疗效标准》中有关"骨痹"的标准拟定。治愈：关节疼痛、肿胀消失，关节活动功能恢复正常，实验室检查正常；好转：关节肿胀疼痛明显减轻，活动功能好转；未愈：关节疼痛及肿胀无变化。

2. *治疗效果* 见表 2 - 12 - 1。

表 2 - 12 - 1 两组膝骨关节炎患者疗效比较

组别	例数	治愈（例）	好转（例）	无效（例）	总有效率（%）
观察组	38	12	25	1	97.4
对照组	30	9	16	5	83.3

注：$x^2 = 4.09$，$P < 0.05$。

治疗结果表明，采用膝痛六宁穴治疗的观察组疗效显著优于传统方法治疗的对照组。

四、典型病例

张某，女，50 岁，1997 年 7 月 2 日初诊。患者自诉双膝关节疼痛 3 个多月，加重后伴随行走不利半月。1997 年 3 月初患者无明显诱因出现双膝关节疼痛，其痛隐隐，伴腰膝无力，耳鸣，遇劳尤甚。某院摄 X 线光片显示：双膝关节骨质增生，韧带钙化，予以针灸、理疗及中药等治疗后，收效不显，并呈渐进性加重，出现双膝关节活动不利。经我院血液检查，血沉 19mm/h，抗链球菌溶血素"O"250U，类风湿因子（-）。查体：双膝关节不肿，局部压痛明显，双膝关节屈伸活动受限，浮髌试验（-），舌质淡，苔薄白，脉细沉。根据病史、体征，中医诊为骨痹（肾虚髓亏型）；西医诊为膝骨关节炎。治则：补肾益髓。取穴：双膝痛六宁穴。行平补平泻法，加用电针。留针 30 分钟。治疗完毕，患者即感疼痛减轻，活动轻松。共计 12 次，症状完全消失，双膝关节活动自如，随访半年未见复发。

五、体会

膝骨关节炎是膝部慢性退行性关节病，病理改变多为不同程度的增生性改变，关节间隙狭窄及副韧带损伤、退化等。该病属中医"骨痹"范畴。本病多为本虚标实之证，以肝肾亏虚为本，以脉络痹阻为标。管氏膝痛六宁穴，因6个穴位组合运用治疗膝关节诸病而得名。笔者发现本病患者常在膝内外侧副韧带上有明显压痛，根据经络学说，病变经络应分别归属于足厥阴肝经及足少阳胆经。管遵惠老师分别设立了膝内廉、膝外廉两穴，意在以痛为腧，发挥肝主筋、胆主"骨所生病"（《灵枢·经脉》）的治疗功效及腧穴的近治作用。《灵枢·官针》云："短刺者，刺骨痹，稍摇而深入，致针骨所，以上下摩骨也。"用短刺手法符合《内经》治骨痹的经旨。膝下穴位于髌骨最强壮的髌韧带上，针刺膝下穴可以加强韧带的力量，利于膝关节正常活动；髋骨穴在梁丘穴左右，位于股四头肌肌腱上，为专治膝痛的经外奇穴，功能消肿止痛；阴陵泉为脾经合穴，阳陵泉为胆经合穴，脾经属己土，胆经属甲木，两穴相配，即甲己相合，是十二经夫妻配穴法，可以加强其治疗膝痛的协同作用。另外，阴陵泉能健脾除湿，阳陵泉可散寒通络，六穴合用，共奏补益肝肾、散寒、活血通络之功，故膝痛六宁穴对各型膝骨关节炎均有较好疗效。管氏膝痛六宁穴为针灸治疗膝骨关节炎提供了一种简捷有效的方法。

［发表于《云南中医学院学报》，2000，23（3）：45 – 46.］

管氏特殊针法学术流派传承与发展概述

管氏特殊针法是以管正斋、管遵惠等为代表的管氏医家的一系列独具特色的针刺技术与针刺手法的总称，主要包括管氏舌针疗法、管氏耳针疗法、管氏热针疗法、蜂针经穴疗法、管氏过梁针疗法、管氏子午流注针法、灵龟八法等特殊针法，以及管氏下针十法、管氏乾坤午阴刺法、管氏基础补泻手法、管氏高级补泻手法、管氏特殊补泻手法等家传针刺手法，是管氏五代传人励精图治、传承创新的成果。2017年管氏特殊针法入选云南省第四批省级非物质文化遗产代表性项目名录。管氏特殊针法学术流派是2012年国家中医药管理局遴选公布的第一批64家全国中医药学术流派传承工作室建设单位，2019年流派传承工作室因验收成绩优异，发展潜力大，又确立为流派传承工作室第二轮建设项目。本文概述管氏特殊针法学术流派的传承脉络及发展传播，并探讨新形势下流派发展的方向。

一、管氏特殊针法学术流派的发展

管氏针灸从清末至今逐渐发展传播，成为国内具有特色的针灸流派并非偶然，其发展轨迹既是管氏五代传人励精图治、传承创新的奋斗史，也是近百年中国社会变迁和进步的写照。

1. 起步　管氏针灸创于清末，管氏开山祖师管家岱师出名医，先后在高密、济南、青岛开设医馆和药铺行医，成为当地针灸名医，造福一方。其子管庆鑫自幼随父行医，19 岁悬壶济世，主要在高密、济南等地行医，而立之年即为齐鲁名医。其擅长针灸和中医内、妇、儿科，被誉"华扁在世""妙手神针"。其主要著作有《杏苑医经》《管氏针灸金匮》，留下《医苑拾珍》等大量中医、针灸经典与临床经验手稿，书写恭楷清秀，令人叹为观止。他书写的家训"勤读，勤记，勤背，勤思，勤做""诸葛一生唯谨慎，吕端大事不糊涂""大医精诚"是管氏家风，也是后辈做人、行医的准则，培养和造就了三代中医人才。

2. 奠基　19 世纪 30 年代，管氏第三代传人管正斋正当而立之年，从北京朝阳大学毕业，考取官费留学日本，摘蕊东瀛针灸之精华，回国后医术益精。管正斋先生以振兴中医针灸为己任，致力于发展和推广针灸医术。他应承淡安先生邀请，参加中国针灸学研究社，1932 年曾执教于北京针灸班，参与 1933 年 10 月创刊的中国最早的针灸期刊《针灸杂志》第一期的编辑出版工作，之后在该杂志发表了多篇论文，公开家学，提携后进。1943 年，他撰写了针灸专著《杏轩针灸经》在当时针灸书籍匮乏的年代弥足珍贵。抗战时期他为躲避战乱，迁居昆明，从此造福滇人。

中华人民共和国成立之后，毛泽东为中医发展指明了方向，充分肯定了中国医药学的历史地位和学术价值。在国家政策支持下，管正斋先生以培养中医针灸人才，弘扬中医学为己任，更加积极投身于针灸研究与传播。这一时期管正斋先生对经络辨证、针刺手法、舌针、耳针、过梁针、子午流注，灵龟八法等均有创新和发展，奠定了管氏针灸学术流派的理论基础。20 世纪 50 年代，他先后在各类针灸、中医、西学中研究班、培训班中任教，推广和发展针灸学。1960 年其受聘于新成立的云南中医学院，承担《内经》及针灸学教学工作，兼任医经教研组顾问，出版了《针灸配穴成方》《子午流注环周图诠注》《实用针灸手册》等专著，发表了管氏针刺手法及舌针、耳针等多篇论文，使管氏特殊针法得到了传播。管正斋先生治学严谨，医德高尚，诲人不倦，精益求精，对针灸事业的发展做出了较大贡献，其学生遍及全国及英、美、澳、加等地。

3. 发展 改革开放后，1978 年中共中央转发卫生部《关于认真贯彻党的中医政策，解决中医队伍后继乏人问题的报告》，国家对中医中药的发展从政策、法律到人、财、物等方面给予大力支持，使中医药进入飞速发展的新时代，管氏针灸学术流派亦进入完善、发展、创新的重要阶段。1986 年管氏第四代传人管遵惠教授带着在国营西南仪器厂职工医院等单位积累的丰富临床经验及研究成果、创造发明，作为专业人才引入昆明市中医医院。他厚积薄发，砥砺前行，把原来仅有五六个门诊医生的针灸科建设成为省、市重点专科。与此同时，管教授系统整理家父针刺手法、舌针疗法、过梁针疗法、子午流注针法、灵龟八法等经验，并在临床运用中进一步完善和创新。管遵惠教授发明的"GZH 型热针仪"，在临床治疗腰椎间盘突出症、颈椎病、痹证等疗效显著，"热针仪治疗腰椎间盘突出症技术"遴选为国家中医药管理局第四批中医临床适宜技术推广计划项目。他引用蜂针治病的经验，结合管氏针灸特点，创蜂针经穴疗法，提高了类风湿性关节炎、中风、顽固性面瘫等病的临床疗效。在这一时期，管遵惠教授出版《论经络学说的理论和临床运用》《管氏针灸经验集》等学术著作；通过带教国内外学员，出国讲学，举办学习班、提高班、继续教育培训班，参加学术会议和在期刊发表论文，管氏特殊针法学术经验得到推广和传播。

管氏第四代传人管遵信教授对耳穴研究运用数十年。他继承管正斋先生经验，运用针灸和耳针治疗疑难杂症和常见病、多发病经验独到，研制成功"玉卫 22 型袖珍穴位探测仪"，发明的"耳穴染色进行疾病诊断"获原卫生部医药卫生科技成果乙级奖。其主编《中国耳针学》，主持并起草世界卫生组织西太区和中国针灸学会委托的《耳穴国际标准化方案（草案）》。1988 年他创办"中华耳针函授部"，在国内举办 44 期耳针、针灸、科研方法培训班，在加拿大组织 4 期耳针班，在加拿大中医药针灸学院讲学 6 年，每学期为国内外培养针灸、耳针人才 3000 余人。

管遵惠、管遵信继承和发展了管氏针灸学术理论，对针刺手法、经络辨证、舌针、耳针、过梁针、子午流注、灵龟八法等均有创见和发展，发明热针，创蜂针经穴疗法，完善了管氏针灸医学学术思想，创新和发展了管氏特殊针法，形成了学术特点鲜明的管氏特殊针法学术流派。

二、管氏特殊针法学术流派的传播

多年来，管氏特殊针法学术流派的领军人管遵惠教授率领弟子为传播管氏特殊针法、提高临床疗效做了大量工作。

1. 借助传播媒介　管遵惠教授先后担任《健康时报》《自我保健报》《云南老年报》《云南中医中药杂志》等报刊的专栏撰稿人、医疗保健顾问、编委等职，发表了220余篇稿件，宣传普及针灸和中医中药知识，为提高中医、针灸的普及率，增加民众对针灸治疗的依从性，可谓用心良苦。

2018年5月31日管遵惠教授及弟子们注册开通了管氏针灸学术流派公众号。通过微信平台及时更新新闻动态，展现名医风采，普及针灸知识，传播管氏针灸学术经验。

2017年由国家中医药管理局厘定，管氏特殊针法流派传承工作室采用二维码信息技术，运用视频资料，出版了《管氏特殊针法流派临床经验全图解》，创新推广方式，为更好地学习掌握管氏特殊针法提供了方便。

2. 设立二级工作站　流派传承工作室建设以来，传承团队共在昭通、大理、禄劝、曲靖、临沧、开远、昆明经开区、宁洱县、昆明官渡区、开远市、美国佛罗里达等地建立二级工作站12个，培养弟子96人。各地撰写临床运用管氏特殊针法的论文36篇，出版专著2部，科研立项5项，获奖2项。

2014年11月13日，第一个二级工作站在昭通市中医医院建立，为贫困边远的山区人民培养了24名针灸医生，为提高农村医疗技术水平做了大量工作。

2018年10月1日，管氏特殊针法学术流派传承工作室的第一个国外二级工作站——管氏康复和针灸诊所，在美国佛罗里达州盖因斯维尔市试营业，该工作站由管氏针灸第五代传人管薇薇博士负责。开业两年多来，就诊人数逐月攀升，凭借管医生丰富的知识、精湛的技术及先进的医疗设备取得良好的治疗效果，从而获得了患者的一致好评。

其后，传承团队在圣爱中医馆设立工作室，授业弟子16人。

3. 举办全国继续教育培训班和国家级、省级继教项目　传承团队举办全国继续教育培训班4届、国家级继教项目4次、云南省级继教项目6次，1100多名学员参加学习，接收国内和省内进修医师422名，推广管氏特殊针法学术经验。

4. 在海外的传播　管氏特殊针法学术经验在海外也得到推广传播。管遵惠教授先后应邀赴美国、加拿大、瑞士等地讲学，亲授管氏针灸学术流派的理论及临床经验课程，推广管氏特殊针法学术思想，学员遍及比利时、德国、法国、荷兰、韩国、新加坡、澳大利亚、非洲等地，受到热烈欢迎。

澳大利亚医师安德鲁斯博士翻译出版了管遵惠教授1984年编著的《论经络学说的理论及临床运用》学术专著。*On the Theory and Practical Application of Channels and Collaterals* 一书于2019年由BALBOA PRESS出版，在美国、澳洲等地发行，填补了英文版管氏针灸学术流派书籍的空白。

2007年，全国第二批老中医专家管遵惠学术经验继承人谭保华到非洲乌干达金贾医院开始了长达两年的医疗援外工作。在缺医少药现象严重的当地，她全心全意为非洲人民治疗痹证、腰腿痛、中风等多种病证，受到患者好评。

全国第二批老中医专家管遵惠学术经验继承人徐杰受邀到瑞士从事中医针灸临床工作。2009年其受聘为瑞士明道中医集团公司医生负责人，并成为南京中医药大学瑞士实习基地临床导师，指导硕士、博士研究生临床工作。

2009年3月云南省首批中医师带徒管遵惠学术继承人郭翠萍受邀到瑞士琉森的莲福中医针灸治疗中心工作交流2年。在当地主要治疗抑郁症、偏头痛、肠胃功能紊乱、腰腿痛、失眠等疾病，疗效显著。

2018年9月由瑞士高等中医药学院和中国南京中医药大学积极筹办的"管氏针灸国际博士生班"，面向欧洲各国的针灸专业医师授课，使管氏针灸更加规模化。

国家中医药管理局开展中医学术流派传承工作室建设项目的决策，对管氏特殊针法学术流派来说是机遇更是挑战，流派获得了一次对百年来管氏针灸学术发展进行认真总结和反思的机会，也面临着如何发展创新、传承传播，怎样培养有智慧、有品格、有修养、有担当的优秀中医学术流派传承人的挑战。抓住源头，立足继承；勤思勤做，不断创新，这是管遵惠教授通过身体力行给我们的答案。2018 年，管遵惠教授将家传手抄本师承教材《针灸必背医籍选——管氏针灸金匮》整理付梓出版，内容涵盖中医典籍中作为修习针灸者从基础到入门必须掌握和背诵的知识要点，以及管氏针灸学术流派的源流，作为管氏传人的基本读物。翻开首页，家训赫然在目——大医精诚。现代针灸人下功夫掌握中医基础理论与临床知识，熟悉经典，具有良好医德是根本，在传承的基础上才谈得上开拓创新，这也是管氏先辈对后来人的厚望。流派传承，发展创新，任重道远。

[发表于《中华养生保健》，2020，38（12）：3 - 5.]

第十三章　徐　杰

作者简介

徐杰，1965 年 2 月生，瑞士中医药大学教授，针灸系主任，博士生导师；全国名老中医管遵惠学术继承人，管氏针灸学术流派第五代主要传承人。

子午流注蜂针经穴疗法治疗风湿、类风湿性关节炎 86 例

蜂针经穴疗法是导师将蜂针螫刺的治疗方法与中医针灸理论相结合而创立的新的蜂毒治疗方法。导师在应用蜂针经穴疗法治疗多种常见病的基础上，为进一步提高临床疗效，于 1999 年 1 月将子午流注理论引入蜂针经穴疗法中，在国内首创子午流注蜂针经穴疗法。在跟师期间，我们学习运用导师的子午流注蜂针经穴疗法治疗风湿、类风湿性关节炎 86 例，取得较好疗效，现总结如下。

一、临床资料

1. 一般资料　治疗组 86 例均为我科住院或门诊患者。其中男性 25 例，女性 61 例；年龄 18 ~ 74 岁，平均年龄 46.9 岁；病程 1 个月 ~ 40 年，平均病程 2 年；诊断为风湿性关节炎（风湿痹）者 31 例，类风湿性关节炎（尪痹）55 例。对照组为我科前期按同等条件运用蜂针经穴疗法治疗的

患者，共计 110 例，其中男性 20 例，女性 90 例；年龄及病程与治疗组基本相近；风湿性关节炎 41 例，类风湿性关节炎 69 例。

2. 诊断标准　以 1994 年国家中医药管理局发布的《中华人民共和国中医药行业标准——中医病证诊断疗效标准》中的风湿痹、尪痹诊疗标准为依据。

二、治疗方法

1. 蜂毒过敏试验　治疗组与对照组均采用家养中蜂治疗，治疗前必须先做蜂毒过敏试验。皮试方法：在患者前臂下端内侧皮肤处常规消毒，用游丝镊从活蜂尾部将螫针拔出，刺入皮肤 1.5mm，随即拔出。20 分钟后观察，如仅在局部出现红肿疼痛反应，时间短，不扩散，无全身反应者，多属非特异性毒性反应。24 小时后再观察有无广泛的局部剧烈红肿、奇痒等反应及皮肤水肿、皮疹、支气管痉挛、恶心、呕吐、腹痛、心悸、乏力、发热等全身反应，如无此类反应，即可进行蜂针经穴治疗。

2. 蜂针经穴针刺方法

（1）蜂针循经散刺法。一般在治疗第一周采用。操作方法：穴位常规消毒后，将螫针从活蜂尾部用游丝镊拔出，夹持蜂针，在穴位或与疾病相关的经脉循经散刺。重点穴位采用"齐刺"或"梅花刺"。针刺要领"针不离镊，点刺即出"。

（2）蜂针经穴直刺法。取出活蜂蜂针，刺入穴位，留"针"20 分钟，再拔除螫针。第一次用 1 只蜂，以后视针刺反应及病情需要，逐次增加经穴和活蜂数。

（3）活蜂经穴螫刺法。对蜂针疗效较好，且局部反应较轻的患者，采用活蜂经穴螫刺法。操作方法：用游丝镊夹住活蜂蜂腰下段，直接用活蜂在穴位上螫刺。螫针刺入后，能迅速向体内排出蜂毒，红肿痒痛一般较重，故应严格掌握蜂针数量及适宜的穴位。

3. 取穴方法　按管氏子午流注环周图选择。每日辰时至申时（7—17 时），即每日工作时间的昆明真太阳时［昆明真太阳时 = 北京标准时间 + 4 分 × （地方经度 − 120°）］，公式中昆明地方经度为 102.70°，t 为每年从 1 月 1 日后的天数），预约患者进行治疗，开穴后，根据导师的经络辨证法配取 2 ~ 3 个穴位。具体逐日按时开穴见表 2 − 13 − 1。

表 2 – 13 – 1　子午流注蜂针经穴疗法治疗风湿、类风湿性关节炎逐日按时开穴表

开穴日干	时　辰									
	辰		巳		午		未		申	
	主穴	互用穴	主穴	互用穴	主穴	互用穴	主穴	互用穴	主穴	互用穴
甲		支沟	商丘				尺泽	鱼际		
乙	阳溪				委中				液门	足临泣
丙			阴谷	然谷			劳宫	太冲		
丁	阳陵泉	侠溪		中渚	后溪				解溪	
戊				大陵						
己	支沟		商丘				鱼际	尺泽		
庚		阳溪	然谷	阴谷		委中				
辛					太冲太渊	劳宫				
壬	侠溪				后溪京骨	中渚			解溪	
癸			大陵		支沟				天井	二间

以上方法，隔日 1 次，10 次为 1 个疗程，疗程间休息 7 ~ 10 天后再行第二疗程。

三、治疗效果

1. 疗效标准　依据《中医病证诊断疗效标准》判定。

2. 治疗结果　经两个疗程治疗后观察结果。见表 2 – 13 – 2。

表 2 – 13 – 2　两组风湿、类风湿关节炎患者疗效比较

	例数	治愈 [例（%）]	有效 [例（%）]	无效 [例（%）]	总有效率（%）
依时开穴组（治疗组）	86	7 (8.14)	78 (90.70)	1 (1.16)	98.84%
非依时开穴组（对照组）	110	0 (0)	106 (96.36)	4 (3.64)	96.36%
P 值		<0.01			>0.05

上表提示：两组总有效率无显著性差异（$x^2 = 1.194$，$P > 0.05$）时，依时开穴组（治疗组）治愈率较非依时开穴组（对照组）有非常显著差异（$x^2 = 10.27$，$P < 0.01$），说明子午流注蜂针经穴疗法治疗风湿、类风湿性关节炎，治疗效果明显优于非依时治疗的蜂针经穴疗法。经两个疗程的治疗，治疗组红细胞沉降率、抗链球菌溶血素"O"、类风湿因子治疗前后自身对照结果见表 2 – 13 – 3。

表 2 – 13 – 3　86 例风湿、类风湿性关节炎患者治疗前后
红细胞沉降率、抗链球菌溶血素"O"、类风湿因子变化

观察指标	例数	治疗前	治疗后	P 值
红细胞沉降率（mm/h，$\bar{x} \pm s$）	86	56.84 ± 11.16	21.50 ± 4.33	< 0.001
抗链球菌溶血素"O"（U/L，$\bar{x} \pm s$）	86	854.84 ± 101.10	422.58 ± 68.76	< 0.001
类风湿因子阳性（例）	86	52	25	< 0.001

上表提示：治疗后红细胞沉降率和抗链球菌溶血素"O"较治疗前有非常显著的差异（U 值分别为 33.657 和 31.2697，$P < 0.01$），且 RF 转阴率较治疗后有显著差异（$x^2 = 6.89$，$P < 0.01$），说明本法对改善风湿、类风湿性关节炎患者体内生化环境具有显著作用。

四、讨论

时间生物医学研究表明，机体内的各种生理、生化活动几乎都呈近似昼夜节律。近年来，临床上大样本统计学分析证实，掌握时间节律性，运用子午流注针法，确能提高疗效。导师在运用蜂针经穴疗效的基础上，结合自己多年应用子午流注针法的经验，将二者有机地结合，把握人体生理、生化活动的昼夜节律，提出了子午流注蜂针经穴疗法。通过临床观察，证实依时开穴的蜂针经穴疗法确实优于非依时的单纯蜂针经穴疗法。新疗法的提出和运用不仅扩大了子午流注针法的应用范围，为中医时间治疗学增添了新的内容，也为蜂针疗法临床疗效的提高开辟了新的思路与途径。

蜂毒的主要成分由多肽类、酶类及多种生物活性物质构成，具有杀菌

抗炎、解痉镇痛、抗凝血、改善微循环、免疫抑制、抗肿瘤、抗辐射等多种药理作用。实验研究表明，蜂毒通过抑制白细胞移行和垂体－肾上腺系统达到抗炎作用，其可直接抑制各种原因引起的关节炎性反应，并有较好的消肿作用。蜂毒浓度达到 $25\mu g/mL$ 时对溶血性链球菌有杀灭作用，蜂毒的镇痛效果显著，尤其对慢性疼痛作用更佳，其可使下丘脑的去甲肾上腺素、多巴胺和5-羟色胺含量增加，从而提高痛阈，达到镇痛效果；蜂毒可显著提高关节炎患者骨骼肌的活动力量，直接刺激肾上腺释放皮质激素，故有免疫抑制作用；蜂毒可抑制多种凝血因子的活性，抑制凝血酶原的活性，引起血中纤维蛋白原沉淀，在凝血的3个阶段均发挥显著的抗凝作用。蜂针螯刺穴位后，其多种有效药理组分进入体内，使血沉、抗链球菌溶血素"O"下降，类风湿因子转阴，改善了患者体内的生化环境，消除了致病因子，加之抗炎、镇痛、消肿、改善微循环、增加骨骼肌力量等综合效应，故使风湿、类风湿患者得以恢复。

[发表于《云南中医中药杂志》，1999，20（6）：10-12.]

管氏针灸选穴方法论

针灸选穴是在辨证的基础上选择适宜腧穴施治的方法，是针灸处方学的核心，决定着针灸临床疗效的优劣。吾师管遵惠名中医在继承先辈管正斋先生学术经验基础上，结合近40年针灸临床实践，对针灸选穴方法做了精辟总结。吾在跟师学习中颇有收获，现结合临床试述如下。

一、临证取穴当识"六原则"

临证取穴在辨证的基础上，当首先掌握以下6条基本原则：

1. 病在上者取之下，病在下者取之上　《灵枢·终始》云："病在上者取之下，病在下者取之上。"这是循经取穴的基本原则，如腰痛取委中，脱肛灸百会。

2. 病在左者取之右，病在右者取之左　这是巨刺、缪刺法的取穴原则。《类经》云："巨刺者，刺大经者也，故曰巨刺。缪刺者，刺其大络，异于经者也，故曰缪刺。"导师临证时常用缪刺法治疗神经官能症、癔症性肢痛症；用巨刺法治疗中风病恢复期和后遗症期。

3. 病在胸腹者取四肢 这是循经取穴和运用四肢特定穴的原则。如胸阳痹阻、胸痛心悸，取内关、郄门；寒邪犯肺、咳嗽气喘，取列缺、尺泽；肝胆湿热、胁肋胀痛，取阳陵泉、太冲等。

4. 病在局部取阿是穴 导师常用阿是穴治疗经筋疾病，如各种腱鞘炎、髓鞘炎等。

5. 五脏有疾，取之十二原；荥输治外经，合治内腑 《灵枢·九针十二原》云："五脏有疾，当取十二原。"《灵枢·邪气藏府病形》云："荥输治外经，合治内腑。"这是运用十二经原穴及荥输穴治疗脏腑经络病证的原则。如寒滞肝脉，少腹牵及睾丸坠胀疼痛，取行间、太冲；肺气虚损，动则气短，取太渊等。

6. 急、实、热证，四肢取穴为先；慢、虚、寒证，背腹取穴为主 实证、热证、急性病一般先取四肢部腧穴。因为五输穴、郄穴、原穴、络穴等特定穴均在四肢，如外感风热，熏灼肺系，郁热上壅，而致咽喉肿痛，取泻少商、合谷、尺泽等穴。虚证、寒证、慢性病，则以取背腹部俞募穴为主，如脾胃虚寒、胃脘隐痛、泛吐清水、喜暖恶凉、喜按喜柔，宜针补脾俞、胃俞、中脘、章门。

二、选穴处方明了"十法则"

临证选穴处方时，除了知道"六原则"外，还需明了"十法则"，这是选穴之关键。

1. 辨证选穴法 辨证取穴是针灸处方选穴的基本法则，针灸辨证以经络辨证、八纲辨证及脏腑辨证相结合而用。管氏针灸尤善经络辨证取穴。如治疗腰腿痛，根据经脉循行及经脉病候，辨明病变经脉，循经取穴。

2. 循经选穴法 经络内属脏腑，外络肢节，沟通表里。因此循经取穴是针灸处方选穴的主要法则。如手阳明经"贯颊，入下齿中，还出夹口，左之右，右之左，上夹鼻孔"；足阳明胃经"下循鼻外，入上齿中，还出夹口环唇，下交承浆，却循颐后下廉，出大迎，循颊车，上耳前，过客主人"；足厥阴肝经"连目系，上出额，与督脉汇于颠。其支者，从目系，下颊里，环唇内"。故导师在治疗面瘫时常取合谷、足三里、太冲。

3. 对症选穴法 根据临床症状选穴，是在辨证基础上，灵活选穴处方的重要法则。如痰多取丰隆；气喘取天突；盗汗取阴郄、后溪等。

4. 单穴独用法　部分穴位具有独特的功效，可在临床针灸处方时单穴独用。如大椎清热，陶道治疟，长强疗痔，水沟苏厥等。

5. 双穴并针法　同时取用左右双侧相对应的穴位，同时针刺，再配合留针或间歇运针等法，可以加强镇静和定痛的作用。如胃痛取双足三里，腰痛取双委中，痛经取双三阴交等。

6. 轮换交替法　当病变部位涉及两条以上经脉者，可按经脉轮换交替选穴处方。如下肢痿证：髀关、伏兔、足三里（足阳明经），环跳、阳陵泉、绝骨（足少阳经），秩边、殷门、委中（足太阳经），阴包、阴陵泉、三阴交、太冲（足太阴、厥阴经），4 组穴位轮换交替取穴。

7. 链锁顺取法　在同一上肢或下肢，循经依次取穴，使针刺感应循经传导，以加强疗效。如肩臂疼痛，取肩髃、曲池、合谷；下肢循足少阳经疼痛，取环跳、阳陵泉、悬钟等。

8. 前后呼应法　在躯体或头颅前后取穴，前后呼应，阴阳相济，可加强治疗效果。如廉泉配哑门，治中风失语；关元配肾俞，治肾阳亏虚，尿频、遗尿；期门、日月配肝俞、胆俞，治疗肝胆湿热，胁肋胀痛等。

9. 表里互配法　表里经脉，经气相通，阴阳相济，表里配用能增加穴位的协同作用，例如胃病取足三里、公孙；咳嗽取太渊、合谷。表里互配的法则，还包括表经病取里经，里经病取表经。如胆郁痰扰取太冲；肾虚耳聋取肾俞。在透针法中，还可表里经穴相透，如内关透外关，太溪透昆仑等。

10. 四肢相应法　包括两种选穴方法，一是在四肢位置相应的穴位同时取穴进针，以加强脏腑经络的疏调作用。如合谷配太冲，镇静安神，治癫痫狂病；二是按上下肢同名经配穴，因同名经同气相通，上下肢经穴相应，可提高临床疗效，如手足少阳经支沟、阳陵泉同用，治疗胁肋疼痛。

三、临床治疗掌握 20 种配穴法

在选穴处方"六原则"和"十法则"指导下，导师临床时常用下列20 种配穴法，分述如下。

1. 三部配穴法　所谓"三部"，系指局部、邻部、远部而言。导师指

出，三部配穴法可单独运用，如胃痛局部取中脘，腹泻局部取天枢，腕关节痛邻近取外关，外踝肿痛邻近取悬钟；眼疾远部取光明，牙痛远部取合谷等。同时三部配穴法临床上多配合运用，如胃脘痛，局部取中脘，邻部取章门，远部取足三里、内关。取穴须灵活掌握。

2. 俞募配穴法 俞穴是脏腑经气输转的部位，分布于背腰部的足太阳膀胱经。募穴是脏腑经气聚集的部位，分布于胸腹部诸经上。由于俞募穴与脏腑生理、病理密切相关，所以脏腑病变时常采用俞募配穴法。如肺俞配中府，主治肺病、咳嗽、哮喘、咯血等；膀胱俞配中极，主治膀胱病、尿急、尿痛、遗尿、五淋等。

3. 前后配穴法 该法是前后呼应法则的具体运用。此法缘于《难经》从阴引阳、从阳引阴的理论和运用奇经任督二脉的特殊功能来选穴。如头部哑门配廉泉，治哑；天柱配迎香，治鼻渊；胸背部膻中配膈俞，治噎膈、呃逆；腰腹部命门配关元，治遗精、阳痿；归来配次髎，治月经不调；四肢部三间配后溪，治五指麻木；然谷配金门，治足掌顽麻等。

4. 十二经表里配穴法 根据脏腑经络的表里关系选穴、配穴。如临证太渊配合谷，治疗外感风寒；风池配行间，治疗肝火上炎，头痛眩晕；足三里配太白，治疗脾胃虚弱，脘腹胀满。

5. 阴阳配穴法 根据经脉的阴阳属性选穴配穴的方法。临床运用时分为阴经与阴经的腧穴相配，如神门配三阴交，治失眠、遗精；阳经与阳经的腧穴相配，如曲池配足三里，治疗肠胃病、发热病；阴经与阳经的腧穴相配，如阴郄配后溪治心悸、盗汗，合谷配复溜治外感身热无汗。

6. 接经配穴法 根据经脉流注连接的顺序取其相接的经脉或手足同名经脉的腧穴，因其脉气衔接，故经穴可互治。如手太阴肺经下接手阳明大肠经，当热邪壅肺，咽喉肿痛，可取手阳明经合谷穴；足太阴脾经下接手少阴心经，如心血亏虚，失眠多梦，可取足太阴经三阴交穴。另外，手足同名经有"同气相通"的特性，故病在头身躯干，可同时取两经的腧穴，如风邪袭络，偏正头痛，取外关、足临泣，可增强疗效。

7. 原络配穴法 又名主客配穴法。原络相配，能通达内外，贯穿上下，对内脏与经络疾患均可治疗。如太白配丰隆，主治痰湿阻肺，胸腹胀满；太冲配光明，主治肝胆火旺，目赤肿痛。

8. 郄会配穴法 郄穴是临床上治疗急性疼痛的要穴。会穴是指脏、腑、气、血、筋、脉、骨、髓精气聚集的 8 个腧穴。郄会相配主治脏腑病证。如胃经郄穴梁丘配腑会中脘，治疗邪热犯胃，胃脘灼痛；心包经郄穴郄门配血会膈俞，治疗心包瘀阻，心胸憋闷，痛引肩背。

9. 五行输配穴法　指按肘膝以下十二经五输穴的五行属性，"虚则补其母，实则泻其子"的配穴方法。例如，肺属金，肺实证咳喘胸满，则泻水穴尺泽；肺气虚多汗少气，则补土穴太渊。此外，五输穴还可按《难经·六十八难》"井主心下满，荥主身热，输主体重节痛，经主喘咳寒热，合主逆气而泄"的主治范围，灵活选用。

10. 刚柔配穴法　又名夫妻配穴法，有两种应用法，一是按五运化合，夫妻经配合取穴，如甲己相合，胆经阳陵泉与脾经阴陵泉相配治疗膝部肿痛难熬；再如乙庚相合，治疗手连肩脊疼痛难忍等，同取肝经太冲与大肠经合谷。二是妻病取夫经穴或夫病取妻经穴，如胆经实热，取脾经大包、大都治疗；湿热蕴脾，取胆经日月、阳辅治疗。

11. 上下配穴法　本法运用时，上病可下取，如肝风头痛，取涌泉、行间。或下病上取，如下肢瘫痪，取腰阳关、秩边。或根据经脉循行，在其经脉上下两端同时取穴，有取其首尾呼应之意。如腰脊闪挫疼痛，取人中配长强；脱肛内痔，取百会配长强。

12. 肢末配穴法　即上下肢部位相近的腧穴相互配合应用，此法适用于脏腑疾病和有全身症状的疾病，如四弯穴（委中配曲泽）主治高热、胸腹绞痛、四肢拘挛；四关穴（合谷配太冲），主治身热头痛、惊悸抽搐；八邪配八风，主治四肢水肿、手足麻木。

13. 本经配穴法　即本经内脏发生病变，采用本经腧穴治疗的一种配穴法，临床运用时需参照十二经病候并结合穴位的特异性选穴配穴。如寒湿困脾，脘腹胀闷，腹痛溏泄，取公孙、三阴交、大横、腹哀。

14. 奇经配穴法　根据奇经八脉的循行分布路线、特定功能及所主病证，按奇经辨证配穴施治的方法。如脊强反折之督脉病证，取大椎、筋缩、脊中、腰阳关、长强等督脉穴位治疗；再如冲任失固，阴挺下脱，取气海、关元、会阴、大赫、三阴交等穴施治。

15. 数经互用配穴法　在治疗涉及多条经脉病痛时，采用数经腧穴互用配穴施治，如风寒湿痹之关节疼痛，常取关节周围多条经脉的穴位治疗。

16. 经外奇穴配穴法　应用经外奇穴配穴施治的方法，称经外奇穴配穴法。如头痛眩晕取四神聪、印堂、翳明；膝髌肿痛，可取鹤顶、膝眼、髋骨等。

17. 经验效穴配穴法　如定喘配四花穴治疗哮喘；腰眼配腰痛治疗腰肌劳损；再如导师用音亮穴治疗暴喑；取攒眉穴治疗"皮层性呃逆"；运用"飞翅三穴"治疗肩臂疼痛、肠鸣腹痛、目赤肿痛等。由于经验穴对特定疾病常有显著疗效，故此法运用得当常常收效宏大。

18. 奇经纳卦配穴法　又名灵龟八法（也包括飞腾八法），是古代医家将奇经八脉与八卦相结合，依时选取与奇经相通的 8 个经穴治疗疾病的一种配穴方法。导师常用此法治疗头痛、三叉神经痛及神经衰弱综合征等病。

19. 子午流注配穴法　此法是古代医家依据子午流注理论依时开穴的一种方法，包括纳甲法、纳子法、养子时刻注穴法等不同的取穴方法。临床上导师常用此法治疗中风后遗症及某些疼痛性病证。

20. 特殊针法配穴法　采用特殊针法配取特定穴法的方法。如导师用热针取脊椎九宫穴治疗颈、腰椎疾病；用舌针取管氏舌穴治疗中风失语、舌疾；用过梁针取特定奇穴治疗癔症性瘫痪、精神分裂症等。它们有异于一般针灸配穴法，故统称特殊针法配穴法。

［发表于《云南中医药杂志》，2000，21（3）：6-7.］

第十四章　李　莉

作者简介

李莉，1977 年 7 月生；硕士，昆明市中医医院副主任医师；全国名老中医管遵惠学术继承人，管氏针灸学术流派第五代主要传承人。

管遵惠教授"益脑十六穴"治疗慢性脑供血不足临床经验探析

管遵惠教授出身于针灸世家，博古通今，学验颇丰。50 余年间潜心钻研理论，勤于临床实践和经验总结，遵古而不泥古，在继承家学及前人经验的基础上，致力于针法灸法研究，开拓创新，独树一帜，发展了热针疗法、蜂针经穴疗法、管氏过梁针法、管氏舌针等特殊针法，形成了特色鲜明的管氏针灸流派。管老擅长针灸或针药并用治疗各种心脑病、脊柱病及各科疑难杂病，在治疗脑病方面形成了独具特色的治疗学术思想。

慢性脑供血不足属于中医"眩晕""头痛"的范畴，《灵枢·海论》曰："髓海不足，则脑转耳鸣，胫酸眩冒，目无所见，懈怠安卧。"本病多由年老体虚，或平素气血亏虚，或劳逸过度等致气血不能正常运行，瘀滞于经脉脑络，使清窍闭阻，清阳不升。管教授认为慢性脑供血不足是"脑为髓海"功能失调的表现，在此基础上管教授提出"益脑十六穴"治疗慢性脑供血不足，临床取得了显著效果。

笔者有幸随先生侍诊，聆听教诲，受益匪浅，现将管遵惠教授应用"益脑十六穴"治疗慢性脑供血不足的经验总结如下。

一、理论上衷中参西，融合汇通

1. 重辨内外因，针对病因施治　管老在中医整体观的理论基础上结合临床实践，认为本病的发生因中年过后脏腑虚衰，精气不足，髓海空虚，故气血不能上荣，脑失所养所致。慢性脑供血不足表现为头晕、头昏重、心悸等，以头晕为突出表现，《景岳全书·眩晕》指出："眩晕一证，虚者居其八九，而兼火、兼痰者不过十中一二耳。"强调了"无虚不作眩"，所以管老强调治宜益气活血通络。"阳气者，精则养神"，清阳不升则神失所养，浊阴不降则神明被扰，病损元神。

2. 取穴源于经络理论及腧穴的治疗作用　头为"诸阳之会""清阳之府""脑为髓海"，凡五脏精华之血、六腑清阳之气皆上注于头，十二经脉和奇经八脉中直接循行到头部者有 8 条经脉，十二经别的脉气均上达头面部，十二经筋有 6 条分布于头部（足太阳、足少阴、足少阳、手太阳、手少阳、手阳明），六阴经中则有手少阴与足厥阴经直接循行于头面部，其余阴经的经别合入相表里的阳经之后均到达头面部。管老认为人体的经气通过经脉、经别等联系集中于头面部，说明头面部是经气汇集的重要部位，这为头部腧穴治疗全身疾病提供了依据。管氏"益脑十六穴"分布在督脉、足太阳、足少阳等多条经脉上，具有广泛性的、多重综合调理功能。"经脉所过，主治所及"，具有疏经活络之功。

3. 结合现代医学大脑皮层定位系统分布取穴   《素问·脉要精微论》指出"头者，精明之府"，《灵枢·大惑论》认为"五脏六腑之精气……上属于脑"，说明头与人体各脏腑器官的功能有着密切的关系，是调整全身气血的重要部位。所以针刺头部刺激区，可以疏通气血，调理阴阳，治疗全身经络脏腑病变。头是人体的神经中枢所在，头部为十四经循行交会、汇聚之处，刺激头部穴区，可以调节脏腑经络气血，平衡阴阳以达到防病治病的目的。现代医学认为慢性脑供血不足多由椎－基底动脉、颅内主要动脉的狭窄及血管痉挛、血压改变致血流动力学异常引起。管氏"益脑十六穴"正是依据传统的脏腑经络理论及大脑皮层的功能定位在头皮的投影，选取相应的穴位，通过针刺脑部经络可以疏通全身经脉气血，改善人体功能，从而达到治疗疾病的目的。通过针刺头部穴位可以改善椎－基底动脉供血，调整交感神经功能，缓解血管痉挛，降低血管紧张度和阻塞程度，改善脑部循环，缓解肌肉痉挛。

二、益脑补髓，取穴简明扼要

在多年治疗慢性脑供血不足经验的基础上，管遵惠教授总结出以头部穴位为主的"益脑十六穴"：囟门前三针，枕骨后三针，头颞左三针，头颞右三针，颠顶四神针。"囟门前三针"：前发际上1寸，水平旁开1.5寸，计三穴，向下平刺0.5～0.8寸。"枕骨后三针"：后发际上2寸，脑户穴下0.5寸，水平旁开1.5寸，计三穴，向下平刺0.5～0.8寸。头颞左三针：头左侧，角孙上2寸，水平旁开1.5寸，计三穴，向下平刺0.5～0.8寸。头颞右三针，头右侧，角孙上2寸，水平旁开1.5寸，计三穴，向下平刺0.5～0.8寸。颠顶四神针：百会前后左右各1.5寸，计四穴，向百会方向平刺0.5～0.8寸。见图2－14－1。

管教授对针灸处方注重组方配穴，如中药配伍有君臣佐使一样，配穴也应有严谨合理的组穴原则。管老经过多年临床经验形成特定的"集合穴"，集即集中，合即联合。"集合穴"是指对某些病证或特定部位的疾病，有特殊疗效的几个穴位的组合，而这些穴位多是主治作用近似而又穴性各异的邻近腧穴。集合穴相互配合，相辅相成，即可扩大治疗范围，又能增强临床疗效，不仅丰富了腧穴学的内容，也为针灸临床配穴法提供了一种简便有效的选穴方法。

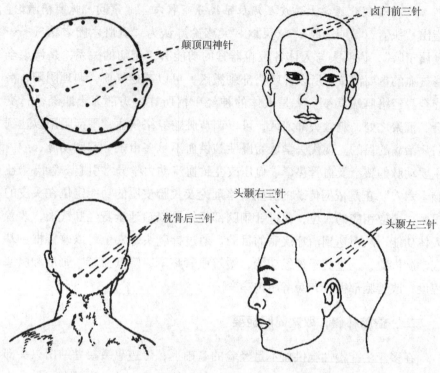

图 2 - 14 - 1　"益脑十六穴"穴位图

三、针刺擅调神气，重意守感传法

管教授注重古人提出的"气至而有效""气至病所"的观点。其认为"治神"有两方面的含义，其一是指医者聚精会神，即医者要郑重其事，慎守针下之气而勿失；凡刺之时，针者必须集中精神于针灸。其二是指病人静心意守病所。此二者密切配合，就可出现经气随意念循经直达病所，即"神行则气行"，也就是意守感传之法。

四、随症配穴，共奏神效

管老在治疗慢性脑供血不足过程中，不仅重用"益脑十六穴"，而且非常注重配穴。管老常根据不同的主症及伴随症状选取配穴。如头晕伴颈项肩背不适者，针刺风池、天柱、颈椎夹脊穴、肩井；头晕伴恶心欲呕者，加用内关、中脘；头晕伴腰膝酸软、耳鸣者，加肾俞、太溪以补益肝肾，濡养髓窍。

五、无痛进针，同步行针，直达病所

管老为了消除患者对针刺的畏惧心理，采用无痛进针法，即右手拇指、示指呈屈曲状态持针，露出针尖 3~5 分，中指伸直，按压在穴位的旁边（起押手作用），进针时拇指和示指由屈曲变为伸直，中指向下用力，由伸直变为屈曲，在这一瞬间即可迅速刺入穴位。在头皮上采用这种进针方式痛苦小、得气速、针感强，所谓同步行针就是左右两手持针同时捻转行针，捻转补泻主要用在头皮针的操作上，头皮针进针时与头皮呈 15°夹角，快速行针至皮下，然后顺帽状腱膜下进针 2.0~2.5cm，快速捻转 1 分钟，捻转频率约 200 次/分钟，捻转幅度约 180°。

六、典型病例

患者某，女，62 岁，退休，于 2016 年 8 月 16 日初诊。主诉：反复头晕 5 年余，加重 1 周。现症见：头晕，头昏重，神疲乏力，时感心悸，纳可，寐欠佳，二便调。查体：血压 130/82mmHg，脉搏 72 次/分，呼吸 20 次/分，神志清楚，心肺（-），腹软，肝脾未触及，神经系统检查未引出病理征。舌质淡，苔薄白，脉沉细。TCD 检查提示：脑动脉硬化伴双侧脑供血不足，心电图检查示：窦性心律，正常心电图。头颅 MRI 检查示：头颅未见异常。中医诊断：眩晕（心脾两虚）。西医诊断：慢性脑供血不足。治疗分别取"囟门前三针""枕骨后三针""头颞左三针""头颞右三针""颠顶四神针"。患者取坐位，上述穴位常规消毒后用 0.25mm×25mm 毫针与头皮呈约 15°夹角，快速推至皮下，然后顺帽状腱膜下进针 2.0~2.5cm，快速捻转 1 分钟，捻转幅度前后各约 180°，捻转频率约 200 次/分钟。每周治疗 5 次，10 次为 1 个疗程。治疗 1 个疗程后，患者头晕、头昏重的症状明显好转。治疗 2 个疗程后，头晕、头昏重、神疲乏力等症状消除，复查 TCD 提示脑供血正常。随访 1 年，未再复发。

七、小结

慢性脑供血不足并非局限性的大脑缺血，而是指大脑普遍的血流供应不足的一种状态。现代医学认为诸多原因引起的脑循环障碍均可导致慢性

脑供血不足的发生，长时间的慢性脑供血不足容易引起脑细胞发生慢性缺血改变，出现皮质萎缩，皮质和海马神经元变性等各种病理损伤。研究表明，慢性脑供血不足具有发病隐匿、病情反复、病程长等特点，将严重影响患者正常生活。若治疗不及时，可能引起痴呆和缺血性中风，因此逐渐受到人们的重视，目前临床多以口服药物治疗为主，且需长期服用，其毒副作用对肝肾及胃肠功能的影响不容忽视。管遵惠教授多年来潜心研究，形成了从理论到实践一整套特色鲜明的集合穴，即"益脑十六穴"。"枕骨后三针"位于小脑外部，小脑和脑干组织相连，血供相同，针刺可以直接改善小脑和脑干的血液供应，进而改善小脑和脑干的功能。"颠顶四神针"以百会穴为中心，百会穴为督脉穴，是人体诸阳之汇，其主干行于脊里，向上行至项后风府穴进入脑内，上循颠顶，故督脉与脑、脊髓等关系密切，是临床治疗脑病的首选穴位。研究显示，对慢性脑供血不足患者给予针刺百会等穴位，可有效改善局部血液循环状态，可以补脑益髓，升举清阳，安神止眩。针刺"颠顶四神针"后可以扩张脑部血管，改善脑部血管的弹性，使脑部血管紧张度降低，脑部血液循环得到改善，脑组织供血增加。"头颞左、右三针"为手足少阳经分布区域，《素问·阴阳离合论》曰："少阳为枢，是少阳居于半表半里之间，转枢内外，为人身阴阳气机升降出入开阖的枢纽。"管教授认为胆主脏腑气机启动运转，三焦主道路通畅，枢运机转，枢机得利，则病证自除。"头颞左、右三针"系大脑中央前回、中央后回在头皮的投影区，亦是听觉中枢在头皮的投影区，针刺该穴可以改善该皮层区血流量，改善大脑皮层的微循环，从而缓解眩晕诸症。"囟门前三针"位于头部的额叶区，能改善额叶功能，从而起到镇静安神的功效，加之其位于督脉上，具有通调督脉、行气活血、补益脑髓之功。五者并用，重点在治脑，通过捻转手法的运用提高了针感的效应进而增加头针的治疗效果。脑为"元神之府"，头是"诸阳之会"，《灵枢·邪气藏府病形》曰："十二经脉，三百六十五络，其血气皆上走于面而走空窍。"故取头部穴位治疗可调节脏腑之虚实，通调十二经气血。已有研究证明，刺激头部穴位，可反射性地扩张血管，增加大脑皮层的血流量，促进病灶周围脑细胞营养和侧支循环的建立，改善脑部供血供氧状态，促进皮质功能的恢复。

通过"益脑十六穴"治疗，可以改善慢性脑供血不足患者大脑皮层血流循环，使血流量发生变化，从而明显减轻患者眩晕、头昏重的症状，改善其伴随症状。该疗法患者接受程度高，且不良反应少，简便易行，值得推广。

[发表于《中华中医药杂志》，2019，34（1）：165－168.]

管氏耳病六聪穴配合天竺灸治疗神经性耳鸣疗效观察

神经性耳鸣又称感音神经性耳鸣，是指人们在没有任何外界刺激条件下所产生的异常声音感觉，患者主观感受到耳内或者颅内有声响的一种感觉，类似一种嘶嘶声、嗡嗡声或蝉鸣声。听力障碍者耳鸣发生率高于其他人群，通常能引起烦躁、焦虑和抑郁，严重影响患者的日常生活和身心健康。此病在临床上属于常见病、多发病，现代医学手段对神经性耳鸣缺乏确切有效的临床疗效，是临床难治病之一。

管遵惠教授是云南省名中医，第二、三、六批全国老中医药专家学术经验继承工作指导老师，在继承家学的基础上，开拓创新，提出集合穴这一概念，不仅丰富了针灸腧穴学的内容，也为针灸临床配穴治疗提供了一种思路和方法。笔者有幸随先生侍诊，临床中采用管氏耳病六聪穴配合天竺灸治疗神经性耳鸣40例，并与药物组40例相比较，具体分析报告如下。

一、临床资料

1. 一般资料　80例病例均来源于2016年12月至2017年12月云南中医学院（现云南中医药大学）第三附属医院昆明市中医医院针灸科住院部及门诊患者，按随机双盲法将患者分为六聪穴配合天竺灸组和药物组，每组各40例；年龄最小34岁，最大78岁；病程最短1周，最长1年。两组患者性别、年龄、病程比较，差异无统计学意义（均$P > 0.05$），具有可比性。详见表2－14－1。

表2－14－1　两组神经性耳鸣患者一般资料比较

组别	例数	性别（例）		年龄（岁）($\bar{x} \pm s$)	病程（年）($\bar{x} \pm s$)
		男	女		
六聪穴合天竺灸组	40	20	20	56 ± 11	0.4 ± 0.1
药物组	40	16	24	53 ± 10	0.3 ± 0.1

2. 诊断标准　参考《中医耳鼻咽喉科常见病诊疗指南》关于耳鸣的诊疗标准：患者自觉耳中或头颅鸣响而周围环境中并无相应声源。可有耳外伤、爆震、噪声接触、耳毒性药物用药等病史。耳内或头颅有蝉鸣样、吹风样等不同的响声，鸣响声常对患者的睡眠、生活、工作、学习、情绪等造成影响，或产生失眠、焦虑、抑郁、烦躁等症状。局部检查：外耳道及鼓膜检查一般无明显异常。其他检查：包括听力学检查（音叉试验、纯音测听等）、耳鸣测试及相关影像学检查有助于诊断。该病需与幻听、体声、外耳道异物、耳胀耳闭、听神经瘤等相鉴别。

3. 纳入标准　符合神经性耳鸣的诊断标准：年龄 34 ~ 78 岁；以耳鸣为主症，且耳鸣持续发作在 7 天以上；患者自愿加入本试验，签署知情同意书。

4. 排除标准　排除外耳、中耳、内耳等病变引起的传导性耳鸣；排除血管源性耳鸣、肌源性耳鸣等客观性耳鸣；排除听觉系统其他病变，如听神经瘤、听神经病等；排除严重的心、脑、肾、血液系统、肿瘤等疾病；有家族精神病或遗传病病史者；妊娠或哺乳期女性。

二、治疗方法

1. 针灸组

（1）针刺。主穴取管氏耳病六聪穴，即翳聪、耳灵、听会、角孙、翳风、听宫。翳聪位于翳风穴后下方 1.5 寸，翳风与风池穴连线中点下 0.5 寸，直刺 0.8 ~ 1.2 寸。耳灵在耳郭与乳突交界凹陷处，前对听宫穴，直刺 0.5 ~ 1 寸。听会穴直刺 0.8 ~ 1.2 寸。角孙穴直刺 0.8 ~ 1.2 寸。翳风穴直刺 0.8 ~ 1.2 寸。听宫穴直刺 0.8 ~ 1 寸。配穴辨证取穴：脾虚型取足三里、阴陵泉、气海；肝火上扰型取太冲、阳陵泉；肾精亏损型取太溪、肾俞；痰火郁结型取丰隆、行间；风热侵袭型取曲池、大椎。实证用泻法，虚证用补法，不虚不实采用平补平泻法。

（2）天竺灸。选择与耳孔大小适合，4 ~ 6cm 的中空竹节，竹节一端削去一半后将艾绒平铺于其中并点燃，竹节完整一端插入外耳道，使温热感传入耳内。艾绒燃尽后倒出，重复 3 次。

每日治疗 1 次，针刺 15 日为 1 个疗程，治疗 1 个疗程。

2. 药物组　常规服用甲钴胺片〔卫材（中国）药业有限公司制造，

0.5mg/片］，每次 1 片，每日 3 次，连续服用 20 日，每日均在同一时间服药。

三、治疗效果

1. 观察指标

（1）耳鸣残疾评估量表（THI）：THI 由 25 个条目组成，每个条目有 3 个选择项，分别为否、有时、是，得分分别是 0 分、2 分、4 分。统计 25 个条目得分，合计总分，满分为 100 分。治疗后 THI 的评分比治疗前 THI 评分减少≥20 分时，表明治疗有效。两组患者治疗前后均在专科医师指导下填写，两组之间及同组治疗前后均进行比较分析。

（2）甲襞微循环指标检测：主要包括流态、管襻、襻周积分及总积分，通过微循环检测仪测定。

2. 疗效评定标准　临床疗效以《实用耳聋咽喉学》为依据。临床痊愈：耳鸣症状完全消失，听力恢复正常，且持续至少 1 个月；显效：耳鸣症状明显改善，听力基本恢复正常；好转：耳鸣症状有所缓解；无效：耳鸣症状变化不大或加重。总有效率：临床痊愈率 + 显效率 + 好转率。

3. 统计学方法　所有数据应用统计学软件 SPSS19.0 进行统计。计量资料以均数 ± 标准差（$\bar{x} \pm s$）表示，采用 t 检验。计数资料以例、百分率（%）表示，采用 x^2 检验。$P < 0.05$ 为差异有统计学意义。

4. 治疗结果

（1）疗效比较。两组患者临床疗效比较见表 2 - 14 - 2。

表 2 - 14 - 2　两组神经性耳鸣患者临床疗效比较

组别	例数	临床痊愈（例）	显效（例）	好转（例）	无效（例）	总有效率（%）
六聪穴天竺灸组	40	13	19	6	2	95.0▲
药物组	40	1	7	15	17	57.5

注：与药物组比较，▲$P < 0.05$。

由表 2 - 14 - 2 可见，六聪穴合天竺灸组的总有效率为 95.0%，药物组的总有效率为 57.5%，差异有统计学意义（$P < 0.05$）。在总有效率方面，六聪穴合天竺灸组和药物组组间比较，差异有统计学意义（$P < 0.05$）。

（2）THI 总分比较。两组患者治疗前后 THI 总分比较见表 2 – 14 – 3。

表 2 – 14 – 3　两组神经性耳鸣患者治疗前后 THI 总分比较（$\bar{x} \pm s$，分）

组别	例数	治疗前	治疗后
六聪穴天竺灸组	40	51.23 ± 18.65	33.20 ± 22.01△▲
药物组	40	59.36 ± 20.68	50.14 ± 22.01△

注：与同组治疗前比较，△$P < 0.05$，与药物组治疗后比较，▲$P < 0.05$。

由表 2 – 14 – 3 可见，两组治疗前 THI 总分比较，差异均无统计学意义（$P > 0.05$）。两组治疗后 THI 总分与同组治疗前比较，差异均具有统计学意义（$P < 0.05$）。六聪穴合天竺灸组治疗后 THI 总分与对照组比较，差异均有统计学意义（$P < 0.05$）。

（3）后甲襞微循环指标比较。两组患者治疗前后甲襞微循环指标比较见表 2 – 14 – 4。

表 2 – 14 – 4　两组神经性耳鸣患者治疗前后甲襞微循环指标比较（$\bar{x} \pm s$，分）

组别	时间	流态积分	管襻积分	襻周积分	总积分
六聪穴天竺灸组	治疗前	2.96 ± 0.27	1.36 ± 0.16	1.97 ± 0.20	3.56 ± 0.46
	治疗后	1.31 ± 0.16△▲	0.71 ± 0.08△▲	0.80 ± 0.10△▲	1.55 ± 0.18△▲
药物组	治疗前	2.96 ± 0.29	1.35 ± 0.15	1.98 ± 0.21	3.54 ± 0.45
	治疗后	1.95 ± 0.17△	1.10 ± 0.12△	1.37 ± 0.16△	2.22 ± 0.23△

注：与同组治疗前比较，△$P < 0.05$，与药物组治疗后比较，▲$P < 0.05$。

由表 2 – 14 – 4 可见，两组患者治疗后流态、管襻、襻周积分及总积分较治疗前均明显下降，差异有统计学意义（$P < 0.05$），且六聪穴合天竺灸组明显低于药物组（$P < 0.05$）。

四、讨论

神经性耳鸣发病较为常见，一般认为多与血管、病毒感染导致神经病变、自身免疫、肾虚等因素有关，且临床实践表明多数患者存在微循环障碍、睡眠质量差的现象，严重影响患者生活质量。目前临床常采用神经营养药物、血管扩张药物治疗，虽能有效扩张耳部相关血管，促进局部血液循环，修复受损神经，但其引起的不良反应也较多。因此，本病在现代医学治疗上尚无有效的治疗方法，是临床难治性疾病之一。

神经性耳鸣属于中医学"蝉鸣""聊啾""苦鸣"等范畴，《素问·脉解》曰："所谓耳鸣者，阳气万物盛上而跃，故耳鸣也。"《灵枢·邪气藏府病形》曰："十二经脉……其别气走于耳而为听。"《灵枢·口问》言："耳者，宗脉之所聚。"可见耳与人体五脏六腑的关系密切，五脏六腑的病变皆会反映于耳。《诸病源候论·卷二十九》认为耳鸣的病机为"风邪乘虚，随脉入耳，与气相击"。人体经络互联贯通，气机升降互为影响，所以耳鸣主要是因为脏腑经络气血阻滞不通而发，多为本虚标实之证，在治疗时应当以行气活血、疏通经络、调理脏腑、标本兼顾为主。管遵惠教授经过多年临床经验总结的组方集合穴，是指对某些病证或特定部位的疾病，由特殊治疗效验的几个穴位组成的组合。管氏耳病六聪穴是管遵惠教授多年治疗神经性耳鸣经验的总结，是以耳部穴位为主的一组集合穴，包括听宫、听会、翳聪、耳灵、角孙、翳风穴共计六穴。该集合穴分布在耳周，针刺能改善听觉系统微循环。听宫是手太阳经和手足少阳经的交会穴，听会、翳风、角孙为手足少阳经的穴位，《灵枢·经脉》曰"手少阳之脉，上项，系耳后，直上出耳上角……其支者，从耳后入耳中，出走耳前"，依据"经脉所过，主治所及"的原则，治疗时选用听会穴，因其属于胆经，故能疏导少阳经气，调节耳部气血运行，配合手足少阳之会翳风，可祛风散邪，通调三焦。手足三阳经循行于耳部，手足少阳、太阳及足阳明之络亦汇于耳中，其中手足少阳经皆从"耳后入耳中，出走耳前，环行耳之前后"，与耳的关系最为密切，故临床上有"耳病实则少阳"之说。耳灵与翳聪穴为管氏经验穴，具有上荣耳窍而耳聪鸣止之功。脾虚型配取足三里、阴陵泉及气海穴，起到健脾益气之功；肝火上扰则配取太冲穴、阳陵泉穴以平肝潜阳，疏泄肝胆之火；配取太溪穴、肾俞穴以补肾益髓；配取丰隆、行间清热化痰；风热侵袭型配取曲池、大椎穴以祛风清热。诸法合用，共奏止鸣复聪之功。近来研究表明，针刺耳部穴位能明显改善红细胞聚集状态，提高红细胞变形能力，从而有效改善局部缺血、缺氧状态，促进局部血液循环和组织细胞恢复，为耳神经功能的恢复提供物质基础。

艾灸治疗时产生的温热刺激是治疗的基本原理和效应特点，利用特制的中空竹管的天竺灸，通过温热效应及艾灸的药力等因素作用于患处穴位，能温通经脉，疏通气血。研究表明，艾灸时产生的温热刺激可以扩张局部毛细血管，加速局部血流速度，从而产生温经通络的效应。耳鸣的发病与微循环障碍密切相关，六聪穴合天竺灸组以针刺配合天竺灸施于外耳道，针刺和艾灸的双重效应直接作用于耳部，可以刺激神经末梢及其感受器，向高级神经中枢发出冲动，激发全身与局部反应，使针感向远处传导，产生局部与整体相结合的功效。现代医学认为，温灸耳周腧穴能改善耳蜗代谢和供氧，修复受损神经元，有助于改善内耳的微循环和微环境。

本研究结果显示，采用管氏六聪穴配合天竺灸能明显提高神经性耳鸣的治疗效果，减轻患者临床症状，很大程度上提高了神经性耳鸣疗效。本疗法安全、有效，值得临床推广应用。

［发表于《上海针灸杂志》，2018，37（12）：1395－1398.］

第十五章　王祖红

作者简介

王祖红，1969 年 3 月生，昆明市中医医院主任医师。全国名老中医管遵惠学术继承人，管氏针灸学术流派第五代主要传承人。

管氏眼病六明穴治疗麻痹性斜视36例

麻痹性斜视为眼科疑难重症之一。本病多数由于支配眼肌活动的神经受损而致，发病原因比较复杂，常与外伤、炎症、中毒等因素有关。管遵惠主任医师在多年的临床实践中形成了善用集合穴施治的独到经验。我科采用管氏眼病六明穴针刺治疗本病取得了满意疗效，现总结如下。

一、临床资料

本组患者均经眼科确诊后来我科治疗，其中男 16 例，女 20 例；年龄最小 10 岁，最大 65 岁；病程最短 3 天，最长 6 个月；单侧发病者 34 例，双侧发病者 2 例。

二、治疗方法

主穴取眼病六明穴。①上睛明（目内眦上方 0.3 寸），嘱患者闭目，左手将眼球推向外侧固定，针沿眼眶外缘缓缓刺入 0.13 ~ 0.20cm，不宜大幅度提插、捻转。②下睛明（目内眦外下方 0.3 寸），针法同上睛明。③鱼腰（在眉中间，直对瞳孔，眶上裂中），平刺 0.8 ~ 1.3cm。④球后（眶下缘外 1/4 与内 3/4 交界处。目平视，于眶下缘外 1/4 处取穴），嘱患者正坐仰靠或平卧，轻轻闭目，针尖沿眶下缘从外下向内上，朝视神经孔方向刺 1.3 ~ 2.5cm。⑤内明（眶上缘内上角凹陷处，内眦角内上约 0.5寸），患者眼睛向下看，沿眶上缘向眶尖方向刺 2.0 ~ 3.0cm。⑥外明（眼外眦角上 0.3 寸，眶上缘内下方），患者眼睛向下看，术者左手指将眼球推向内下方固定，沿眶上缘向眶尖方向刺入 2.0 ~ 3.0cm。

　　配穴取光明、太冲、养老、足三里、肝俞、肾俞。手法采用平补平泻法，得气后留针 30 分钟，每日治疗 1 次，10 次为 1 个疗程。

三、疗效观察

　　1. 疗效标准　治愈：眼位正，眼球运动自如，复视消失。好转：患眼偏斜度减轻，复视像距离缩小，眼球运动受限部分恢复。无效：眼球仍偏斜，程度无好转，症状未减轻。

　　2. 治疗结果　本组 36 例，经 1 ~ 3 个疗程后治愈 18 例，好转 17 例，无效 1 例。

四、典型病例

　　赵某，女，10 岁，学生，2001 年 4 月 12 日初诊。主诉：左眼内斜视 1 月余。患儿因车祸头部外伤出现短暂性昏迷。头颅 CT 平扫示：未见颅内出血。后遗左眼内斜视。检查：左眼视力下降，复视，左眼球内斜视，外展活动受限。诊断：左眼外展麻痹。针灸治疗：主穴取眼病六明穴，配穴取光明、太冲、养老、足三里、肝俞、肾俞。每次选取主穴 3 ~ 4 个，配穴 1 个。手法采用平补平泻法，留针 30 分钟，隔日治疗 1 次。治疗 16 次，左眼活动自如，视力恢复正常，随访 1 年患儿无恙。

五、体会

　　本病是以突然睛珠偏斜、转动失灵、视一物为二物为主症的眼疾，历代医家有"风牵偏视""瞳神反背""神珠将反""视一为二"等不同名称。本病起因虽多，但最终的病机变化皆为导致目筋目络或拘急而短，或弛缓而长，上下相牵，左右偏引，运用失调，终至睛珠不正，出现"视一为二"之症。本病多发病突然，且有睛珠偏斜之象，故历代眼科医家多从风论治。但是根据临床所见，除因风致病外，尚常见因痰、因外伤血瘀而致者。

笔者采用管氏眼病六明穴为主治疗麻痹性斜视，可直达病所，协同作用，使目筋目络拘急弛缓得以迅速缓解，提高目系约束之力，提高麻痹眼肌的肌张力，使受损的眼神经和麻痹的眼肌恢复到正常功能，从而使患侧眼球运动迅速恢复正常，复视、斜视也随之消失。

[发表于《中国针灸》，2005，25（S）：39－40.]

管氏针刺方法学术特点探析

管遵惠主任医师是云南省名中医、全国第二批老中医药专家。导师在继承家学的基础上发展和完善了管氏针灸学术流派。笔者结合随师学习工作体会，试对管氏针法学术特点做初步探讨分析。

一、学术渊源

管氏针法的传承人管正斋先生，家学渊源，幼承庭训，尽得其传，为求学，远渡东瀛，摘蕊于日本针灸之精华。回国后，其致力于针灸学术的研究推广，是1929年在江苏望亭成立的中国第一个针灸研究机构"中国针灸研究社"的创始人之一。管正斋先生行医50余载，勤求古训，博采众长，自成体系。其主要传人管遵惠主任医师，继承家学，多有创新，发展了特色鲜明的管氏针灸流派。其学术思想主要源于：

（1）遵循《内经》藏象、经脉、诊法、治则等基础理论，形成了以经络辨证为针灸临床之纲的观点，并建立了舌针体系。

（2）遵循《内经》《难经》等传统针刺手法理论，汲取《针灸大成》杨氏手法特点，融汇日本代田文志、长滨善天等针灸学者的手法技巧，形成了从学术理论到临床操作独具特色的管氏针刺手法体系。

（3）对《周易》有很深的造诣。活用灵龟八法，长于九六补泻，发明热针九宫穴等方面，体现了管氏医易贯通的学术风格。

（4）博采徐氏《针灸大全》、高氏《针灸聚英》等各家之长，创新《子午流注环周图》。

二、倡导经络辨证

辨证论治是中医学之精髓。管氏学术流派认为，在针灸临床中以经络辨证为纲。熟悉各经脉的循行路线、生理功能、是动、所生病候等规律，是掌握经络辨证的基本功。正如《灵枢·经别》所说："夫十二经脉者，人之所以生，病之所以成，人之所以治，病之所以起，学之所以始，工之所以止也。"其具体应用如下：

（1）本经自病，调其本经。如少阳头病补侠溪、泻阳辅，厥阴头痛补曲泉、泻行间。

（2）某经病证，表里经同治。如胃气虚寒，取足三里配公孙；脾虚泄泻，取阴陵泉配足三里。

（3）本经有病，兼调子母经。如阳明热结，根据"虚则补其母，实则泻其子"的原则，泻胃经子穴厉兑及其子经（肺经）子穴尺泽。

在以经络辨证为纲的同时，提出十二经病候是纬。管氏认为，十二经"是动""所生病"是经络辨证的重要依据；并认为奇经八脉在病理上对十二经脉起着分类、组合和主导作用。如嗜睡为阴跷脉盛，阳跷脉虚，阴盛阳微所致。宗泻阴跷脉、补阳跷脉、调和阴阳之法，取穴以照海（泻）、申脉（补）、睛明（平针法）为主。在皮部、经筋理论的应用上，管氏注重望诊和切诊。在治疗时应用"半刺""毛刺"以强健皮部，振奋功能，抗御表邪。凡经筋病患可取筋会阳陵泉，并常用肝经的俞穴肝俞、原穴太冲配阿是穴治疗。管氏强调，经络辨证宜紧密结合脏腑、八纲、气血辨证等，必须有整体观念。

针灸疗法临床运用的主要理论是经络学说，针灸配穴法是经络理论的具体运用。这是管氏倡导经络辨证的要点所在。

三、针法独树一帜

"针刺手法整体观"是管氏针法的主要学术特点。《杏轩针灸经·手法》所载的"针灸十要"谓："辨证明，虚实清，别经脉，定腧穴，量深浅，审部位，视禀赋，合时令，参舌脉，查针具。"这是管老总结多年临床经验制定的一套针刺操作程序。他强调针刺手法是辨证论治的重要组成部分，较全面地揭示了针刺施术的注意要点。

管氏针法的具体内容主要有：管氏"下针十法"，即进、退、捻、留、捣、弹、搓、努、盘、飞，概括了管氏针刺基本手法，是针刺补泻手法的基础。管氏"乾坤刺法"即单针透刺、两针傍刺、三针齐刺、四针恢刺、五针扬刺、多针连刺法6种针刺方法。管氏高级补泻手法，包括"太极纯真补泻法"，即"烧山火""透天凉"法；"飞经走气四法"，即"青龙摆尾""白虎摇头""苍龟探穴""赤凤迎源"法；"两仪生化六法"，即"阴中隐阳""阳中隐阴""龙虎交战""子午捣臼""龙虎升降""凤凰展翅"等法。特殊补泻手法，如"婴幼儿针刺补泻法""拽拉升提和拽拉行气手法"，以及"管氏过梁针法""管氏舌针"等。详见《杏轩针经》。

管氏补泻手法的"内核"是捻转手法。其与古代各学派及近代各学者的捻转手法大相径庭，在学术思想与操作技巧上独树一帜，形成了较具特色的管氏针灸流派。剖析管氏针刺手法，无论是初级补泻手法、高级补泻手法，抑或是特殊针刺手法，捻转手法贯穿于手法始终，起到核心主导作用。其手法在三衢杨氏学派针刺手法的基础上又多有发展创造，如拽拉升提和拽拉行气手法、升阳降阴示意图等。管氏补泻手法在复式手法中注重捻转手法，而捻转过程中始终贯穿《周易》九六数理为主要特点。

四、重视配穴处方

管正斋先生认为经络和穴位是针灸治疗的基础，恰当的选穴配方是针灸获取疗效的重要条件。管老总结了以下14种常用配穴法，即三部配穴法、俞募配穴法、前后配穴法、十二经表里配穴法、阴阳配穴法、接位配穴法、原络配穴法、郄会配穴法、五行俞配穴法、刚柔配穴法、上下配穴法、肢末配穴法、本经配穴法、一经连用或数经互用配穴法等。

管遵惠主任继承管正斋先生经验，善用集合穴，总结管氏经验穴，在穴法应用上另辟蹊径。简介如下：

1. 集合穴　其是对某些病证或特定部位的疾病有特殊疗效的穴位组合。管氏集合穴中有双穴集合，如攒眉穴；有三穴集合，如飞翅三穴；有六穴集合，如阴阳六合穴；有九穴集合，如脊椎九宫穴等。其中六穴集合穴共有10组，因与天干相应，故又称为"天干集合穴"。常用管氏集合如眼病六明穴、肩臂六灵穴、拇指六通穴、阴阳六合穴、治瘫六验穴、膝痛六宁穴、飞翅三穴等，取得了较好的临床疗效。

2. 管氏经验穴　管遵惠主任根据管正斋先生生前传授，结合本人临床体会，总结了管氏常用经验穴，如音亮穴、攒眉穴、飞翅三穴、颊内、坤柱、颈灵五、颈灵六、压肩、治瘫六穴（起步、下灵、阳痿、平顶、中验、肾根）、声响、臂宁、望泉、承肩、顺臂、后骨空、地神、阴阳合、阳顶、阴山等。临床应用时常效如桴鼓，妙起沉疴。如针刺飞翅三穴治疗肩背部软组织挫伤、风湿性肌纤维质炎、肩周炎等，取得了较好的疗效。

五、弘扬时间医学

中医时间治疗学是古代医学的瑰宝，随着近年来时间生物医学的迅速发展，其理论和针法引起了国内外学者的广泛关注。管氏在这一领域的成就亦令人瞩目。

1. 创新子午流注环周图　管氏"子午流注环周图"以徐氏"子午流注逐日按时定穴歌"纳甲法为主体，同时采用张氏"三焦阳腑须归丙、包络从阴丁火旁"之说。图中还应用了同宗交错、母子填充法。在纳甲法无穴可开的时辰，引入纳子法中高氏的十二经流注法，采取"母子穴"填充闭穴，是谓母子填充。如此纳甲法与纳子法配合使用，则逐日逐时均有穴可开，这是管氏子午流注环周图的一大特点，使子午流注针法更臻完善。

2. 活用灵龟八法　管氏在临证时擅长灵活运用灵龟八法治疗一些急性病和痛证。早在 20 世纪 80 年代初，管遵惠主任就在管正斋先生的指导下，通过对 38 种病证、400 余例患者运用灵龟八法治疗的观察，总结出以下经验：

（1）运用灵龟八法，应以经络辨证为主要辨证方法，特别要注意应用奇经理论。辨证的准确是获效的前提。

（2）计算无误、选穴恰当、配穴适宜是运用灵龟八法的关键。

（3）正确掌握运用补泻手法是决定疗效的重要环节。

（4）初步认为运用灵龟八法对治疗一些急性病和某些疼痛的病证疗效尤佳。

（5）灵龟八法与子午流注针法相辅为用，可使疗效更为显著。

六、建立舌针体系

管正斋先生在继承前人经验的基础上，提出了 24 个舌穴及相应的舌针配穴法、刺法、适应证、禁忌证及注意事项，使舌针系统化。因而管氏舌针在舌针治疗史上既是开创者，也是比较系统、完善的体系。

管正斋先生对易理研究颇深，在舌针疗法的创制上亦援易入医，同时结合脏腑经络理论，使舌穴的分布精妙无比，用今天的生物全息理论来验证舌穴，亦令人叹为观止。

舌针的配穴原则是"经脉所过、主治所及、体舌相应、循经定穴"。主要配穴方法有单独应用法、内外配穴法、上下配穴法、左右配穴法。

舌针补法，以30号针刺入0.5～1分，拇指向前小弧度捻转3或9次，稍停，为一度补法。一般行三度或九度手法，不留针，勿令太深。

舌针泻法，以28号针刺入1～2分，拇指向后大弧度捻转6次，稍停，为一度泻法。一般行六度或八度手法，不留针。

关于捻转九、六数是根据《周易》而定。奇数为阳，九为老阳，七为少阳；偶数为阴，八为老阴，六为少阴。管正斋先生在行九阳数时强调实效，不泥于古数，注重病人客观情况，临床上有时仅用三三得九，有时又用三九二十七，灵活运用。

七、继承发展创新

管遵惠主任在总结前人经验、继承发扬管氏针法的同时，不断探索，勇于创新，集传统的针刺、灸法、温针、火针诸特点于一体，发明了热针及热针仪，配合九宫穴手法，用于治疗腰椎间盘突出症、颈椎病、风湿性关节炎、脏腑病、妇科病、泌尿系疾病等，取得了良好的疗效。

管氏热针九宫穴针刺方法如下：取穴定位按伏羲八卦九宫方位图，即"河图"之"天地定位、山泽通气、雷风相搏、水火不相射"，先以压痛点最突出的棘突间定中宫，上下一椎棘突间分别定乾、坤宫，然后夹乾、中、坤宫旁开0.5～0.8寸，依次取巽、兑、坎、离、艮、震六宫穴。获得针感后，按"洛书九宫数"行捻转补泻手法，其顺序及次数为"戴九履一、左三右七，二四为肩，六八为足，而五居中"。一度行针后，应用GZH型热针仪，坎离宫用热针，40～45℃，留针20分钟，每日或隔日1次，12次为1个疗程。实验证明，管氏热针的作用机理主要是通过对经络系统、神经体液、血液循环、免疫功能等多系统、多渠道的调整作用，发挥综合效应，获得治疗效果。该项发明除在国内推广应用外，还远销法国、美国、加拿大、澳大利亚、新加坡等国。

管氏针法内容尚多，如耳针疗法、蜂针经穴疗法、吸氧经气疗法，以及针对疑难病的针法特点等，限于篇幅，暂不介绍。几十年来，管氏针灸在临床上救死扶伤，造福一方百姓，发挥了巨大的作用，值得我们认真学习掌握，进一步提高针灸治疗水平，更好地为临床服务。

[发表于《云南中医学院学报》，2007，30（5）：42 - 44.]

第十六章　黄培冬

作者简介

黄培冬，1983 年 12 月生，云南中医药大学，博士，副教授。全国名老中医管遵惠学术继承人，管氏针灸学术流派第五代主要传承人。

管遵惠教授辨治腰椎间盘突出症经验撷菁

一、辨证

1. 首辨督、带　管遵惠教授认为，腰椎间盘突出症所致疼痛可分为"不通则痛"或"不荣则痛"。经络辨证虽多与足太阳膀胱经、足少阳胆经及足少阴肾经等关系密切，然而临床中尤需重视其与督脉、带脉这一纵一横经脉的特殊关系。足太阳膀胱经、足少阳胆经及足少阴肾经为气血在腰部运行的主要通道，当以上诸经出现"不通"或"不荣"状态时，督脉与带脉这两条纵横脊柱的经络将被调动起来，起"别道奇行"的作用。

督脉行于腰背部，自腰骶至颈椎贯穿整个脊柱，为"阳脉之海"，故腰椎间盘的病变与督脉相关，正如张锡纯在《医学衷中参西录》中说："凡人之腰痛，皆脊梁处作痛，此实督脉主之。"带脉是唯一横行于腰腹部的经脉，能约束纵行诸脉，若约束太过或者约束不及，均可能导致腰部的"不通"或者"不荣"，进而诱发疼痛。故腰痛时不论虚证或者实证，均与带脉有关。如《素问·刺腰痛论》所言："衡络之脉令人腰痛，不可以俯仰，仰则恐仆，得之举重伤腰……"管遵惠教授认为，"衡"，横也，此处"衡络之脉"，当指带脉，诸如"举重"等诱因使经脉拘急，导致带脉约束太过，气血不通而痛。又如《灵枢·经别》云"当十四椎，出属带脉"。《难经·二十八难》云："带脉者，起于季胁，回身一周。"管遵惠教授认为"十四椎"亦为命门所出之处，故腰部的"不荣而痛"与命门、带脉等均有密切关系。

2. 分经辨证　腰椎间盘突出症以 $L_3 \sim S_1$ 椎体病变为多见。临床上，管遵惠教授非常重视经络辨证，常在疏通督、带经气的基础上，根据病变的椎体具体分经而治，将腰椎间盘突出症分为足厥阴经型、足少阳胆经型、足太阳经型。管遵惠教授认为，当临床表现为 $L_3 \sim L_4$ 椎间盘突出时，腰部疼痛常沿下肢内侧放射，伸膝无力，膝跳反射减弱时可辨为此型腰痛。肝在体合筋，膝乃筋之汇，足厥阴肝经循行于 L_4 神经根支配处，而"肝肾同源"，故当腰部疼痛沿下肢内侧放射或者合并有肾气虚表现时，可辨为足厥阴经引发的腰痛。如《素问·刺腰痛》中说："厥阴之脉令人腰痛……刺厥阴之脉，在腨踵鱼腹之外，寻之累累然，乃刺之。"当临床表现为疼痛多沿大腿后侧、外侧，小腿外侧（阳陵泉穴位于此处）放射至足内侧，此处多为 L_5 神经根支配，足少阳胆经循行于此，可辨为足少阳经引发的腰痛。如《素问·刺腰痛》中说："少阳令人腰痛……刺少阳成骨之端出血，成骨在膝外廉之骨独起者……"当临床表现为疼痛沿大腿后侧、小腿后侧放射至外踝附近及足外侧（至阴穴位于此处）。此处多为 S_1 神经根支配，足太阳膀胱经循行于此，可辨为足太阳经引发的腰痛。

二、论治

1. 督、带为主　管遵惠教授以上述辨证为基础，临床上常以"脊柱九宫穴""环刺带脉"为主穴治疗腰椎间盘突出症。具体方法如下：以病变椎体压痛点最明显的椎体棘突间定为中宫，沿督脉在中宫上下棘突间定乾宫、坤宫，在这三穴旁开 0.5～0.8 寸，依次定取巽、兑、坎、离、艮、震六宫穴，进针顺序为先针中宫，次针乾宫、坤宫，直刺或略向上斜刺 0.8～1.2 寸，然后按巽、兑、坎、离、艮、震六宫穴依次进针，针尖斜向椎体，进针 1.5～2 寸，获得针感后，行捻转补泻手法，九宫穴的行针顺序与次数按"洛书九宫数"施行，即"戴九履一，左三右七，二四为肩，六八为足，而五居中"。管遵惠教授认为，尽管带脉没有专属穴位，但它从十四椎附近经胁肋之下斜向前下，行于腰腹，回绕周身。因此临床上可以"舍穴从脉"，针刺章门、带脉、五枢、维道、命门及与命门处于同一水平段的穴位，获得针感后，行捻转补泻手法，加用艾灸，留针灸 30 分钟。针刺督、带二脉，可以使经气从横向得到疏通或补充，艾灸则可迅速激发经气，疏通气血，温养经脉。

2. 分经配穴　以"脊柱九宫穴"、环取带脉穴位为主穴，管遵惠教授常根据影像学及患者症状、体征，分经配穴治疗。若辨证为足厥阴经型腰痛，常配合取足厥阴经、足少阴肾经穴位治疗，针刺蠡沟、大敦、太冲、三阴交、曲泉、阴包、太溪、复溜等穴位。该型腰痛多以温养为主，补泻兼施，重用灸法，针刺得气后留针 30 分钟，每日针刺 1 次。若辨证为足少阳经型腰痛，则配合取足少阳经穴位治疗，针刺阳陵泉、环跳、风市、委中、悬钟、光明、足窍阴等穴位，针刺得气后留针 30 分钟，每日针刺 1次，其中阳陵泉为足少阳胆经的合穴，可深刺透阴陵泉，以有麻电感向下放散为佳。若辨证为足太阳经型腰痛，则配合取足太阳经穴位治疗，针刺腰阳关、次髎、环跳、殷门、委中、承山、昆仑、至阴等穴位，针刺得气后留针 30 分钟，每日针刺 1 次，其中委中穴为足太阳膀胱经的合穴，可刺络放血，但不宜过快、过强、过深，以免损伤血管和神经。

三、结语

管遵惠教授在努力发扬管氏学术流派的同时，承袭古代医学传统而不拘泥于传统，辨证论治有侧重，并不断拓新。他认为治疗腰椎间盘突出症所致腰痛时，应重视"阳病行阴，阴病行阳"的理论思想，应重视从督脉、带脉进行调治，可以使经气从纵横两面得到疏通或者补充，起到事半功倍的效果，而根据病变椎体所致症状、体征，加以分经论治，使得整个治疗全面周到，又不失中西合璧。

病患初期"邪正相争"的矛盾一般尚以局部为主，此时仅施灸患处、局部穴位，往往可顿挫病势，简易、快捷。但对于慢性病不能单纯治疗，因为此时病久传化，阴阳失和，往往病情已不限于一经一脏一腑，因此灸治慢性病必须重视整体配穴，以期灸通脏腑、经络，灸通上下，调平阴阳，从而达到根除疾病的目的。

［发表于《江苏中医药》，2013，45（8）：13 - 14.］

管氏过梁针法及其腿部取穴规律探析

管氏过梁针法是著名针灸学家管正斋老先生在继承前人经验和家传针法的基础上发展和完善形成的特殊针法,该针法除采用独特的针具和刺法外,还衍生出一套经外奇穴,共同形成了管氏过梁针法"深""透""动""应"的特色,对癔症性瘫痪、精神分裂症、狂证、癫证、外伤性截瘫等病具有独特疗效。腧穴的分布及主治是针灸学的核心内容,作为人体脏腑经络之气输注于体表的特殊部位,它既是疾病的反应点,又是针灸的施术部位。笔者将《管氏特殊针法集萃》研读数遍发现,管氏奇穴具有显著的横向沟通表里、激发深部气血的作用。故试将十二正经中循行于腿部的6条经脉与管氏奇穴在腿部的分布、主治规律加以总结比较,望能给针灸临床治疗提供一定的借鉴和启发。

一、管氏过梁针法

管氏过梁针法由独特的"针具""刺法""奇穴"共同构成,具有穴精而刺深的特点。过梁原为建筑学中的构件,横跨两个墙体,可承受上层楼盖梁板传来的荷载。管氏使用粗长的针灸针横跨多个关节、骨骼、穴位,其针法具有横向沟通表里、激发深部气血的功效,故称之为过梁针。针具方面,管氏根据《灵枢·九针十二原》"长针者,锋利身薄,可以取远痹;大针者,尖如挺,其针微员,以泻机关之水也",采用特制的 26 号或 28 号针具,属"长针""大针"临床运用之发展,是谓"深"。刺法与奇穴方面,管氏在汲取《灵枢·官针》中"短刺者,刺骨痹,摇而深之""输刺者,刺诸经荥俞、脏俞""经刺者,刺大经之结络"与"分刺者,刺分肉之间"四大刺法经验的基础上,针刺四肢部奇穴时要求应透刺到对侧皮下,并在进针或行针时令患者运动肢体,此谓"透"与"动"。此外,部分过梁针奇穴须在针刺时出现感应方能获效,则谓之"应"。临证时,根据治疗需要灵活运用,是管氏治疗深邪远痹、阴阳失常及气血失调类病证获取疗效的关键。

二、腿部取穴规律

1. 腧穴分布规律

(1)管氏奇穴与腿部经穴分布规律。腧穴的雏形源自古人的生活实践与医疗实践，后世医家按部位及主治归纳总结了十二经脉。《灵枢·痈疽》中指出"经脉流行不止，与天同度，与地合纪"，同时《灵枢·逆顺肥瘦》中也有"足之三阳，从头走足；足之三阴，从足走腹"的说法，阐述了十二经脉是首尾衔接、气血循环不休的环路，其中腿部经脉除足厥阴在小腿下半部及足部有交叉情况外，基本为太阴、阳明在前，厥阴、少阳在中（侧），少阴、太阳在后排布循行。

管氏奇穴是管正斋老先生结合临床经验总结的特定腧穴，其针法的特点决定了取穴的独特性。采用深刺法的腧穴均位于腕踝关节及其以下，而使用透刺方法的腧穴多位于肌肉相对丰厚、有阴阳两条经脉相互对称的部位。

《管氏特殊针法集萃》书中在腿部设有 14 个奇穴，主要分布在腿部的前侧、外侧及脚踝、脚底。其中脚底分布有 2 个穴位：泉中位于脚底涌泉穴后 1 寸，肾根位于足跟正中前缘，卷足时在足心后 1/3 处。脚踝分布 2 个穴位：山膝根位于昆仑与太溪之间，女膝穴直上，跟腱中；脑根位于外踝与跟腱之间凹陷上 1 寸处。小腿前侧 2 个穴位：平顶位于外膝眼下 3 寸，胫骨旁开 2 寸，中平位于平顶下 2 寸。大腿前侧 2 个穴位：迈步位于髀关穴下 2.5 寸，大腿伸侧，髂前上棘与髌骨基底连线上，外伏兔位于膝髌正中上缘上 6 寸，向外旁开 1.5 寸。大腿外侧 6 个穴位：阳委一位于股外侧，腘窝横纹上 1 寸，股二头肌腱与股外侧肌之凹陷处；阳委二、阳委三在阳委一上 1、2 寸，四连、五灵、灵宝位于股二头肌与股外侧肌之间，阳委三上 1、2、3 寸（见图 2 - 16 - 1）。

不难看出，与十二经脉循环往复的排穴不同，管氏奇穴都以部位分区，且从部位来看，多位于关节、骨骼附近的体位相对称的经筋上。此外由于过梁针法"深""透""动""应"的特点，其分布以下肢阳侧（前、外）为主，着重机体横向与纵深部位的密切联系，横向沟通表里、激发深部气血。

（2）管氏奇穴与腿部经穴的联系。经穴的特点是有固定部位、具体腧穴名称及经脉归属。刘健华等认为，腧穴可能处于一种动态变化的状态，与机体的功能状况密切相关。正常生理状态下，腧穴处于相对静止的状态，其部位相对固定；在病理状态下则被激活，其部位可能发生相应变化。可见管氏奇穴是经穴在病理状态下的移动点，是在经穴基础上发展而来的，具有特定主治功效并固定名称、位置的腧穴（见表2－16－1）。

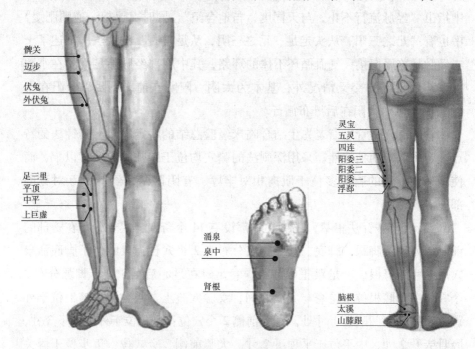

图 2－16－1　管氏奇穴腿部分布图

表 2－16－1　管氏奇穴与经穴分布关系

管氏奇穴	与邻近腧穴的关系	管氏奇穴	与邻近腧穴的关系
泉中	涌泉后1寸	阳委一	浮郄穴外侧
肾根	涌泉后	阳委二	膝阳关穴
山膝根	昆仑、太溪之间	阳委三	膝阳关穴上1寸
脑根	昆仑上1寸	四连	膝阳关穴上2寸
中平	上巨虚斜上1寸	五灵	膝阳关穴上3寸
平顶	足三里旁开1寸	灵宝	膝阳关穴上4寸
迈步	髀关穴下2.5寸	外伏兔	伏兔穴向外旁开

2. 腧穴主治规律

（1）腿部经穴主治规律。经穴常以一点而影响一个特定区域，上部腧穴可治疗机体下部疾病，下部腧穴能治疗上部疾病。《素问·气府论》曰："脉气所发者，凡三百六十五穴也。"所以经穴的主治主要包含4个方面，第一是所属经脉的"是动病",第二是经脉归属脏腑的"所生病",第三是经脉气血虚实导致的病证,第四是某些经穴的特殊作用(见表2-16-2)。

表2-16-2 腿部六经及其主治

经穴归经	主治
足阳明胃经	前头、口、齿、咽喉、肠胃病、神志病、热病
足少阳胆经	侧头、耳、项、胁肋、胆病、眼病、神志病、热病
足太阳膀胱经	后头、项、背腰、肛肠病、眼病、神志病、热病
足太阴脾经	脾胃病、腹部病
足厥阴肝经	肝病、前阴病、腹部病
足少阴肾经	肾、肺、咽喉病、前阴病、腹部病

从经穴的分布角度归纳其主治规律可以发现,由于特定穴多分布于肢节远端,其不仅主治局部病证,多具有远治及特殊作用;膝部以上部分的经穴分布较少,并以治疗局部病证为主;大腿前面的腧穴能治疗腿、膝盖疾病,大腿内侧腧穴能治疗经带、前阴等泌尿、生殖系统的疾病,而大腿后面的腧穴可以治疗臀、股部疾病。

(2)腿部管氏奇穴主治规律。管正斋先生认为各经脉经气自四肢末端像流水一样由小到大,由浅入深。于肢节末端脉气始发之处行补法,培根助长,使正气如星火燎原;于脉气盛行之处行泻法,泻实邪而不损根本。另一方面,《易经》谦卦曰"天道下济而光明,地道卑而上行",管氏利用过梁针横向与纵深的优势,既可沟通阴阳两经,还可作用于络脉、经别、经筋、皮部,使脉气互通,阴阳相融,达到治疗目的。

《灵枢·官针》曰:"病深针浅,病气不泻,反为大脓……病大针小,气不泄泻,亦复为败。"在继承前人经验和家传针法的基础上,管正斋先生认为瘫痪、狂证、癫证、痴呆、精神异常、截瘫等病证的病位在脏腑、髓海,病机为阴阳失常、气血失调。普通取穴的深度与强度难以取得满意疗效,故发展和完善了具有"深""透""动""应"特点的管氏过梁针法以治疗重症、顽疾(见表2-16-3)。

表 2 – 16 – 3　管氏奇穴及其主治

管氏奇穴	腧穴主治
阳委一、阳委二、阳委三、四连、五灵	狂证，癫证，癔症，精神分裂症，下肢瘫痪
平顶、中平	慢性精神病，精神分裂症恢复期，癔症，痴呆症，下肢瘫痪、冷痛麻木
迈步、外伏兔	下肢瘫痪、痿软，股膝疼痛，足下垂
山膝根	足跟痛，腰痛，惊悸，齿龈脓肿
脑根	慢性精神病痴呆症，肩背拘急疼痛，下肢痿软
泉中、肾根	足跟痛，下肢瘫痪，腰腿痛，失眠，痴呆

　　从表 2 – 16 – 3 中可以看出，位于腕踝关节及其以下的腧穴，主要用于治疗慢性精神病、精神分裂症恢复期、失眠、痴呆等虚性疾病；位于大腿部位的腧穴主要用于治疗狂证、癫证、精神分裂症等实性疾病。

　　平顶、中平位于足阳明经筋上，深刺时可穿过胃经到达脾经。脾主升清为阴，胃主降浊为阳，两穴沟通阴阳升降则可治疗慢性精神病、癔症、痴呆等病证。

　　外伏兔位于伏兔旁，但主治与伏兔不尽相同，其主要治疗瘫痪、下肢痿软等。迈步亦位于足阳明经筋之上，与外伏兔功效相近。泉中、肾根位于脚底，为失眠特效穴。山膝根于昆仑、太溪两穴之间的跟腱上，直刺即可起到两个腧穴的作用，并对足跟痛具有较好的疗效。脑根位于膀胱经，为治疗肩背拘急疼痛之要穴。阳委一、阳委二、阳委三、四连、五灵、灵宝、迈步排列于足太阳经筋之上，透刺可穿过膀胱经到达肾经，主要用于治疗狂证、癫证、癔症、精神分裂症、下肢瘫痪。《灵枢·经脉》曰"是主筋所生病者，痔，疟，狂，癫疾""是主肾所生病者……脊、股后廉痛，痿、厥"，充分体现了管氏过梁针法一针多经，沟通阴阳的特性。在临床应用方面，管氏以过梁针奇穴为主，治疗外伤性截瘫 64 例，显效 30 例，好转 26 例，无效 8 例。配合电针、心理治疗及功能锻炼，治疗癔症性瘫痪 59 例，痊愈 53 例，好转 5 例，无效 1 例。郝长宏使用过梁针透刺配合电针刺激治疗顽固性腓总神经损伤，治疗 12 例，痊愈 7 例，显效 4 例，好转 1 例。孙振华用过梁针治疗癫狂证，经 10 次治疗后，108 例患者痊愈 24 例，显效 31 例，好转 21 例，无效 32 例。

此外，腧穴面积的大小仍然是一个未能明了的问题，历代医书均未有准确的记载，《黄帝内经明堂类成》提及"广狭与瞳子相当"，显然腧穴的大小不是固定不变的。在病理状态下，腧穴可能变得大而深，故管氏用将深刺与透刺相结合的过梁针法，取得了普通刺法与取穴难以达到的效果。

三、总结

管氏过梁针法脱胎于传统的经络理论，更着重于经筋系统与管氏临床经验的有机结合。与十二经穴首尾衔接、循环往复的特点不同的是，管氏过梁针法讲究"宁失其穴，勿失其经"，不仅关注入针时的位置，而且能够一针多穴、一针多经。该法取穴多位于关节、骨骼附近与体位相对称的经筋上，着重机体横向与纵深部位的联系。在腧穴功效方面，除局部作用外，十二经穴主要从经脉循行与内属脏腑来理解，而管氏奇穴根据其选用的刺法，主要从部位及沟通多经经气的能力来理解，对癔症性瘫痪、精神分裂症、狂证、癫证、截瘫等一系列阴阳失调、气血失荣类病证，进行整体治疗。总的来说，管氏奇穴可以在一定程度上弥补传统经穴主治应用范围较为局限的不足，临证时二者可以相互补充，提高疗效。

[发表于《中国针灸》，2019，39（2）：185－188.]

第十七章　王苏娜

作者简介

王苏娜，1982年12月生。贵州中医药大学博士，副教授；全国名老中医管遵惠学术继承人，管氏针灸学术流派第五代主要传承人。

管氏舌针为主治疗灼口综合征20例

灼口综合征，又称舌痛证，是以舌部为主要发病部位，以烧灼样疼痛为主要表现，常不伴有黏膜病损及其他临床体征的一组症候群，如舌感觉异常，口腔不适，口腔黏膜感觉异常等。近年来，灼口综合征发病呈上升趋势，已成为一种常见的黏膜病。女性的发病率约是男性的7倍，发病年龄主要在围绝经期。笔者采用管氏舌针为主，配合循经取穴治疗灼口综合征 20 例，取得了满意效果，现报道如下。

一、一般资料

全部患者均来自 2010 年 1 月至 2014 年 5 月我院门诊及病房，所有患者均符合灼口综合征诊断标准，共 20 例，其中男 8 例，女 12 例；年龄 35～68 岁，平均 52.5 岁。所有患者均符合以下诊断标准：①以舌部和（或）口腔黏膜烧灼样疼痛或具有异常感为主要症状，可伴有舌麻木、口干、味觉改变及其他口腔不适症状，临床检查口腔黏膜及舌部无器质性病变；②无明显的全身器质性疾病，排除三叉神经痛、干燥综合征、营养缺乏、糖尿病、免疫疾病及其他结缔组织病所致的口腔不适；③无局部刺激因素如残冠、义齿、不良修复体等；④1 个月内未使用过性激素、苯二氮卓类抗焦虑药、三环类抗抑郁药、抗组胺类药物，局部未曾使用过激素治疗。

二、治疗方法

1. 取穴

（1）主穴（管氏舌针）：心穴（舌尖部）、肝穴（位于舌面后 1/3 处，边缘向内 5 分处，2 个穴位）、脾穴（位于舌面中央处旁左右分开 4 分处，2 个穴位）、肾穴（位于舌面中央后 3 分，外开 4 分处，2 个穴位）、聚泉（舌面中央处）、金津、玉液、中矩（舌上举，舌底与齿龈交界处）。

（2）配穴：通里、太溪、太冲、三阴交。

2. 操作方法　舌针针刺前，一般给予患者 3% 过氧化氢或高锰酸钾液漱口，以清洁口腔。针舌面穴位，患者自然伸舌于口外；针舌底面穴位，患者将舌卷起，舌尖抵住上门齿，将舌固定，或舌尖向上反卷，用上下门齿夹住舌，使舌固定。选用 0.25mm×25mm 针灸针，在选定的穴位上针刺后，拇指前后均匀捻转 10 次，不留针。在捻转时，进针 0.5～1 分许，勿令太深，一般不会出血。

针刺方法：常规消毒后，选用 0.25mm×40mm 不锈钢针灸针，快速进针后，行平补平泻手法，得气后留针 30 分钟。

每日治疗 1 次，治疗 10 次为 1 个疗程，治疗 1 个疗程后统计疗效。

三、疗效观察

1. 观察指标

（1）视觉模拟评分法（VAS）：采用 VAS 量化灼口综合征患者疼痛程度。VAS 为一条 10cm 长刻度的直标尺，两端分别标有 0 表示"无痛"，10 表示"剧痛"，中间部分表示不同程度的疼痛。让病人根据自我感觉在横线上画一记号，表示疼痛的程度。

（2）疗效指数评价：疗效指数 =（治疗前疼痛指数 − 治疗后疼痛指数）/治疗前疼痛指数 ×100%（尼莫地平法计算公式）。显效：疼痛明显减轻，疗效指数 >60%；有效：疼痛局部减轻，60% ≥疗效指数 >20%；无效：疼痛无减轻，疗效指数 <20%。

（3）统计学处理：采用 SPSS19.0 统计软件对研究数据进行分析，计量资料采用均数 ± 标准差（$\bar{x} \pm s$）表示，治疗前后比较采用配对 t 检验，以 $P < 0.05$ 为差异具有统计学意义。

三、治疗结果

治疗后，显效 10 例，好转 7 例，无效 3 例，有效率达 85%。治疗前 VAS 评分为（6.3 ±1.49）分，治疗后为（3.55 ±2.11）分，治疗前后比较，差异具有统计学意义（$t = 8.966$，$P < 0.01$）。

四、体会

关于灼口综合征的病因众说不一，目前认为灼口综合征是属于非器质性灼痛，其发病多与神经（包括自主神经）、精神、血管运动神经因素有密切相关，但其机制尚不清楚，可能与精神因素、局部因素、内分泌或代谢障碍等因素有关。多数学者倾向于多因素发病。因灼口综合征的病因、发病机理未完全明确，因此也缺乏有效的治疗方法，目前西医治疗主要是脱离过敏原，去除局部发病因素，积极诊断及治疗全身性疾病，调节自主神经功能药物治疗，激素替代疗法，精神类药物治疗，心理咨询治疗等。

从中医理论分析，本病多由情志不遂、饮食不节、劳逸失宜、年老体虚等引起气机升降失调，脏腑失和，导致多种病理产物的滞塞和郁结，致舌部所过经脉气血运行不畅，不通则痛，或致气血不足，气血不能上荣于舌而发病。该病病位在舌，与心、脾、肝、肾均有关。

舌与全身脏腑经脉都有着直接和间接的联系，足少阴之脉夹舌本，足厥阴之脉络舌本，足太阴之脉连舌本、散舌下，手少阴之别系舌本。《灵枢·经脉》云："脾足太阴之脉……是动则病，舌本强……是主脾所生病者，舌本痛。"《灵枢·脉度》云："心气通于舌，心和则舌能知五味矣。"针刺舌穴不仅可以疏通局部经络气血，并可通过与舌相关的经脉，调和气血，调畅脏腑气机，亦可以治疗全身脏腑疾病。故本病治疗以局部舌针治疗为主，疏通局部经络气血，调畅脏腑气机，配合循经取穴。选穴以心、脾、肾、肝经为主，选穴通里，手少阴经络穴，宁心安神；太溪，肾经原穴，滋阴益肾；太冲，足厥阴肝经输穴、原穴，疏肝解郁，调畅气机；三阴交，为足太阴脾经、足少阴肾经、足厥阴肝经交会穴，健脾益气，也可调肝补肾，调和气血。诸穴合用，通调经络气血，远近相配，标本兼治，故在临床治疗中取得了较好的疗效。临床研究发现针刺治疗灼口综合征有独特优势，不仅能明显改善患者局部症状，也能缓解患者焦虑、紧张情绪，以及伴有的全身症状，如失眠、汗出等症，又无明显不良反应，值得进一步研究探讨。

［发表于《中国针灸》，2015，35（7）：695－696.］

舌针治疗原发性三叉神经痛临床观察20例

三叉神经痛是三叉神经分布区域内出现阵发性电击样剧烈疼痛，严重影响患者的生活质量。药物很难治愈三叉神经痛，而且不良反应大。舌针疗法是管正斋先生根据《内经》舌与脏腑经络关系的理论，结合祖传针法和自己数十年的临床经验，创立的一种特殊针法。临床中我们发现舌针治疗三叉神经痛有较好的疗效，现总结如下：

一、临床资料

1. 一般资料　20例患者均为我院住院和门诊收治患者，男8例，女12例；年龄28~65岁，平均52.5岁；均符合原发性三叉神经痛诊断标准。

2. 诊断标准　参照《中药新药临床研究指导原则》原发性三叉神经痛

诊断标准。

（1）面或额部的阵发性疼痛，持续几秒至 2 分钟。

（2）疼痛至少有下列特点中的 4 项：①沿三叉神经的 1 支或几支散布；②特征为突发、剧烈、尖锐、浅表、刀刺样或烧灼样；③疼痛剧烈；④从扳机点促发，或因某些日常活动诱发，如吃饭、谈话、洗脸或刷牙；⑤发作以后，患者完全无症状。

（3）无神经系统体征。

（4）每个患者有其刻板的发作。

（5）病史、躯体检查及必要时所做特殊检查可排除导致面痛的其他原因。

3. 纳入标准　符合诊断标准。患者年龄在 18 ~ 70 岁之间。

4. 排除标准　①虽为本病，但已采用药物、电凝、手术等治疗，导致神经纤维破坏，功能丧失者。②年龄小于 18 岁或大于 65 岁者，妊娠或哺乳期妇女，过敏体质及对本药过敏者。②合并心血管、脑血管、造血系统及肝肾等重要脏器的严重原发性疾病，精神病患者。④未按规定用药，无法判断疗效，或资料不全等影响疗效或安全性判断者。

5. 观察指标

（1）疼痛程度　采用视觉模拟评分法（VAS），在长 10cm 直线上标记某点，从起点至记号处的距离长度就是疼痛的量（cm），表示疼痛的强度及心理上的冲击，分值越大表明程度越严重。

（2）发作次数　记录 1 天内疼痛发作次数（次/天）。

（3）持续时间　记录 1 天内大多数疼痛发作持续时间的平均值（秒/次）。

二、治疗方法

1. 穴位选用　心穴、肝穴、胆穴、额穴、耳穴。

2. 用具选用　针具统一用华佗牌 30 号 1 ~ 1.5 寸不锈钢毫针。

3. 操作方法　舌针前，一般给予患者 3% 过氧化氢或高锰酸钾液漱口，以清洁口腔。针舌面穴位，患者自然伸舌于口外；针舌底面穴位，患者将舌卷起，舌尖抵住上门齿，将舌固定，或舌尖向上反卷，用上下门齿夹住舌，使舌固定。选用 0.25mm×25mm 针灸针，在选定的穴位上针刺后，拇指前后均匀捻转 10 次，不留针，在捻转时，进针 0.5~1 分，勿令太深，一般不会出血。

4. 疗程　每日治疗 1 次，治疗 20 次为 1 个疗程，治疗 1 个疗程后统计疗效。

三、疗效评定标准

参照 1995 年颁布的《中药新药治疗三叉神经痛疗效评价标准》。临床痊愈：疼痛停止，面部感觉等功能正常，随访 1 个月无复发。显效：疼痛停止后，1 个月内复发，但发作频次较疗前减少 50% 以上。有效：疼痛发作频次较疗前减少 25%~50%。无效：疼痛发作频次较疗前减少小于 25%。总有效率 =（临床痊愈例数 + 显效例数 + 有效例数）÷总例数×100%。

四、治疗结果

20 例患者均在 1 个疗程结束后进行疗效观察，其中临床痊愈 3 例，显效 6 例，有效 7 例，无效 4 例，总有效率 80%。

五、讨论

外邪（风热、风寒）侵袭面部经脉，经脉痹阻，气血不畅，或久病入络，或因外伤，致气滞血瘀而发面痛。舌针疗法是管正斋先生根据《内经》舌与脏腑经络关系的理论，结合祖传针法和自己数十年的临床经验，创立的一种特殊针法。舌为心之苗，又为脾之外候。《灵枢·脉度》云："心气通于舌，心和则舌能知五味矣。"心为五脏六腑之大主，脾是"后天之本"，故舌与全身脏腑经脉都有着直接和间接的联系。针刺舌上的穴位，可以治疗全身疾病。现代研究也认为舌体感觉十分敏感，而且脑神经分布至舌体的经络使针刺后的感觉冲动很快传至脑干的网状结构，因而对全身各系统疾病，尤其是脑源性疾病有快速与良好的调节作用。临床研究发现舌针治疗三叉神经痛有较好的疗效。舌针具有简便、起效快、疗效佳的特点，对治疗三叉神经痛有独特的优势。

因此，在全面继承和整理管氏学术思想和临床经验的基础上，传承发扬管氏学术流派特点，有必要运用现代科学技术手段和方法，客观观察评价舌针治疗原发性三叉神经痛的临床疗效及其安全性，规范临床疗效评价，并进一步探讨其治疗机制，为其临床推广应用提供依据。

[发表于《中医学术流派精选文集》，国家中医药管理局中医学术流派传承推广基地办公室. 2014：98 - 101.]

第十八章 李 群

作者简介

李群，1959 年 3 月生，昆明市中医医院副主任医师。全国名老中医管遵惠学术继承人，管氏针灸学术流派第五代主要传承人。

舌针为主治疗中风临床观察

中风是临床上具有高发病率、高致残率、高复发率、高死亡率特点的疾病，是当前人类健康的一大威胁。针灸疗法治疗中风应用广泛，但临床疗效有待提高，作用机理尚需进一步探讨。多年来，为进一步提高针灸治疗中风的疗效，我科在管遵惠主任医师的指导下，应用管氏舌针为主治疗中风，取得显著效果，1999 年以来开展了舌针为主治疗中风的临床研究工作，现报告如下。

一、临床资料

1. 一般资料 全部患者均来源于昆明市中医医院针灸科病区，共 190 例，其中男 109 例，女 81 例；年龄最小 32 岁，最大 84 岁，平均年龄 61 岁，49 岁以下 15 例，50～59 岁 44 例，60～69 岁 79 例，70～79 岁 43 例，80 岁以上 9 例；病程最短 6 小时，最长 14 年；急性期 49 例，恢复期 85 例，后遗症期 56 例。病种包括脑梗死（含脑血栓形成、脑栓塞、腔隙性脑梗死）和脑出血（含脑出血、蛛网膜下腔出血）及混合性脑卒中。用单盲法随机将患者分为两组，舌针为主治疗组（简称观察组）95 例，体针治疗组（简称对照组）95 例。经统计学分析，两组患者在性别、年龄、病程和病情严重程度上基本相似，经 t 检验均 $P > 0.05$，具有可比性，见表 2 - 18 - 1。

表2-18-1　两组中风患者一般情况比较

| 组别 | 例数 | 性别（例） | | 年龄（岁） | | | 病程分期（例） | | | 分类（例） | | | 神经功能缺损评分（分，$\bar{x} \pm s$） |
		男	女	最小	最大	平均	急性期	恢复期	后遗症	脑梗死	脑出血	混合	
观察组	95	56	39	33	84	61.3	25	41	29	69	21	5	18.36±9.74
对照组	95	53	42	32	83	60.7	24	44	27	72	19	4	18.39±9.55

2. 病例选择标准

（1）诊断标准　所有患者均符合1995年全国第四届脑血管病学术会议制定的诊断标准和国家中医药管理局1994年颁布的《中医病证诊断疗效标准》制定的中风诊断标准，参照诊断标准辨证分型。

（2）纳入标准　符合脑梗死、脑出血、混合性脑卒中的诊断；均经头颅CT或MRI检查证实。

（3）排除标准　短暂脑缺血发作；大面积脑梗死、脑出血及混合性脑卒中急性期；资料不全者。

二、治疗方法

1. 舌针

（1）取穴：以管氏基础舌穴为主。主穴：取管氏基础舌穴之心、肝、肾、脾、舌柱、中矩。配穴：上肢、下肢、聚泉、金津、玉液、目穴、海泉、神根、佐泉、液旁。每次均取6个主穴，根据病位、证型选用配穴。如病在上肢配上肢穴，阴虚风动配金津、玉液，高血压配海泉、液旁、目穴。

（2）操作方法：①舌针前，给予3%过氧化氢或高锰酸钾液漱口，以清洁口腔。②针舌面穴位时，请患者自然伸舌于口外；针舌底穴位时，患者须将舌卷起，舌尖抵住上门齿将舌固定；或舌尖向上反卷，用上下门齿夹住舌，使舌固定；亦可由医者左手执无菌纱布，固定舌体，施行针刺。③手法：舌针补法，选用直径0.30mm，长25mm或40mm毫针，进针1~2mm，拇指向前小幅度捻转3或9次，稍停，为一度补法，一般行一度或三度手法，不留针。勿令太深，一般不出血。舌针泻法，选用直径0.35mm，长25mm或40mm毫针，进针2~4mm，拇指向后大幅度捻转6次，稍停，为一度泻法，一般行六度或八度手法，不留针。由于进针稍深，捻转幅度较大，个别穴位可能会出血。深刺舌下穴法，选用直径 0.35mm，长 50mm 或 75mm 毫针，选舌下佐泉、液旁等穴，向舌根方向深刺 25～40mm，快速提插数次，不留针，用于言语謇涩、吞咽困难、半身不遂等重症患者。根据辨证选用上述手法配合施治。

2. 体针

（1）取穴：参照高等院校教材《针灸学·中风》和管氏经验穴。取风池、水沟、肩髃、顺臂、承肩、曲池、外关、内关、合谷、后溪、八邪、环跳、髀关、阳委二（胭横纹上 2 寸，股二头肌腱与股外侧肌之凹陷处）、伏兔、风市、血海、阳陵泉、阴陵泉、足三里、悬钟、三阴交、解溪、太冲；言语謇涩配廉泉、哑门、承浆；口角㖞斜配地仓、颊车、翳风、内庭，随症取穴。

（2）操作：进针得气后，主穴接 G6805-3 型电针仪，一般选择疏密波，留针 30 分钟。

3. 分组疗法　观察组采用舌针为主加体针治疗，对照组单纯用体针治疗。每日针刺 1 次，6 次为 1 个疗程，疗程间休息 1 天。同时配合功能锻炼和语言训练。治疗 4 个疗程进行疗效评价。

三、疗效观察

1. 疗效标准　按国家中医药管理局颁布的《中医病证诊断疗效标准》和 1995 年全国第四次脑血管病学术会议通过的"脑卒中患者临床神经功能缺损程度评分标准"制定。基本痊愈：症状及体征消失，功能缺损评分减少 91%～100%，病残程度为 0 级。显著进步：症状及体征明显好转，功能缺损评分减少 46%～90%，病残程度为 1～3 级。进步：症状及体征好转，功能缺损评分减少 18%～45%。无变化：症状及体征无变化，功能缺损评分减少低于 18%。

2. 治疗结果

（1）临床疗效比较　观察组有效率 95.8%，对照组有效率 80.0%，经统计学处理，差异有显著性意义（$P < 0.05$）。说明观察组疗效优于对照组，表明舌针治疗中风有效，配合体针治疗有协同作用，能提高针灸治疗中风的疗效，见表 2-18-2。

表2-18-2　两组中风患者临床疗效比较

组别	例数	基本痊愈 （例）	显著进步 （例）	进步 （例）	无变化 （例）	有效率 （％）
观察组	95	18	56	17	4	95.8
对照组	95	10	46	20	19	80.0

（2）观察组各期患者临床疗效比较：舌针为主治疗组中，急性期与恢复期痊愈率明显优于后遗症期，经统计学处理，差异有显著性意义（$P < 0.05$），说明本病治疗时机的选择与疗效有密切关系。见表2-18-3。

表2-18-3　观察组各期中风患者临床疗效比较　例（％）

分期	例数	基本痊愈	显著进步	进步	无变化
急性期	25	8（32.0）	13（52.0）	3（12.0）	1（4.0）
恢复期	41	9（22.0）	26（63.4）	5（13.2）	1（2.4）
后遗症期	29	1（3.5）	17（58.6）	9（31.0）	2（6.9）

（3）神经功能缺损程度评分比较：两组患者治疗前神经功能缺损程度差异无显著性意义（$P > 0.05$），治疗后两组积分均有减少（$P < 0.01$），且组间比较，差异有显著性意义（$P < 0.05$），说明观察组神经功能缺损程度指标改善明显。见表2-18-4。

表2-18-4　两组中风患者治疗前后神经功能缺损程度评分比较（分，$\bar{x} \pm s$）

组别	例数	治疗前评分	治疗后评分
观察组	95	18.36±9.74	10.26±3.77△▲
对照组	95	18.39±9.55	7.09±4.26△

注：与同组治疗前后比较，△$P < 0.01$；与对照组治疗后比较，▲$P < 0.05$。

（4）甲襞微循环主要指标比较：两组患者治疗前甲襞微循环主要指标比较，差异无显著性意义（$P > 0.05$）；治疗后两组甲襞微循环主要指标均有改善，且观察组明显改善，差异有显著性意义（$P < 0.05$）。见表2-18-5。

（5）血流变学主要指标比较：两组患者治疗前血浆黏度、全血还原黏度、红细胞比容比较，差异无显著性意义（$P > 0.05$）；治疗后观察组各指标明显改善，与对照组比较差异有显著性意义（$P < 0.05$）。见表2-18-6。

表2-18-5　两组患者治疗前后甲襞微循环主要指标比较（分，$\bar{x} \pm s$）

组别	例数	时间	形态积分值	流态积分值	襻周形态积分值
观察组	95	治疗前	1.61±0.35	3.21±0.62	3.25±0.46
		治疗后	0.62±0.37△▲	1.21±0.74△▲	0.93±0.38△▲
对照组	95	治疗前	1.60±0.34	3.04±0.63	3.10±0.23
		治疗后	0.92±0.42	1.37±0.71	1.52±0.31

注：与同组治疗前后比较，$^{△}P<0.05$；与对照组治疗后比较，$^{▲}P<0.05$。

表2-18-6　两组患者治疗前后血流变学主要变化（$\bar{x} \pm s$）

组别	例数	时间	全血还原黏度（mpa·s）	血浆黏度（mpa·s）	红细胞比容（%）
观察组	95	治疗前	7.81±1.69	1.93±0.13	48.50±3.36
		治疗后	6.34±1.36△▲	1.27±0.09△▲	44.24±2.53△▲
对照组	95	治疗前	7.85±1.68	1.91±0.12	48.19±3.32
		治疗后	7.31±1.51△	1.71±0.14△	46.21±2.89△

注：与同组治疗前后比较，$^{△}P<0.05$；与对照组治疗后比较，$^{▲}P<0.05$。

四、典型病例

李某，男，83岁，退休，1999年2月24日初诊。主诉：右侧肢体活动不遂伴语謇11日。既往有高血压病史，1997年曾"中风"，基本治愈。1999年2月13日晨起时，无明显诱因突感右侧肢体活动不灵，言语謇涩。CT扫描示：①左侧尾状核区脑梗死；②左颞部、右枕后多发梗死；③脑组织萎缩。入住昆明医学院第一附属医院，予血管扩张剂等治疗1周，病情稳定，即转入我科治疗。入院时症见：右侧肢体麻木乏力，活动不遂，伴言语謇涩，头昏头晕，二便失禁，纳呆，眠差，精神倦怠。查：血压140/80mmHg，神志恍惚，右上、下肢肌力0级，肌张力减弱，巴宾斯基征阳性。西医诊断：①多发性脑梗死；②高血压病Ⅲ期。中医诊断：中风（中经络）急性期。证属气虚血瘀，风痰阻络。采用舌针治疗为主，舌面点刺，舌下深刺，配合体针，取穴如前述。治疗5个疗程后，患者肌力5级，能在搀扶下行走，二便能自控，语言清晰，纳佳，眠可，精神改善，病情好转而出院。

五、讨论

舌针是针刺舌体穴位治疗疾病的一种特殊针法。早在20世纪50年代，云南省名老中医管正斋医师就率先整理了管氏舌针，提出了24个基础舌穴，其中自创新穴19个，全面总结了舌针理论，规范了舌针疗法。我院管遵惠主任运用舌针治疗中风病，收效良好。为了探讨舌针治疗中风的机理，笔者对治疗前后血液流变学和甲襞微循环的变化进行了观察，结果证实，舌针治疗能降低血液黏稠度，防止血栓形成，改善血流动力学；同时改善微循环，增加脑供血，增强脑代谢，有助于脑组织的修复。通过对治疗前后神经功能缺损程度评分比较分析，证实舌针能够改善神经功能状况，改善患者的生活质量。本研究结果显示舌针为主治疗中风总有效率达95.8%，与对照组比较差异显著，提示舌针对中风有较好的治疗作用。同时急性期和恢复期疗效明显优于后遗症期，说明疗效与病程有关，提示早期治疗的必要。治疗中未发现不良反应，但对有自发性出血或凝血功能较差的患者不宜针刺；对病情危重者要待病情稳定后方可进行舌针。本研究显示，舌针治疗中风简便易行，经济省时，疗效独特，有推广应用价值。

[发表于《中国针灸》，2005，25（11）：820－822.]

舌针疗法的临床应用及研究概况

舌针是针刺舌体穴位治疗疾病的一种特殊针法，源于《内经》，历代医家对舌针亦有所发展，如《针灸大全》记载了金津、玉液等舌穴，但舌针一直未形成体系。最先提出舌针疗法的是云南省著名中医专家管正斋先生，管老出身于中医世家，曾留学日本，参加承淡安先生中国针灸学研究社的早期创建工作。1936年，管正斋先生在中国针灸学研究社创办的《针灸杂志》上首次发表了《舌针刺法》的学术论文，开创了舌针疗法先河。20世纪50年代，他根据《内经》舌与脏腑经络关系的理论，结合祖传针法和自己数十年的临床经验，创立了"管氏舌针"，提出了24个基础舌穴的定位及主治，总结了舌针配穴法、舌针刺法及临床应用等理论，规范了舌针疗法，经嫡系传人管遵惠及其门人弟子的推广应用，使舌针疗法逐渐成为针灸学的一个独立分支。迄今，舌针已在国内外得到了广泛应用。自

2002 年以来国内发表的舌针相关论文达到 300 余篇，其中中文核心期刊发表的论文约 20 篇。现就舌针疗法的临床应用及研究概况予以综述。

一、临床应用

1. 治疗中风　①单用舌针。盛伟等选用金津、玉液及自拟穴金边、玉边、金凹、玉凹、水火济、君相池、地池、天池、军正池等穴，10 年时间治疗 1500 例中风症患者，总有效率为 95.5%，证明舌针具有益先天、补后天之效。申涛应用管氏舌针心穴、肝穴、肾穴、脾穴、中矩、海泉、上肢穴、下肢穴及金津、玉液治疗中风后遗症 32 例，总有效率为 97%，证明管氏舌针治疗中风后遗症疗效确切，值得推广应用。②舌针为主配合体针等。贺亚辉运用舌针神根、佐泉、液旁、支脉等，结合温针灸循经取穴与邻近取穴，治疗 86 例中风中经络患者，结果治疗组总有效率为 97.67%，对照组总有效率为 82.93%，差异有显著统计学意义。证明舌针对中风中经络有较好疗效，与温针灸联合应用有协同作用。李群等应用管氏舌穴之心、肝、肾、脾、舌柱、中矩，配穴取上肢、下肢、目穴、海泉、神根、佐泉、液旁、聚泉、金津、玉液等穴，配合体针治疗中风患者 95 例，总有效率为 95.8%。张威等采用舌针廉泉、金津、玉液，头针顶颞前斜线、顶颞后斜线（均取健侧），联合体针治疗中风后遗症患者 56 例，总有效率为 96.4%，证明疗效优于传统单纯体针针刺法。

2. 治疗失语　①中风失语。A. 单用舌针。李滋平等单用舌针治疗中风后运动性失语症 46 例，取管氏舌穴心穴、脾穴、肾穴。对照组采用体针，穴取外金津、外玉液、廉泉、哑门、内关、通里治疗。结果总有效率治疗组为 93.48%，对照组为 69.44%，两组比较差异有统计学意义。岳阳等单用管氏舌针治疗中风失语症，取心穴、肝穴、肾穴、脾穴、中矩、聚泉、金津、玉液等穴，认为舌针能改善语言功能。B. 舌针为主配合体针等。米建平等采用舌针为主治疗中风失语症 46 例，取管氏舌穴中矩、聚泉、金津、玉液配通里（双），总有效率为 80.4%。李滋平等以舌针配合穴位注射治疗中风失语症 40 例，针刺管氏舌穴心穴、脾穴、肾穴，配取双风池穴，每穴注射丹参注射液 1mL，总有效率为 90%。郭翠萍应用管氏舌针心穴、肝穴、脾穴、肾穴、中矩、聚泉、金津、玉液等穴，配合体针治疗中风性失语患者 56 例，总有效率为 94.6%。殷春萍等治疗中风后语言障碍患者86例，以廉泉、舌下穴为主穴，配穴取丰隆、血海、太冲、太溪、足三里等，同时点舌给药，选用麝香、胆南星、牛黄、冰片各1g，共研细末，蘸取少许点在舌根部，总有效率为98.8%。刘玉堂等以舌针配合解语丹治疗中风后失语患者48例，选用靳氏舌三针上廉泉、旁廉泉，加金津、玉液、哑门、通里，随症加体针，配合解语丹煎服，总有效率为95.3%，对语言的恢复有良好的促进作用。②外伤失语。杨晓鸿用腹针配合舌针治疗脑外伤运动性失语患者30例，取穴腹针引气归元穴（即中脘、下脘、气海、关元），配合管氏舌针心穴、脾穴、肾穴及支脉穴，总有效率为93.3%。王黎明等应用舌针配合高压氧疗法治疗脑外伤失语患者29例，舌针取舌正中，点刺出血，配廉泉、音响（廉泉旁开0.5寸，双侧取穴）、哑门、照海、通里、涌泉等。高压氧疗法：研究表明，行单人纯氧舱（高压氧舱NG-90型）常规治疗，总有效率为93%，对运动性失语效果明显，认为应用舌针持续强刺激，并辅以体穴，可使经气传至舌本，活血化瘀，通关利窍，配合高压氧疗法对脑细胞代谢的有利影响，起到相辅相成的作用。

3. 治疗吞咽障碍 ①单用舌针。李勇等对舌针疗法治疗中风后吞咽障碍进行临床研究，治疗组单用舌针，取管氏舌穴心穴、脾穴、肾穴治疗32例患者，总有效率为96.88%，表明舌针疗法对中风患者吞咽障碍有良好的疗效，可以拓展舌针疗法在中风病证中的运用。②舌针配合体针等。陈峰等以舌针加冰刺激为主治疗脑卒中急性期吞咽障碍患者50例，先以冰冻棉棒轻轻刺激双颊、舌根、咽部等，再针刺舌中后2/3，舌中线旁开0.5~1cm处，总有效率为94%。史江峰等采用针灸及康复训练治疗假性延髓性麻痹吞咽障碍患者40例，针灸取头针对侧运动区，舌针取传统舌穴聚泉、金津、玉液，康复训练包括吞咽功能训练、口颊部、舌部的主动、被动活动及口腔冰棒刺激、声带内收训练等常规康复训练，结果总有效率为82.5%，表明舌针结合康复训练比单纯舌针疗效好。佟帅等以舌针加电针治疗吞咽困难患者39例，主穴取双侧夹廉泉、风池、翳风、夹脊穴，配穴取人迎（双）、水突（双），舌针取金津、玉液，主穴均用G-6805型电针治疗仪，选择连续波，输出电流强度以患者能耐受的最大强度为度，频率2.5Hz。结果治愈率为79.5%，总有效率为94.9%。刘聪等采取项针、头针、舌针并配合吞咽训练治疗中风后假性延髓性麻痹100例，项针取风池、风府、翳风、完骨、翳明、天柱、天突、人迎穴，头针取运动区的中下1/3，舌针取聚泉、金津、玉液穴，结果总有效率为96%。黄康柏等应用舌针治疗脑卒中后吞咽障碍患者30例，方法为持3寸毫针迅速、轻柔点刺舌下金津、玉液、舌中、舌中线旁开0.5～1cm、舌根及双侧咽后壁处，不留针，总有效率为86.7%。研究表明舌针治疗通过局部刺激感受器，刺激中枢神经，促进吞咽反射弧的重建与恢复，进而促进该病恢复。

4. 治疗小儿脑性瘫痪　①单用舌针。李滋平等单用舌针治疗小儿脑性瘫痪患儿102例，取管氏舌穴心穴、脾穴、肾穴，总有效率为90.20%，治疗组2岁以下患儿总体疗效优于2岁以上患儿。研究表明，舌针治疗小儿脑性瘫痪的疗效优于传统针刺治疗，而早期诊治对该病治疗有积极意义。②舌针配合体针等。管遵惠等应用管氏舌针为主治疗小儿脑性瘫痪患儿115例，舌针取心穴、脾穴、肝穴、肾穴、中矩、舌柱、金津、玉液，头针取"益脑十六穴"，体针循经辨证取穴，结果总有效率为93.04%。研究表明舌针具有醒脑益智、通关开窍、补益心脾、调和气血之功。唐疆等用"益脑十六穴"为主，配合管氏舌针心穴、脾穴、肝穴、肾穴、中矩、舌柱、金津、玉液等穴及体针常规取穴，治疗小儿脑性瘫痪患儿30例，总有效率为93.33%。研究表明针刺"益脑十六穴"配合舌针、体针，能提高治疗小儿脑性瘫痪的临床疗效。

5. 治疗情志病　①血管性痴呆。李滋平采用舌针为主结合药物都可喜治疗血管性痴呆患者40例，舌针取管氏舌穴心穴、脾穴、肾穴，口服都可喜，每次1片，每日2次，餐后服，共服10周。通过对照观察治疗前后长谷川痴呆量表、简易精神状态量表评分情况，结果总有效率为85%，研究表明舌针结合药物治疗血管性痴呆具有确切疗效。吕红霞采用针刺、穴注、舌针治疗血管性痴呆患者80例，主穴百会（向前、后、左、右各进针1.5～2寸，得气后接G-6805型电针治疗仪）、风池（常规消毒后两侧各注射复方丹参液1mL）、舌体（金津、玉液，舌体两侧后1/3处，选30号4寸毫针1支，常规消毒后拉住舌体，对准穴位，向舌根部刺入2.5～3.5寸，快进快出不留针）。伴有肢体功能障碍者取肩髃、曲池、外关、合谷、环跳、阳陵泉、悬钟、解溪，总有效率为92.5%。研究表明针刺金津、玉液和舌体，可反射性兴奋低级与高级中枢，使损伤的神经功能恢复。②中风后抑郁症。幸小玲等采用舌针与中药并用治疗中风后抑郁症，先后治疗 120 例。舌针取管氏舌穴肾、心、脾胃、肝胆及金津、玉液等穴，主要采用点刺法，配合中药辨证分型论治。结果患者的临床症状、3 种抑郁量表相关指标均得到改善，总有效率为 90%。③孤独症。李玲等对舌针加综合干预治疗孤独症进行临床疗效分析，所有患者均为全天密集性训练，治疗组在上述干预的基础上加舌针治疗。舌针取孙氏舌穴，主穴取脑中、脑枢、脑源、膻中、心；配穴随证配取肝、肾，多动、情绪不稳加刺内关穴。结果显示，治疗组在模仿、手眼协调、认知理解、认知表达和发展分数上较对照组进步明显，差异有统计学意义。研究表明，孙氏舌针施针过程短暂，痛苦少，易被患者接受，配合综合干预治疗孤独症有一定疗效。

6. 治疗舌疾　黄艳霞舌针配合体针治疗"舌纵不收"，舌针取金津、玉液，体针取双侧内关、公孙，同时嘱患者有意识地伸缩舌体，收效良好。谭保华运用管氏舌针心穴、聚泉、肝穴、胆穴、脾穴治疗舌歪、舌麻，亦收效良好。

7. 治疗面瘫　张丽应用针刺加舌针治疗亨特综合征，取管氏舌穴聚泉、心穴、脾穴、胃穴、肺穴，配合传统针刺。研究表明根据神经走行线路，在传统针刺的基础上配合在膝状神经节内神经元周围支所分布的相应区域进行舌针治疗，通过神经系统传导作用，可迅速阻滞病毒对面神经的进一步损害，调和气血，缓解疼痛，因而临床症状得到改善。

8. 治疗偏头痛、面痛　李滋平等开展舌针治疗偏头痛的临床研究，选穴为管氏舌穴肝、脾、肾，方法为在选定穴位上快速浅刺 1~2 分，向逆时针方向大弧度捻转 12 次，以出血 3~5 滴为佳，然后出针。结果治疗 40 例，总有效率为 92.5%，表明舌针治疗偏头痛在改善疼痛及伴随症状等方面的疗效显著。谭保华运用管氏舌穴的肝、胆、心、额、耳，配翳风、颊车、下关、太阳治疗面痛（三叉神经痛），治疗 8 次患者疼痛基本控制，治疗 20 次疼痛消失。

9. 其他　幸小玲介绍了舌针治疗失眠症、脏躁、泄泻的经验。孙介光等指出，舌针疗法适应证广，涵盖心血管、脑神经、呼吸道、消化道、泌尿、内分泌等系统的疾病，以及外科、妇科及耳、鼻、眼、喉等五官科疾病，对一些难治性疾病具有较佳的疗效，还能抗运动性疲劳，提高运动成绩，同时有减轻癌症化疗、放疗不良反应的作用。

二、实验研究

1. 对舌穴、区的相关研究 孙介光对 40 多个舌穴、区进行了研究观察，内容包括：①舌针对心肺功能的影响和提高运动能力的研究，包括舌针对血液有形成分的影响，舌针对肺通气功能的影响，舌针组研究前后最大负荷运动功率的变化，28 名运动员舌针后的自我感觉和反应的调查。②舌针对超声心动图有关指标的影响。③舌针对磁共振脑功能成像图和正电子断层显像的影响等。结果验证了舌针有提高心功能的作用，对运动员的抗疲劳作用明显，对脑卒中、视觉障碍等都有一定的疗效，舌针后被测试者的脑葡萄糖代谢有不同程度的提高。

2. 舌针对血流变和甲襞微循环影响的研究 李群等应用舌针治疗中风95 例，对治疗前后血液流变学和甲襞微循环的变化进行了观察。结果证实，舌针治疗能降低血液的黏稠度，防止血栓形成，改善血流动力学；同时改善微循环，从而增加脑供血，增强脑代谢，有助于脑组织的修复；还通过对治疗前后神经功能缺损程度评分对比观察，证实舌针能够改善神经功能状况，改善患者的生活质量。

3. 单光子发射 CT 的运用 李勇等应用单光子发射 CT 观察舌针治疗前后检查区域脑血流断层显像，结果显示，舌针比体针对病灶部位脑组织血流灌注的提高作用更明显，使病灶部位不同程度缩小，激发脑神经细胞的功能活动，改善大脑功能。由此提示，舌针效应的发挥依赖于中枢神经系统的调节，促进损害部位的血流量增加，脑循环不全得到改善，得以重建大脑活动的神经环路。

4. 正电子发射断层扫描和磁共振成像的运用 孙雪然等运用正电子发射断层扫描和磁共振成像对舌针进行了临床研究，比较舌针治疗前后脑部各区域葡萄糖代谢率的变化。治疗后脑部葡萄糖代谢功能都呈现显著的进步。

三、结语与展望

舌针疗法对中风失语、吞咽困难、小儿脑性瘫痪等多种疾病的治疗具有独特的疗效。继管氏舌针后，孙介光及其继承人孙雪冉根据中医现代化的思路，总结了孙氏舌针和孙氏舌穴分布方案及临床运用，盛伟等学者亦先后提出不同的舌穴分布，有采用自拟穴者，也有采用传统金津、玉液等穴者，但国内针灸书籍及论文有关舌针报道中以采用管氏舌穴者为多。目前各家对舌穴的定位、手法操作不统一，使研究结果缺乏可比性；临床研究也存在设计不严谨、缺乏同期对照、样本量偏小、资料效度低、可信度差、大多限于近期疗效的评定、缺少长期随访资料等问题。

今后，首先要建立和完善舌针标准化方案，使舌穴定位标准化，临床操作规范化。其次，临床研究应注重科学化，严格设计多中心、大样本的随机对照研究，并从多学科、多层次、多角度开展基础与临床的相关研究，探求舌针治疗的机制，使舌针更好地为临床服务。

［发表于《医学综述》，2013，19（15）：2804－2807.］

第十九章　谭保华

作者简介

谭保华，1958年1月生；昆明市中医医院主任医师；全国名老中医管遵惠学术继承人，管氏针灸学术流派第五代主要传承人。

管氏灵龟八法学术经验介绍

管遵惠为云南省名中医、全国第二批名老中医药专家学术经验继承工作指导老师。吾师治学严谨，学验俱丰，重视经络辨证，擅长灵龟八法，经多年潜心研究，颇有创见地从理论和实践等方面继承和发展了灵龟八法。笔者有幸作为管老师的学术继承人，跟师学习3年，获益匪浅。现将其学术经验介绍如下：

一、灵龟八法的开穴方法及运用

灵龟八法是以八脉交会穴为主的一种按时配穴法。管氏灵龟八法开穴的程序是运用"管氏干支方程式"推算：①求出当日的日干支。②根据《五虎建元歌》定出当日的时辰干支。③依据"日干支"和"临时干支"得出这4个干支的代表数字，然后求出4个干支代数和。④按"阳日除九，阴日除六"的规律去除这个和数，所得余数就是应开穴的代表数；用穴位代表数查对"奇经纳卦图"便可以知当开穴位。⑤凡能除尽而没有余数的，阳日为九，都是列缺穴；阴日除六，都是公孙穴。

　　管老师经过几十年的潜心研究，总结出灵龟八法临床运用四要诀：①运用灵龟八法，应以经络辨证为重要辨证方法，特别是要注重运用奇经理论。运用十二经脉和奇经八脉的理论分析，归纳证候，结合脏腑理论推究病机，判断病变性质和正邪盛衰的状况，这是经络辨证的基本方法。奇经八脉具有调节气血，溢蓄正经脉气的作用，对十二经脉还起到联系、调节、组合、主导作用，故掌握奇经理论是运用灵龟八法的先决条件。②计算无误，选穴恰当，配穴适宜，是运用灵龟八法的关键。老师执简驭繁，创制了灵龟八法开穴表，使灵龟八法开穴快捷无误。③在治疗时，正确掌握运用补泻手法，是决定疗效的重要环节。④灵龟八法与子午流注针法相辅为用，使疗效更为显著。管老师归纳的"四要诀"概括了灵龟八法的临床运用要点，具有较高的理论价值和临床指导意义。

二、灵龟八法的临床研究

　　管老师运用灵龟八法治疗奇经病疗效较好。曾治患者王某，女，40岁，干部。1998 年 1 月 19 日，因"胃脘痛及腹部疼痛，大便溏薄 8 年"求诊。患者 10 年前精神受刺激，服中药治疗 1 年余，精神症状控制，但自觉胸闷气逆，胃脘及腹部冷痛，腰膝酸软，大便溏薄，每日 4~6 次，遇有情绪波动，则感胃脘胸疼，胁下支满，嗳气。查体：面色灰暗，胃脘部皮温较低，建里、关元等穴压痛，两足逆冷，脉沉迟，舌淡，苔白。辨证：气机升降逆乱，阴气内结，阴维脉失调。治法：戊寅年戊申月丙寅日辰时初诊，按灵龟八法开穴取阴维脉之内关穴，同取公孙，配取筑宾，热针（GZH 型热针仪）大横，灸中脘。丁卯日未时二诊，开公孙，配取内关、期门、热针肝俞透脾俞，灸关元。针灸 2 次后胃脘及腹部疼痛减轻，大便减为 3 次。宗上方治疗 16 次，胃脘、腹部疼痛消失，食欲增进，大便每日 1~2 次。1 年后随访，疗效巩固，患者体质量增加 4kg。

　　按：阴维脉系三阴经，行营分，主一身之里。《难经·二十九难》曰"阴维之病苦心痛"。《奇经八脉考》云："概阴维之脉，虽交三阴而行，实与任脉同归，故心痛多属少阴、厥阴、任脉之气上冲而然。"本例患者阴维失调，首开内关穴，按八法"父母"关系，同取公孙穴，并交替配取少阴、厥阴、任脉诸经腧穴。阴维脉气调和，阴阳经气转相灌溉，气机和顺，病自渐愈。

在管老师指导下，笔者采用灵龟八法和管氏灵龟八法开穴查表法治疗偏头痛50例，观察组治愈率为65.77%，对照组治愈率为31.34%，有显著统计学差异。通过临床分析表明，灵龟八法观察组疗效优于循经取穴的对照组，提示灵龟八法能提高针灸治疗偏头痛的治疗率。

为探讨灵龟八法的作用机理，我科对32例偏头痛患者治疗前后进行了经颅多普勒对照观察，表明治疗前偏头痛发作期多数患者大脑中动脉、大脑前动脉、大脑后动脉平均血流速度加快，主要表现为大脑中动脉平均血流速度加快，造成一支或数支脑动脉缺血性痉挛。经过治疗后，大部分偏头痛患者的大脑中动脉平均血流速度明显下降，提示血管痉挛缓解，表明灵龟八法具有缓解脑血管痉挛，改善脑血管血循环的作用。

三、结语

灵龟八法是着重于奇经八脉的一种针灸治疗法，比较广泛而灵活地运用古代哲学和中医理论，经过千百年的临床实践和近现代科学的验证，证明灵龟八法不仅包含着深刻的哲理，而且具有较高的临床疗效和一定的科学价值。

[发表于《针灸临床杂志》，2004，20（10）：4-5.]

管氏舌针的临床运用

舌针是用针灸毫针刺激舌体上的特定穴位以治疗相应病证的方法。管氏舌针是管遵惠教授根据《内经》舌与脏腑经络关系的理论，结合数十年的临床经验而创立的一种特殊针法。笔者跟师学习，应用舌针治疗多种疾病，疗效满意，现总结如下。

一、舌穴定位

心穴：舌尖部。肺穴：心穴两旁3分。胃穴：舌面中央，心穴后1寸。脾穴：胃穴旁开4分。胆穴：胃穴旁开8分。肝穴：胆穴后5分。小肠穴：

胃穴后 3 分。膀胱穴：小肠穴后 3 分。肾穴：膀胱穴旁开 4 分。大肠穴：膀胱穴后 2 分。阴穴：大肠穴后 2 分。聚泉：舌面中央，胃穴前 2 分。上肢穴：肺穴与胆穴之间，舌边缘。下肢穴：阴穴旁开 1 寸。额穴：舌尖正下 3 分。目穴：额穴斜下 3 分。鼻穴：目穴下 2 分。耳穴：鼻穴斜下 2 分。咽喉穴：耳穴正下 2 分。海泉：舌下中央系带上。金津、玉液：舌系带两侧静脉上，左名金津，右名玉液。舌柱：在舌下之筋如柱上。中矩：舌底与齿龈交界处。

二、治疗方法

治疗前，一般给予患者 3% 过氧化氢液或口灵液漱口，以清洁口腔。

1. 针刺方法　针舌面穴位，请患者自然伸舌于口外，选用 30 号或 28 号 1 寸或 1.5 寸针灸毫针，在选定的穴位上采取快速进针，深度约 1 分，手法行捻转补泻手法。针舌底穴位，患者须将舌卷起。舌尖抵住上门齿将舌固定，或舌尖向上反卷，用上下门齿夹住舌，使舌固定。亦可由医者左手垫无菌纱布敷料固定舌体，施行针刺。

2. 舌针手法

（1）舌针补法。选用 30 号 1 寸或 1.5 寸针灸毫针，在选定的穴位上拇指向前小幅度捻转 3~9 次，稍停，为一度补法。一般行三度或九度手法，不留针。在捻转时，进针 0.5~1 分，勿令太深，一般不会出血。

（2）舌针泻法。选用 28 号 1 寸或 1.5 寸针灸毫针，在选定的穴位上进针 1~2 分深，拇指向后大幅度捻转 6 次，稍停，为一度泻法，一般行六度或八度手法，不留针。由于进针稍深，捻转幅度较大，个别穴位可能会出血。

三、临床运用举隅

1. 舌喎、舌麻　舌伸出时偏于一侧，歪斜不正，舌麻。该症常与中风中经络（口眼喎斜或肢体瘫痪）同时出现。辨证：邪伤舌脉，气血郁滞。治法：祛风活络，疏调经筋。舌穴取心穴、聚泉、肝穴、胆穴、脾穴。用 30 号 1 寸针灸毫针浅刺，不留针。每日 1 次，6 次为 1 个疗程。

典型病例：王某，男，52 岁，1999 年 10 月 21 日初诊。主诉：舌体活动不灵伴口眼喎斜一月余。患者既往有高血压病史。患者 1 个月前晨起无诱因出现右侧肢体活动不灵伴言謇,即住我院急诊科。经 CT 扫描示:左侧基底节区白质区脑梗死;额部多发梗死。诊为"脑梗死"。给予对症及血管扩张剂等药物治疗半个月,病情稳定后转我科治疗。现症见:舌体活动不灵,言语謇涩,口眼㖞斜,头昏,右侧肢体麻木乏力,眠差,精神倦怠。查:血压 130/80mmHg,神清合作,语言不清,对答困难,轻度中枢性面瘫体征。右上下肢肌力Ⅳ级,肌张力减弱,伸舌右偏。舌淡夹青,苔薄白,脉弦滑。证属:风痰瘀血,痹阻脉络。中医诊断:中经络(恢复期)。西医诊断:脑梗死。治疗:祛风镯痰,活血通络。以舌穴治疗为主,取穴如前,采用浅刺捻转,泻法不留针。配合针刺风池、廉泉、外关、通里,用阴中隐阳手法。针治 4 个疗程后,舌体功能恢复正常,言语清晰,对答切题,口眼㖞斜已矫正。半年后随诊未复发。

2. 面痛 颜面一侧固定区域发生反复的、阵发性的电击样灼痛,西医称"三叉神经痛"。辨证:风热上炎,脉络不通。治法:祛风清热,活血通络。取舌穴的肝穴、胆穴、心穴、额穴、耳穴。选配翳风、颊车、下关、太阳。

典型病例:李某,男,45 岁,2000 年 1 月 16 日初诊。主诉右面颊疼痛半月。患者于 2000 年 1 月初无诱因出现右颜面部疼痛,即到昆明第一附属医院就诊,经检查诊断为"三叉神经痛",服药后症状不减,即到我科就诊治疗。现症见:手捧下颌,右侧面颊呈阵发性电击样疼痛,说话或进食时诱发疼痛加重,口干,便秘,小便可,眠差,精神倦怠,舌质暗红,苔薄黄,脉弦数。证属:肝胆风热,闭阻面络。中医诊断:面痛;西医诊断:三叉神经痛。治则:清热泻肝,祛风止痛。舌穴取肝穴、胆穴、心穴、额穴、耳穴(泻法);体针选配风池、太阳、下关、颊车(电针)。行左右配穴法,每日 1 次。治疗 3 次后疼痛明显减轻,发作减少。治疗 8 次,发作基本控制,仅在饮食时偶尔诱发疼痛。共治疗 20 次,疼痛消失,随访疗效巩固。

四、注意事项

严格消毒,避免针刺感染或口腔感染,有自发性出血或凝血机制较差的患者,不宜针刺。对急重病患者要待病情稳定后方可进行舌针。对于精神紧张或有晕针史者,应卧床治疗,以防晕针。舌针要注意掌握针刺的深度及手法技巧。手法的要领是补法好似"蜻蜓点水"，泻法有如"蚊喙着体"。

五、体会

舌针疗法是云南省名老中医管正斋先师在继承前人经验的基础上丰富、发展并形成的系统完整的独具特色的管氏舌针疗法体系。本法操作简易，经济省时，安全方便，不留针，见效快，疗效独特。本法的应用不仅丰富了中医治疗学的内容，也为针灸临床提高疗效提供了可供借鉴的方法。

中医学认为舌为心之窍，又为脾之外候。《灵枢·脉度》曰："心气通于舌，心和则舌能知五味矣。"脾是后天之本。《灵枢·经脉》曰："手少阴之别，系舌本。肝者筋之合也，而脉络于舌本也。足太阴之脉，连舌本。手少阳之筋，系舌本。"《灵枢·邪气藏府病形》曰："十二经脉，三百六十五络，其血气皆上面而走空窍……其浊气出于胃，走唇舌而为味。"说明舌不仅是具有辨滋味、调声音、拌食物、助消化等生理功能的一个肌性器官，为脏腑之外候。从生理上说，脏腑精气必荣于舌；以病理而言，脏腑气血病变亦反映于舌。基于舌与全身脏腑器官的整体联系，针刺舌部穴位可通过舌与心、心与脑在经络上联系，并通过经络气血转输，使人体五脏六腑、气血津液、经络血脉趋于正常，达到调理气血、通窍醒脑、疏经活络的目的。

舌针临床应用广泛，除了直接治疗舌体喎斜、舌麻、重舌、舌强、舌纵等舌疾病外，还用于治疗与脏腑经络有关的病证，如肢体偏瘫、麻木、牙痛、足跟痛、呕吐、呃逆、高血压、肩周炎等病。应注意在辨证论治指导下，因病而宜，采用不同的针法，配伍不同的穴位，方能提高疗效。

[发表于《云南中医药杂志》，2003，24 (6)：1-2.]

第二十章 易 荣

作者简介

易荣，1968 年 9 月生；昆明市中医医院主任医师；全国名老中医管遵惠学术继承人，管氏针灸学术流派第五代主要传承人。

管遵惠针灸学术特点分析与探讨

吾师管遵惠，为国家级中医专家，云南省名中医，云南省首批名老中医药学术经验继承指导老师。导师出身于中医世家，家学渊源，幼承庭训，加之才思敏捷，而立之年即著书立说，学验俱丰，博采众长，遵古而不泥古，在继承家学及前人经验基础上，致力于针法灸法研究，开拓创新，发展了热针疗法、蜂针经穴疗法、管氏子午流注针法、管氏过梁针法、管氏舌针等特殊针法，形成了特色鲜明的管氏针灸流派。导师在40多年的行医历程中热衷于针灸，继承和发扬了中医的针灸理论，提出了一系列学术观点，形成了独特的学术体系。

一、导师经络辨证经验

导师认为中医学之精髓在于辨证论治。辨证论治是指导针灸临床诊治疾病的基本法则。经络辨证是以经络学说和脏腑学说为指导理论，以经络学说为基础的一种综合性的临床辨证方法。经络辨证的主要特点是用十二经脉和奇经八脉去分析、归纳证候，并结合脏腑等理论推究病机，判断病变性质和正邪盛衰的状况，根据经脉脏腑的生理功能及病理变化，分析症状，辨证分经，这是经络辨证的基本方法。导师在针灸临床中，尤其重视经络辨证，临证诊疗强调以循经辨证为纲，病候辨证为纬，兼及奇经辨证及十二皮部、经筋理论的应用，循经辨证偏重于局部，多用于外经病证；十二经病候辨证偏重于整体，常用于内脏病证。经纬交织，循经、病候合参，是经络辨证临床应用要点。导师强调运用经络辨证要有整体观念，必须注意经脉、脏腑与人体各组织器官的相互联系和相互影响，要全面深入地了解疾病的发展，分析证候的演变过程。应用经络辨证除了解经脉脏腑所属的病证外，还应分析其寒、热、虚、实的证候属性，以及经络、脏腑、气血、阴阳的偏盛偏衰，必须同时运用八纲、气血等辨证方法，才能在临床上对疾病的认识和处理更加全面细致，才能体现辨证论治的完整性和系统性。

二、管氏针灸处方原则及取穴精要

导师在 40 余年的针灸临床实践中精熟经络穴位之要，根据阴阳、五行、营卫、气血等理论，运用望、闻、问、切诊断。在临证时，其先通过四诊确定病在何经何脏，再探求病机，辨别标本，然后决定宜针宜灸，应补应泻，选穴配方，进行治疗，并须根据《内经》"虚则补之，实则泻之，寒则留之，热则疾之，陷下则灸之，菀陈则除之，不虚不实以经取之"等治则，结合八纲辨证创立了独特的管氏针灸处方原则及取穴精要。导师在临证时强调选穴处方当明"六原则"，即病在上者取之下，病在下者高取之；病在左者取之右，病在右者取之左；病在胸腹者取四肢；病在局部者取阿是；病属急性实者，宜多刺四肢部穴位，病属慢性虚寒者，宜多灸背部腧穴；五脏有疾，当取十二原穴。在选穴处方"六原则"指导下，导师总结论述了针灸施治原则、针灸处方原则、针灸取穴规律，结合临床经验，总结了临床常用的 14 种配穴方法（即三部配穴法、俞募配穴法、前后配穴法、十二经表里配穴法、阴阳配穴法、接经配穴法、原络配穴法、郄会配穴法、五行输配穴法、刚柔配穴法、上下配穴法、肢末配穴法、本经配穴法、一经连用或数经互用配穴法），形成了系统的针灸配穴处方学，针灸配穴成方，以验穴为纲，言简意赅地总结了针灸临床特效成方。

三、管氏针刺手法精髓

导师在多年的医学生涯中博采众长，深思熟虑，形成了从理论到实践一整套特色鲜明的管氏针刺手法，奠定了匠心独具的管氏针灸学术流派的坚实基础。导师在临证时不仅辨证准确，手法娴熟，而且用针也有独到之处，强调人体是一个阴阳协调的机体，针灸治病就是通过针的刺激作用使失衡的阴阳恢复平衡，治疗关键在于调阴阳，也即调气。各种针刺手法的核心及目的也是为了达到调气即调和阴阳的作用。管氏针刺手法无论是初级补泻手法、高级补泻手法，抑或是特殊针刺手法，贯穿于手法始终且起核心主导作用的是捻转手法。独特的捻转手法是管氏补泻手法的"内核"。管老的捻转手法，原则上隶属于三衢杨氏学派，但又多有发展创造。"针刺手法整体观"是管氏针刺手法的主要学术特点。这在导师的著作中有充分的体现。《杏轩针经·手法》所载的《针刺十要》谓："辨证明，虚实清，别经脉，定腧穴，量深浅，审部位，视禀赋，合时令，参舌脉，查针具。"这是管老总结多年临床经验，制定的一套针刺操作程序。他强调，针刺手法不仅仅是单纯的操作技巧，而是针灸临床辨证论治的重要组成部分。导师在针灸的刺激量上也很讲究，他常说："针灸治病的秘诀在于手法，手法的关键就是对刺激量的掌握，且刺激量不在大小而在适当。刺激量大小不同，不仅疗效差异很大，而且所治病证也不尽相同。在刺激量的掌握上，犹如测绘工作一样，差之毫厘，失之千里。"他在长期的临床实践中有自己一套治病绝活儿，如治面瘫只用细针、短针，刺激手法轻而浅，局部针感微弱或无针感；治截瘫的过梁针法则要用 3～4 寸以上的长针、粗针，手法深而重，刺激量以患者肢体抽动为度。此外，导师在针刺时十分重视高效针感，所谓高效针感是指穴位多种应有针感中的某一针感是对治疗某种疾病有特殊疗效的针感，以及治疗某一病证必须应有的针感，如治疗坐骨神经痛，刺环跳穴时扩散至足的针感就属于一种高效针感。《针刺十要》较全面地提示了针刺施术的注意要点，反映出管老对针刺手法的缜密思考和灵活运用，突出体现了管氏针刺手法的学术特点。

四、发展与创新

1. 自出机杼，研制热针　"热针"是导师根据《内经》温热疗法创新和发展的一种特殊针法。导师经过反复的试验和临床实践，运用现代物理学电与热的能量转化原理，最终研制出一种既能有效提高并控制针体温度，又操作简便、使用安全的热针仪。通过这种特制的仪器，将刺入腧穴的针体通电后使之均衡发热，并通过仪器控制和调节针体温度与发热时间，从而科学有效地利用热能达到温经散寒、益气扶阳、活血通络的治疗功效。这是导师将现代科学技术与传统针灸方法相结合而创新和发展的新疗法，顺应了时代的要求。热针的发明使《内经》温热疗法得以客观化、科学化。

2. 酌古参今，多所创获——别具特色的舌针疗法　管氏舌针是导师根据《内经》舌与脏腑经络关系的理论及全息论观点，结合数十年的临床经验创立的一种用毫针刺激舌体上的特定穴位，以治疗相应病证的特殊针法。管氏舌针共有舌穴 24 个，包括聚泉、金津、玉液、海泉 4 个古代舌穴，其中分布在舌面的有 15 个，分布在舌底的有 9 个。由于舌与脏腑经络之气相通，故舌针可用于治疗脏腑经络病候，尤其治疗脑部疾患及舌疾最为广泛，且疗效卓著。

3. 疗效卓著的蜂针经穴疗法　1987年，导师引进了蜜蜂螫刺方法，首次将蜂针疗法与针灸经络理论相结合，创立了蜂针经穴疗法，并进行了蜂针经穴疗法系统研究，导师总结出了一套比较完整的蜂毒过敏试验、蜂针循经散刺法、蜂针经穴直刺法、活蜂经穴螫刺法等治疗规程，并开展和创新了蜂毒注射液穴位注射、蜂毒注射液经穴导入、子午流注蜂针经穴疗法等多种疗法，使蜂针螫刺上升为有中医针灸理论指导的比较规范的蜂针经穴系列治疗方法，为古老原始的蜂针螫刺赋予了新的内涵，使之成为一种完整系统的治疗方法，成为针灸医学中的一个新分支，丰富了中医针灸学的内容。

4. 继承家学，独树一帜——管氏过梁针　管老深入钻研《内经》，汲取了《内经》"短刺"法中的深针，"输刺"法的取穴精而深刺，以及《内经》"经刺"法的直刺病变不通的结聚部位等针法特点，大胆摸索，形成了以"深（进针深）、透（透刺到对侧皮下）、动（患者肢体会出现不自主抽动或颤动）、应（须在针刺时出现感应，方能获效）"为特色的管氏过梁针法，总结了管氏过梁针特定奇穴24个。管氏过梁针在临床上对癔症性瘫及精神分裂症有较好疗效。管氏过梁针属管氏针刺手法的难点、绝技，临床较难掌握。

三、小结

导师多年来潜心研究针灸理论，强调运用经络辨证，临证中精熟经络穴位之要，总结了临床常用的14种配穴方法，形成了系统的针灸配穴处方学及针灸配穴成方；提出了"针刺手法整体观"，形成了从理论到实践一整套特色鲜明的管氏针刺手法，创造性地应用复式针刺手法，丰富了针刺手法的内容；创造了热针疗法，创新和发展了蜂针经穴疗法。导师运用现代科学技术与传统针灸方法相结合而创新和发展的新疗法，顺应了时代的要求，丰富了中医针灸学的内容。

[发表于《中国针灸》，2010，30（8）：657-659.]

管遵惠子午流注学术特点介绍

子午流注是我国古代医学理论中的一种学说。它基于"天人合一"的整体观点，认为人身气血是按一定的循行次序、有规律地如潮涨落、出现周期性的盛衰变化。依据子午流注理论，遵循经络气血盛衰与穴位开阖的规律，配合阴阳、五行、天干、地支按时开穴的治疗方法，称为子午流注针法。管氏子午流注针法所用的五环子午流注环周图，汲取了五运化合及补母泻子理论，首创将"同宗交错""母子填充"纳入子午流注开穴范围，形成了独具特色的管氏子午流注针法流派。现将管氏子午流注针法的学术特点简介于下。

一、创制五环子午流注环周图

管老绘制的子午流注环周图由五环所组成：第一环是十干主日，用天干十字分析地之五运，分五阴五阳，五阴合于五脏，五阳合于五腑。第二环干支定时，细分一日十二时，起于子，终于亥，上冠以天干十字。十日共一百二十时，地支用 10 次，天干用 12 次。第三环是腧穴流注，依据徐文伯氏《子午流注逐日按时定穴歌》的内容排列。第四环是同宗交错，天干十字，地支十二字。一日十二时，五日六十时，地支用 5 次，天干用 6 次。第五环是母子填充，采取纳子法的"母子穴"填充闭穴。管氏五环子午流注环周图的主要特点和学术创新点：①增加了"同宗交错"（又名"刚柔相济"）开穴法。近代子午流注针法基本是按照明·徐凤《针灸大全》中"子午流注逐日按时定穴诀"开穴施治的。按徐氏开穴法，在 10日 120 个时辰中，只有 60 个时辰有穴可开，管氏根据"刚柔相济"理论，加进同宗交错开穴法，36 个"夫妻穴"可以相互通用，增加了 36 个时辰的开穴。②但仍有 24 个时辰属"闭穴"，无穴可开。为此，管氏五环子午流注环周图，特加绘"母子填充"一环，采用纳子法的"母子穴"填充闭穴，使子午流注环周图逐日逐时均有穴可开。这既丰富了子午流注理论，又拓宽了子午流注针法的临床运用范围。

二、创制《子午流注逐日对时开穴和互用取穴表》

传统的子午流注开穴法需要计算年干支、月干支、日干支、时干支，计算方法比较烦琐。应用管老设计的子午流注表解法，临证开穴时直接查对《子午流注逐日对时开穴和互用取穴表》，免除了子午流注针法的计算推演过程，提供了一种简捷方便的子午流注开穴运用方法。临床应用时一目了然，简便快捷。管氏表解开穴法不仅是开穴方法上的改进，在内容上亦有新的创见和发展。开穴表汲取了金·阎明广《子午流注针经》中"流注经络井荥图"的部分理论和开穴方法，填补了徐氏开穴法中癸日9个时辰的"闭穴"，使子午流注开穴方法渐趋完善。

通过管氏对历代不同学术流派的整理研究，3次补充和完善了子午流注开穴方法。管氏子午流注开穴法较能反映出气血"如环无端"及十二经脉气流注的特点，丰富和发展了子午流注理论。

三、提出"提高子午流注临床疗效五要素"

管氏在长期的临床实践中，总结出要提高子午流注针法的临床疗效，必须要掌握运用的5个环节，管氏概括为"子午流注针法提高临床疗效五要素"。①脏腑经络学说是子午流注针法的理论基础。脏腑经络学说完整地反映了中医对人体生理、病理的基本观点，是子午流注针法临床运用的理论基础。②经络辨证是子午流注针法的主要辨证方法。分布在肘膝以下的井、荥、输、原、经、合66个特定穴是子午流注针法所用的经穴，而要准确灵活地运用这些穴位，必须熟悉各条经脉的循行及是动所生病候，只有掌握了经络辨证方法，子午流注针法的临床运用方能得心应手。③选择开穴、配穴是运用子午流注针法的关键。子午流注针法是按日时选取穴位，但所开经穴一定要与辨证相符，取用配穴也必须是病证所需。配穴处方的恰当与否，直接关乎着临床疗效。④恰当的补泻手法是子午流注针法获得疗效的重要条件。子午流注针法虽已揭示了气血盛衰规律，提供了按时开穴的有利条件，但要达到补虚泻实、扶正祛邪的治病目的，还必须根据病情正确运用补泻手法。⑤子午流注针法既要掌握基本原则，又要灵活运用。运用子午流注针法切忌死板固定地某时即某穴治疗，而是应当在逐日按时开穴的基础上，根据病情，结合腧穴主治功能灵活运用。只有善于因时、因地、因人制宜地灵活施治，才能更好地发挥其治疗作用。"五要素"言简意赅地归纳了子午流注临床应用的指导思想和运用要点，澄清了对子午流注的误解和片面认识，对正确全面理解子午流注和指导针灸临床实践，具有理论意义和实用价值。

四、临床研究严谨而系统，理论探讨有创见和突破

管老应用子午流注环周图和表解法，对这门古法针灸的临床应用分阶段进行了系列研究。

第一阶段选择临床病例，详尽剖析。通过 8 个临床个案病例，详细分析了患者的病因病机、辨证论治、开穴配穴的方法，如《浅论子午流注环周图的临床运用》。

第二阶段选择适宜病种，临床系统观察。通过大样本、严谨的科研设计进行对比观察，比较临床疗效，对子午流注的临床价值做出客观的评估，如《子午流注取穴与循经取穴治疗中风病对比观察》《子午流注治疗中风病 220 例临床观察》等。

第三阶段选择比较前沿、科学、客观的检测指标，深入临床观察，探讨作用机理。如《择时取穴针灸法治疗中风病 80 例甲襞微循环检测分析》《择时取穴针刺治疗中风 60 例的血液流变学分析》《子午流注开穴对中风患者心肌缺血影响的研究》等。

通过以上 3 个阶段、不同层次的临床观察，管老对子午流注针法进行了比较全面、深入、系统的临床研究，做出了客观的临床评价。通过子午流注的临床研究及客观检测指标验证，得出以下结论：①经络气血存在着与时间节律相关的盛衰变化，子午流注针法有利于提高临床疗效。②临床观察结果表明，子午流注针法可促使甲襞毛细血管收缩，红细胞解聚，血流增快，血管周围渗出吸收，明显改善中风病患者的微循环，促进患者康复。③采用子午流注针法治疗的中风病人，全血及血浆黏度、纤维蛋白原、血小板黏附率明显改善，说明择时取穴针法具有改善血液循环、恢复血液平衡的作用，论证了子午流注针法具有调和气血、活血化瘀的作用机理。

在长期医疗实践中，子午流注针法以令人信服的特殊疗效，已显示出其优越性和科学价值，随着医学的发展和子午流注理论的深入研究，这颗中医学宝库中的明珠，必将绽放更加灿烂夺目的光彩。

[发表于《云南中医学院学报》，2012，35（1）：33－35.]

第二十一章 杨 志

作者简介

杨志，1968 年 11 月生；大理市中医医院副主任医师；全国名老中医管遵惠学术继承人，管氏针灸学术流派第五代主要传承人。

电针配合隔姜灸治疗腰椎间盘突出症 50 例疗效观察

腰椎间盘突出症是针灸推拿科临床常见病、难治病，是指因腰椎间盘变性或异常应力等因素致纤维环破裂，髓核突出刺激或压迫神经根、血管或脊髓等组织所引起的腰痛，并且伴有坐骨神经放射性疼痛等症状为特征的一种疾病。2012 年笔者由国家中医药管理局传统医药国际交流中心派到俄罗斯联邦萨哈雅库特共和国首都雅库茨克市开展中医药交流服务工作。由于当地医疗条件有限，笔者因地制宜运用电针配合隔姜灸治疗腰椎间盘突出症 50 例，收到较好疗效，现总结如下。

一、临床资料

1. 一般情况　本组患者 50 例均为门诊患者，其中男 37 例，女 13 例；年龄最小 25 岁，最大 68 岁；病程最短 3 天，最长 5 年。

2. 诊断标准　参照国家中医药管理局 1994 年颁布的《中医病证诊断疗效标准》。

二、治疗方法

1. 电针疗法　患者针刺取穴采用局部取穴和远端取穴的原则，以 CT 或 MRI 扫描所示病变的椎体棘突下为中宫，采用管氏脊柱九宫穴，另加患侧的秩边、环跳、殷门、阳陵泉、委中、承山、飞扬及压痛点等穴位。手法采用平补平泻，待患者得气后用中国青岛产 G6805-1 电针仪，采用主穴配对，选连续波，每次 20~30 分钟。

2. 隔姜灸疗法　在电针前取出坎、离宫穴的毫针，在两穴使用隔姜灸治疗，其中使用的鲜生姜片厚度约 1cm，艾炷高约 1.5cm，炷底直径约

1.5cm，每次施灸 3 壮。当灸至患者皮肤出现红润、有灼痛感时，可将姜片和艾炷一起向外侧稍移动。

两法配合治疗，每日 1 次，7 日为 1 个疗程，休息 2 日，再行下个疗程治疗。治疗 4 个疗程后统计疗效。

三、疗效标准与治疗结果

1. 疗效标准　治愈：腰腿痛消失，直腿抬高 70°以上，能恢复原工作；好转：腰腿痛减轻，腰部活动功能改善；无效：症状、体征无改善。

2. 治疗结果　治愈 26 例，好转 22 例，无效 2 例，总有效率为 96%。

四、典型病例

患者，女，46 岁，于 2012 年 3 月 4 日初诊。主诉：腰痛伴右下肢放射痛一月余。查：腰部活动受限，L_4 棘突右侧旁轻度压痛，并向右下肢放射，右下肢直腿抬高 35°，直腿抬高试验阳性。MRI 扫描显示：$L_{4~5}$腰椎间盘向右后方突出。患者面容痛苦，舌质暗紫，苔薄白，脉弦涩。当即采取患者俯卧位取 $L_{4~5}$ 棘突间为中宫穴位，然后进针顺序为先中宫，次乾宫、坤宫，直接或向上斜刺 0.8~1.2 寸，然后接巽、兑、坎、离、艮、震六宫穴依次进针，针尖斜向椎体，进针 1.5~2 寸。获得针感后，按"洛书九宫数"施行，针刺另加患侧的秩边、环跳、殷门、阳陵泉、委中、承山穴位。手法采用平补平泻，待患者得气后配合隔姜灸疗法，再用中国青岛产 G6805-1 电针仪，采用主穴配对，选连续波，每次 20~30 分钟。每日 1 次，7 日为 1 个疗程。经 4 个疗程治疗后，患者治愈，半年后随访腰腿痛无复发。

五、讨论

脊椎九宫穴是管正斋老先生常用的经验穴组之一，具有取穴独特、针法特殊、适应证广、疗效显著的特点。九宫穴的针刺方法正是基于阴阳相合、五行生克理论，以人体的坎离宫为行针的主要部位，以利心肾相交，水火既济，同时可通达任督，调整人体阴阳，使之趋于平衡，从而达到治病救人的目的。针灸具有镇痛、解痉、消炎等作用，可以减轻病变局部的水肿、炎症，并可以减轻疼痛，缓解对神经根的压迫；同时配合隔姜灸具有温经散寒、疏经通络、活血化瘀之功，使局部水肿吸收，故而患者的腰腿痛得到明显的缓解。加之俄罗斯人平素没有接触针灸治疗，对针灸治疗格外敏感，思想高度集中紧张，有利于激发经气，得气感强，治疗效果斐然。

［发表于《云南中医药杂志》，2015，36（5）：76.］

第二十二章　罗　旭

作者简介

罗旭，1964 年 11 月生；开远市中医医院副主任医师；全国名老中医管遵惠学术继承人，管氏针灸学术流派第五代主要传承人。

运用管氏舌针治愈舌纵 1 例

患者，男，41 岁，农民，2002 年 10 月 22 日就诊。患者自述两年前无明显诱因出现舌体胖大，舌伸出口外，长 10～12cm，不能回缩，说话时言语不清，时轻时重，与情绪变化有关。曾多方求治，效果不佳，经人介绍前来我科救治。症见舌体胖大，舌伸出口外，长 10～12cm，伴流涎，言语不清，与情绪变化有关，睡眠、饮食尚可，二便正常。舌干质暗，苔薄白，根腻，脉弦。平素嗜饮酒，每日 200～300mL，血压 110/80mmHg，其余无异常。

治疗方法：针灸治以疏肝解郁、宁心安神、健脾和胃。取管氏舌针穴及十四经穴。管氏舌针穴：心穴、脾穴、胃穴。十四经穴：太冲、合谷、通里、足三里、三阴交（均取双侧）。手法：舌针用 28 号 2 寸毫针，快速浅刺放血，心穴（泻法）、脾穴、胃穴快速点刺（补法）。体针太冲配合谷用泻法，通里用补法，足三里、三阴交用平补平泻手法。治疗 1 次后，舌体回缩 8～10cm，其余均正常。治疗两次后舌体缩回口内，第三次巩固治疗后，一切均恢复正常，随访半年无复发。

按：舌纵即舌体纵缓不收或伸出不缩之谓。该病多因暴怒伤肝，肝失条达，疏泄无权，气机阻滞，心气受戕，经筋不能约束而导致舌纵。证属肝气郁结，心脉不收。太冲、合谷均为原穴，为元气留注之穴，治疗中以太冲配合谷用泻法，有疏肝解郁、镇静安神的作用。取心经络穴通里，用补法，达宁心安神之功。足三里、三阴交行平补平泻法以健脾和胃。《灵枢·经脉》曰："手少阴之别，系舌本。肝者筋之合也，而脉络于舌本也。足太阴之脉，连舌本，散舌下……"舌为心之苗、脾之外候，因此取管氏舌针心穴、脾穴、胃穴，快速浅刺，既可就近刺激纵缓之舌体，又可调节心经、脾经、胃经，取清心开窍、健脾和胃之效，综上治疗，故获良效。

[发表于《中华现代中西医杂志》，2004，2（5）：44.]

第二十三章　刘　芳

作者简介

刘芳，1969 年 9 月生；昆明市中医医院主任医师；全国名老中医管遵惠学术继承人，管氏针灸学术流派第五代主要传承人。

管氏飞翅经验穴的临床运用

飞翅穴是名中医管遵惠主任医师临床常用的经验穴之一。笔者在临床上通过对飞翅穴的运用渐有领悟，结合本人的体会，现总结如下。

一、一般资料

按照随机化原则，将本科门诊 2 年来的风湿性肌纤维组织炎、肩周炎、肩背软组织炎等患者分成治疗组与对照组。治疗组采用飞翅穴治疗 16 例，对照组采用局部配合循经取穴治疗 15 例。两组病例共计 31 例，其中男 12 例，女 19 例；年龄最小 17 岁，最大 50 岁，平均 36 岁；病程最短 3 日，最长 2 年，平均病程 5 个月。本组患者均经各项检查，已排除器质性病变。

二、治疗方法

1. 飞翅穴的部位　飞翅穴是肩胛部的集合穴，包括上飞翅、下飞翅、翅根 3 个穴位。3 个穴位位于肩胛骨内侧缘，统称飞翅穴。体表定位：上飞翅在肩胛冈内侧上边缘，平第二胸椎棘突，距背正中线 3.2 寸；下飞翅在肩胛冈内侧缘，平肩胛角下角，第七胸椎棘突下旁开 4 寸；翅根在肩胛冈内侧边缘，平第四、五胸椎棘突之间，距离背正中线 3 寸。

2. 针刺方法 伏案正坐，两手抱肘，平放于案上，使肩胛骨外开，肩胛冈凸起。先针上飞翅，选用长 7.5cm 的毫针，左手拇示两指将上飞翅部位的皮肤捏起，右手持针从捏起的皮肤上端刺入，针柄与脊柱平行，缓慢自皮下由上向下透刺。进针时需随时检查针尖位置，勿使针尖偏向胸腔方向针刺过深。次取下飞翅，用长 7.5cm 的毫针由下向上沿皮透刺，使之与上飞翅穴针尖相对。最后再针翅根穴，左手指按其穴位，右手持针着穴上，向外横刺 2.5~3.0cm，针达肩胛下。针刺完毕后，可用电针仪刺激，选用可调波，频率以 60~80 次/分钟为宜，留针 20 分钟。

三、疗效标准与治疗结果

1. 疗效标准 治愈：肩背部疼痛消失，活动自如，无复发；好转：肩背部疼痛减轻，活动时稍有不适；未愈：症状无改善。

2. 治疗结果 见表 2-23-1。

表 2-23-1 两组患者治疗结果比较

分组	例数	治愈（例）	好转（例）	未愈（例）	总有效率/%
治疗组	15	13（86.6）	2（13.3）	0	100.0▲
对照组	16	8（50.0）	6（37.5）	2（12.5）	87.5

注：与对照组比较，▲P<0.05。

四、典型病例

陈某某，女，36 岁，干部，2013 年 1 月 6 日初诊。患者因淋雨后出现右侧肩胛部及肩关节疼痛，不断加重近 1 个月。刻下症：抬臂，平举右手臂均痛，穿脱衣服困难，夜不能寐，自用药酒按揉疼痛更剧。查体：局部无红肿，右肩胛部、肩关节普遍压痛，以飞翅穴压痛明显，舌质淡夹青，苔白，脉紧。此为寒湿痹阻脉络之象。经取飞翅 3 个穴治疗后，疼痛骤减。次日来诊自诉疼痛已完全消失。半年后随访，上症未再出现。

五、体会

《灵枢·官针》云:"齐刺者,直入一傍入二,以治寒气小深者,或日三刺。三刺者,治痹气小深者也。"根据管氏飞翅穴的定位及针刺方法均围绕肩胛骨周围进行针刺,笔者认为其符合《内经》中的"齐刺"范畴,依据管氏飞翅穴的特殊刺法,故能治疗肩胛部的寒气及气血凝滞引起的软组织挫伤。另外,从解剖学结构可以看到,肩胛骨后面诸肌肉均被覆盖在致密的肌膜和骨纤维间隙之间。以往针刺肩胛区附近的穴位一般不能刺到筋肉痹阻的位置。故临床虽然患者疼痛有所缓解,但却不能治愈,而且还容易造成气胸。管氏飞翅穴按照其特殊的针刺方法,不但能刺到肩胛骨后肌肉相应病变的位置,且还容易掌握其针刺深度及方向,故临床治愈率高。

[发表于《云南中医中药杂志》,2014,35(5):100.]